U0396341

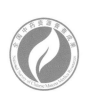

广西科学技术出版社

广西中药资源大典

GUANGXI ZHONGYAO ZIYUAN DADIAN

广西中药资源普查专家委员会 编著

缪剑华 余丽莹 刘演 总主编

○ 兴安卷

唐绍清 韦素娟 陈海玲 刘演 主编

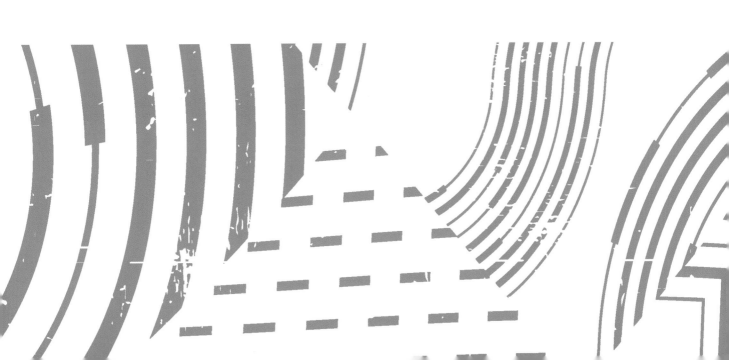

图书在版编目（CIP）数据

广西中药资源大典.兴安卷/唐绍清等主编.—南宁：广西科学技术出版社，2022.12

ISBN 978-7-5551-1775-9

I.①广… Ⅱ.①唐… Ⅲ.①中药资源—中药志—兴安县 Ⅳ.① R281.467

中国版本图书馆 CIP 数据核字（2022）第 196664 号

广西中药资源大典·兴安卷

唐绍清　韦素娟　陈海玲　刘　演　主编

责任编辑：黎志海　韦秋梅	封面设计：李寒林	
责任印制：韦文印	责任校对：苏深灿	

出　版　人：卢培钊

出版发行：广西科学技术出版社　　　地　　　址：广西南宁市东葛路 66 号

邮政编码：530023　　　　　　　　　网　　　址：http://www.gxkjs.com

经　　销：全国各地新华书店

印　　刷：广西民族印刷包装集团有限公司

地　　址：南宁市高新区高新三路 1 号　　　邮政编码：530007

开　　本：890 mm × 1240 mm　　1/16

字　　数：715 千字　　　　　　　　　印　　张：30.5

版　　次：2022 年 12 月第 1 版　　　　印　　次：2022 年 12 月第 1 次印刷

书　　号：ISBN 978-7-5551-1775-9

定　　价：248.00 元

凡 例

一、《广西中药资源大典》是第四次全国中药资源普查广西普查成果著作，分为综合卷、县卷、专题卷和山脉卷。

二、综合卷为广西中药资源普查的总体情况总结分析及规划。

三、县卷按县（区、市）行政区划划分，共108卷；专题卷为广西新增普查的壮药卷、瑶药卷、海洋药卷，共3卷；山脉卷为十万大山卷、大明山卷、九万山卷、大瑶山卷、岑王老山卷，共5卷。

四、县卷总论内容为各县（区、市）自然地理概况、自然资源概况、药用资源多样性、药用资源应用、药用资源保护与管理等。

五、县卷各论中的植物药各科的排列，蕨类植物按秦仁昌1978年系统编排，裸子植物按郑万钧、傅立国1977年《中国植物志》系统编排，被子植物按哈钦松1926年、1934年系统编排。

六、县卷各论中药材条目内容包括药材名、基原、别名、形态特征、分布、性能主治、采收加工、附注等，依次著述，资料不全者项目从略，并附有药材基原植物的彩色照片。

1. 药材名为药用部位的名称，优先选择《中国药典》收载药物的药材名称，如无收载则依次参考《中华本草》《广西中药志》等权威本草著作及地方药志收录的药材名称。

2. 基原为该药材的原植物学名，附拉丁名，并注明药用部位。学名首选《中国药典》收载的学名，其次参考《中国植物志》中文版和英文版（FOC）。

3. 形态特征描述基原植物的主要特征。

4. 性能主治描述该药材的性味、作用及主治功能，参考《中国药典》《中华本草》《广西中药志》等权威典籍、本草著作、药志、标准等。

5. 采收加工主要描述该药材的采收时间、季节以及初加工的方法。

6. 附注根据资料整理情况而定，可以是标准收录情况、药材流通、民间使用及利用情况等。

7. 基原植物的彩色照片包含植株、花、果实、种子和药用部位等。

七、县卷总名录包括药用植物名录、药用动物名录、药用矿物名录。药用植物名录，按照门、科、属、种进行排序，种的内容包括中文名、别名、学名、凭证标本、功效、功效来源等。名录以第四次全国中药资源普查的结果为基础，同时通过搜索国家标本平台

（NSII）和中国数字植物标本馆（CVH）中收载的全国各标本馆的馆藏标本，筛选分布地在县域内的凭证标本进行比对和补充。

1. 一般植物不写药材名。

2. 学名按照《中国药典》、地方标准、《中国植物志》、FOC的优先顺序进行排列。如FOC有修订，且确为行业热议的类群或物种，如苦苣苔科、新发表的物种按照旧的分类方法进行排序。

3. 凭证标本格式为采集人、采集号和馆藏标本馆缩写。

4. 功效记录用药部位及其作用特征。

八、药用动物名录，属于广西新增普查范围涉及的县域的，则以第四次全国中药资源普查结果为准，如不涉及则整理第三次全国中药资源普查的结果。按门、纲、目、种进行排序，内容包括中文名、学名、功效来源。

九、药用矿物名录，内容包括药材名（按拼音首字母排序）、主含成分、功效、功效来源等。

十、通用参考书籍未列入参考文献，通用参考书籍为《中国药典》（2020年版）、《中华本草》、《广西中药志》、《中国植物志》中文版和英文版。参考文献格式按照《信息与文献参考文献著录规则》（GB/T 7714—2015）的要求著录。

前　言

　　中药资源是中药产业和中医药事业发展的重要物质基础，也是关系国计民生的战略资源。上世纪60年代、70年代、80年代，我国先后开展了3次全国性的中药资源普查。除矿物药外，中药资源作为可再生性资源，具有周期长、分布地域广、动态性强的特点，易受人为因素及自然力的影响，蕴藏量易发生变化，为此，国家中医药管理局于2011年组织开展第四次全国中药资源普查，旨在通过新一轮的普查来摸清中药资源的家底，形成中药资源调查、研究、监测和服务体系。

　　中医药的传承与发展全靠丰富的中药资源支撑。广西地跨北热带、南亚热带和中亚热带，地形地貌复杂，水热条件优越，土壤类型多样，为各类生物的生存繁衍提供了有利因素，孕育了丰富的中药资源，中药产业发展潜力巨大。根据第三次全国中药资源普查结果统计，广西中药物种已记载有4623种，其中药用植物4064种，中药物种不仅数量位居我国第二，道地药材也十分丰富，民族特色突出鲜明。广西2012年启动第四次中药资源普查，先后分6批对全区108个县（市、区）组织开展了普查，并在对普查成果全面总结基础上，组织编写《中国中药资源大典》系列重要著作《中国中药资源大典·广西卷》，同时，还组织编写《广西中药资源大典》县域卷。

　　兴安县是广西启动中药资源普查的第一批县域，自2012年实施至2017年通过国家验收，历时5年多完成了全县中药资源文献整理、药用物种种类调查、重点物种资源量调查、栽培药用植物调查、药材市场流通及传统知识调查、中药发展规划编制、数据汇总上传、标本提交等工作。兴安县中药资源调查取得了丰硕成果，记载到中药资源2237种，药用资源总数比第三次增加了774种，全面摸清了兴安县中药资源的家底，在此基础上，兴安县中药资源普查队组织编写了《广西中药资源大典·兴安卷》（以下简称《兴安卷》）。

　　《兴安卷》共包含总论、各论与总名录三部分。总论介绍兴安县的自然地理、人文资源、社会经济、药用资源等情况；各论收录315种区域内重要药用植物的药材名、基原、形态特征、分布、性能主治及采收加工等信息，并附有彩色照片；总名录共收录兴安县中药资源2237种，其中药用植物1852种、药用动物376种、药用矿物9种。《兴安卷》是一部首次全面反映兴安县中药资源现状的学术专著，可作为了解兴安中药资源的工具书。《兴安卷》的编研出版，对于推广中药资源普查成果，传承和发展民族医药传统文化，深入开展中药资源研究、保护与利用，服务本地区中药产业高质量发展具重要意义。

兴安县中药资源普查工作以及《兴安卷》的编写，是由国家中医药管理局、广西壮族自治区中医药管理局立项，广西师范大学作为技术依托单位，联合兴安县卫生健康局、兴安县中医院、兴安县人民医院、广西壮族自治区中国科学院广西植物研究所等单位共同完成；在实施过程中，还得到中国科学院植物研究所、中国科学院华南植物园、中国科学院昆明植物研究所、上海辰山植物园、广西大学、广西药用植物园、广西中医药研究院、广西猫儿山国家级自然保护区、兴安县林业局等单位及人员的大力支持，在此谨致以衷心感谢！在野外考察和编研资料整理过程中，还得到国家自然科学基金项目（31560088、41661012）、广西植物功能物质与资源持续利用重点实验室项目（ZRJJ2015-6）、广西重点研发计划（GK-AB22080057）、桂林市科技重大专项（20180102-4）等项目的资助。

中药资源涉及品种多，内容广泛，鉴于编者的知识水平有限，错误和遗漏之处在所难免，敬请读者批评指正。

编著者

2022年10月

目 录

总名录

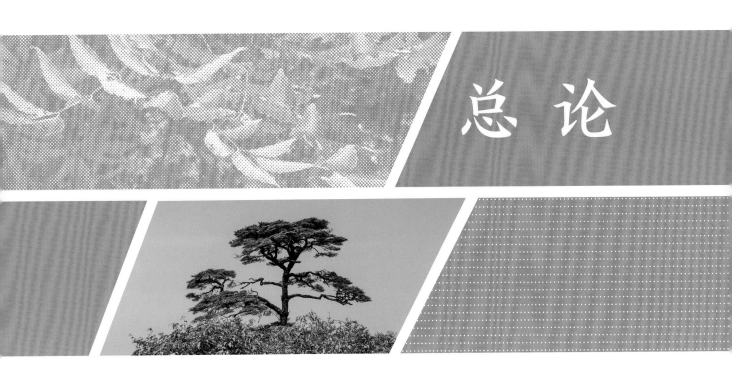

总论

第一章　自然地理概况

一、地理位置

兴安县位于广西东北部，属桂林市辖县，地处东经110°14′~110°56′，北纬25°17′~25°55′。县境东南接灌阳县，西南濒灵川县，西北临龙胜各族自治县，北与资源县为邻，东北与全州县接壤。东西横距70 km，南北纵距68 km，全县面积为2348 km²，下辖界首镇、兴安镇、严关镇、溶江镇、高尚镇、湘漓镇6镇和华江瑶族乡、崔家乡、白石乡、漠川乡4乡。县城至桂林市57 km，距首府南宁市494 km，湘桂高速铁路、泉南高速公路、国道322线由东北往西南沿"湘桂走廊"斜贯县境中部，交通便利。

二、地质地貌

兴安县地处江南古陆西段东南缘，湘桂褶皱带的北部。地质发展历经前泥盆纪地槽、晚古生代地台和中新生代陆缘活动带3个发展阶段。兴安县地层分布广泛，由老到新有震旦系、寒武系、奥陶系、志留系、泥盆系、石炭系、白垩系和第四系。其中泥盆系分布最广，占全县总面积的50%。兴安县经历了加里东、印支、燕山3次性质强烈的褶皱断裂运动，3次构造运动形成的褶皱和断裂构造均沿着北东方向有规律的展布。

兴安县的地形复杂多样，地貌主要有丘陵、山地、岗地、河谷平原和宽谷底5种类型。其中以丘陵为主，分为高丘、中丘和低丘。高丘占全县总面积的3.08%，主要沿低山边缘分布在高尚镇、华江瑶族乡、漠川乡、溶江镇、界首镇、湘漓镇等乡镇。中丘面积为66.17 km²，占全县总面积的2.82%，土层较薄，多为荒丘，主要分布在湘江和大溶江河床两侧。低丘面积为97.72 km²，占全县总面积的4.16%，主要集中在兴安县中部，沿湘江、漠川河、大溶江分布，坡度平缓，发展旱地作物条件优越。县西北部和东南部为山地，山峦重叠，沟谷溪流纵横。西北部为越城岭山系，主峰猫儿山，海拔2141.5 m，为华南第一高峰。东南部为都庞岭海洋山系，逐渐向东北倾斜，形成两大山系之间的狭长谷地，称"湘桂走廊"，谷地上有土岭、石山、河谷平原。

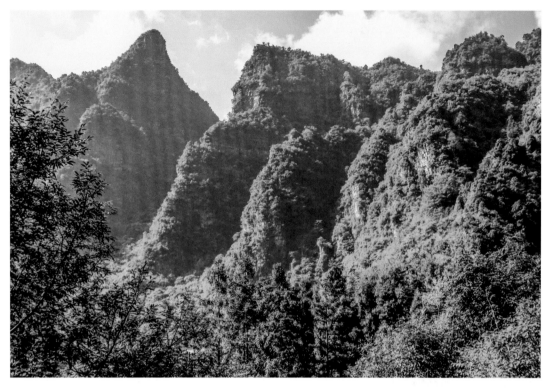

山地景观

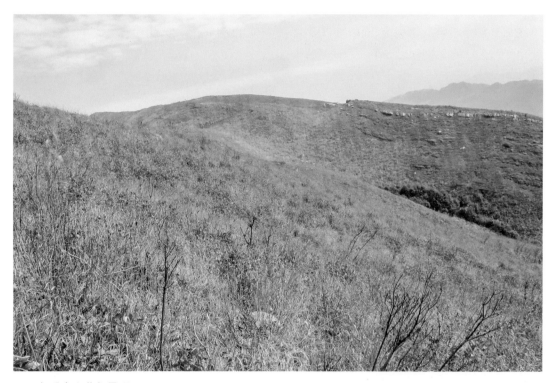

冬季高山草甸景观

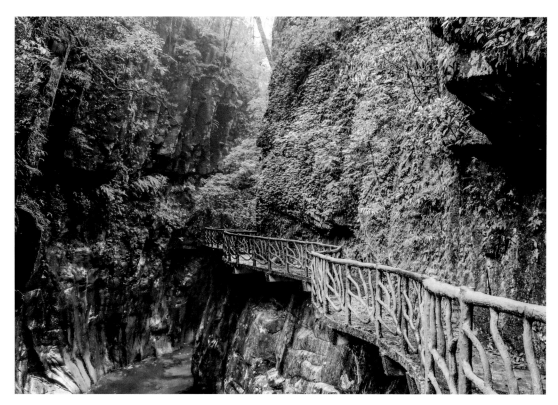

华江龙潭江景观

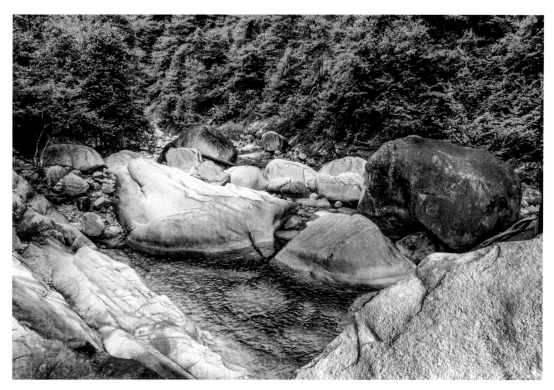

高尚乌龟江景观

三、气候

兴安县地处北回归线附近，属中亚热带湿润季风气候区，气温适宜，雨量充沛，日照时间长，积温多，霜期短，四季分明。境内东南和西北地势高，东北和西南地势低，中部的"湘桂走廊"以县城附近的分水岭为中心，地势分别向东北随湘江下落和向西南随漓江降低，形成县内错综复杂的地区性气候特征，水热条件的地域性差异十分明显。县境西北部为低温多雨多雾高湿山地气候区，年平均气温16.6~17.3℃，年降水量2300~2700 mm。气候日暖夜凉，冬暖夏凉，雾多、湿度大，无霜期比平原地区短，春光回升比平原地区缓慢，秋温下降比平原地区快。中部地区为温暖雨丰光足风大丘陵平川气候区，年平均气温17.7~18.2℃，年降水量1800 mm左右。春夏两季降水量最大，占全年降水量的75%，4~6月是大雨、暴雨盛期，因此，秋旱夏涝是双季稻稳产高产的重要障碍。还有寒潮、大风和冰雹，也常给农业生产带来危害。另外，由于该区域地处"湘桂走廊"的夹道上，南北气流交替频繁，因而春季低温阴雨天气多，秋季寒露风严重。县境西南部为温和微湿低山丘陵气候区，平均气温比中部丘陵平川气温稍低，约17.5℃，年降水量1700 mm。该区域地形主要由低山丘陵构成，山势开阔，迎风面大，风速也较大。县境东南部为温凉少雨多旱山地岩溶气候区，年平均气温17.2~17.5℃，有冬暖春寒的特点，年降水量1400~1600 mm。在正常降雨情况下，降水量也明显不足。若遇干旱，水利条件更差，甚至河水断流。

四、土壤类型

全县耕地土壤分5个土类，29个土属，69个土种；荒山林地土壤分7个土类，30个土属，90个土种。耕地土壤主要有水田土壤和旱地土壤。水田土壤有沙泥田、沙田、泥田、腊泥田、黄泥田、石子底田、烂泥田、次潜土田、石灰性土田、粉结田、矿毒废水田11种类型，其中沙泥田比例最大，占耕地总面积的45.99%，分布于各个乡镇。荒山、林地土壤有红壤、石灰土、黄红壤、黄壤、黄棕壤、紫色土、草甸土7种类型，其中以红壤为主，占山地总面积的34.35%，主要分布在华江、溶江、界首、崔家等乡镇，一般分布在海拔500 m以下，土层较深厚，呈酸性。

五、水文

县境内大小河流众多，水资源丰富。湘江和漓江是县境内两大主流，其他河流都是支流，分属长江和珠江两大水系。公元前214年，秦朝开凿灵渠，将湘江约十分之三的水引入漓江，沟通了湘漓水运。湘江主要支流有海洋河、西波江、漠川河。漓江主要支流有黄柏江、川江河、灵河、小溶江。全县河流总长817.7 km，总流域面积为2348 km²。其中，县境内有漠川江、黄柏江、川江、灵渠等一级支流11条，总长218.2 km。县境北边缘的猫儿山受热带海洋团控制时间长及受西风环流影响，水气来源十分丰富。县内降水充沛，多年平均降水量1802 mm。降水量空间变化的总趋势：年降水量由西北的2500 mm向漓江和湘江流域平原递减到2000~1800 mm，再向东南递减到1600 mm。此外，县内石灰岩地层分布广，岩溶地区不同程度地发育着溶洞、漏斗，形成暗河，地下水较为丰富。

第二章　自然资源概况

一、植被资源

　　兴安县原多为亚热带常绿阔叶林，但由于长期的人类活动，目前除猫儿山自然保护区尚保存有较大面积天然植被外，其他地方则被人工或半人工的针叶林代替。由于马尾松能飞籽成林，自然更新力强，丘陵台地及部分低山均为马尾松所覆盖，其次是杉木林、毛竹林、油茶林及水果林（如柑橘、银杏）等。石灰岩山地原生植被、常绿针叶林、落叶阔叶混交林保存下来的也极少，只有小面积位于村庄周围作为风水林被保护下来。这种植被被破坏后，由于土壤干旱瘠薄，很难恢复，目前多为石山灌丛和藤刺灌丛植被。兴安县由于山高，地貌复杂，气候多变，水热条件差异大，山地植被垂直变化明显，一般在海拔1300 m以下为山地常绿阔叶林；海拔1300 m以上过渡为山地常绿针叶林、常绿落叶阔叶混交林；在海拔1700 m以上的山脊、山峰分布有山地常绿阔叶矮林及灌丛。

　　兴安县的草山草坡分布广泛，以山地分布面积最多。在丘陵地区，一般分布较为零星而小片，但总面积也不少。主要草被类型为亚热带高草和中草，草层高度50~200 cm，覆被度60%~95%。 在山地草丛中常混生一些灌木，如大叶胡枝子 *Lespedeza davidii*、乌饭树 *Vaccinium bracteatum*、草地柳 *Salix praticola*、华山矾 *Symplocos chinensis*、茅栗 *Castanea seguinii* 等。在丘陵草丛中混生有牡荆 *Vitex negundo var. cannabifolia*、映山红 *Rhododendron simsii*、冬青 *Ilex pubescens* 等。在县南部地区还混生有桃金娘 *Rhodomyrtus tomentosa* 等喜热植物。

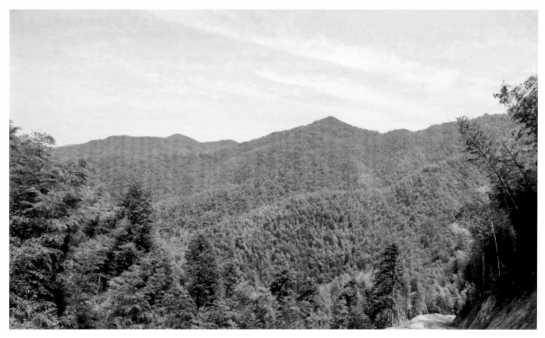

竹林景观

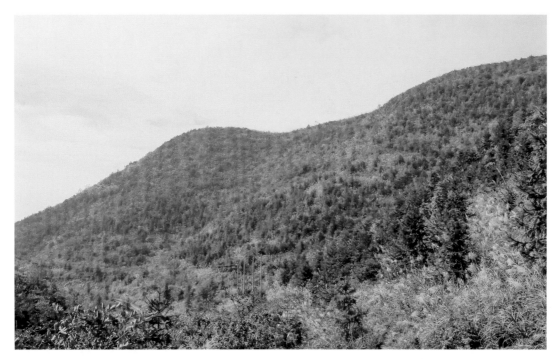

针叶林景观

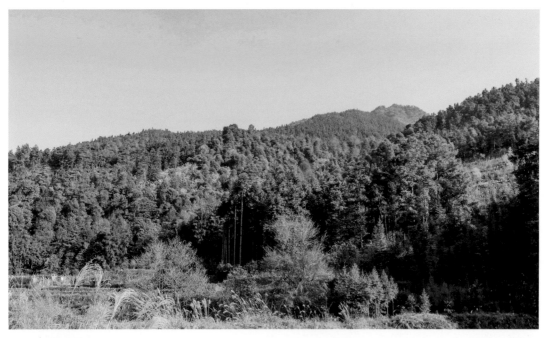

针阔混交林景观

二、植物资源

兴安县各类植物资源种类繁多，主要包括用材类和药用类。用材类主要有杉木 *Cunninghamia lanceolata*、马尾松 *Pinus massoniana*、樟木 *Cinnamomum camphora*、长苞铁杉 *Nothotsuga longibracteata*、湿地松 *Pinus elliottii*、枫香树 *Liquidambar formosana* 等。药用类主要有重唇石斛 *Dendrobium hercoglossum*、短萼黄连 *Coptips chinensis* var.*brevisepala*、黄精 *Polygonatum sibiricum*、桫椤 *Alsophila spinulosa*、土茯苓 *Smilax corbularia* var. *woodii*、金毛狗 *Cibotinm barometz*、威灵仙 *Clematis chinensis* 等。

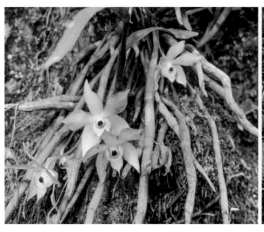

国家二级重点保护野生植物重唇石斛*Dendrobium hercoglossum*

国家二级重点保护野生植物短萼黄连*Coptis chinensis* var. *brevisepala*

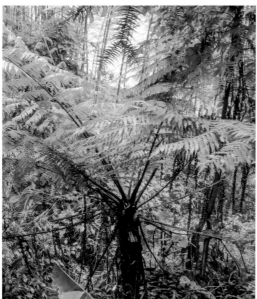

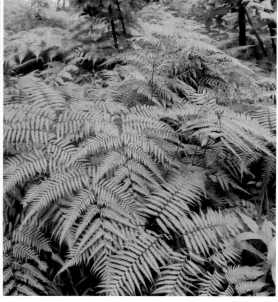

国家二级重点保护野生植物桫椤*Alsophila spinulosa*　国家二级重点保护野生植物金毛狗*Cibotium barometz*

三、动物资源

兴安县内猫儿山国家级自然保护区林海茫茫，森林覆盖率高达96%，其远离村庄、没有耕地，绝大多数森林保存着原始风貌，因此，也是动物良好的繁育场所。根据记载，猫儿山保护区野生动物资源丰富、种类繁多，常见的动物有哺乳类、鸟类、鱼类、两栖类、爬行类、昆虫类等六大类。哺乳类如翼手目蹄蝠科、灵长目猴科、鳞甲目鲮鲤科、兔形目兔科、啮齿目松鼠科等，猫儿山哺乳动物区系具有较强的华南动物区系特征，也有大量的过渡性种类，体现了猫儿山地理区域特色。鸟类如鸡形目雉科、鹃形目杜鹃科、雀形目燕科等，鸟类以东洋型种数量最多，其次是南中国型的种类。鱼类主要是淡水鱼，以鲤形目鲤科数量最多，此外还有鲈形目斗鱼科、鲇形目鲇科等。两栖类如鲵螈目蝾螈科、无尾目蟾蜍科、蛙科等，其中广布种有大鲵、黑斑蛙、泽蛙、棘腹蛙和黑眶蟾蜍。爬行类如龟鳖目龟科，鳖科、蜥蜴目壁虎科、蛇目眼镜蛇科等，其中广布种有中华鳖、王锦蛇、黑眉锦蛇等。昆虫类以鳞翅目、鞘翅目、直翅目、半翅目种类较为丰富，猫儿山的昆虫除了少部分为害虫外，多数为对人类或自然环境有益的资源昆虫，可分为观赏昆虫、天敌昆虫、食用昆虫和药用昆虫。

四、矿物资源

兴安县矿产资源较丰富，可分为燃料矿产、黑色金属矿产、有色金属矿产、贵金属矿产、非金属矿产等五大类。铁矿有一定储量，但质量差，尚难利用；锰矿少，未探明资源储量；有色金属除锑、钨及其伴生的铋、银有资源储量外，其他矿种均为矿点，铅锌矿有一定的发展潜力；金矿有岩金、砂金各1处；石灰岩、饰面用灰岩、页岩矿资源丰富，为优势矿产资源，是兴安县重点开发利用的矿种。兴安县开采的矿种有钨矿、铅锌矿、水泥用灰岩、建筑用大理岩、砖瓦用页岩、饰面用灰岩、建筑石料用灰岩、制灰用灰岩、水泥配料用砂岩等。

第三章　人文资源概况

一、历史文化

　　兴安县具有悠久的历史文化，早在春秋战国时期，今兴安县境属楚国的疆土；秦属零陵县管辖。汉元鼎六年（公元前111年），今县境属始安县地，隶属零陵郡。唐武德四年（621年），分划始安县地，今县境设置临源县，隶属桂州。大历三年（768年），改县名为全义。后晋开运三年（946年），于县境设溥州，并把县名改为德昌，隶属溥州。宋乾德初废除溥州，恢复全义县名，隶属静江府。太平兴国二年（977年），取"兴旺安定"之意把县名改为兴安县。后元、明、清、民国直到中华人民共和国成立，迄今都称兴安县。

　　兴安县地处湘桂走廊，是中原通粤西之咽喉，为历代军事要地。清代的关隘、营堡、塘汛、隘口、山寨、军屯、哨所星罗棋布。民国时期，为了抗日需要，国民政府在县城和各乡镇构筑碉堡、炮楼，设兵防守。中华人民共和国成立后，为了加强战备，中国人民解放军在县内设有弹药库、军械库、油库、战备粮库、战备盐库、驻军房和军用公路、铁路专用线。1949年11月20日兴安解放后，驻兴安的部队有中国人民解放军四十九军一四七师四三九团，帮助建立地方政权、清匪、维护社会治安，于1951年7月撤离。

二、民俗文化

　　兴安县古属百越之地，为古代越人居住区。战国时期，楚悼王用吴起为相，"南平百越"，兴安地区属楚国。这时，原居兴安地区的越族人因战争被迫南迁，一部分中原人南移，定居兴安。秦统一岭南后，从中原大量移居五岭，与越族人杂居。自秦以后，历经各个朝代，中原人大量南迁到兴安定居，其中汉族占绝大部分。瑶族和苗族基本上是宋、元、明三个朝代从江西、湖南迁入。中华人民共和国成立后，到兴安定居的民族增多，民族成分也随之增多。现居有汉、瑶、壮、苗、回、侗、仫佬、布依、土家、满、毛难、彝、水、藏、蒙古、纳西、黎、京等18个民族，兴安县成为多民族聚居区。

　　兴安县的民风民俗历史久远，丰富多彩。除中华民族传统的春节、元宵节、端午节、中秋节、重阳节等外，兴安县还有土地神诞辰节、佛诞节、尝新节、小年节等节日。兴安县的春节，乡村人很讲究节日的兆头，清晨抱一捆柴进屋，以示"进财"。土地神诞辰节在农历二月初二，为土地神诞辰，各家各户宰雄鸡（不杀白色雄鸡），祭土地神，至今还很盛行。端午节家家户户备酒肴祭祖先，还要祭田公田母，以保丰收，门头插菖蒲、艾叶，挂钟馗像，以避邪气。尝新节在农历六月初六，早稻开始成熟时，各家各户煮新米饭，宰鸡鸭，先祭天地祖先，接着让狗尝新，然后才按老幼尊卑次序尝新米饭。

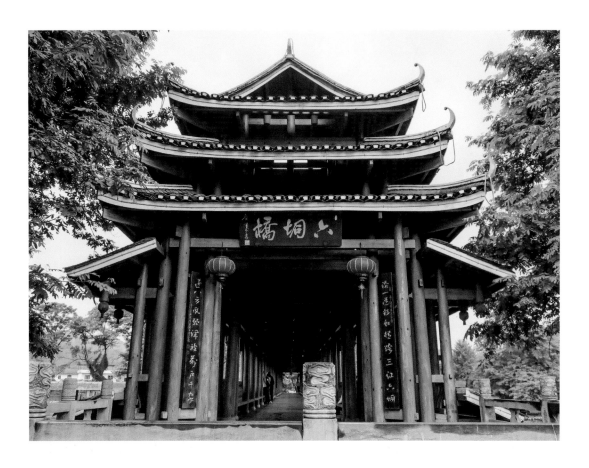

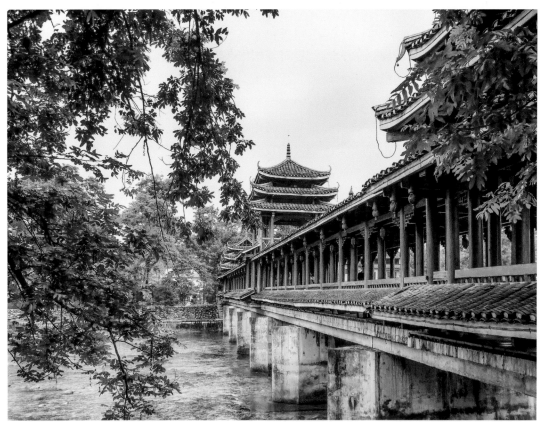

兴安华江六峒桥

第四章 社会经济条件

一、经济发展

"十三五"规划是兴安县奋力增比进位、综合实力大提升的五年。兴安县地区生产总值年均增长6.14%；规模工业增加值年均增长8.38%；按可比口径，实际组织财政收入由2015年的5.78亿元增加到2020年的8.59亿元，年均增长8.25%；城镇居民人均可支配收入由2015年的28638元跃升至2020年的38966元，年均增长6.35%；农村居民人均可支配收入由2015年的13258元跃升至2020年的20811元，年均增长9.44%。"十四五"开局以来，2021年全县地区生产总值同比增长9.3%，排名桂林市第二。其中，第一产业增加值同比增长10.3%，第二产业增加值同比增长8.7%，第三产业增加值同比增长8.4%。完成固定资产投资同比增长8.2%，完成一般公共预算收入同比增长1.8%，城镇居民人均可支配收入同比增长5.6%，农村居民人均可支配收入同比增长8.5%。

二、城镇化建设

2021年，兴安县城乡建设持续强化。围绕争创"全国文明城市"和"全国卫生城市"，不断完善县城基础配套设施，强化市容秩序精细化管理。兴安县获批全区首个县级城市更新项目，获得授信5.2亿元。持续推进棚户区改造，完成安置点建设。实施12个老旧小区改造工程，惠及1009户居民。实施县城道路、水街景区亮化提升改造，加强海螺路、三将军铜像广场、大湾陡至塘市污水管网等市政基础设施维护管理，进一步提升公共设施服务水平。巩固城乡公交一体化改革成效，开通县城至界首公交线路，推动城市公共服务向乡镇延伸。深入实施农村人居环境提升行动，广泛开展村庄清洁、农房管控、大棚房整治，推进"三微""三清三拆""四化五网六改"等工作，高质量完成30个"两高"沿线村庄和1033个基本整治型村庄的整治，农村人居环境得到有效改善。

三、生态保护

兴安县全力推动生态保护，坚持"生态立县"，全面践行"两山"理论，主动融入桂林国家可持续发展议程创新示范区建设。建立健全重污染天气响应机制及应急预案减排项目清单，加强对工业废气、扬尘污染、露天焚烧垃圾、燃放烟花爆竹等污染监管防治力度，县城空气质量优良率达98.9%。全面落实河长制、湖长制要求，打造石龙江、建里水2条"样板河湖"，强化灵渠水系治理和漓江流域、湘江流域生态环境保护，连续六年在最严格水资源管理制度考核中获得全市第一。积极开展林长制工作，推动森林资源总量持续增长、森林生态功能稳步提升、林业生态经济快中向好，完成造林3000亩，全县森林覆盖率达76.53%。

第五章 药用资源多样性

一、药用植物资源

兴安县地处北回归线附近，属中亚热带湿润季风气候区，境内地形多样而复杂，西北和东南为山地，山峦重叠，沟谷溪流纵横，复杂的地理环境孕育了种类繁多的药用植物资源。

通过2012~2017年对兴安县各乡镇的野外调查、标本采集与鉴定、市场和访问调查，并查阅相关文献资料，统计出兴安县共有药用植物1852种（含药用真菌，包括种下单位，下同），隶属237科911属。其中包括药用苔藓地衣11科13属15种，药用真菌10科14属14种，药用蕨类37科70属136种，药用裸子植物9科15属16种，药用被子植物170科799属1671种。兴安县药用植物与广西药用植物比较见表5-1。在科和属的比较水平中，均达广西总数的60%以上。

表5-1　兴安县药用植物与广西药用植物比较

类别	科	属	种
兴安县药用植物	237	911	1852
广西药用植物	324	1512	4064
兴安县药用植物占广西比重（%）	73.15	60.25	30.54

数据来源：《广西中药资源名录》。

兴安县药用植物资源以药用维管植物为主，共1823种，占兴安县药用植物总种数的98.43%，而菌类和苔藓地衣类药用植物仅占药用植物总种数的1.57%。兴安县药用维管植物与广西药用植物相应类群的比较见表5-2。在科的水平比较中，蕨类、裸子和被子药用植物均占广西总科比例的80%以上；在属的水平比较中，三者均占广西总属比例的60%以上；在种的水平比较中，三者均占广西总种比例的45%以上。

表5-2　兴安县药用维管植物分类群数量统计

分类群		兴安县	广西	占广西比例（%）
药用蕨类植物	科	37	46	80.43
	属	70	88	79.55
	种	136	225	60.44
药用裸子植物	科	9	9	100
	属	15	17	88.24
	种	16	34	47.06
药用被子植物	科	170	212	80.19
	属	799	1326	60.26
	种	1671	3680	45.41

数据来源：《广西中药资源名录》。

（一）野生药用植物

1. 分布特点

野生药用植物的分布及丰富程度与其所处的生态环境状况关系密切。通常原始森林区具有多样的生态环境及极高的森林覆盖率，从而蕴含更为丰富的物种多样性。兴安县位于桂林东北部，属中亚热带湿润季风气候区，四季分明，水热条件优越，植被多为亚热带常绿阔叶林，目前这些天然森林植被主要分布在猫儿山。

广西猫儿山国家级自然保护区地处桂林市兴安县、资源县、龙胜县三县交界处，具有原生性亚热带常绿阔叶林森林生态系统，不仅有国家保护的野生动植物物种，还有三江源头水源涵养林，生物多样性保护价值非常高。猫儿山由于山高，地貌复杂，山地植被垂直变化明显，因此形成了差异明显的区域性气候特点，从而蕴藏了丰富的药用植物种质资源。猫儿山多为原始的常绿阔叶林及常绿落叶阔叶混交林，主要为壳斗科、山茶科、樟科、木兰科等树种，或为混生杉科、松科等针叶树种。该区域有多种珍稀濒危物种，其中，国家一级重点保护野生植物有南方红豆杉*Taxus wallichiana* var. *mairei*，国家二级重点保护野生植物有伯乐树*Bretschneidera sinensis*、华南五针松*Pinus kwangtungensis*、香果树*Emmenopterys henryi*等。

2. 种类组成

兴安县野生药用植物共计221科798属1653种，其中野生药用苔藓地衣11科13属15种，野生药用真菌10科14属14种，药用蕨类植物37科70属136种，药用裸子植物4科5属6种，药用被子植物159科696属1482种（表5-3），其中被子植物在科、属、种的水平上均为最多数量，占总科数的71.95%、总属数的87.21%、总种数的89.66%，为绝对优势。

表5-3 兴安县野生药用植物分类群数量统计

分类群	科	属	种
野生药用苔藓地衣植物	11	13	15
野生药用菌类植物	10	14	14
野生药用蕨类植物	37	70	136
野生药用裸子植物	4	5	6
野生药用被子植物	159	696	1482
总和	221	798	1653

在野生药用维管植物中，按科内种的数量结构进行统计分析（表5-4）。统计结果按4个等级划分，即科内只含1个种的科为单种科；科内含2~10个种的科为寡种科；科内含11~20个种的科为中等种科；科内含大于20个种的科为多种科。结果表明，寡种科含科数最多，有98科，占野生总科数的49%，如五味子科Schisandraceae、石竹科Caryophyllaceae、商陆科Phytolaccaceae、萝藦科Asclepiadaceae、龙胆科Gentianaceae；多种科含种数最多，有764种，占野生总种数的47.01%，如樟科Lauraceae、蓼科Polygonaceae、蝶形花科Papilionaceae、菊科Asteraceae、唇形科Lamiaceae、兰科Orchidaceae。

表5-4　兴安县野生药用维管植物科内种的数量结构统计

类型	科数	占野生总科数比例（%）	含种数	占野生总种数比例（%）	代表科
单种科（1种）	49	24.5	49	3.02	桦木科、川续断科、百部科、桫椤科
寡种科（2~10种）	98	49	418	25.72	五味子科、石竹科、商陆科、萝藦科、龙胆科
中等种科（11~20种）	31	15.5	394	24.25	木兰科、十字花科、苏木科、卫矛科、旋花科
多种科（>20种）	22	11	764	47.01	樟科、蓼科、蝶形花科、菊科、唇形科、兰科
合计	200	100	1625	100	

3. 资源分析

兴安县有药用维管植物1823种，从药用部分分析，根据入药部位可划分为七大类，其中全草（株）类645种、根及根茎类735种、茎类359种、叶类430种、花类112种、果实类158种、种子类107种。多数物种有多个药用部位，如根、果入药的有樟、水蓼 *Polygonum hydropiper*、毛叶石楠*Photinia villosa*、楔叶豆梨*Pyrus calleryana* var.*koehnei*、红泡刺藤*Rubus niveus*等9种；根、叶入药的有白兰*Michelia×alba*、黄毛猕猴桃*Actinidia fulvicoma*、临桂绣球*Hydrangea linkweiensis*、腺毛莓*Rubus adenophorus*、厚果崖豆藤*Millettia pachycarpa*等64种；根、茎入药的有南岭小檗*Berberis impedita*、秤钩风*Diploclisia affinis*、喙果崖豆藤*Callerya cochinchinensis*、柠檬清风藤*Sabia limoniacea*、枇杷叶紫珠*Callicarpa kochiana*等33种。药用部位的多样化也反映了兴安县药用植物资源的丰富多样。但是对于全草（株）类、根及根茎类入药的药材，在采收时应兼顾药用植物资源的繁衍更新，过度采挖这些药用植物会造成资源枯竭及生态破坏。对于此类药材，应制定合理的、科学的方案进行资源的开发和利用，保证资源的可持续利用。

从药用功效分析，主要包括清热解毒类、利尿类、跌打外伤类、风湿类、止咳类和补药类。其中清热解毒类主要包括清热解毒、清热利湿、祛风清热等功效类型，有950种，如阴香*Cinnamomum burmannii*、短萼黄连*Coptis chinensis* var. *brevisepala*、八角莲*Dysosma versipellis*等；利尿类主要包括利尿、利湿、利小便等功效类型，有475种，如粉叶轮环藤*Cyclea hypoglauca*、三白草*Saururus Chinensis*、杠板归*Polygonum perfoliatum*等；跌打外伤类主要包括跌打损伤、止血、刀伤、外伤出血等功效类型，有752种，如书带蕨*Haplopteris flexuosa*、华重楼*polyphylla* var.*chinensis*等；风湿类主要包括治风湿骨痛、治风湿关节痛、治风湿肿痛、祛风湿、祛风除湿等功效类型，有535种，如铁角蕨*Asplenium trichomanes*、金线草*Antenoron filiforme*、莲子草*Alternanthera sessilis*等；止咳类主要包括止咳、止咳平喘、化痰止咳等功效类型，有211种，如无花果*Ficus carica*、金钱豹*Campanumoea javanica*、兰香草*Caryopteris incana*等；补药类主要包括补血、补肾、补五脏、健胃、健脾、强筋骨等功效类型，有171种，如蓝花参*Wahlenbergia marginata*、兔耳兰*Cymbidium lancifolium*、菟丝子*Cuscuta chinensis*等。

（二）栽培药用植物

1. 种植种类

兴安县有栽培药用植物有199种，隶属70科154属，分别占药用植物总种数的10.74%，总科数的29.54%和总属数的16.91%。根据用途来看，县域内栽培药用植物以食用类和观赏类为主，食用类如芥菜*Brassica juncea*、萝卜*Raphanus sativus*、菠菜*Spinacia oleracea*、西瓜*Citrullus lanatus*、豌豆*Pisum sativum*等；观赏类如白兰*Michelia×alba*、睡莲*Nymphaea tetragona*、万寿菊*Tagetes erecta*、文殊兰*Crinum asiaticum* var. *sinicum*、银杏*Ginkgo biloba*等。县域内重点以药用为目的而进行栽培的种类较少，如肉桂*Cinnamomum cassia*、佛手瓜*Sechium edule*、穿心莲*Andrographis paniculata*、银杏*Ginkgo biloba*等。此外，罗汉果*Siraitia grosvenorii*、草珊瑚*Sarcandra glabra*等少数物种，因在县域内有野生种群分布，故不列入栽培种类的统计中。

2. 种植历史

县域内较早栽培的物种主要有银杏和罗汉果。银杏在兴安县有悠久栽培历史，高尚镇、白石乡、漠川乡、崔家乡和兴安镇等乡镇是古银杏树的集中分布地。经初步统计，崔家乡高泽圩50年以上树龄的银杏60多棵，其中200年以上树龄的有20多棵；漠川长洲张家崎村更是银杏成林，100年以上树龄的独株银杏200多棵；高尚镇是银杏大镇，据20世纪90年代统计，全镇100年以上树龄的银杏有40000多棵，由于近年移栽变卖的破坏，现存不到10000棵，其中保存较完好的为三湾村，100年以上树龄的银杏100多棵。在20世纪80~90年代，白果（银杏种核）市场畅销，银杏树给产区农民创造了巨大的经济效益，银杏种植得到较快的发展。但由于近年来白果价格下跌，银杏树的管护被忽视，有的古银杏树被非法采挖卖往外地，有的古银杏病虫害严重，银杏种植数量萎缩。

兴安县溶江镇佑安村至永安村一带和华江乡有罗汉果野生种群分布，佑安村至永安村一带是理想的罗汉果栽培地，当地罗汉果的栽培已有10多年，现保持在50万株/年左右，由于市场波动的影响，近2年种植面积正逐步减少，被经济效益更好的百香果取代。

3. 种植现状

目前县域内栽培面积达到一定规模的种类主要有罗汉果、银杏、厚朴*Houpoea officinalis*、槐*Sophora japonica*等。罗汉果，县域内主要种植基地在溶江镇中洞村、新闻村、佑安村至永安村一带，种植面积达2130亩，种植量大约为50万株/年，果实亩产量达1840 kg/亩，年总产量达5000万个，主要病虫害有花叶病、红尾病、死藤果、炭疽病、霜霉病等。银杏适合在山区种植，种植成本低，县域内银杏主要产地为高尚镇、白石乡和漠川乡。经济收益以白果和银杏叶2项收入为主，由于种植技术的发展，目前白果产量较高，白果收购价为6~10元/kg。银杏从树苗的栽培到挂果，一般需3~5年，进入盛产期一般需8~12年，初挂期每株可产白果3~5 kg，每亩可产白果48~80 kg，进入盛产期每亩可产400 kg以上。兴安县银杏叶每年可产200 t。厚朴，主要种植地在漠川乡协兴村，种植面积达6000亩，树龄达6~7年，可直接采收，厚朴皮平均价格16元/kg。佛手瓜，种植面积为5.3亩，果实亩产量为3425 kg/亩，主要病虫害有红蜘蛛、叶蛾。栝楼，种植面积为15亩，果实亩产量为1200 kg/亩，主要病虫害有蚜虫、青虫。黄皮树，种植面积为25亩，果实亩产量为1500 kg/亩。槐，在与全州县交界的界首镇及兴安镇已有数人开始试种金槐约1000株，面积在逐步扩大。华重楼，目前已有公司在当地种植700多亩。

（三）珍稀濒危及特有药用植物

1. 珍稀濒危物种

依据国家重点保护野生植物名录（2021）、广西壮族自治区重点保护野生植物名录（第一批）统计得出兴安县有野生珍稀濒危药用植物68种，隶属21科44属，占野生药用植物总数的4.18%（表5-5）。其中，国家一级重点保护植物1种，国家二级重点保护植物21种，广西重点保护植物45种。珍稀濒危及特有药用蕨类植物4种，药用裸子植物3种，药用被子植物61种，其中，以兰科植物最多，共43种。

依据IUCN红色名录濒危等级划分，参考《中国生物多样性红色名录——高等植物卷》（2013），统计得出兴安县珍稀濒危药用植物濒危程度占6个等级，极危（CR）3种、濒危（EN）3种、易危（VU）14种、近危（NT）9种、无危（LC）36种、数据不足（DD）2种。

表5-5　兴安县重点保护野生药用植物

序号	科名	中文名	学名	保护等级	濒危程度
1	红豆杉科	南方红豆杉	*Taxus wallichiana* var. *mairei*	一	VU
2	观音座莲科	福建观音座莲	*Angiopteris fokiensis*	二	LC
3	蚌壳蕨科	金毛狗	*Cibotium barometz*	二	LC
4	桫椤科	桫椤	*Alsophila spinulosa*	二	NT
5	木兰科	鹅掌楸	*Liriodendron chinense*	二	LC
6	樟科	闽楠	*Phoebe bournei*	二	VU
7	毛茛科	短萼黄连	*Coptis chinensis* var. *brevisepala*	二	EN
8	小檗科	八角莲	*Dysosma versipellis*	二	VU
9	马兜铃科	金耳环	*Asarum insigne*	二	VU
10	蓼科	金荞麦	*Fagopyrum dibotrys*	二	LC
11	猕猴桃科	中华猕猴桃	*Actinidia chinensis*	二	LC
12	猕猴桃科	金花猕猴桃	*Actinidia chrysantha*	二	
13	猕猴桃科	条叶猕猴桃	*Actinidia fortunatii*	二	NT
14	蝶形花科	野大豆	*Glycine soja*	二	LC

续表

序号	科名	中文名	学名	保护等级	濒危程度
15	蝶形花科	花榈木	*Ormosia henryi*	二	VU
16	伯乐树科	伯乐树	*Bretschneidera sinensis*	二	NT
17	茜草科	香果树	*Emmenopterys henryi*	二	NT
18	延龄草科	华重楼	*Paris polyphylla* var. *chinensis*	二	VU
19	兰科	花叶开唇兰	*Anoectochilus roxburghii*	二	EN
20	兰科	建兰	*Cymbidium ensifolium*	二	VU
21	兰科	重唇石斛	*Dendrobium hercoglossum*	二	NT
22	兰科	天麻	*Gastrodia elata*	二	VU
23	兰科	独蒜兰	*Pleione bulbocodioides*	二	LC
24	石杉科	金丝条马尾杉	*Phlegmariurus fargesii*	广西重点	DD
25	松科	铁杉	*Tsuga chinensis*	广西重点	LC
26	三尖杉科	宽叶粗榧	*Cephalotaxus latifolia*	广西重点	CR
27	木兰科	观光木	*Tsoongiodendron odora*	广西重点	VU
28	榆科	青檀	*Pteroceltis tatarinowii*	广西重点	LC
29	五加科	马蹄参	*Diplopanax stachyanthus*	广西重点	NT
30	茜草科	巴戟天	*Morinda officinalis*	广西重点	VU
31	兰科	无柱兰	*Amitostigma gracile*	广西重点	LC
32	兰科	黄花白及	*Bletilla ochracea*	广西重点	EN
33	兰科	虾脊兰	*Calanthe discolor*	广西重点	LC
34	兰科	钩距虾脊兰	*Calanthe graciliflora*	广西重点	NT
35	兰科	叉唇虾脊兰	*Calanthe hancockii*	广西重点	LC
36	兰科	反瓣虾脊兰	*Calanthe reflexa*	广西重点	LC
37	兰科	长距虾脊兰	*Calanthe sylvatica*	广西重点	LC
38	兰科	金兰	*Cephalanthera falcata*	广西重点	LC
39	兰科	大序隔距兰	*Cleisostoma paniculatum*	广西重点	LC
40	兰科	尖喙隔距兰	*Cleisostoma rostratum*	广西重点	LC
41	兰科	流苏贝母兰	*Coelogyne fimbriata*	广西重点	LC
42	兰科	蕙兰	*Cymbidium faberi*	广西重点	LC
43	兰科	多花兰	*Cymbidium floribundum*	广西重点	VU
44	兰科	寒兰	*Cymbidium kanran*	广西重点	VU
45	兰科	兔耳兰	*Cymbidium lancifolium*	广西重点	LC
46	兰科	石斛	*Dendrobium nobile*	广西重点	VU
47	兰科	铁皮石斛	*Dendrobium officinale*	广西重点	CR
48	兰科	广东石斛	*Dendrobium wilsonii*	广西重点	CR
49	兰科	毛萼山珊瑚	*Galeola lindleyana*	广西重点	LC
50	兰科	多叶斑叶兰	*Goodyera foliosa*	广西重点	LC
51	兰科	高斑叶兰	*Goodyera procera*	广西重点	LC
52	兰科	斑叶兰	*Goodyera schlechtendaliana*	广西重点	NT

续表

序号	科名	中文名	学名	保护等级	濒危程度
53	兰科	毛葶玉凤花	*Habenaria ciliolaris*	广西重点	LC
54	兰科	裂瓣玉凤花	*Habenaria petelotii*	广西重点	NT
55	兰科	橙黄玉凤花	*Habenaria rhodocheila*	广西重点	LC
56	兰科	镰翅羊耳蒜	*Liparis bootanensis*	广西重点	LC
57	兰科	丛生羊耳蒜	*Liparis cespitosa*	广西重点	LC
58	兰科	福建羊耳蒜	*Liparis dunnii*	广西重点	DD
59	兰科	见血青	*Liparis nervosa*	广西重点	LC
60	兰科	狭穗阔蕊兰	*Peristylus densus*	广西重点	LC
61	兰科	黄花鹤顶兰	*Phaius flavus*	广西重点	LC
62	兰科	鹤顶兰	*Phaius tankervilliae*	广西重点	LC
63	兰科	细叶石仙桃	*Pholidota cantonensis*	广西重点	LC
64	兰科	石仙桃	*Pholidota chinensis*	广西重点	LC
65	兰科	舌唇兰	*Platanthera japonica*	广西重点	LC
66	兰科	毛唇独蒜兰	*Pleione hookeriana*	广西重点	VU
67	兰科	苞舌兰	*Spathoglottis pubescens*	广西重点	LC
68	兰科	绶草	*Spiranthes sinensis*	广西重点	LC

注：濒危程度依据《中国生物多样性红色名录——高等植物卷》（2013）。

2. 特有物种

经统计，兴安县有特有野生药用植物408种，隶属97科233属，占全部野生药用植物的22.38%。其中，广西特有药用植物4种，分别是短序十大功劳*Mahonia breviracema*、龙胜梅花草*Parnassia longshengensis*、圆耳紫菀*Aster sphaerotus*、广西蒲儿根*Sinosenecio guangxiensis*（表5-6）。

表5-6　兴安县特有药用植物

序号	科名	中文名	学名	特有程度
1	木兰科	深山含笑	*Michelia maudiae*	中国特有
2	五味子科	南五味子	*Kadsura longipedunculata*	中国特有
3	五味子科	冷饭藤	*Kadsura oblongifolia*	中国特有
4	五味子科	绿叶五味子	*Schisandra arisanensis* subsp. *viridis*	中国特有
5	五味子科	翼梗五味子	*Schisandra henryi*	中国特有
6	五味子科	毛叶五味子	*Schisandra pubescens*	中国特有
7	番荔枝科	瓜馥木	*Fissistigma oldhamii*	中国特有
8	樟科	毛桂	*Cinnamomum appelianum*	中国特有
9	樟科	华南桂	*Cinnamomum austrosinense*	中国特有
10	樟科	野黄桂	*Cinnamomum jensenianum*	中国特有
11	樟科	川桂	*Cinnamomum wilsonii*	中国特有
12	樟科	黑壳楠	*Lindera megaphylla*	中国特有

续表

序号	科名	中文名	学名	特有程度
13	樟科	香粉叶	*Lindera pulcherrima* var. *attenuata*	中国特有
14	樟科	山橿	*Lindera reflexa*	中国特有
15	樟科	薄叶润楠	*Machilus leptophylla*	中国特有
16	樟科	建润楠	*Machilus oreophila*	中国特有
17	樟科	鸭公树	*Neolitsea chui*	中国特有
18	樟科	簇叶新木姜子	*Neolitsea confertifolia*	中国特有
19	樟科	大叶新木姜子	*Neolitsea levinei*	中国特有
20	樟科	闽楠	*Phoebe bournei*	中国特有
21	樟科	石山楠	*Phoebe calcarea*	中国特有
22	樟科	檫木	*Sassafras tzumu*	中国特有
23	毛茛科	打破碗花花	*Anemone hupehensis*	中国特有
24	毛茛科	钝齿铁线莲	*Clematis apiifolia* var. *argentilucida*	中国特有
25	毛茛科	两广铁线莲	*Clematis chingii*	中国特有
26	毛茛科	山木通	*Clematis finetiana*	中国特有
27	毛茛科	单叶铁线莲	*Clematis henryi*	中国特有
28	毛茛科	裂叶铁线莲	*Clematis parviloba*	中国特有
29	毛茛科	短萼黄连	*Coptis chinensis* var. *brevisepala*	中国特有
30	毛茛科	还亮草	*Delphinium anthriscifolium*	中国特有
31	毛茛科	蕨叶人字果	*Dichocarpum dalzielii*	中国特有
32	毛茛科	尖叶唐松草	*Thalictrum acutifolium*	中国特有
33	毛茛科	盾叶唐松草	*Thalictrum ichangense*	中国特有
34	小檗科	南岭小檗	*Berberis impedita*	中国特有
35	小檗科	豪猪刺	*Berberis julianae*	中国特有
36	小檗科	庐山小檗	*Berberis virgetorum*	中国特有
37	小檗科	八角莲	*Dysosma versipellis*	中国特有
38	小檗科	三枝九叶草	*Epimedium sagittatum*	中国特有
39	小檗科	阔叶十大功劳	*Mahonia bealei*	中国特有
40	小檗科	小果十大功劳	*Mahonia bodinieri*	中国特有
41	小檗科	北江十大功劳	*Mahonia fordii*	中国特有
42	小檗科	细叶十大功劳	*Mahonia fortunei*	中国特有
43	木通科	白木通	*Akebia trifoliata* subsp. *australis*	中国特有
44	木通科	野木瓜	*Stauntonia chinensis*	中国特有
45	木通科	尾叶那藤	*Stauntonia obovatifoliola* subsp. *urophylla*	中国特有
46	防己科	四川轮环藤	*Cyclea sutchuenensis*	中国特有
47	防己科	秤钩风	*Diploclisia affinis*	中国特有
48	防己科	粉绿藤	*Pachygone sinica*	中国特有
49	防己科	金线吊乌龟	*Stephania cephalantha*	中国特有

续表

序号	科名	中文名	学名	特有程度
50	防己科	血散薯	*Stephania dielsiana*	中国特有
51	马兜铃科	管花马兜铃	*Aristolochia tubiflora*	中国特有
52	马兜铃科	小叶马蹄香	*Asarum ichangense*	中国特有
53	马兜铃科	金耳环	*Asarum insigne*	中国特有
54	马兜铃科	五岭细辛	*Asarum wulingense*	中国特有
55	胡椒科	山蒟	*Piper hancei*	中国特有
56	胡椒科	小叶爬崖香	*Piper sintenense*	中国特有
57	金粟兰科	丝穗金粟兰	*Chloranthus fortunei*	中国特有
58	金粟兰科	宽叶金粟兰	*Chloranthus henryi*	中国特有
59	金粟兰科	多穗金粟兰	*Chloranthus multistachys*	中国特有
60	罂粟科	血水草	*Eomecon chionantha*	中国特有
61	堇菜科	深圆齿堇菜	*Viola davidii*	中国特有
62	堇菜科	柔毛堇菜	*Viola fargesii*	中国特有
63	堇菜科	福建堇菜	*Viola kosanensis*	中国特有
64	堇菜科	三角叶堇菜	*Viola triangulifolia*	中国特有
65	远志科	黄花倒水莲	*Polygala fallax*	中国特有
66	远志科	香港远志	*Polygala hongkongensis*	中国特有
67	远志科	曲江远志	*Polygala koi*	中国特有
68	景天科	凹叶景天	*Sedum emarginatum*	中国特有
69	石竹科	巫山繁缕	*Stellaria wushanensis*	中国特有
70	蓼科	蓼子草	*Polygonum criopolitanum*	中国特有
71	蓼科	大箭叶蓼	*Polygonum darrisii*	中国特有
72	蓼科	愉悦蓼	*Polygonum jucundum*	中国特有
73	蓼科	赤胫散	*Polygonum runcinatum* var. *sinense*	中国特有
74	凤仙花科	黄金凤	*Impatiens siculifer*	中国特有
75	瑞香科	北江荛花	*Wikstroemia monnula*	中国特有
76	山龙眼科	网脉山龙眼	*Helicia reticulata*	中国特有
77	海桐花科	卵果海桐	*Pittosporum lenticellatum*	中国特有
78	海桐花科	薄萼海桐	*Pittosporum leptosepalum*	中国特有
79	海桐花科	棱果海桐	*Pittosporum trigonocarpum*	中国特有
80	海桐花科	崖花子	*Pittosporum truncatum*	中国特有
81	葫芦科	蛇莲	*Hemsleya sphaerocarpa*	中国特有
82	葫芦科	罗汉果	*Siraitia grosvenorii*	中国特有
83	葫芦科	长萼栝楼	*Trichosanthes laceribractea*	中国特有
84	葫芦科	中华栝楼	*Trichosanthes rosthornii*	中国特有
85	秋海棠科	周裂秋海棠	*Begonia circumlobata*	中国特有
86	秋海棠科	紫背天葵	*Begonia fimbristipula*	中国特有

续表

序号	科名	中文名	学名	特有程度
87	秋海棠科	中华秋海棠	*Begonia grandis* subsp. *sinensis*	中国特有
88	秋海棠科	独牛	*Begonia henryi*	中国特有
89	秋海棠科	癞叶秋海棠	*Begonia leprosa*	中国特有
90	秋海棠科	红孩儿	*Begonia palmata* var. *bowringiana*	中国特有
91	山茶科	尖萼川杨桐	*Adinandra bockiana* var. *acutifolia*	中国特有
92	山茶科	川杨桐	*Adinandra bockiana* var. *bockiana*	中国特有
93	山茶科	心叶毛蕊茶	*Camellia cordifolia*	中国特有
94	山茶科	连蕊茶	*Camellia cuspidata*	中国特有
95	山茶科	毛花连蕊茶	*Camellia fraterna*	中国特有
96	山茶科	西南山茶	*Camellia pitardii*	中国特有
97	山茶科	尖萼毛柃	*Eurya acutisepala*	中国特有
98	山茶科	翅柃	*Eurya alata*	中国特有
99	山茶科	米碎花	*Eurya chinensis*	中国特有
100	山茶科	微毛柃	*Eurya hebeclados*	中国特有
101	山茶科	凹脉柃	*Eurya impressinervis*	中国特有
102	山茶科	细枝柃	*Eurya loquaiana*	中国特有
103	山茶科	金叶柃	*Eurya obtusifolia* var. *aurea*	中国特有
104	山茶科	长毛柃	*Eurya patentipila*	中国特有
105	山茶科	窄叶柃	*Eurya stenophylla*	中国特有
106	山茶科	尖萼厚皮香	*Ternstroemia luteoflora*	中国特有
107	猕猴桃科	异色猕猴桃	*Actinidia callosa* var. *discolor*	中国特有
108	猕猴桃科	京梨猕猴桃	*Actinidia callosa* var. *henryi*	中国特有
109	猕猴桃科	中华猕猴桃	*Actinidia chinensis*	中国特有
110	猕猴桃科	金花猕猴桃	*Actinidia chrysantha*	中国特有
111	猕猴桃科	毛花猕猴桃	*Actinidia eriantha*	中国特有
112	猕猴桃科	条叶猕猴桃	*Actinidia fortunatii*	中国特有
113	猕猴桃科	黄毛猕猴桃	*Actinidia fulvicoma* var. *fulvicoma*	中国特有
114	猕猴桃科	糙毛猕猴桃	*Actinidia fulvicoma* var. *hirsuta*	中国特有
115	猕猴桃科	蒙自猕猴桃	*Actinidia henryi*	中国特有
116	野牡丹科	叶底红	*Bredia fordii*	中国特有
117	野牡丹科	锦香草	*Phyllagathis cavaleriei*	中国特有
118	使君子科	风车子	*Combretum alfredii*	中国特有
119	金丝桃科	扬子小连翘	*Hypericum faberi*	中国特有
120	椴树科	椴树	*Tilia tuan*	中国特有
121	锦葵科	华木槿	*Hibiscus sinosyriacus*	中国特有
122	锦葵科	梵天花	*Urena procumbens*	中国特有
123	大戟科	绿背山麻杆	*Alchornea trewioides* var. *sinica*	中国特有

续表

序号	科名	中文名	学名	特有程度
124	大戟科	重阳木	*Bischofia polycarpa*	中国特有
125	大戟科	野桐	*Mallotus tenuifolius*	中国特有
126	大戟科	广东地构叶	*Speranskia cantonensis*	中国特有
127	绣球花科	四川溲疏	*Deutzia setchuenensis*	中国特有
128	绣球花科	罗蒙常山	*Dichroa yaoshanensis*	中国特有
129	绣球花科	临桂绣球	*Hydrangea linkweiensis*	中国特有
130	绣球花科	蜡莲绣球	*Hydrangea strigosa*	中国特有
131	绣球花科	星毛冠盖藤	*Pileostegia tomentella*	中国特有
132	绣球花科	钻地风	*Schizophragma integrifolium*	中国特有
133	蔷薇科	木瓜海棠	*Chaenomeles cathayensis*	中国特有
134	蔷薇科	柔毛路边青	*Geum japonicum* var. *chinense*	中国特有
135	蔷薇科	湖北海棠	*Malus hupehensis*	中国特有
136	蔷薇科	中华绣线梅	*Neillia sinensis*	中国特有
137	蔷薇科	小叶石楠	*Photinia parvifolia*	中国特有
138	蔷薇科	绒毛石楠	*Photinia schneideriana*	中国特有
139	蔷薇科	全缘火棘	*Pyracantha atalantioides*	中国特有
140	蔷薇科	火棘	*Pyracantha fortuneana*	中国特有
141	蔷薇科	楔叶豆梨	*Pyrus calleryana* var. *koehnei*	中国特有
142	蔷薇科	石斑木	*Rhaphiolepis indica*	中国特有
143	蔷薇科	软条七蔷薇	*Rosa henryi*	中国特有
144	蔷薇科	粉团蔷薇	*Rosa multiflora* var. *cathayensis*	中国特有
145	蔷薇科	腺毛莓	*Rubus adenophorus*	中国特有
146	蔷薇科	周毛悬钩子	*Rubus amphidasys*	中国特有
147	蔷薇科	大红泡	*Rubus eustephanos*	中国特有
148	蔷薇科	广西悬钩子	*Rubus kwangsiensis*	中国特有
149	蔷薇科	浅裂锈毛莓	*Rubus reflexus* var. *hui*	中国特有
150	蔷薇科	深裂悬钩子	*Rubus reflexus* var. *lanceolobus*	中国特有
151	蔷薇科	锈毛莓	*Rubus reflexus* var. *reflexus*	中国特有
152	蔷薇科	灰白毛莓	*Rubus tephrodes*	中国特有
153	蔷薇科	美脉花楸	*Sorbus caloneura*	中国特有
154	蔷薇科	石灰花楸	*Sorbus folgneri*	中国特有
155	蔷薇科	毛序花楸	*Sorbus keissleri*	中国特有
156	蔷薇科	中华绣线菊	*Spiraea chinensis*	中国特有
157	蔷薇科	渐尖绣线菊	*Spiraea japonica* var. *acuminata*	中国特有
158	蔷薇科	光叶绣线菊	*Spiraea japonica* var. *fortunei*	中国特有
159	苏木科	广西紫荆	*Cercis chuniana*	中国特有
160	苏木科	皂荚	*Gleditsia sinensis*	中国特有

续表

序号	科名	中文名	学名	特有程度
161	苏木科	肥皂荚	*Gymnocladus chinensis*	中国特有
162	蝶形花科	雪峰山崖豆藤	*Callerya dielsiana* var. *solida*	中国特有
163	蝶形花科	亮叶崖豆藤	*Callerya nitida*	中国特有
164	蝶形花科	藤黄檀	*Dalbergia hancei*	中国特有
165	蝶形花科	黄檀	*Dalbergia hupeana*	中国特有
166	蝶形花科	香港黄檀	*Dalbergia millettii*	中国特有
167	蝶形花科	中南鱼藤	*Derris fordii*	中国特有
168	蝶形花科	干花豆	*Fordia cauliflora*	中国特有
169	蝶形花科	宜昌木蓝	*Indigofera decora* var. *ichangensis*	中国特有
170	蝶形花科	褶皮黧豆	*Mucuna lamellata*	中国特有
171	蝶形花科	花榈木	*Ormosia henryi*	中国特有
172	蝶形花科	木荚红豆	*Ormosia xylocarpa*	中国特有
173	旌节花科	中国旌节花	*Stachyurus chinensis*	中国特有
174	金缕梅科	瑞木	*Corylopsis multiflora*	中国特有
175	金缕梅科	蜡瓣花	*Corylopsis sinensis*	中国特有
176	金缕梅科	杨梅蚊母树	*Distylium myricoides*	中国特有
177	金缕梅科	金缕梅	*Hamamelis mollis*	中国特有
178	金缕梅科	半枫荷	*Semiliquidambar cathayensis*	中国特有
179	金缕梅科	水丝梨	*Sycopsis sinensis*	中国特有
180	黄杨科	匙叶黄杨	*Buxus harlandii*	中国特有
181	黄杨科	大叶黄杨	*Buxus megistophylla*	中国特有
182	黄杨科	板凳果	*Pachysandra axillaris*	中国特有
183	黄杨科	野扇花	*Sarcococca ruscifolia*	中国特有
184	桦木科	亮叶桦	*Betula luminifera*	中国特有
185	壳斗科	茅栗	*Castanea seguinii*	中国特有
186	壳斗科	锥	*Castanopsis chinensis*	中国特有
187	壳斗科	甜槠	*Castanopsis eyrei*	中国特有
188	壳斗科	栲	*Castanopsis fargesii*	中国特有
189	壳斗科	钩锥	*Castanopsis tibetana*	中国特有
190	壳斗科	细叶青冈	*Cyclobalanopsis gracilis*	中国特有
191	壳斗科	白栎	*Quercus fabri*	中国特有
192	榆科	青檀	*Pteroceltis tatarinowii*	中国特有
193	榆科	多脉榆	*Ulmus castaneifolia*	中国特有
194	桑科	藤构	*Broussonetia kaempferi* var. *australis*	中国特有
195	桑科	岩木瓜	*Ficus tsiangii*	中国特有
196	荨麻科	湿生冷水花	*Pilea aquarum*	中国特有
197	冬青科	满树星	*Ilex aculeolata*	中国特有

续表

序号	科名	中文名	学名	特有程度
198	冬青科	刺叶冬青	*Ilex bioritsensis*	中国特有
199	冬青科	厚叶冬青	*Ilex elmerrilliana*	中国特有
200	冬青科	海南冬青	*Ilex hainanensis*	中国特有
201	冬青科	细刺枸骨	*Ilex hylonoma*	中国特有
202	冬青科	矮冬青	*Ilex lohfauensis*	中国特有
203	冬青科	大果冬青	*Ilex macrocarpa*	中国特有
204	冬青科	毛冬青	*Ilex pubescens*	中国特有
205	冬青科	香冬青	*Ilex suaveolens*	中国特有
206	冬青科	四川冬青	*Ilex szechwanensis*	中国特有
207	卫矛科	过山枫	*Celastrus aculeatus*	中国特有
208	卫矛科	薄叶南蛇藤	*Celastrus hypoleucoides*	中国特有
209	卫矛科	圆叶南蛇藤	*Celastrus kusanoi*	中国特有
210	卫矛科	百齿卫矛	*Euonymus centidens*	中国特有
211	卫矛科	裂果卫矛	*Euonymus dielsianus*	中国特有
212	卫矛科	大果卫矛	*Euonymus myrianthus*	中国特有
213	卫矛科	密花假卫矛	*Microtropis gracilipes*	中国特有
214	翅子藤科	无柄五层龙	*Salacia sessiliflora*	中国特有
215	茶茱萸科	马比木	*Nothapodytes pittosporoides*	中国特有
216	铁青树科	华南青皮木	*Schoepfia chinensis*	中国特有
217	桑寄生科	锈毛钝果寄生	*Taxillus levinei*	中国特有
218	桑寄生科	桑寄生	*Taxillus sutchuenensis*	中国特有
219	桑寄生科	大苞寄生	*Tolypanthus maclurei*	中国特有
220	桑寄生科	棱枝槲寄生	*Viscum diospyrosicola*	中国特有
221	鼠李科	光枝勾儿茶	*Berchemia polyphylla* var. *leioclada*	中国特有
222	鼠李科	铜钱树	*Paliurus hemsleyanus*	中国特有
223	鼠李科	山绿柴	*Rhamnus brachypoda*	中国特有
224	鼠李科	钩齿鼠李	*Rhamnus lamprophylla*	中国特有
225	鼠李科	薄叶鼠李	*Rhamnus leptophylla*	中国特有
226	鼠李科	梗花雀梅藤	*Sageretia henryi*	中国特有
227	胡颓子科	巴东胡颓子	*Elaeagnus difficilis*	中国特有
228	胡颓子科	角花胡颓子	*Elaeagnus gonyanthes*	中国特有
229	葡萄科	三裂蛇葡萄	*Ampelopsis delavayana*	中国特有
230	葡萄科	牯岭蛇葡萄	*Ampelopsis glandulosa* var. *kulingensis*	中国特有
231	葡萄科	绿叶地锦	*Parthenocissus laetevirens*	中国特有
232	葡萄科	海南崖爬藤	*Tetrastigma papillatum*	中国特有
233	葡萄科	蘡薁	*Vitis bryoniifolia*	中国特有
234	葡萄科	鸡足葡萄	*Vitis lanceolatifoliosa*	中国特有

续表

序号	科名	中文名	学名	特有程度
235	芸香科	九里香	*Murraya exotica*	中国特有
236	芸香科	秃叶黄檗	*Phellodendron chinense* var . *glabriusculum*	中国特有
237	芸香科	毛竹叶花椒	*Zanthoxylum armatum* var . *ferrugineum*	中国特有
238	芸香科	岭南花椒	*Zanthoxylum austrosinense*	中国特有
239	芸香科	蚬壳花椒	*Zanthoxylum dissitum*	中国特有
240	无患子科	黄梨木	*Boniodendron minus*	中国特有
241	无患子科	复羽叶栾树	*Koelreuteria bipinnata*	中国特有
242	槭树科	紫果槭	*Acer cordatum*	中国特有
243	槭树科	中华槭	*Acer sinense*	中国特有
244	清风藤科	灰背清风藤	*Sabia discolor*	中国特有
245	清风藤科	凹萼清风藤	*Sabia emarginata*	中国特有
246	省沽油科	锐尖山香圆	*Turpinia arguta*	中国特有
247	漆树科	黄连木	*Pistacia chinensis*	中国特有
248	漆树科	滨盐肤木	*Rhus chinensis* var. *roxburghii*	中国特有
249	山茱萸科	尖叶四照花	*Cornus elliptica*	中国特有
250	八角枫科	小花八角枫	*Alangium faberi*	中国特有
251	蓝果树科	喜树	*Camptotheca acuminata*	中国特有
252	五加科	长刺楤木	*Aralia spinifolia*	中国特有
253	五加科	锈毛罗伞	*Brassaiopsis ferruginea*	中国特有
254	五加科	变叶树参	*Dendropanax proteus*	中国特有
255	五加科	细柱五加	*Eleutherococcus nodiflorus*	中国特有
256	五加科	短梗大参	*Macropanax rosthornii*	中国特有
257	五加科	星毛鸭脚木	*Schefflera minutistellata*	中国特有
258	五加科	通脱木	*Tetrapanax papyrifer*	中国特有
259	伞形科	藁本	*Ligusticum sinense*	中国特有
260	伞形科	南岭前胡	*Peucedanum longshengense*	中国特有
261	伞形科	华中前胡	*Peucedanum medicum*	中国特有
262	伞形科	膜蕨囊瓣芹	*Pternopetalum trichomanifolium*	中国特有
263	桤叶树科	贵州桤叶树	*Clethra kaipoensis*	中国特有
264	杜鹃花科	灯笼吊钟花	*Enkianthus chinensis*	中国特有
265	杜鹃花科	齿缘吊钟花	*Enkianthus serrulatus*	中国特有
266	杜鹃花科	毛滇白珠	*Gaultheria leucocarpa* var. *crenulata*	中国特有
267	杜鹃花科	毛果珍珠花	*Lyonia ovalifolia* var. *hebecarpa*	中国特有
268	杜鹃花科	腺萼马银花	*Rhododendron bachii*	中国特有
269	杜鹃花科	丁香杜鹃	*Rhododendron farrerae*	中国特有
270	杜鹃花科	岭南杜鹃	*Rhododendron mariae*	中国特有
271	杜鹃花科	团叶杜鹃	*Rhododendron orbiculare*	中国特有

续表

序号	科名	中文名	学名	特有程度
272	杜鹃花科	长蕊杜鹃	*Rhododendron stamineum*	中国特有
273	柿科	野柿	*Diospyros kaki* var. *silvestris*	中国特有
274	紫金牛科	少年红	*Ardisia alyxiifolia*	中国特有
275	紫金牛科	九管血	*Ardisia brevicaulis*	中国特有
276	紫金牛科	月月红	*Ardisia faberi*	中国特有
277	安息香科	陀螺果	*Melliodendron xylocarpum*	中国特有
278	安息香科	赛山梅	*Styrax confusus*	中国特有
279	安息香科	白花龙	*Styrax faberi*	中国特有
280	安息香科	芬芳安息香	*Styrax odoratissimus*	中国特有
281	山矾科	黄牛奶树	*Symplocos cochinchinensis* var. *laurina*	中国特有
282	山矾科	密花山矾	*Symplocos congesta*	中国特有
283	马钱科	醉鱼草	*Buddleja lindleyana*	中国特有
284	木犀科	华素馨	*Jasminum sinense*	中国特有
285	木犀科	女贞	*Ligustrum lucidum*	中国特有
286	木犀科	粗壮女贞	*Ligustrum robustum* var. *chinense*	中国特有
287	夹竹桃科	筋藤	*Alyxia levinei*	中国特有
288	夹竹桃科	紫花络石	*Trachelospermum axillare*	中国特有
289	夹竹桃科	毛杜仲藤	*Urceola huaitingii*	中国特有
290	萝藦科	朱砂藤	*Cynanchum officinale*	中国特有
291	萝藦科	柳叶白前	*Cynanchum stauntonii*	中国特有
292	茜草科	云桂虎刺	*Damnacanthus henryi*	中国特有
293	茜草科	香果树	*Emmenopterys henryi*	中国特有
294	茜草科	剑叶耳草	*Hedyotis caudatifolia*	中国特有
295	茜草科	粗毛耳草	*Hedyotis mellii*	中国特有
296	茜草科	巴戟天	*Morinda officinalis*	中国特有
297	茜草科	羊角藤	*Morinda umbellata* subsp. *obovata*	中国特有
298	茜草科	中华蛇根草	*Ophiorrhiza chinensis*	中国特有
299	忍冬科	接骨木	*Sambucus williamsii*	中国特有
300	忍冬科	短序荚蒾	*Viburnum brachybotryum*	中国特有
301	忍冬科	金腺荚蒾	*Viburnum chunii*	中国特有
302	忍冬科	伞房荚蒾	*Viburnum corymbiflorum*	中国特有
303	忍冬科	直角荚蒾	*Viburnum foetidum* var. *rectangulatum*	中国特有
304	忍冬科	南方荚蒾	*Viburnum fordiae*	中国特有
305	忍冬科	常绿荚蒾	*Viburnum sempervirens*	中国特有
306	忍冬科	茶荚蒾	*Viburnum setigerum*	中国特有
307	忍冬科	台东荚蒾	*Viburnum taitoense*	中国特有
308	菊科	纤枝兔儿风	*Ainsliaea gracilis*	中国特有

续表

序号	科名	中文名	学名	特有程度
309	菊科	长穗兔儿风	*Ainsliaea henryi*	中国特有
310	菊科	莲沱兔儿风	*Ainsliaea ramosa*	中国特有
311	菊科	奇蒿	*Artemisia anomala* var. *anomala*	中国特有
312	菊科	密毛奇蒿	*Artemisia anomala* var. *tomentella*	中国特有
313	菊科	琴叶紫菀	*Aster panduratus*	中国特有
314	菊科	圆耳紫菀	*Aster sphaerotus*	中国特有
315	菊科	台北艾纳香	*Blumea formosana*	中国特有
316	菊科	离舌橐吾	*Ligularia veitchiana*	中国特有
317	菊科	广西蒲儿根	*Sinosenecio guangxiensis*	中国特有
318	菊科	斑鸠菊	*Vernonia esculenta*	中国特有
319	菊科	异叶黄鹌菜	*Youngia heterophylla*	中国特有
320	龙胆科	福建蔓龙胆	*Crawfurdia pricei*	中国特有
321	龙胆科	五岭龙胆	*Gentiana davidii*	中国特有
322	龙胆科	匙叶草	*Latouchea fokienensis*	中国特有
323	龙胆科	双蝴蝶	*Tripterospermum chinense*	中国特有
324	报春花科	广西过路黄	*Lysimachia alfredii*	中国特有
325	报春花科	灵香草	*Lysimachia foenum-graecum*	中国特有
326	报春花科	山萝过路黄	*Lysimachia melampyroides*	中国特有
327	报春花科	狭叶落地梅	*Lysimachia paridiformis* var. *stenophylla*	中国特有
328	报春花科	巴东过路黄	*Lysimachia patungensis*	中国特有
329	报春花科	显苞过路黄	*Lysimachia rubiginosa*	中国特有
330	桔梗科	杏叶沙参	*Adenophora petiolata* subsp. *hunanensis*	中国特有
331	玄参科	台湾泡桐	*Paulownia kawakamii*	中国特有
332	玄参科	粗茎返顾马先蒿	*Pedicularis resupinata* subsp. *crassicaulis*	中国特有
333	玄参科	四方麻	*Veronicastrum caulopterum*	中国特有
334	玄参科	大叶腹水草	*Veronicastrum robustum* subsp. *plukenetii*	中国特有
335	玄参科	腹水草	*Veronicastrum stenostachyum* subsp. *grandifolium*	中国特有
336	苦苣苔科	牛耳朵	*Primulina eburnea*	中国特有
337	苦苣苔科	蚂蟥七	*Primulina fimbrisepala*	中国特有
338	苦苣苔科	桂林报春苣苔	*Primulina gueilinensis*	中国特有
339	苦苣苔科	羽裂报春苣苔	*Primulina pinnatifida*	中国特有
340	苦苣苔科	贵州半蒴苣苔	*Hemiboea cavaleriei*	中国特有
341	苦苣苔科	半蒴苣苔	*Hemiboea subcapitata*	中国特有
342	苦苣苔科	长瓣马铃苣苔	*Oreocharis auricula*	中国特有
343	苦苣苔科	大叶石上莲	*Oreocharis benthamii* var. *benthamii*	中国特有
344	苦苣苔科	石上莲	*Oreocharis benthamii* var. *reticulata*	中国特有
345	苦苣苔科	湘桂马铃苣苔	*Oreocharis xiangguiensis*	中国特有

续表

序号	科名	中文名	学名	特有程度
346	苦苣苔科	石山苣苔	*Petrocodon dealbatus*	中国特有
347	马鞭草科	广东紫珠	*Callicarpa kwangtungensis*	中国特有
348	马鞭草科	尖萼紫珠	*Callicarpa loboapiculata*	中国特有
349	马鞭草科	长柄紫珠	*Callicarpa longipes*	中国特有
350	唇形科	毛药花	*Bostrychanthera deflexa*	中国特有
351	唇形科	小野芝麻	*Galeobdolon chinense*	中国特有
352	唇形科	四轮香	*Hanceola sinensis*	中国特有
353	唇形科	香茶菜	*Isodon amethystoides*	中国特有
354	唇形科	显脉香茶菜	*Isodon nervosus*	中国特有
355	唇形科	梗花华西龙头草	*Meehania fargesii* var. *pedunculata*	中国特有
356	唇形科	小叶假糙苏	*Paraphlomis javanica* var. *coronata*	中国特有
357	唇形科	华鼠尾草	*Salvia chinensis*	中国特有
358	唇形科	红根草	*Salvia prionitis*	中国特有
359	唇形科	硬毛地埂鼠尾草	*Salvia scapiformis* var. *hirsuta*	中国特有
360	唇形科	光柄筒冠花	*Siphocranion nudipes*	中国特有
361	唇形科	地蚕	*Stachys geobombycis*	中国特有
362	唇形科	针筒菜细柄变种	*Stachys oblongifolia* var. *leptopoda*	中国特有
363	唇形科	庐山香科科	*Teucrium pernyi*	中国特有
364	姜科	三叶豆蔻	*Amomum austrosinense*	中国特有
365	姜科	阳荷	*Zingiber striolatum*	中国特有
366	百合科	灰鞘粉条儿菜	*Aletris cinerascens*	中国特有
367	百合科	薤头	*Allium chinense*	中国特有
368	百合科	开口箭	*Campylandra chinensis*	中国特有
369	百合科	散斑竹根七	*Disporopsis aspersa*	中国特有
370	百合科	深裂竹根七	*Disporopsis pernyi*	中国特有
371	百合科	玉簪	*Hosta plantaginea*	中国特有
372	百合科	紫萼	*Hosta ventricosa*	中国特有
373	百合科	野百合	*Lilium brownii*	中国特有
374	百合科	狭叶沿阶草	*Ophiopogon stenophyllus*	中国特有
375	百合科	阴生沿阶草	*Ophiopogon umbraticola*	中国特有
376	百合科	多花黄精	*Polygonatum cyrtonema*	中国特有
377	百合科	牯岭藜芦	*Veratrum schindleri*	中国特有
378	百合科	丫蕊花	*Ypsilandra thibetica*	中国特有
379	菝葜科	柔毛菝葜	*Smilax chingii*	中国特有
380	菝葜科	折枝菝葜	*Smilax lanceifolia* var. *elongata*	中国特有
381	菝葜科	凹脉菝葜	*Smilax lanceifolia* var. *impressinervia*	中国特有
382	菝葜科	马甲菝葜	*Smilax lanceifolia* var. *lanceifolia*	中国特有

续表

序号	科名	中文名	学名	特有程度
383	菝葜科	红果菝葜	*Smilax polycolea*	中国特有
384	菝葜科	短梗菝葜	*Smilax scobinicaulis*	中国特有
385	天南星科	南蛇棒	*Amorphophallus dunnii*	中国特有
386	天南星科	灯台莲	*Arisaema bockii*	中国特有
387	天南星科	湘南星	*Arisaema hunanense*	中国特有
388	鸢尾科	小花鸢尾	*Iris speculatrix*	中国特有
389	薯蓣科	山薯	*Dioscorea fordii*	中国特有
390	薯蓣科	细叶日本薯蓣	*Dioscorea japonica* var. *oldhamii*	中国特有
391	薯蓣科	绵草薢	*Dioscorea spongiosa*	中国特有
392	兰科	钩距虾脊兰	*Calanthe graciliflora*	中国特有
393	兰科	叉唇虾脊兰	*Calanthe hancockii*	中国特有
394	兰科	福建羊耳蒜	*Liparis dunnii*	中国特有
395	兰科	细叶石仙桃	*Pholidota cantonensis*	中国特有
396	兰科	独蒜兰	*Pleione bulbocodioides*	中国特有
397	杜英科	薄果猴欢喜	*Sloanea leptocarpa*	中国特有
398	鼠刺科	厚叶鼠刺	*Itea coriacea*	中国特有
399	鼠刺科	腺鼠刺	*Itea glutinosa*	中国特有
400	八角科	假地枫皮	*Illicium jiadifengpi*	中国特有
401	竹亚科	苦竹	*Pleioblastus amarus*	中国特有
402	松科	马尾松	*Pinus massoniana*	中国特有
403	松科	铁杉	*Tsuga chinensis*	中国特有
404	三尖杉科	宽叶粗榧	*Cephalotaxus latifolia*	中国特有
405	小檗科	短序十大功劳	*Mahonia breviracema*	中国特有 广西特有
406	虎耳草科	龙胜梅花草	*Parnassia longshengensis*	中国特有 广西特有
407	菊科	圆耳紫菀	*Aster sphaerotus*	广西特有
408	菊科	广西蒲儿根	*Sinosenecio guangxiensis*	广西特有

（四）常用药材及道地药材

在对兴安县严关中草药店、本草堂药店、兴安中药材购销部等多处药材商铺的调查中，发现常用药材有厚朴*Houpoea officinalis*、紫花前胡*Angelica decursiva*、钩藤*Uncaria rhynchophylla*、金钱豹*Campanumoea javanica*、羊乳*Codonopsis lanceolata*、多花黄精*Polygonatum cyrtonema*、槲蕨*Drynaria roosii*、银杏等。道地药材有厚朴、槲蕨、罗汉果*Siraitia grosvenorii*、银杏、多花黄精。

二、药用动物资源

兴安县药用动物资源较为丰富，根据第三次全国中药资源普查结果统计，县域内有药用动物376种，其中绝大部分种类在广西各地均有分布。野生型的药用动物主要分布于广西猫儿山国家级自然保护区，其中不乏国家重点保护野生动物，如大鲵*Megalobatrachus davidianus*、虎纹蛙*Rana tigrina rugulosa*、三线闭壳龟*Cuora trifasciata*、山瑞鳖*Trionyx steindachneri*、红腹锦鸡*Chrysolophus pictus*、猕猴*Macaca mulatta*等。

三、药用矿物资源

兴安县药用矿物资源相对较少，根据第三次全国中药资源普查结果统计，县域内有药用矿物9种，包括铁粉、黄土、伏龙肝、钟乳石、钟乳鹅管石、石灰、绿青、寒水石、无名异。

第六章　药用资源应用

一、市场流通

兴安县有多家药材商铺，经调查统计，县域内市场主流品种有41种（表6-1），年平均收购量少则有0.04 t，多则有141 t。根据药用部位来看，以根及根茎为主（槲蕨 *Drynaria roosii*、黄精*Polygonatum cyrtonema*等），占主流品种数的48.78%。其余有树皮（厚朴、秃叶黄檗*Phellodendron chinense* var. *glabriusculum*）、叶（枇杷*Eriobotrya japonica*、石韦*Pyrrosia lingua*等）、花（忍冬*Lonicera japonica*）、全草（夏枯草*Prunella vulgaris*、半枝莲*Scutellaria barbata*等）、茎木（钩藤 *Uncaria rhynchophylla*）等。

表6-1　兴安县市场主流药材

序号	中文名	药材名	学名	药用部位	年平均收购量（t）
1	厚朴	厚朴	*Houpoea officinalis*	树皮	4
2	金线吊乌龟	白药子	*Stephania cephalantha*	根及根茎	0.8
3	青牛胆	金果榄	*Tinospora sagittata*	根及根茎	0.1
4	蕺菜	鱼腥草	*Houttuynia cordata*	全草	0.04
5	黄花倒水莲	黄花倒水莲	*Polygala fallax*	根及根茎	0.725
6	何首乌	何首乌	*Fallopia multiflora*	根及根茎	2.95
7	海金子	山栀茶	*Pittosporum illicioides*	根及根茎	0.1
8	广东丝瓜	丝瓜络	*Luffa acutangula*	其他	1
9	佛手瓜	佛手	*Sechium edule*	果实和种子	0.1
10	地耳草	田基黄	*Hypericum japonicum*	全草	6
11	枇杷	枇杷叶	*Eriobotrya japonica*	叶	3
12	千斤拔	千斤拔	*Flemingia prostrata*	根及根茎	0.39
13	铁马鞭	铁马鞭	*Lespedeza pilosa*	全草	1
14	柑橘	陈皮	*Citrus reticulata*	果皮	2.15
15	秃叶黄檗	黄柏	*Phellodendron chinense* var. *glabriusculum*	树皮	1
16	白芷	白芷	*Angelica dahurica*	根及根茎	0.5
17	紫花前胡	紫花前胡	*Angelica decursiva*	根及根茎	45
18	朱砂根	朱砂根	*Ardisia crenata*	根及根茎	2
19	醉鱼草	醉鱼草	*Buddleja lindleyana*	根及根茎	0.075
20	女贞	女贞子	*Ligustrum lucidum*	果实和种子	0.3
21	钩藤	钩藤	*Uncaria rhynchophylla*	茎木	30.5
22	忍冬	金银花	*Lonicera japonica*	花	2
23	川续断	续断	*Dipsacus asper*	根及根茎	0.55

续表

序号	中文名	药材名	学名	药用部位	年平均收购量（t）
24	佩兰	佩兰	*Eupatorium fortunei*	全草	1.3
25	车前	车前草	*Plantago asiatica*	全草	5.1
26	金钱豹	土党参	*Campanumoea javanica*	根及根茎	35
27	羊乳	山海螺	*Codonopsis lanceolata*	根及根茎	28
28	益母草	益母草	*Leonurus japonicus*	全草	0.5
29	夏枯草	夏枯草	*Prunella vulgaris*	全草	0.57
30	半枝莲	半枝莲	*Scutellaria barbata*	全草	0.7
31	多花黄精	黄精	*Polygonatum cyrtonema*	根及根茎	141
32	华重楼	重楼	*Polyphylla var.chinensis*	根及根茎	0.4
33	土茯苓	土茯苓	*Smilax glabra*	根及根茎	1.25
34	半夏	半夏	*Pinellia ternata*	根及根茎	1.71
35	大百部	对叶百部	*Stemona tuberosa*	根及根茎	9.9
36	裂果薯	水田七	*Schizocapsa plantaginea*	根及根茎	0.15
37	淡竹叶	淡竹叶	*Lophatherum gracile*	全草	11
38	石韦	石韦	*Pyrrosia lingua*	叶	2
39	槲蕨	骨碎补	*Drynaria roosii*	根及根茎	103.5
40	银杏	银杏叶	*Ginkgo biloba*	叶	132
41	银杏	白果	*Ginkgo biloba*	果实和种子	3.6

二、传统知识

传统知识（如民间药或者民间药方）不仅能给百姓带来方便，而且对于一些中西医专业的医生来讲也很有参考价值。在兴安县卫生健康局的组织下对民间药开展了大量调查，发现界首骨伤医院是使用民间药最频繁的地方。在调查中，我们寻得多份民间药方，但因知识产权等问题，在此仅以以下两副药方为例。

骨痛散。有温经散寒、通络止痛、祛风胜湿的功效。主治骨关节损伤后发损痛，怕冷畏寒，损伤久瘀不散，骨关节退变，风湿痹痛等。用法用量：每日1剂，煎2次，每次加水适量，大火煮沸后小火煮30分钟，将药液倒入容器内先熏，待适温后再洗或用约38度的酒浸泡2天后，用微波炉加热，热敷按摩。禁忌：红肿发热者、孕妇及局部有感染病灶者、局部有伤口者禁用。

逍遥舒筋散。有祛风胜湿、活络舒筋、止痛的功效。主治软组织损伤后淤肿疼痛，风湿痹痛。适用于骨折拆夹板后及骨折术后伤口愈合功能锻炼者。用法用量：每日1包，煎2次，每次将药包（1包）放入砂锅中，加入适量的水煮沸，继续文火煮30分钟，取药水温洗患处。禁忌：本品不可内服，孕妇忌用。

第七章　药用资源保护与管理

一、保护与管理现状

1. 国家和地方鼓励政策的实施与保障

为促进中医药的保护和创新发展，近年来国家制定的多项政策对中医药行业的扶持力度越来越大，为野生药用资源的保护与管理提供了有力的措施和保障，如陆续出台《中华人民共和国中医药条例》《中华人民共和国野生植物保护条例》《野生药材资源保护管理条例》《中药材保护和发展规划（2015—2020年）》等。为加强广西中药资源保护，促进民族特色医药发展，广西也颁布实施《广西壮族自治区发展中医药壮医药条例》《广西中医药壮瑶医药发展"十三五"规划》《广西壮族自治区药用野生植物资源保护办法》等。近年来，兴安县积极利用国际生物医药产业调整转移的契机，立足兴安丰富的中草药和植物资源优势，充分利用先进技术，大力开展技术创新，做强做大生物医药产业。并依托兴安气候、生态和中草药的优势及丰富的历史文化资源，充分利用旅游康养人群不断增加的特点，建立了特色医院、养老基地、养老服务等，推动了兴安县药用资源的有效保护和可持续利用。

2. 生态环境的保护与治理

广西猫儿山国家级自然保护区成立于2003年，地跨兴安、资源、龙胜3县，总面积1.7万hm²，森林覆盖率达96.48%。猫儿山山体古老，地形复杂，气候温和，水源充足，土壤肥沃，植物种类繁多，是常绿阔叶林原生性植被保存最好的地区之一。兴安县境内猫儿山地跨华江瑶族乡和白石乡，这些地方是兴安县野生药用植物保存得较好的地方之一。2018年，兴安县已完成海洋山自然生态保护区确界，2019年开始强化保护区监管，着力推进生态建设，对非法采沙、采矿、毁林等破坏生态环境的行为进行严厉打击。

二、存在主要问题

1. 山林开发，野生药用资源生境受威胁

兴安县很多的山地资源都已被开发。杉树林及竹林等人工植被，罗汉果、厚朴等药用植物的种植区在不断扩大，而天然植被面积正不断缩小。野生植物的栖息地缩小，很多药用植物的生存受到了极大威胁，造成了野生药用资源的大量流失。在这些人工林里，很少发现有药用植物的分布。种植区内一些农药、杀虫剂、除草剂等化学试剂的使用，也严重污染了生态环境，对周边药用植物的生长造成了影响。

2. 野生药用资源可持续利用问题突出

当前不少野生药用资源种濒危，资源流失严重。随着市场对药材的需求大增，人们对野生药用资源无序的、不加节制的采伐，如在调查中发现的一大片野生自然灵

芝，随后便被人采挖。经济林的扩大，自然环境的破坏造成野生药用资源栖息地丧失，加剧了资源濒危的进程，而相关保护措施和研究，如栖息地保护、野生药用资源的人工栽培及野生药用资源保护的基础研究等还十分欠缺。

3. 中药材的种植与加工技术落后

种植与加工技术对中药材的形成和发展是至关重要的。调查发现，除了罗汉果和白果种植技术比较成熟，大多数中药材的种植多凭过去经验和主观判断，迫切需要新方法、新技术为中药材种植与加工技术的规范化提供技术支持。

三、发展策略与建议

1. 挖掘当地中药材经济发展潜力

经过调查，我们发现几种中药材对促进当地经济发展具有很大的潜力。溶江镇、高尚镇、白石乡、华江瑶族乡的地理环境非常适合罗汉果生长，目前已利用田地进行大规模种植，克服了过去只在山地种植的局限性。我们可以寻找其他合适的地方发展种植罗汉果，如猫儿山侧面、漠川乡等地。白石乡当地一户人家在毛竹经济林下种植了30亩草珊瑚，并且长势好，品质高，这种种植模式是否可以推广，需要进一步的研究。此外，我们还发现一定数量的野生灵芝和华重楼，当地某公司模拟野生生境已成功栽培了700亩华重楼，这种栽培方式为野生紫芝等其他名贵药材的栽培开了先例。如果可以充分挖掘这种潜力，不仅可以推动经济发展，帮助农民脱贫致富，而且可以减少毁林开荒，保护种质资源。

2. 科学管理中药资源

兴安县中药资源种类较多，但蕴藏量有限，道地药材品种少、产量小，主要以野生品种为主，中药材规范化种植亟待推广。通过研究中药植物的生物学和生态学特性，积极引种栽培、育种驯化，通过发展道地药材、建设药材基地的方式保护野生药用资源，是保护中药资源的有力措施。此外，加强对贫困山区野生中药资源的科学管理迫在眉睫。

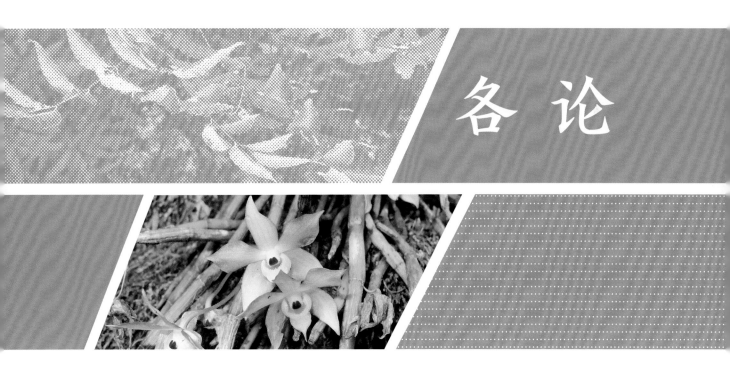

各 论

伸筋草

【基原】为石松科石松*Lycopodium japonicum* Thunb. 的全草。

【别名】绿毛伸筋、小伸筋、舒筋草。

【形态特征】多年生草本。主茎横卧，长可达数米，侧枝斜升，分枝较稀疏。叶稀疏；叶片薄而软，钻形或针形。孢子囊穗圆柱形，长2~5 cm，有柄，通常2~6个生于总柄顶部成总状囊穗序，远高出不育枝；孢子叶阔卵形，先端急尖，具芒状长尖头，纸质；孢子囊内藏于孢子叶腋，圆肾形。

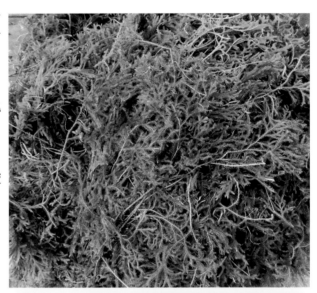

【分布】生于林下、灌木丛中、草坡、路边或岩石上。产于全国除东北、华北外其他各地。

【性能主治】全草味微苦、辛，性温。具有祛风除湿、舒筋活络的功效。主治关节酸痛，屈伸不利等。

【采收加工】夏、秋季茎叶茂盛时采收，除去杂质，晒干。

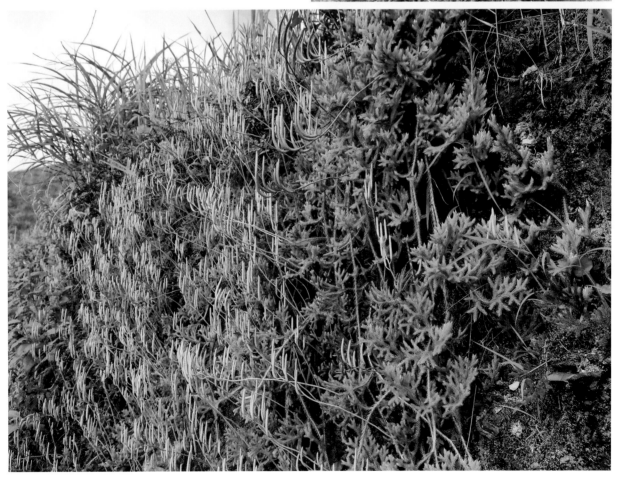

垂穗石松

【基原】为石松科垂穗石松*Palhinhaea cernua* (L.) Franco et Vasc. 的全草。

【别名】铺地蜈蚣、灯笼草、小伸筋。

【形态特征】蔓生草本。主茎高20~50 cm，向上叉状分枝，质柔软，匍匐于地上。主茎上的叶螺旋状排列，线形，先端尖锐；孢子叶覆瓦状排列，阔卵形。孢子囊穗单生于小枝顶端，短圆柱形，成熟时通常下垂；孢子生于小枝顶部，囊圆肾形，成熟后开裂，放出黄色孢子。

【分布】生于林下、林缘及灌木丛下阴处或岩石上。产于广西、广东、海南、云南、贵州、四川、重庆、湖南、香港、福建、台湾、江西、浙江等地。

【性能主治】全草味苦、辛，性温。具有祛风散寒、除湿消肿、舒筋活血、止咳、解毒的功效。主治风寒湿痹，关节酸痛，皮肤麻木，四肢软弱，水肿，跌打损伤，黄疸，咳嗽，疮疡，疱疹，烫伤。

【采收加工】夏季连根采收，去除泥土、杂质，晒干。

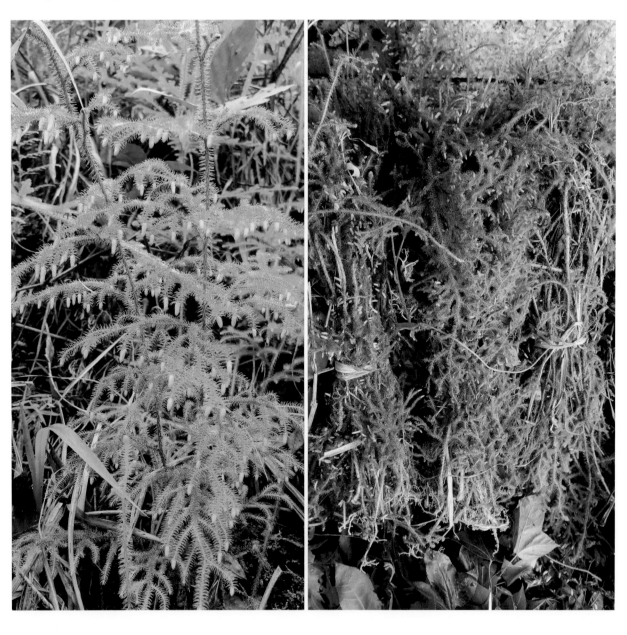

江南卷柏

【基原】为卷柏科江南卷柏*Selaginella moellendorffii* Hieron. 的全草。

【别名】石柏、岩柏草、打不死。

【形态特征】直立草本。高20~65 cm。具横走的地下根状茎和游走茎，其上生鳞片状的淡绿色叶。主茎红色或禾秆色，茎枝光滑无毛。上部茎生叶二型，侧叶斜展，卵状至卵状三角形；中部叶疏生，斜卵圆形，边缘有细齿和白边。孢子囊穗紧密，单生于枝顶，四棱柱形。

【分布】生于林下或石灰岩灌木丛中。产于广西、广东、云南、贵州、重庆、福建、安徽、甘肃等地。

【性能主治】全草味微甘，性平。具有清热利尿、活血消肿的功效。主治急性传染性肝炎，胸胁腰部挫伤，全身浮肿，血小板减少。

【采收加工】夏、秋季采收全草。

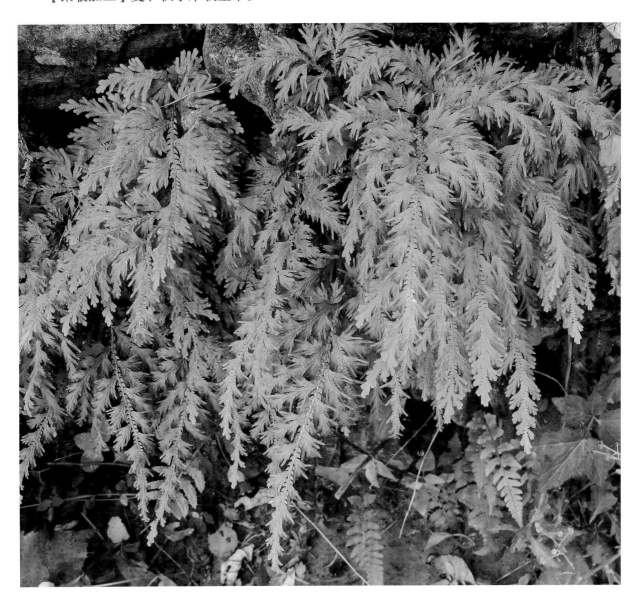

翠云草

【基原】为卷柏科翠云草 *Selaginella uncinata* (Desv.) Spring 的全草。

【别名】细风藤、金猫草、铁皮青。

【形态特征】草本植物。主茎伏地蔓生，节上生不定根。主茎上的叶较大，卵形或卵状椭圆形；分枝上的叶二型，排成一平面，边缘具白边，全缘。孢子叶穗单生于枝顶，四棱柱形；孢子叶一型，密生，卵状三角形，边缘全缘；大孢子灰白色或暗褐色，小孢子淡黄色。

【分布】生于常绿阔叶林下。产于广西、广东、贵州、重庆、湖南、湖北、安徽、福建等地。

【性能主治】全草味淡、微苦，性凉。具有清热利湿、解毒、止血的功效。主治黄疸，痢疾，泄泻，水肿，淋病，筋骨痹痛，吐血，咳血，便血，外伤出血，痔漏，烧烫伤，蛇咬伤。

【采收加工】全年均可采收，洗净，鲜用或晒干。

【附注】羽叶密似云纹，一般有蓝绿色荧光，且嫩叶翠蓝色，故名翠云草。

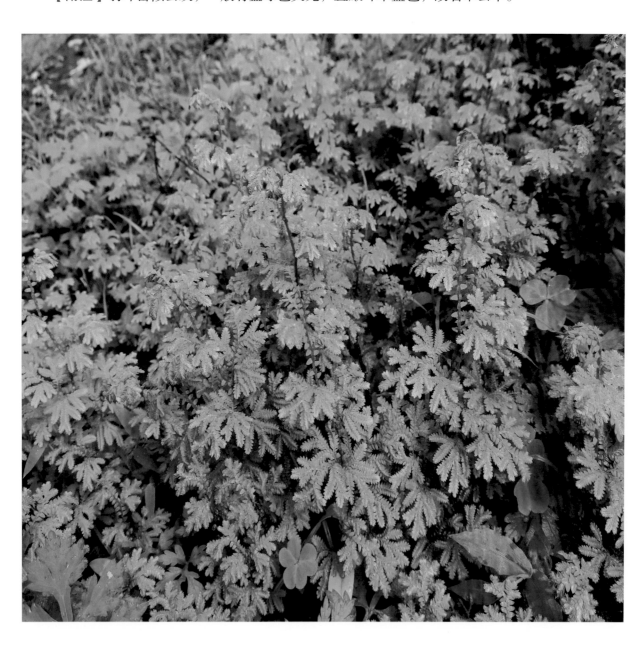

阴地蕨

【基原】为阴地蕨科阴地蕨*Botrychium ternatum* (Thunb.) Sw. 的带根全草。

【别名】一朵云、独立金鸡。

【形态特征】多年生草本。根状茎短而直立。营养叶的柄细，长3~8 cm，光滑无毛；叶片阔三角形，三回羽状分裂；侧生羽片3~4对。孢子叶有长柄，长12~25 cm，远超出营养叶；孢子囊穗圆锥状，长4~10 cm，二回至三回羽状；小穗疏松，略张开，无毛。

【分布】生于林下或灌木丛边缘。产于广西、贵州、四川、湖南、湖北、福建、台湾、浙江、江苏、安徽、江西。

【性能主治】带根全草味甘、苦，性凉、微寒。具有平肝、清热、镇咳的功效。主治头晕头痛，咳血，惊痫，火眼，目翳，疮疡肿毒。

【采收加工】冬季或春季连根采收，洗净，晒干。

【附注】同等功效入药的还有薄叶阴地蕨*Botrychium daucifolium* Wall.。

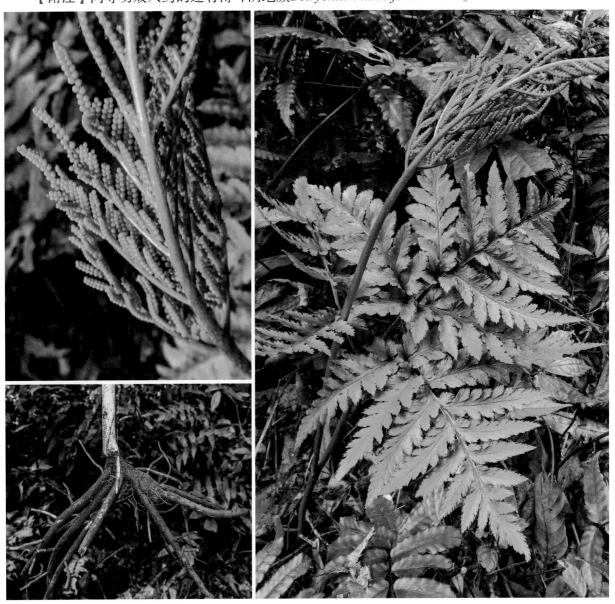

马蹄蕨

【基原】为观音座莲科福建观音座莲*Angiopteris fokiensis* Hieron. 的根状茎。

【别名】马蹄树、马蹄附子、马蹄香。

【形态特征】植株高2 m。根状茎肥大、肉质，直立，凸出地面高20 cm，宿存的叶柄基部聚生呈莲座状。叶簇生，具粗壮的长柄，叶轴及叶柄具瘤状突起，奇数二回羽状，叶缘具小齿，叶脉开展，在背面明显。孢子囊群长圆形，棕色，由10~15个孢子囊组成。

【分布】生于林中湿润处及山谷沟旁。产于广西、广东、贵州、湖北等地。

【性能主治】根状茎味苦，性凉。具有清热凉血、祛瘀止血、镇痛安神的功效。主治疟腮，痈肿疮毒，毒蛇咬伤，跌打肿痛，外伤出血，崩漏，乳痈，风湿痹痛，产后腹痛，心烦失眠。

【采收加工】全年均可采收，洗净，除去须根，切片，鲜用或晒干。

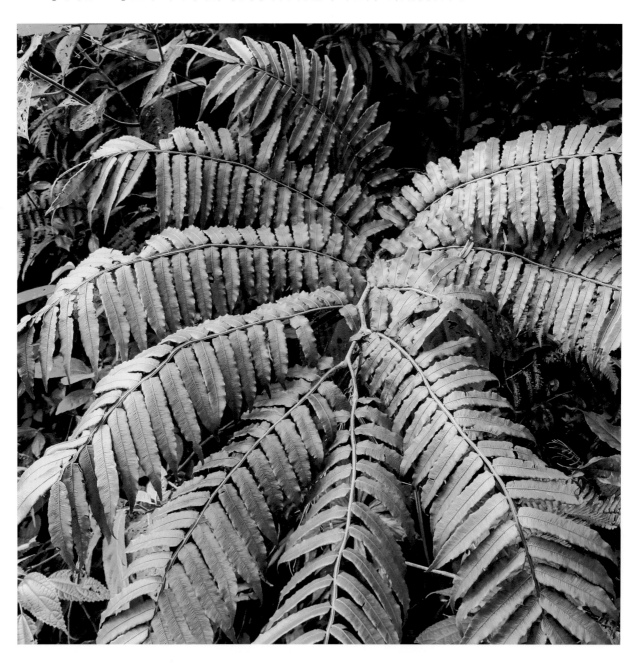

紫萁贯众

【基原】为紫萁科紫萁 *Osmunda japonica* Thunb. 的根状茎和叶柄残基。

【别名】高脚贯众、老虎台。

【形态特征】多年生草本。根状茎短粗，或成短树干状而稍弯。叶簇生，直立；柄禾秆色；叶片三角状广卵形，顶部一回羽状，其下为二回羽状；羽片3~5对，对生，长圆形；孢子叶与营养叶等高或稍高；羽片和小羽片均短缩，小羽片线形，沿中肋两侧背面密生孢子囊。

【分布】生于林下或溪边。产于广西、广东、四川、云南、贵州、山东等地。

【性能主治】根状茎和叶柄残基味苦，性微寒；有小毒。具有清热解毒、止血、杀虫的功效。主治疫毒感冒，热毒泻痢，痈疮肿毒，吐血，衄血，便血，崩漏，虫积腹痛。

【采收加工】春、秋季采收，洗净，除去须根，晒干。

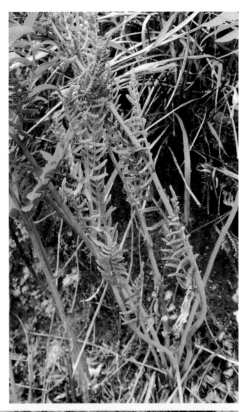

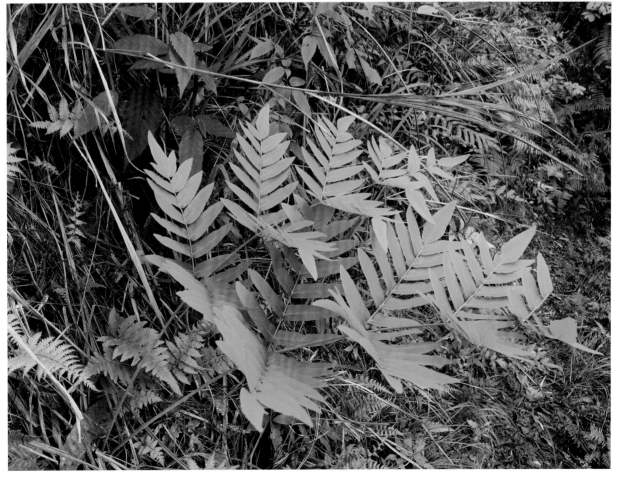

华南紫萁

【基原】为紫萁科华南紫萁*Osmunda vachellii* Hook. 的根状茎及叶柄的髓部。

【别名】贯众、疯狗药、大凤尾蕨。

【形态特征】多年生草本。植株高达1 m，坚强挺拔。根茎直立，粗壮，成圆柱状主轴。叶簇生主轴顶部，一型；羽片二型，一回羽状；叶柄棕禾秆色；叶片长圆形，一回羽状，厚纸质。下部3~4对羽片能育，羽片紧缩为线形，中肋两侧密生圆形孢子囊穗，穗上着生孢子囊，深棕色。

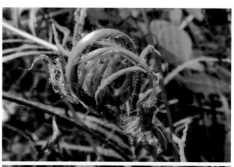

【分布】生于草坡和溪边阴处。产于广西、广东、云南、海南、贵州、福建等地。

【性能主治】根状茎及叶柄的髓部味微苦、涩，性平。具有祛湿舒筋、清热解毒、驱虫的功效。主治带下，筋脉痉挛，流感，疟腮，痈肿疮疖，胃痛，肠道寄生虫病。

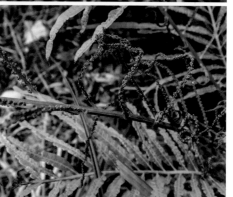

【采收加工】全年均可采收，除去须根、茸毛，鲜用或晒干。

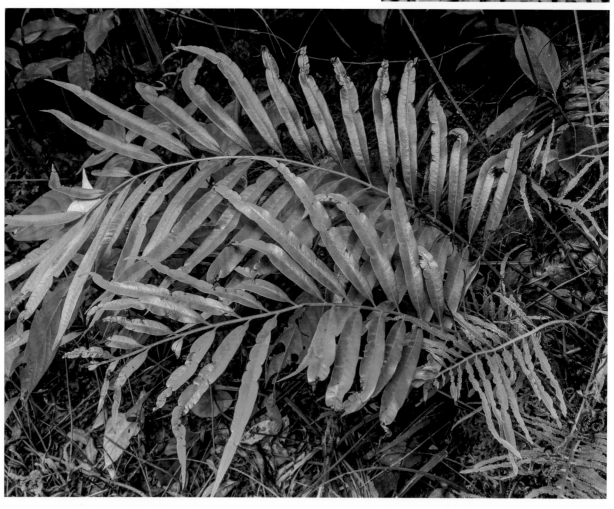

金沙藤

【基原】为海金沙科曲轴海金沙*Lygodium flexuosum* (L.) Sw. 的地上部分。

【别名】海金沙、牛抄蕨、牛抄藤。

【形态特征】多年生攀缘草本。植株长达7 m。叶三回羽状，羽片多数，对生于叶轴上的短距上，向两侧平展，长圆状三角形，草质，羽轴多少向左右弯曲；顶生一回小羽片披针形，基部近圆形，钝头。叶缘有细齿。孢子囊穗线形，棕褐色，小羽片顶部常不育。

【分布】生于疏林下。产于广西、广东、贵州、云南等地。

【性能主治】地上部分味甘，性寒。具有清热解毒、利尿通淋的功效。主治热淋，砂淋，石淋，血淋，膏淋，尿道涩痛，湿热黄疸，风热感冒，咳嗽，咽喉肿痛，泄泻，痢疾。

【采收加工】夏、秋季采收，除去杂质，晒干。

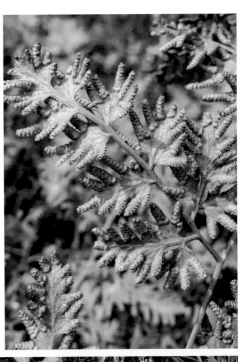

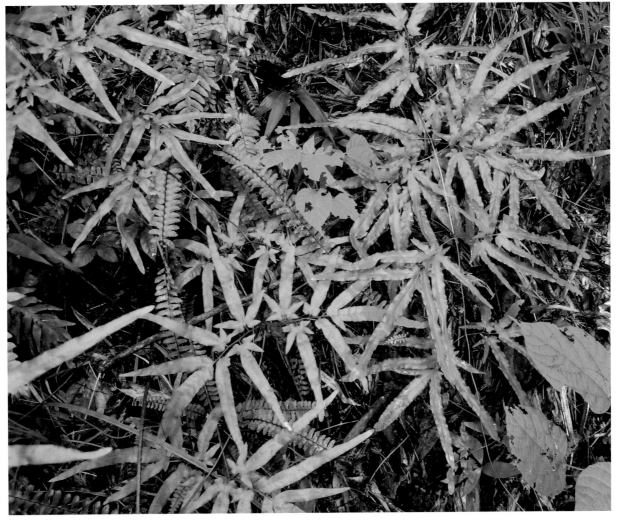

海金沙

【基原】为海金沙科海金沙 *Lygodium japonicum* (Thunb.) Sw. 的成熟孢子、地上部分。

【别名】金沙藤、望骨风。

【形态特征】攀缘草本。长达4 m。茎细弱。叶轴上面有两条狭边，羽片多数，对生于叶轴上的短距两侧，平展。叶为一回至二回羽状复叶；小叶卵状披针形，边缘有齿或不规则分裂。能育羽片卵状三角形，长宽几相等。孢子囊生于能育羽片的背面，排列稀疏；孢子表面有小疣。

【分布】生于林缘或灌木丛中。产于广西、广东、四川、湖南、江西、福建、陕西等地。

【性能主治】成熟孢子味甘、咸，性寒。具有清利湿热、通淋止痛的功效。主治热淋，石淋，血淋，膏淋，尿道涩痛。地上部分味甘，性寒。具有清热解毒、利尿通淋的功效。主治热淋，砂淋，石淋，血淋，膏淋，尿道涩痛，湿热黄疸，风热感冒，咳嗽，咽喉肿痛，泄泻，痢疾等。

【采收加工】秋季孢子未脱落时采收藤叶，晒干，搓揉或打下孢子，除去藤叶。夏、秋季采收全草，除去杂质，晒干。

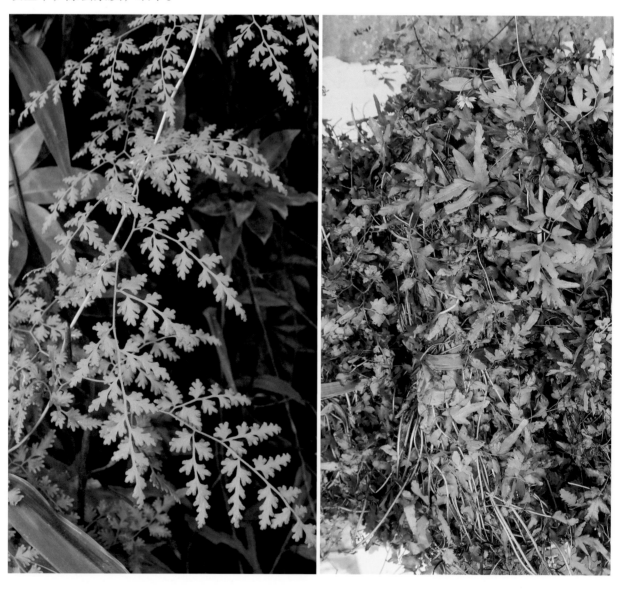

小叶海金沙

【基原】为海金沙科小叶海金沙*Lygodium microphyllum* (Cav.) R. Br. 的地上部分。

【别名】牛吊西、金沙草。

【形态特征】植株蔓攀。叶轴纤细；叶二回羽状；羽片对生于叶轴的距上，距长2~4 mm，顶端密生红棕色毛；不育羽片生于叶轴下部，奇数羽状，或顶生小羽片有时两叉，小羽片4对，互生；能育羽片长圆形，奇数羽状，小羽片互生，柄端有关节。孢子囊穗排列于叶缘，到达先端，5~8对，线形，黄褐色。

【分布】生于溪边灌木丛中。产于广西、广东、海南、云南、福建等地。

【性能主治】地上部分味甘，性寒。具有清热解毒、利尿通淋的功效。主治热淋，砂淋，石淋，血淋，膏淋，尿道涩痛，湿热黄疸，风热感冒，咳嗽，咽喉肿痛，泄泻，痢疾。

【采收加工】夏、秋季采收，除去杂质，晒干。

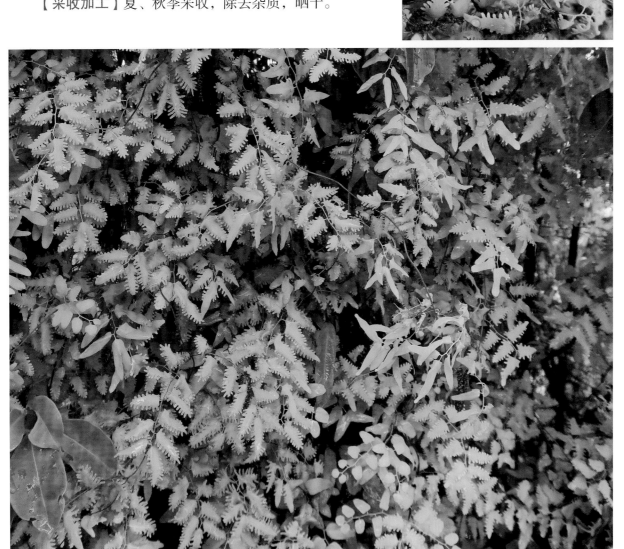

狗脊

【基原】为蚌壳蕨科金毛狗*Cibotium barometz* (L.) J. Sm. 的根状茎。

【别名】金猫头、黄狗头。

【形态特征】大型草本植物。高可达3 m。根状茎横卧，粗大，顶端生出一丛大叶；柄长达120 cm，基部密被金黄色长毛。叶大型，密生，三回羽状深裂；羽片长披针形，裂片边缘有细齿。孢子囊群生于小脉顶端，囊群盖棕褐色，横长圆形，形如蚌壳。

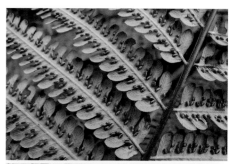

【分布】生于林中阴处或山沟边。产于广西、广东、云南、海南、湖南、贵州、四川、浙江等地。

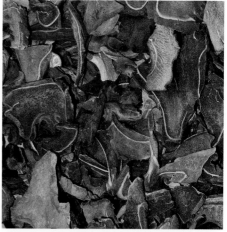

【性能主治】根状茎味苦、甘，性温。具有祛风除湿、补肝肾、强腰膝的功效。主治风湿痹痛，腰膝酸软，下肢无力。

【采收加工】秋、冬季采收，除去泥沙，干燥。除去硬根、叶柄及金黄色茸毛，切厚片，干燥，为生狗脊片；蒸后晒至六七成干，切厚片，干燥，为熟狗脊片。

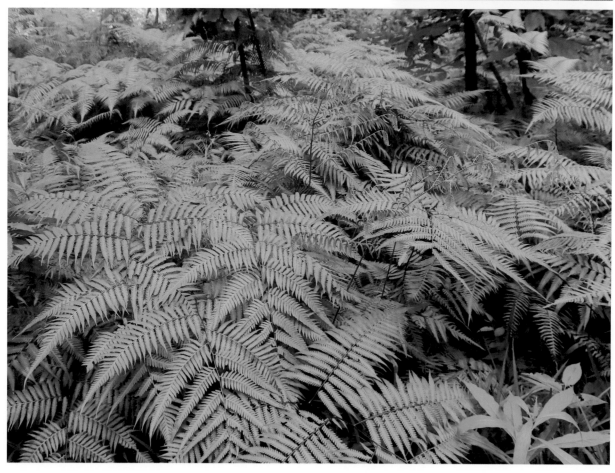

龙骨风

【基原】为桫椤科桫椤*Alsophila spinulosa* (Wall. ex Hook.) R. M. Tryon 的茎干。

【别名】大贯众、树蕨、刺桫椤。

【形态特征】树蕨，高3~8 m。茎干上部有残存的叶柄，向下密被交织的不定根。叶簇生于茎顶端；叶柄、叶轴和羽轴鲜时通常绿色，具刺；叶片大，长可达3 m，三回深羽裂；羽片矩圆形，裂片长圆形，边缘有齿。孢子囊群生于裂片下面小脉分叉处，囊群盖近圆球形。

【分布】生于山地溪边、林缘或疏林中。产于广西、广东、云南、贵州、四川、福建等地。

【性能主治】茎干味微苦，性平。具有清肺胃热、祛风除湿的功效。主治流感，肺热咳喘，吐血，风火牙痛，风湿关节痛，腰痛。

【采收加工】全年均可采收，除去外皮，晒干。

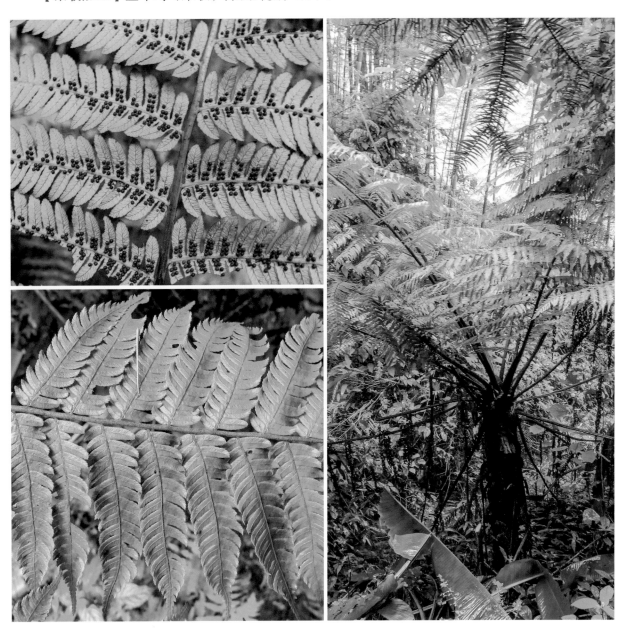

通经草

【基原】为中国蕨科银粉背蕨*Aleuritopteris argentea* (Gmél.) Fée 的全草。

【别名】金丝草、白背连、印花草。

【形态特征】多年生草本。植株高20~40 cm。根状茎直立，密被鳞片。叶丛生；叶柄褐栗色；叶片五角掌状，长宽几乎相等，二回至三回羽状分裂，裂片边缘有细齿，背面被白色粉末，中轴褐栗色。孢子囊群较多，生于叶边小脉的顶端，褐色，狭而连续。

【分布】生于石山的石缝中。产于全国大部分地。

【性能主治】全草味辛、甘，性平。具有解毒消肿、活血通经、利湿、祛痰止咳的功效。主治风湿关节痛，跌打损伤，肋间神经痛，暴发火眼，月经不调，闭经腹痛，赤白带下，肺结核咳血，疮肿咳嗽。

【采收加工】夏、秋季采收，洗净，晒干。

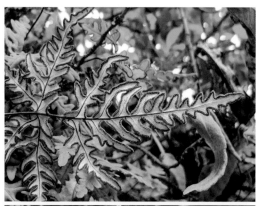

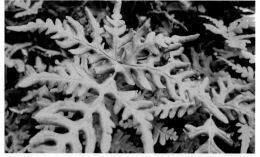

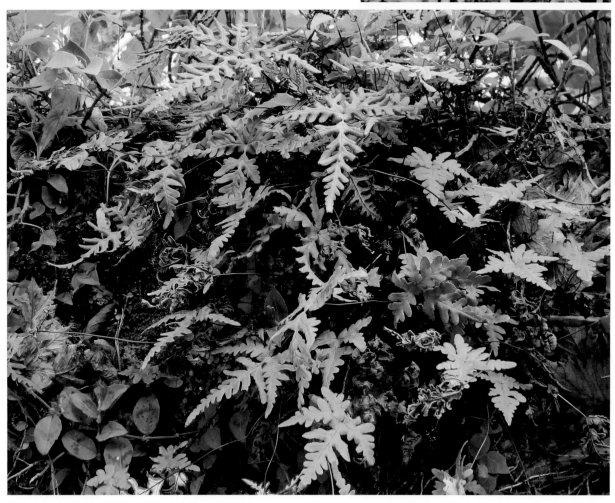

猪毛针

【基原】为铁线蕨科团羽铁线蕨*Adiantum capillus-junonis* Rupr. 的全草、根。

【别名】猪鬃草、乌脚芒、岩浮萍。

【形态特征】植株高10~20 cm。根状茎短而直立，被褐色披针形鳞片。叶簇生；叶柄纤细，亮栗色；叶轴基部常延伸成鞭状，顶端着地生根；叶片披针形，奇数一回羽状；羽片团扇形或近圆形，裂片先端生孢子囊群，全缘，不育部分的边缘有浅波状钝齿。孢子囊群每羽片1~5个。

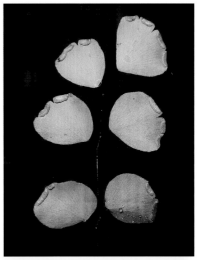

【分布】生于灌木丛中或石缝岩隙中。产于广西、广东、云南、贵州、四川、台湾、山东、北京、河南、河北、甘肃等地。

【性能主治】全草、根味微苦，性凉。具有清热利尿、舒筋活络、补肾止咳的功效。主治血淋，尿闭，乳腺炎，遗精，咳嗽。

【采收加工】全年均可采收。

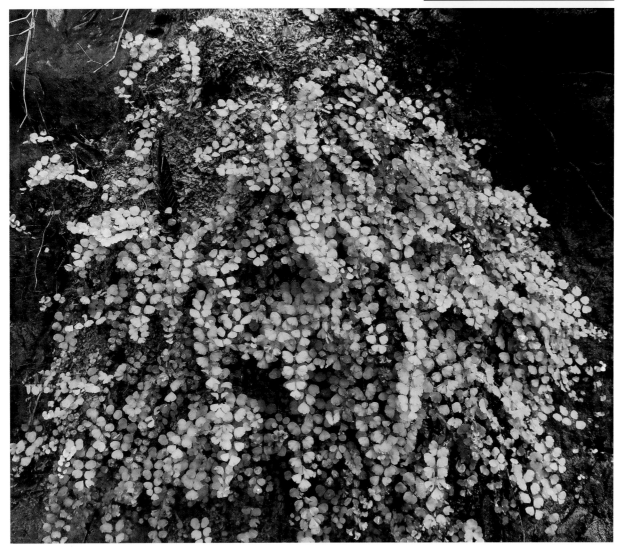

川层草

【基原】为中国蕨科毛轴碎米蕨*Cheilosoria chusana* (Hook.) Ching et K. H. Shing 的全草。

【别名】献鸡尾、舟山碎米蕨、细凤尾草。

【形态特征】多年生草本。植株高18~30 cm。根状茎短而直立，被栗黑色披针形鳞片。叶簇生；叶柄、叶轴深棕色，且叶柄和叶轴腹面两侧隆起的狭边上有粗短睫毛；叶片草质，二回羽状细裂，顶部渐尖；羽片10~15对，近对生，略斜上。孢子囊群生于叶边小脉顶端。

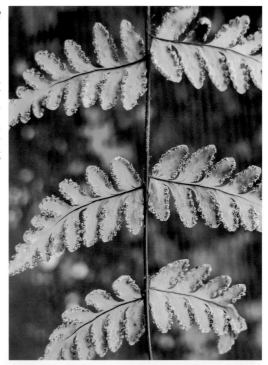

【分布】生于林下石壁上或村边墙上。产于广西、湖南、湖北、贵州、四川、江苏、浙江、安徽、江西、河南、甘肃、陕西等地。

【性能主治】全草味微苦，性寒。具有清热利湿、解毒的功效。主治湿热黄疸，泄泻，痢疾，小便涩痛，咽喉肿痛，痈肿疮疖，毒蛇咬伤。

【采收加工】全年均可采收，鲜用或晒干。

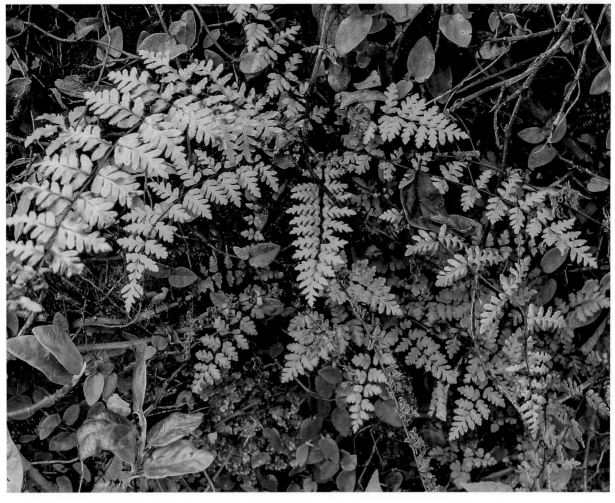

书带蕨

【基原】为书带蕨科书带蕨*Haplopteris flexuosa* (Fée) E. H. Crane 的全草。

【别名】晒不死、柳叶苇、小石韦。

【形态特征】多年生草本。根状茎横走，密被黄褐色鳞片。叶近生，常密集成丛；叶柄短，下部浅褐色，基部被小鳞片；叶片薄草质，线形，边缘反卷，遮盖孢子囊群。孢子囊群线形，生于叶缘内侧，叶片下部和先端的不育。孢子长椭圆形，无色透明，单裂缝。

【分布】附生于林中树干或岩石上。产于广西、广东、海南、四川、湖北、江苏、浙江、江西等地。

【性能主治】全草味苦、涩，性凉。具有疏风清热、舒筋止痛、健脾消疳、止血的功效。主治小儿急惊风，小儿疳积，风湿痹痛，跌打损伤，妇女干血痨，咯血，吐血。

【采收加工】全年或夏、秋季采收，洗净，鲜用或晒干。

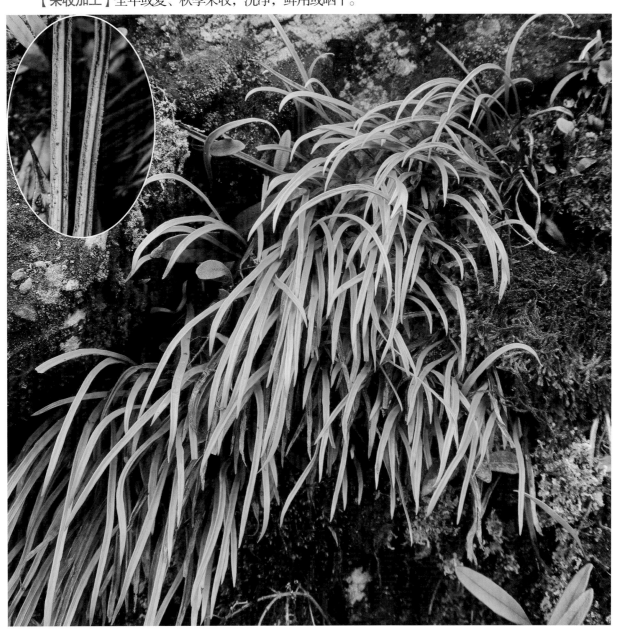

单叶双盖蕨

【基原】为蹄盖蕨科单叶双盖蕨*Diplazium subsinuatum* (Wall. ex Hook. et Grev.) Tagawa 的全草。

【别名】手甲草、斩蛇剑、石上剑。

【形态特征】多年生草本。根状茎细长，横走，被黑色或棕褐色鳞片。叶远生；叶柄淡灰色，基部被褐色鳞片；叶片披针形或线状披针形，边缘全缘或稍呈波状；中脉两面均明显，小脉斜展，直达叶边。孢子囊群线形，多分布于叶片上半部，每组小脉上常有1条；囊群盖成熟时膜质，浅褐色。

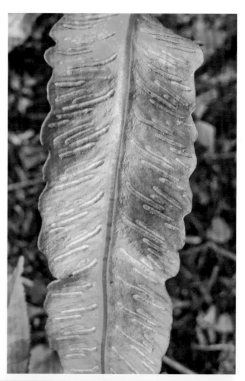

【分布】生于溪旁林下的酸性土或岩石上。产于广西、广东、湖南、云南、贵州、四川、台湾、江苏、浙江、江西、河南等地。

【性能主治】全草味苦、涩，性寒。具有清热、利尿的功效。主治淋病，烧烫伤，蛇咬伤，骨鲠喉，小儿疳积；外用治跌打肿痛。

【采收加工】全年均可采收，洗净，鲜用或晒干。

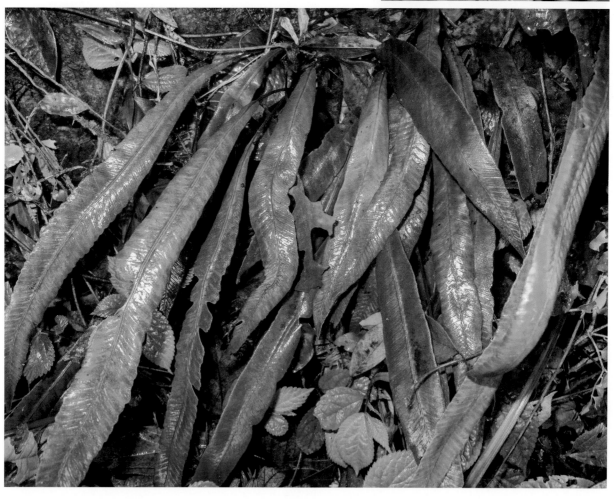

华南毛蕨

【基原】为金星蕨科华南毛蕨*Cyclosorus parasiticus* (L.) Farwell. 的全草。

【别名】密毛毛蕨、冷蕨棵、大风寒。

【形态特征】植株高达70 cm。根状茎横走，连同叶柄基部被深棕色披针形鳞片。叶近生；叶柄深禾秆色，基部以上偶有柔毛；叶片长圆披针形，先端羽裂，尾状渐尖头，基部不变狭，二回羽裂。孢子囊群圆形，生于侧脉中部以上，每裂片1~6对；囊群盖小，膜质，棕色，上面密生柔毛。

【分布】生于林下或溪边湿地。产于广西、广东、海南、云南、湖南、福建、台湾、江西等地。

【性能主治】全草味辛、微苦，性平。具有祛风、除湿的功效。主治风湿痹痛，感冒，痢疾。

【采收加工】夏、秋季采收，晒干。

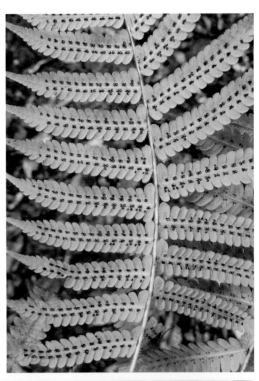

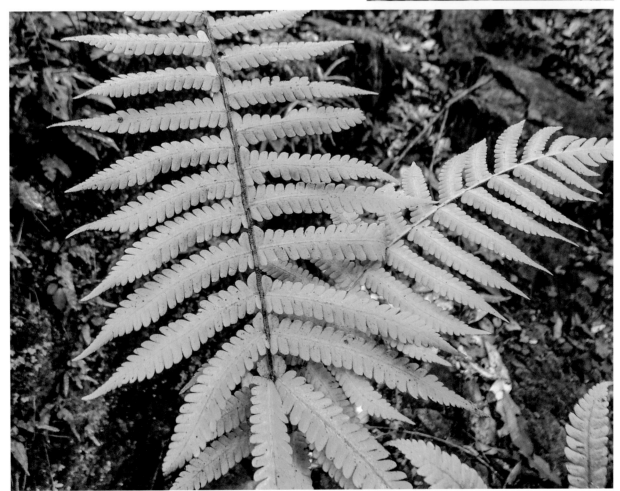

倒挂草

【基原】为铁角蕨科倒挂铁角蕨*Asplenium normale* D. Don 的全草。

【别名】青背连。

【形态特征】植株高15~40 cm。根状茎直立或斜升，粗壮，黑色，密被黑褐色鳞片。叶簇生；叶柄栗褐色至紫黑色，基部疏被鳞片；羽片20~44对，互生，平展，无柄，中部羽片大小相近。叶片一回羽状，披针形，草质至薄纸质，两面无毛。孢子囊群椭圆形，棕色，远离主脉伸达叶边，彼此疏离。

【分布】生于密林下、溪边石上或路边阴湿处。产于广西、广东、云南、贵州、湖南、江西、浙江等地。

【性能主治】全草味微苦，性平。具有清热解毒、止血的功效。主治肝炎，痢疾，外伤出血，蜈蚣咬伤。

【采收加工】全年均可采收，洗净，鲜用或晒干。

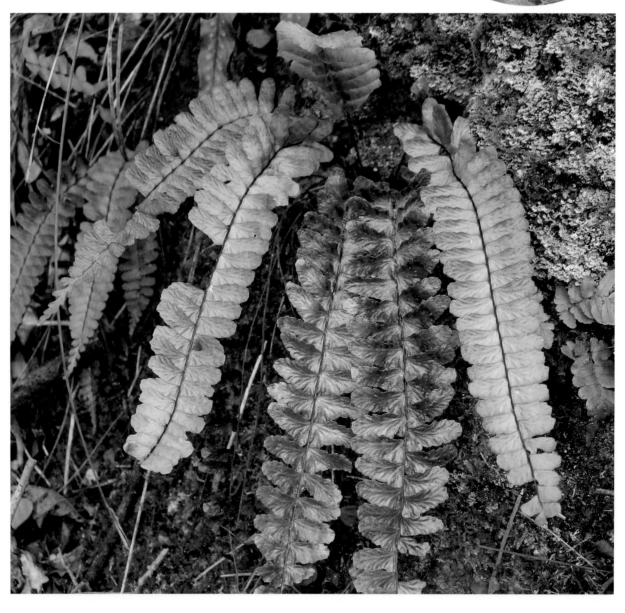

铁杆地柏枝

【基原】为铁角蕨科北京铁角蕨*Asplenium pekinense* Hance 的全草。

【别名】地柏枝、小叶鸡尾草、山蕨岩。

【形态特征】植株高8~20 cm。根状茎短而直立，先端密被鳞片。叶簇生；叶片披针形，二回羽状或三回羽裂；羽片9~11对，下部羽片对生，向上互生；小羽片2~3对，互生，边缘羽状深裂，裂片3~4片，先端圆截形并有齿，两侧全缘。孢子囊群近椭圆形；囊群盖同形，灰白色，全缘。

【分布】生于林下岩石上或岩石缝中。产于广西、广东、台湾、福建、浙江、江苏、四川、贵州、云南、陕西、山西等地。

【性能主治】全草味甘、微辛，性平。具有化痰止咳、清热解毒、止血的功效。主治感冒咳嗽，肺结核，痢疾，腹泻，热痹，肿毒，疮痈，跌打损伤，外伤出血。

【采收加工】4月采收带根状茎的全草，洗净，鲜用或晒干。

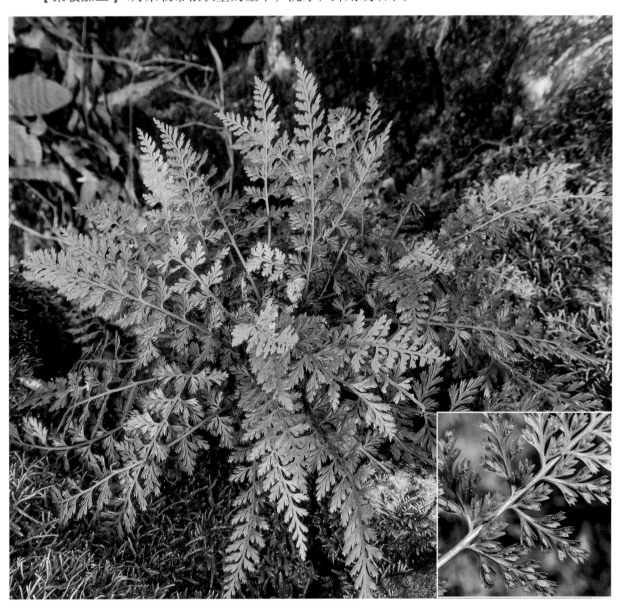

倒生根

【基原】为铁角蕨科长叶铁角蕨*Asplenium prolongatum* Hook. 的全草。

【别名】长生铁角蕨、倒生莲、凤凰尾。

【形态特征】植物高15~30 cm。根状茎短而直立，先端密被鳞片。叶轴顶端往往延长成鞭状而生根。叶簇生；叶片线状披针形，二回羽状；羽片20~24对，向上互生，斜向上，近无柄，彼此密接，下部羽片常不缩短；叶脉明显，每小羽片或裂片有小脉1条。孢子囊群狭线形，沿小脉着生。

【分布】附生于林中树干上或潮湿岩石上。产于广西、广东、云南、四川、浙江、江西等地。

【性能主治】全草味辛、苦，性平。具有活血化瘀、祛风除湿、通关节的功效。主治吐血，衄血，咳嗽痰多，黄肿，跌打损伤，筋骨疼痛。

【采收加工】全年均可采收，除去杂质，洗净，晒干。

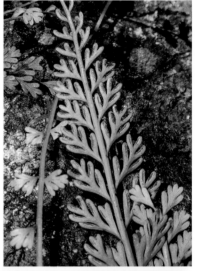

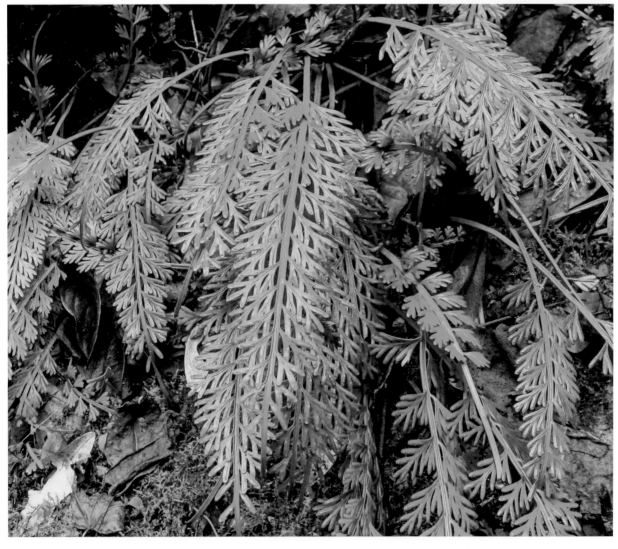

小贯众

【基原】为鳞毛蕨科贯众*Cyrtomium fortunei* J. Sm. 的根状茎、叶柄残基。

【别名】昏鸡头、鸡脑壳、鸡公头。

【形态特征】植株高25~50 cm。根茎直立，密被棕色鳞片。叶簇生；叶柄禾秆色，密生棕色鳞片；叶片长圆状披针形，一回羽状；侧生羽片7~16对，互生，披针形，多少上弯成镰状，先端渐尖，少数呈尾状；顶生羽片狭卵形。孢子囊群遍布羽片背面；囊群盖圆形。

【分布】生于林下或石灰岩缝中。产于广西、广东、云南、江西、福建、台湾、湖南、江苏、山东、河北、甘肃等地。

【性能主治】根状茎、叶柄残基味苦，性微寒；有小毒。具有清热平肝、解毒杀虫、止血的功效。主治头晕目眩，高血压病，痢疾，尿血，便血，崩漏，白带异常，钩虫病。

【采收加工】全年均可采收，以秋季采收较好，除去须根和部分叶柄，晒干。

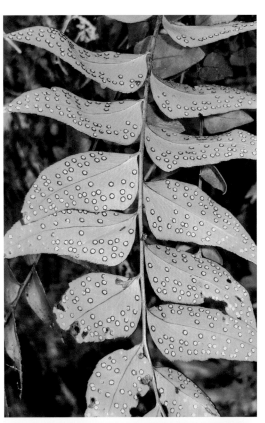

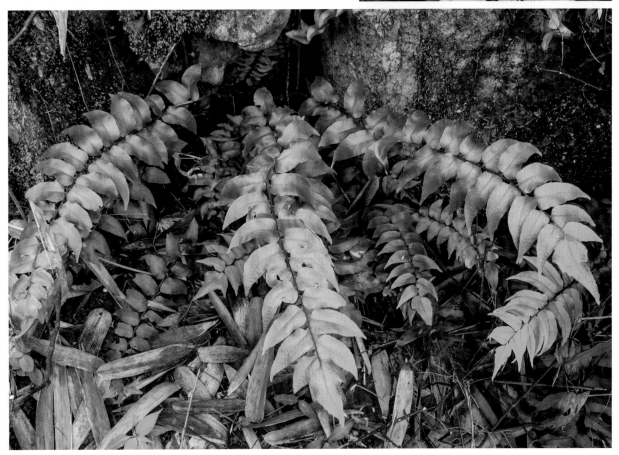

肾蕨

【基原】为肾蕨科肾蕨*Nephrolepis cordifolia* (L.) C. Presl 的根状茎、叶、全草。

【别名】马骝卵、石黄皮、蜈蚣草。

【形态特征】附生或土生植物。根茎直立，被淡棕色鳞片，根下有球茎，肉质多汁。叶丛生，柄暗褐色，密被淡棕色鳞片；叶片披针形，光滑，无毛，一回羽状；羽片多数，无柄，互生，覆瓦状排列，披针形。孢子囊群生于羽片两缘的小脉顶端；囊群盖肾形，褐棕色。

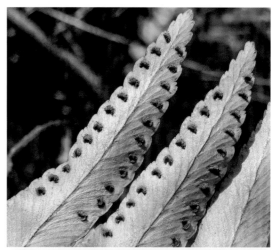

【分布】生于石山溪边、路旁或林下。产于广西、广东、海南、云南、湖南、福建、浙江等地。

【性能主治】根状茎、叶、全草味甘、淡、涩，性凉。具有清热利湿、通淋止咳、解毒消肿的功效。主治感冒发热，肺热咳嗽，黄疸，淋浊，小便涩痛，泄泻，痢疾，带下，疝气，乳痈，瘰疬，烫伤，刀伤，淋巴结炎，体癣，睾丸炎。

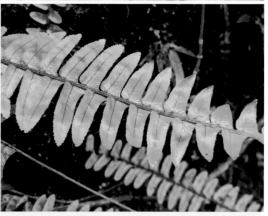

【采收加工】全年均可采收根状茎，除去鳞片，洗净，鲜用或晒干。夏、秋季采收叶、全草，洗净，鲜用或晒干。

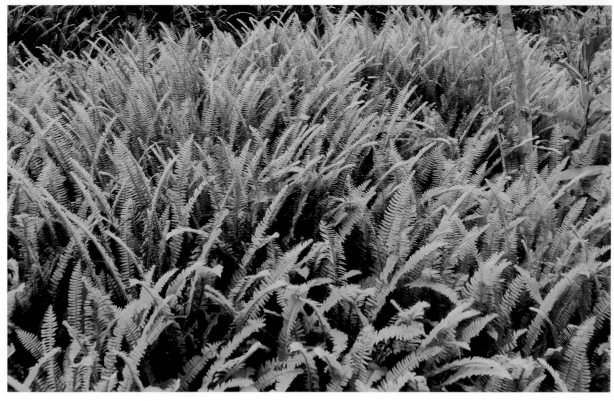

白毛蛇

【基原】为骨碎补科圆盖阴石蕨*Humata tyermannii* T. Moore 的根状茎。

【别名】白伸筋、石上蚂蟥、马骝尾。

【形态特征】植株高达20 cm。根状茎长而横走，密被蓬松的淡棕色鳞片。叶远生；柄长6~8 cm，棕色或深禾秆色；叶片长阔卵状三角形，长宽几相等，各10~15 cm，三回至四回羽状深裂；羽片约10对，有短柄，互生，彼此密接。孢子囊群生于小脉顶端；囊群盖近圆形，全缘，浅棕色。

【分布】生于林下树干或岩石上。产于广西、湖南、贵州、云南、重庆等地。

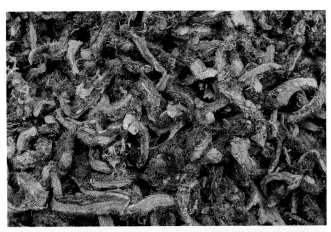

【性能主治】根状茎味微苦、甘，性凉。具有祛风除湿、止血、利尿的功效。主治风湿性关节炎，慢性腰腿痛，腰肌劳损，跌打损伤，骨折，黄疸性肝炎，吐血，便血，血尿；外用治疮疖。

【采收加工】全年均可采收，洗净，晒干。

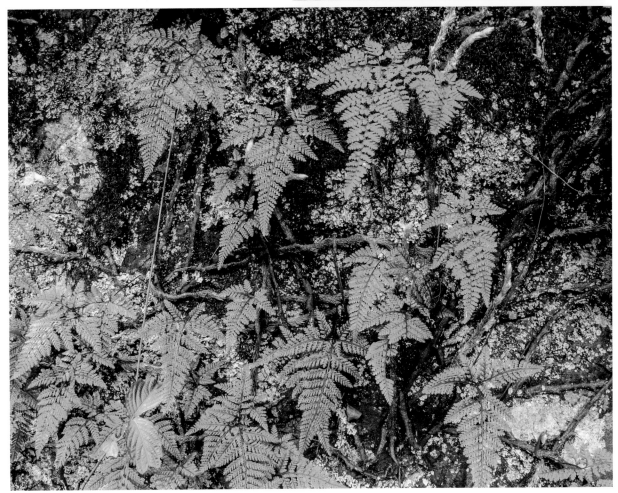

羊七莲

【基原】为水龙骨科线蕨 *Colysis elliptica* (Thunb.) Ching 的全草。

【别名】雷松草。

【形态特征】多年生草本。植株高20~60 cm。根状茎长而横走，密生褐棕色鳞片。叶远生，近二型；叶柄禾秆色，基部密生鳞片；叶片长圆状卵形或卵状披针形，一回羽裂；羽片6~11对，狭长披针形或线形。孢子囊群线形，在每侧脉间各排成1行，伸达叶边，无囊群盖。

【分布】生于山坡林下或溪边岩石上。产于广西、云南、贵州、湖南、江苏、浙江、江西等地。

【性能主治】全草味微苦，性凉。具有活血散瘀、清热利尿的功效。主治跌打损伤，尿路感染，肺结核。

【采收加工】全年均可采收，洗净，鲜用或晒干。

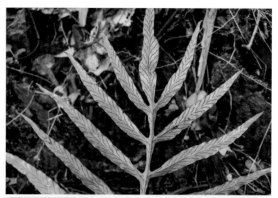

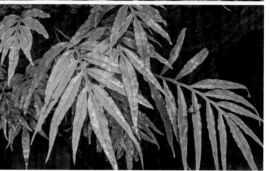

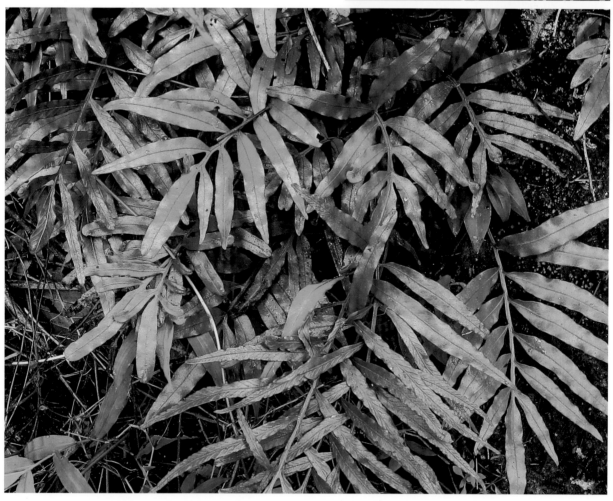

鱼鳖金星

【**基原**】为水龙骨科抱石莲 *Lepidogrammitis drymoglossoides* (Baker) Ching 的全草。

【**别名**】抱石蕨、瓜子草、瓜子莲。

【**形态特征**】多年生小型附生草本。根状茎细长，横走，疏被鳞片。叶远生，二型，肉质；不育叶长圆形至卵形，圆头或钝圆头，基部楔形，几无柄，全缘；能育叶倒披针形或舌状，有时与不育叶同形，背面疏被鳞片。孢子囊群圆形，沿主脉两侧各有1行，位于主脉与叶边之间。

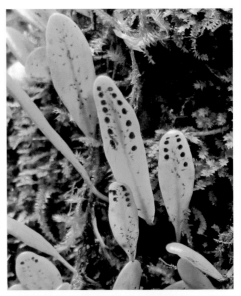

【**分布**】附生于林下阴湿树干或岩石上。产于广西、广东、贵州、陕西、甘肃等地。

【**性能主治**】全草味甘、苦，性寒。具有清热解毒、祛风化痰、凉血祛瘀的功效。主治小儿高热，肺结核，内、外伤出血，风湿关节痛，跌打损伤；外用治疗疮肿毒。

【**采收加工**】全年均可采收，洗净，鲜用或晒干。

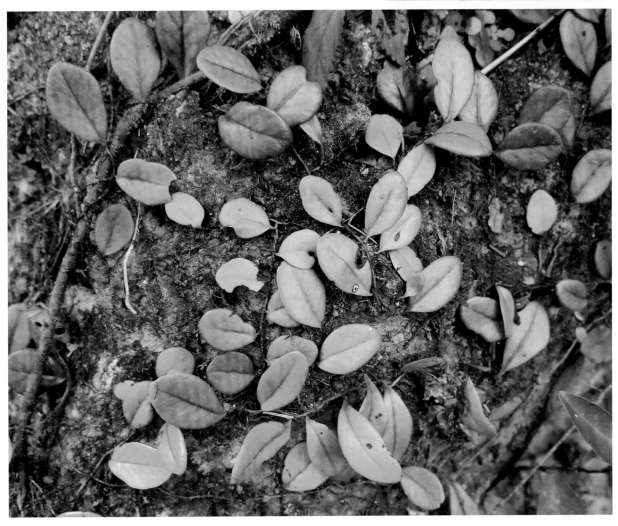

友水龙骨

【基原】为水龙骨科友水龙骨*Polypodiodes amoena* (Wall. ex Mett.) Ching. 的根状茎。

【别名】猴子蕨、水龙骨、土碎补。

【形态特征】附生草本。根状茎横走，密被暗棕色鳞片。叶疏生；叶柄禾秆色；叶片厚纸质，卵状披针形，羽状深裂，基部略收缩，顶端羽裂渐尖，裂片20~25对，披针形，有齿。孢子囊群圆形，在裂片中脉两侧各成1行，着生于内藏小脉顶端，位于中脉与叶缘间，无盖。

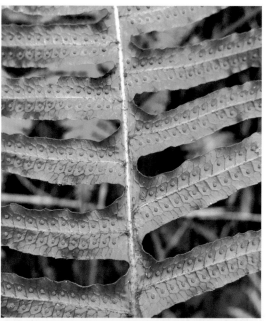

【分布】附生于石上或树干基部。产于广西、云南、湖南、贵州、四川、西藏、江西等地。

【性能主治】根状茎味甘、苦，性平。具有清热解毒、祛风除湿的功效。主治风湿关节疼痛，咳嗽，小儿高烧；外用治背痈，无名肿毒，骨折。

【采收加工】全年均可采收，洗净，鲜用或晒干。

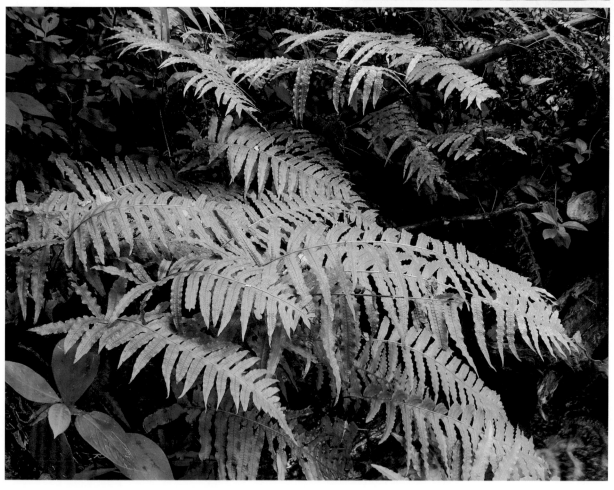

石韦

【基原】为水龙骨科石韦*Pyrrosia lingua* (Thunb.) Farwell 的叶。

【别名】石耳朵、蛇舌风、小叶下红。

【形态特征】植株高10~30 cm。根状茎长而横走，密被淡棕色鳞片。叶远生，近二型；叶片有长柄，革质，披针形至矩圆披针形，腹面绿色，并有小凹点，背面密被灰棕色星状毛。能育叶常远比不育叶高而狭窄。孢子囊群沿着叶背侧脉整齐排列，初为星状毛包被，熟后开裂外露而呈砖红色。

【分布】附生于林中树干或溪边石上。产于华东、中南、西南地区。

【性能主治】叶味苦、甘，性微寒。具有利尿通淋、清肺止咳、凉血止血的功效。主治热淋，血淋，石淋，小便不通，淋沥涩痛，肺热喘咳，吐血，衄血，尿血，崩漏。

【采收加工】全年均可采收，除去根状茎和根，晒干或阴干。

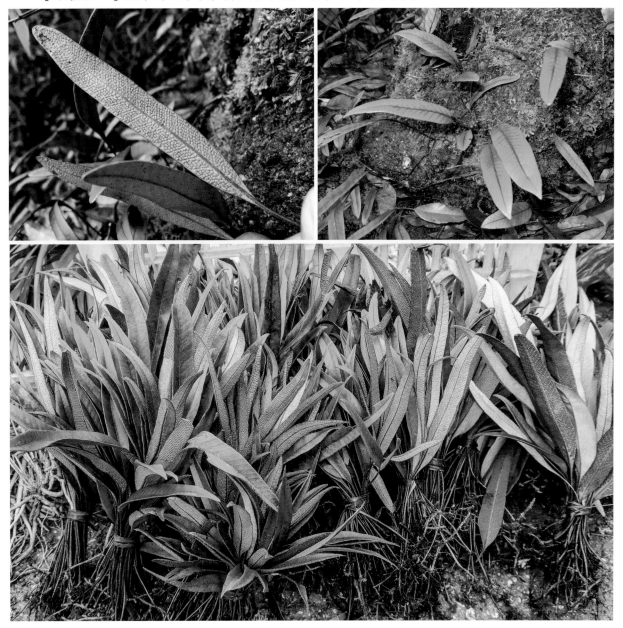

庐山石韦

【基原】为水龙骨科庐山石韦*Pyrrosia sheareri* (Baker) Ching 的叶。

【别名】石皮、石苇、金星草。

【形态特征】植株高20~50 cm。根状茎粗壮，横卧，密被线状棕色鳞片。叶近生，一型；叶柄基部密被鳞片；叶片椭圆状披针形，先端钝圆，基部近圆截形或心形。孢子囊群不规则排列于侧脉间，密被基部以上的叶片背面，无盖，熟时孢子囊开裂呈砖红色。

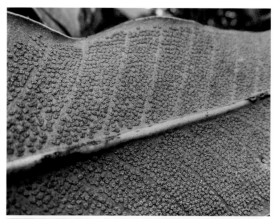

【分布】生于林中岩石上。产于广西、湖南、湖北、四川、浙江、福建、台湾、江西等地。

【性能主治】叶味苦、甘，性微寒。具有利尿通淋、清肺止咳、凉血止血的功效。主治热淋，血淋，石淋，小便不通，淋沥涩痛，肺热喘咳，吐血，衄血，尿血，崩漏。

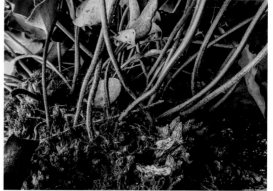

【采收加工】全年均可采收，除去根状茎和根，晒干或阴干。

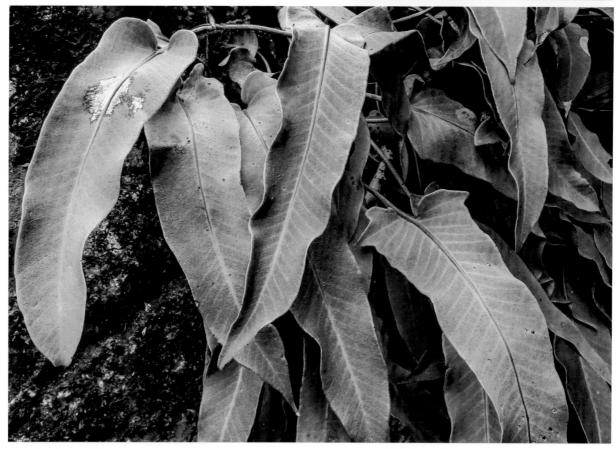

骨碎补

【基原】为槲蕨科槲蕨*Drynaria roosii* Nakaike 的根状茎。

【别名】猴子姜、飞蛾草。

【形态特征】附生草本。植株高25~40 cm。根状茎横走，粗壮肉质，为扁平的条状或块状，密被鳞片。叶二型；营养叶枯棕色，厚干膜质，覆盖于根状茎上；孢子叶高大，绿色，中部以上深羽裂，裂片7~13对，披针形。孢子囊群生于内藏小脉的交叉处，在主脉两侧各有2~3行。

【分布】附生于树干或岩石上。产于广西、广东、海南、云南、江西、湖北、江苏等地。

【性能主治】根状茎味苦，性温。具有疗伤止痛、补肾强骨、消风祛斑的功效。主治跌扑闪挫，筋骨折伤，肾虚腰痛，筋骨痿软，耳鸣耳聋，牙齿松动；外用治斑秃，白癜风。

【采收加工】全年均可采收，除去泥沙，干燥或再燎去鳞片。

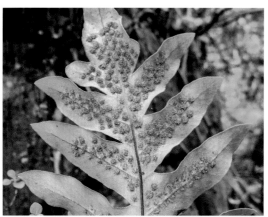

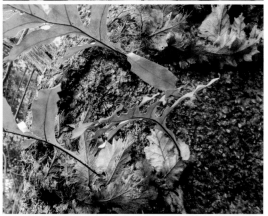

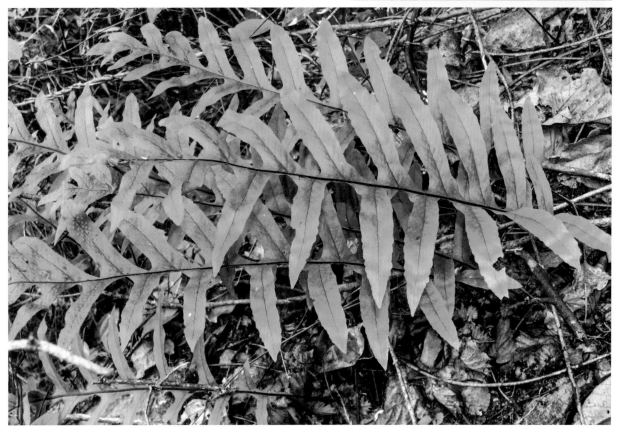

银杏

【基原】为银杏科银杏 *Ginkgo biloba* L. 的叶及成熟种子。

【别名】白果树、公孙树。

【形态特征】乔木。一年生长枝淡褐黄色，二年生以上变灰色，短枝密被叶痕。叶扇形，有长柄，淡绿色，在一年生长枝上螺旋状散生，在短枝上3~8叶呈簇生状，秋季落叶前变为黄色。球花雌雄异株，生于短枝顶端的鳞片状叶的腋内，呈簇生状。种子椭圆形、倒卵圆形或近球形。花期3~4月，果期9~10月。

【分布】生于天然林中，常栽培。产于广西、四川、河南、山东、湖北、辽宁等地。

【性能主治】叶味甘、苦、涩，性平。具有活血化瘀、通络止痛、敛肺平喘、化浊降脂的功效。主治瘀血阻络，胸痹心痛，中风偏瘫，肺虚咳喘，高脂血症。种子味甘、苦、涩，性平；有毒。具有敛肺定喘、止带缩尿的功效。主治痰多喘咳，带下白浊，遗尿尿频。

【采收加工】秋季叶尚绿时采收，及时干燥。秋季果实成熟时采收种子，除去肉质外种皮，洗净，稍蒸或略煮后，烘干。

【附注】《中国药典》（2020年版）记载银杏以叶、种子入药的药材名分别为银杏叶、白果。

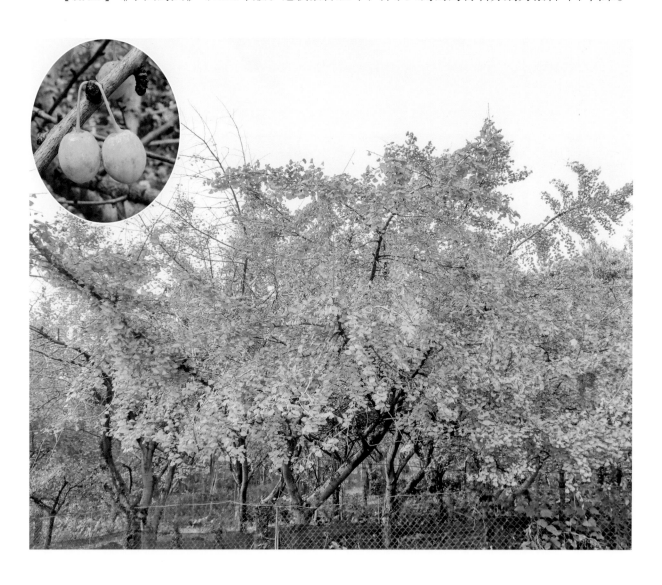

三尖杉

【基原】为三尖杉科三尖杉*Cephalotaxus fortunei* Hook. f. 的种子及枝、叶。

【别名】沙巴豆、岩杉木、杉巴果。

【形态特征】常绿乔木。高可达20 m。树皮褐色或红褐色，片状脱落。叶排成2列；叶片披针状线形，长可达13.5 cm，先端有长尖头，基部楔形或宽楔形，背面白色气孔带较绿色边带宽3~5倍。雌雄异株。种子卵圆形，熟时假种皮紫色或红紫色。花期3~4月，果期9~10月。

【分布】生于常绿针阔叶混交林中。产于广西、广东、云南、贵州、湖南、湖北、四川、浙江、安徽、福建、江西、河南、陕西、甘肃等地。

【性能主治】种子味甘、涩，性平。具有驱虫、消积的功效。主治蛔虫病，钩虫病，食积。枝、叶味苦、涩，性寒。具有抗癌的功效。主治恶性肿瘤。

【采收加工】秋季采收种子。全年均可采收枝、叶。

【附注】为我国特有树种。

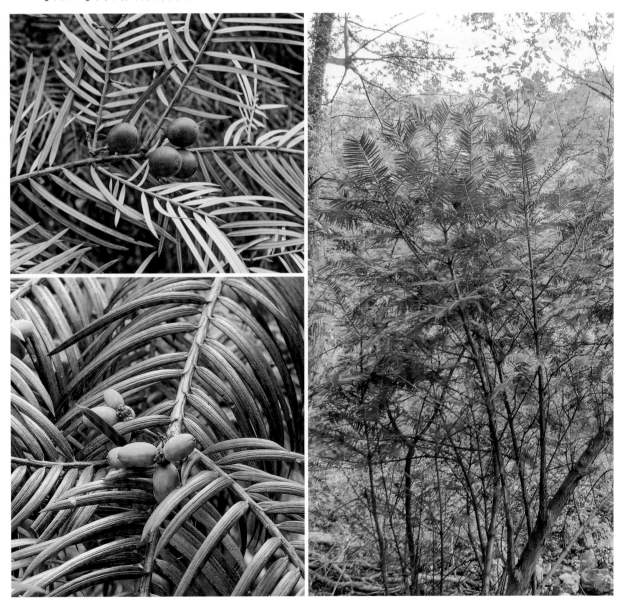

南方红豆杉

【基原】为红豆杉科南方红豆杉*Taxus wallichiana* Zucc. var. *mairei* (Lemée et H. Lév.) L. K. Fu et Nan Li 的种子。

【别名】红豆杉、酸把果。

【形态特征】常绿乔木。高达30 m。树皮纵裂成长条薄片剥落。叶2列；叶片弯镰状条形，长2~4.5 cm，宽3~5 mm，叶背中脉带明晰可见，色泽与气孔带的色泽相异，呈淡黄绿色或绿色，绿色边带较宽。种子倒卵圆形，生于杯状红色肉质的假种皮中。花期2~3月，果期10~11月。

【分布】生于天然林中或栽培。产于广西、云南、湖南、湖北、四川、甘肃等地。

【性能主治】种子有驱虫的功效。主治食积，蛔虫病。

【采收加工】秋季种子成熟时采收，鲜用或晒干。

【附注】为我国特有树种。因树皮含有抗癌物质紫杉醇而不断遭到采剥，数量急剧下降。现列为国家一级重点保护野生植物。野生资源量少，现有人工栽培。

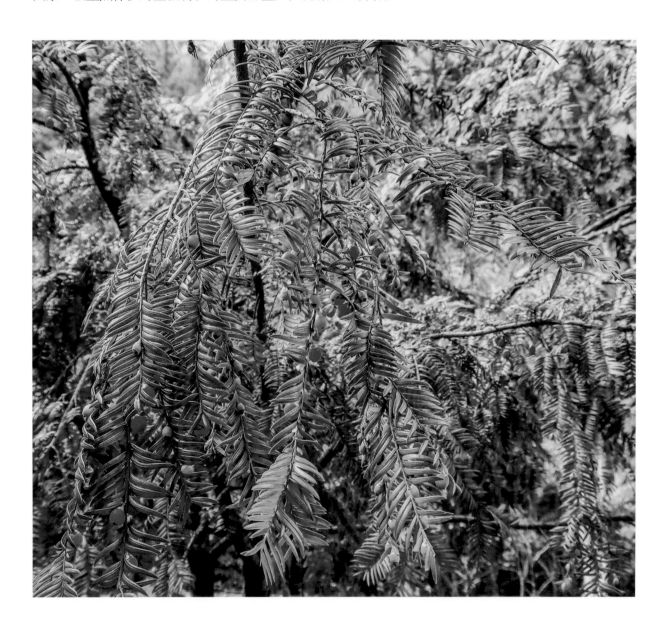

小叶买麻藤

【基原】为买麻藤科小叶买麻藤Gnetum parvifolium (Warb.) C.Y.Cheng ex Chun 的藤茎。

【别名】五层风、大节藤、麻骨风。

【形态特征】常绿木质藤本。茎节膨大呈关节状，皮孔明显，横断面有5层黑色圆圈，呈蛛网状花纹。叶革质；叶片长卵形，先端急尖或渐尖而钝，基部宽楔形或微圆。成熟种子长椭圆形或窄矩圆状倒卵圆形，几无柄，假种皮红色。花期4~6月，果期9~11月。

【分布】生于低海拔林中，常缠绕于其他树上。产于广西、广东、湖南、福建等地。

【性能主治】藤茎味苦，性微温。具有祛风活血、消肿止痛、化痰止咳的功效。主治风湿性关节炎，腰肌劳损，筋骨酸软，跌打损伤，骨折，支气管炎，溃疡病出血，小便不利，蜂窝组织炎。

【采收加工】全年均可采收，切段，鲜用或晒干。

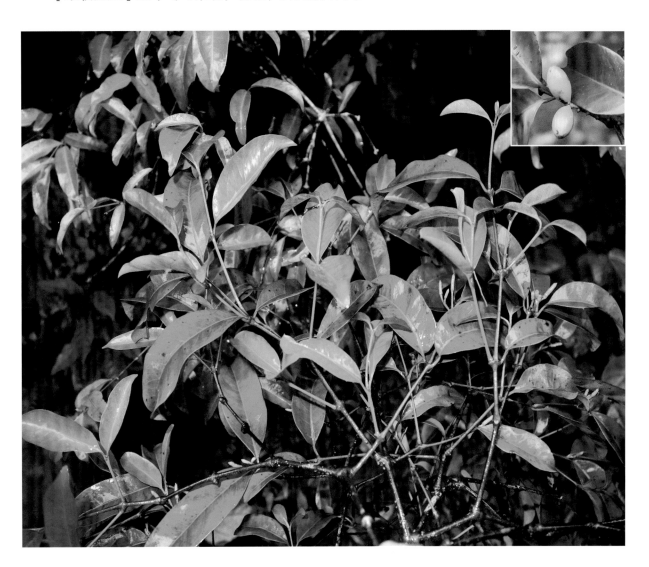

凹朴皮

【基原】为木兰科鹅掌楸*Liriodendron chinense* (Hemsl.) Sargent. 的树皮。

【别名】马挂木皮、双飘树。

【形态特征】乔木。高达40 m。叶片马褂状，近基部每边具裂片，先端具2浅裂。花杯状，花被片9片，外轮3片绿色，萼片状，向外弯垂，内两轮6片、直立，花瓣状、倒卵形，具黄色纵条纹，心皮黄绿色。聚合果长7~9 cm。具翅的小坚果长约6 mm，顶端钝或钝尖花期5月，果期9~10月。

【分布】生于山地林中。产于广西、湖南、四川、贵州、云南、陕西、安徽、浙江、江西、福建、湖北等地。

【性能主治】树皮味辛，性温。具有祛风除湿、散寒止咳的功效。主治风湿痹痛，风寒咳嗽。

【采收加工】夏、秋季采收，晒干。

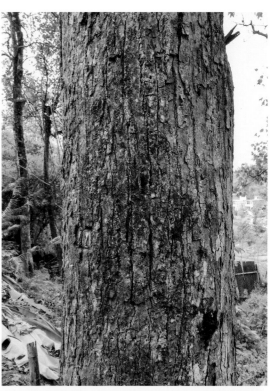

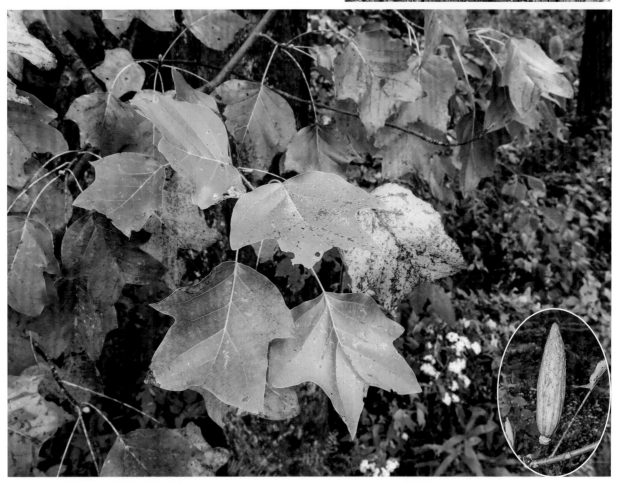

假地枫皮

【基原】为八角科假地枫皮*Illicium jiadifengpi* B. N. Chang 的树皮。

【别名】八角。

【形态特征】乔木。树皮褐黑色，剥下为板块状；芽卵形，芽鳞卵形或披针形，有短缘毛。叶常聚生于小枝近顶端；叶片狭椭圆形或长椭圆形，先端尾尖或渐尖，基部渐狭，下延至叶柄形成狭翅。花白色或带浅黄色，腋生或近顶生。果直径3~4 cm，蓇葖12~14枚。花期3~5月，果期8~10月。

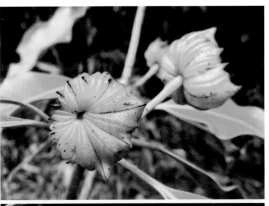

【分布】生于密林、疏林中。产于广西、广东、湖南、江西等地。

【性能主治】树皮味微辛、涩，性温；有小毒。具有祛风除湿、行气止痛的功效。主治风湿痹痛，腰肌劳损。

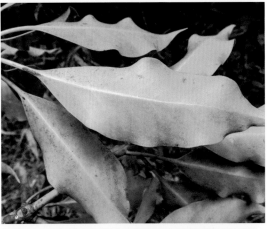

【采收加工】春、秋季采收。选取10年以上老株，在树的一侧锯树皮的上下两端，用刀直划，将树皮剥下，其余树皮保留不剥，将剥下的树皮置于通风处阴干。

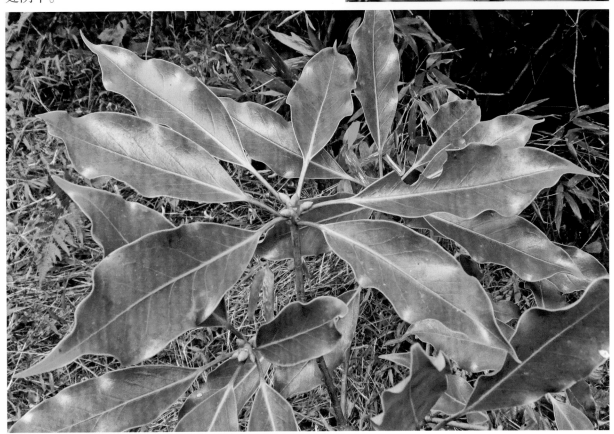

黑老虎

【基原】为五味子科黑老虎*Kadsura coccinea* (Lem.) A. C. Smith 的根。

【别名】大钻、大叶钻骨风、过山风。

【形态特征】藤本。全株无毛。叶革质；叶片长圆形至卵状披针形，基部宽楔形或近圆形，全缘。花单生于叶腋，稀成对，雌雄异株。聚合果近球形，红色或暗紫色，小浆果倒卵形，外果皮革质，不显出种子。种子心形或卵状心形。花期4~7月，果期7~11月。

【分布】生于林中。产于广西、广东、香港、云南、贵州、四川、湖南等地。

【性能主治】根味辛、微苦，性温。具有行气活血、祛风止痛的功效。主治胃痛，腹痛，风湿痹痛，跌打损伤，痛经，产后瘀血腹痛，疝气痛。

【采收加工】全年均可采收，洗净，干燥。

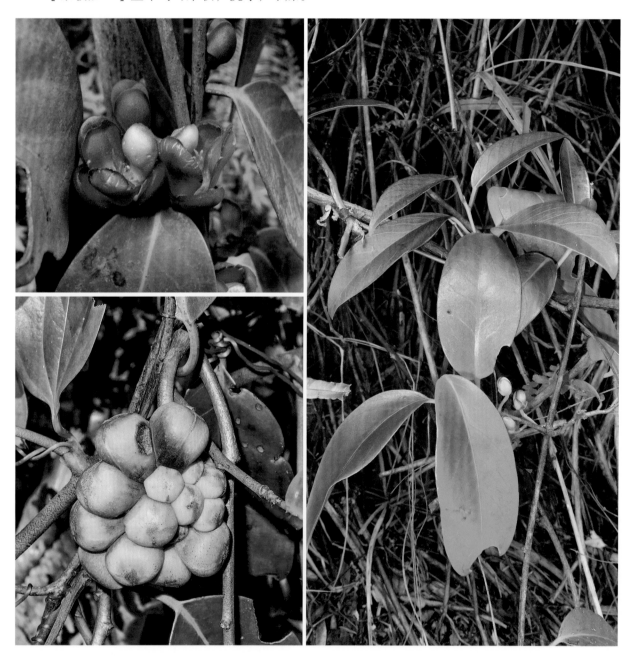

南五味子

【基原】为五味子科南五味子 *Kadsura longipedunculata* Finet et Gagnep. 的根、根皮及茎。

【别名】钻骨风、小钻、风沙藤。

【形态特征】藤本。全株无毛。叶片长圆状披针形、倒卵状披针形或卵状长圆形，先端渐尖或尖，边有疏齿，上面具淡褐色透明腺点。花单生于叶腋，雌雄异株。聚合果球形，小浆果倒卵圆形，外果皮薄革质，干时显出种子。种子肾形或肾状椭圆形。花期6~9月，果期9~12月。

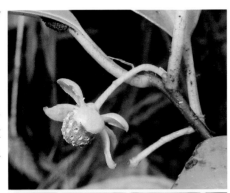

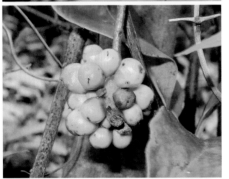

【分布】生于山坡、林中。产于广西、广东、云南、四川、湖南、湖北、安徽、浙江、江苏、江西、福建等地。

【性能主治】根、根皮及茎味辛、苦，性温。具有活血理气、祛风活络、消肿止痛的功效。主治溃疡，胃肠炎，中暑腹痛，月经不调，风湿性关节炎，跌打损伤。

【采收加工】全年均可采收，晒干。

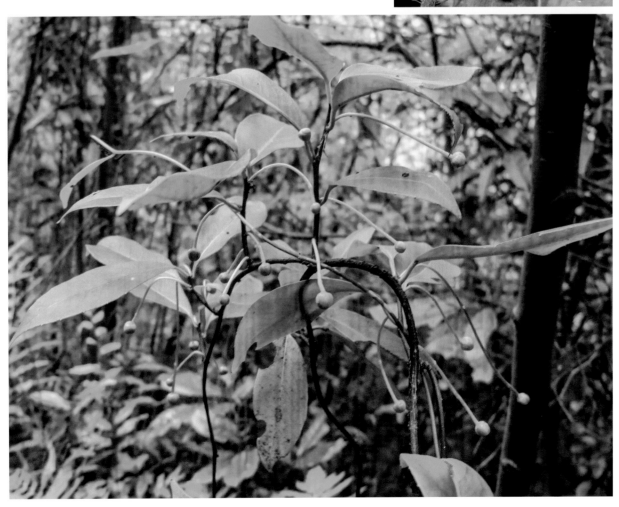

绿叶五味子

【基原】为五味子科绿叶五味子*Schisandra arisanensis* subsp. *viridis* (A. C. Sm.) R. M. K. Saunders 的藤茎、根。

【别名】过山风、内风消、小血藤。

【形态特征】落叶木质藤本。全株无毛。叶片纸质，卵状椭圆形。先端渐尖，基部钝或阔楔形，中上部边缘有胼胝质齿尖的粗齿或波状疏齿。雄蕊群倒卵圆形或近球形，花托椭圆状圆柱形。聚合果，成熟心皮红色，果皮具黄色腺点。种子肾形，种皮具皱纹或小瘤点。花期4~6月，果期7~9月。

【分布】生于沟谷边、山坡林下或灌木丛中。产于广西、广东、贵州、湖南、安徽、浙江、江西、福建等地。

【性能主治】藤茎、根味辛，性温。具有祛风活血、行气止痛的功效。主治风湿骨痛，胃痛，疝气痛，月经不调，荨麻疹，带状疱疹。

【采收加工】全年均可采收，切片，鲜用或晒干。

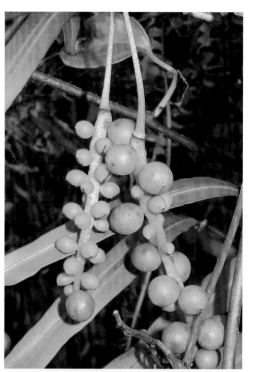

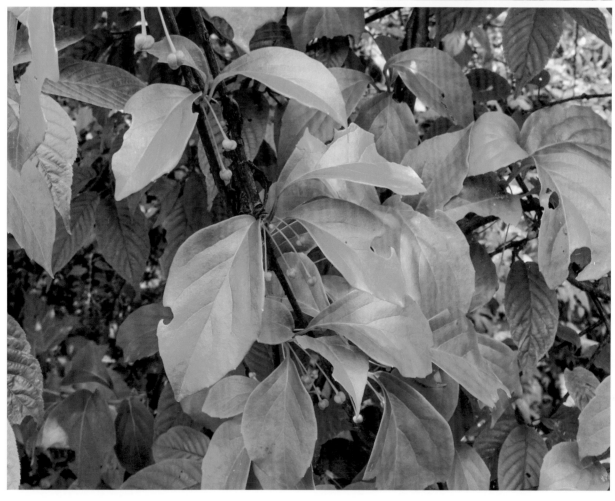

钻山风

【基原】为番荔枝科瓜馥木*Fissistigma oldhamii* (Hemsl.) Merr. 的根及藤茎。

【别名】山龙眼藤、广香藤、小香藤。

【形态特征】攀缘灌木。小枝、叶背和叶柄被黄褐色柔毛。叶片革质，倒卵状椭圆形或长圆形，先端圆形或急尖，基部近圆形。花大，长约2.5 cm，常1~3朵集成密伞花序。果圆球状，径约1.8 cm，密被黄棕色茸毛；果柄长不及2.5 cm。花期4~9月，果期7月至翌年2月。

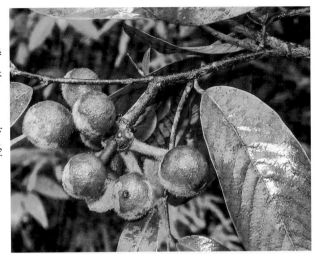

【分布】生于低海拔山地林下或山谷水旁灌木丛中。产于广西、广东、云南、湖南、浙江、江西、福建、台湾等地。

【性能主治】根及藤茎味微辛，性平。具有祛风镇痛、活血化瘀的功效。主治坐骨神经痛，风湿性关节炎，跌打损伤。

【采收加工】全年均可采收，切段，晒干。

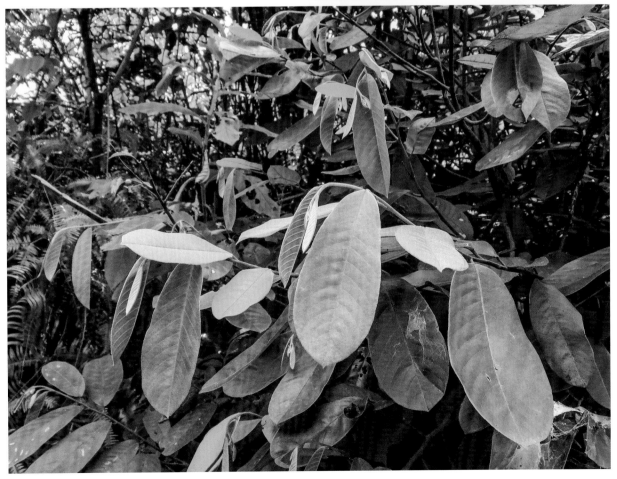

樟

【基原】为樟科樟*Cinnamomum camphora* (L.) Presl 的根、果实。

【别名】土沉香、樟子、香通。

【形态特征】常绿大乔木。树冠广卵形。枝、叶及木材均有樟脑气味；树皮黄褐色，有不规则的纵裂。叶互生；叶片卵状椭圆形，具离基三出脉。花绿白色或带黄色。花被外面无毛或被微柔毛，内面密被短柔毛，花被筒倒锥形。果卵球形或近球形，紫黑色。花期4~5月，果期8~11月。

【分布】常生于山坡或沟谷中。产于南方及西南地区。

【性能主治】根味辛，性温。具有温中止痛、祛风除湿的功效。主治胃脘疼痛，风湿痹痛，皮肤瘙痒。果实味辛，性温。具有祛风散寒、温胃和中、理气止痛的功效。主治脘腹冷痛，寒湿吐泻，气滞腹胀，脚气。

【采收加工】春、秋季采收根，洗净，切片，晒干。11~12月采收成熟果实，晒干。

【附注】《中华本草》记载樟的根和果入药的药材名分别为香樟根和樟木子。

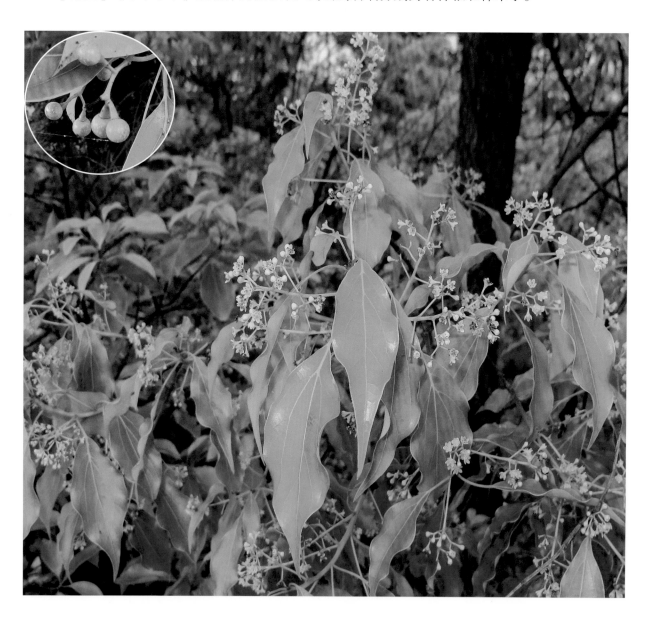

肉桂

【基原】为樟科肉桂*Cinnamomum cassia* (L.) D. Don 的树皮、嫩枝。

【别名】玉桂、桂皮、大桂。

【形态特征】中等大乔木。树皮灰褐色，老树皮厚达13 mm。一年生枝条圆柱形，黑褐色，有纵向细条纹，略被短柔毛；当年生枝条多少四棱形，黄褐色，具纵向细条纹，密被灰黄色短茸毛。圆锥花序被短柔毛；花小，黄绿色。浆果椭圆形，熟时黑紫色。花期5~7月，果期翌年2~3月。

【分布】栽培种，产于广西、广东、云南、福建、台湾等地的热带及亚热带地区。

【性能主治】树皮味辛、甘，性大热。具有补火助阳、引火归元、散寒止痛、温通经脉的功效。主治阳痿宫冷，腰膝冷痛，肾虚作喘，虚阳上浮，眩晕目赤，心腹冷痛，虚寒吐泻，寒疝腹痛，痛经闭经。嫩枝味辛、甘，性温。具有发汗解肌、温通经脉、助阳化气、平冲降气的功效。主治风寒感冒，脘腹冷痛，血寒闭经，关节痹痛，痰饮，水肿，心悸，奔豚。

【采收加工】树皮多于秋季采收，阴干。春、夏季采收嫩枝，除去叶，晒干或切片晒干。

【附注】《中国药典》（2020年版）记载肉桂树皮和嫩枝入药的药材名分别为肉桂和桂枝。

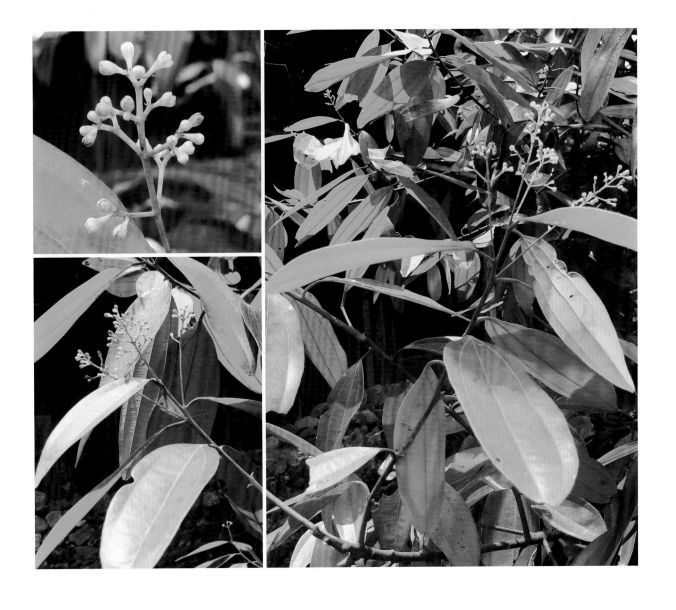

山胡椒

【基原】为樟科山胡椒*Lindera glauca* (Sieb. et Zucc.) Blume 的果实及根。

【别名】牛筋条、山花椒、牛筋条根。

【形态特征】落叶灌木或小乔木。树皮平滑，灰色或灰白色。叶互生；叶片宽椭圆形、椭圆形、倒卵形至狭倒卵形，腹面深绿色，背面淡绿色，被白色柔毛，纸质。伞形花序腋生；雄花花被片黄色，椭圆形；雌花花被片黄色，椭圆或倒卵形。果熟时红色。花期3~4月，果期7~8月。

【分布】生于山坡、林缘。产于广西、广东、湖南、湖北、四川、福建、台湾、安徽、浙江、江苏、江西等地。

【性能主治】果实味辛，性温。具有温中散寒、行气止痛、平喘的功效。主治脘腹冷痛，哮喘。根味辛，性温。具有祛风通络、理气活血、利湿消肿、化痰止咳的功效。主治风湿痹痛，跌打损伤，胃脘疼痛，脱力劳伤，支气管炎，水肿。

【采收加工】秋季采收成熟果实，晾干。秋季采收根，晒干。

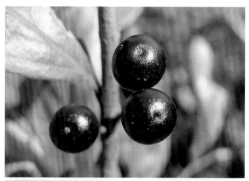

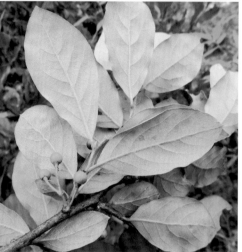

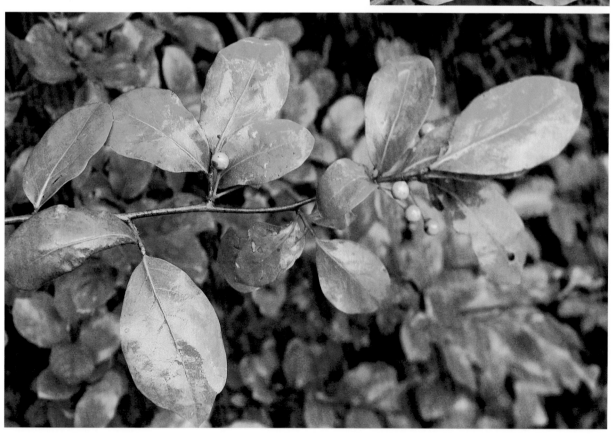

荜澄茄

【基原】为樟科山鸡椒 *Litsea cubeba* (Lour.) Per. 的果实。

【别名】山苍子、山香椒、豆豉姜。

【形态特征】落叶灌木或小乔木。幼树树皮黄绿色，光滑；老树树皮灰褐色。小枝细长，绿色，无毛，枝、叶具芳香味。叶互生；叶片披针形或长圆形，纸质，腹面深绿色，背面粉绿色，两面均无毛。伞形花序单生或簇生。果幼时绿色，熟时黑色。花期2~3月，果期7~8月。

【分布】生于向阳的山地、灌木丛中、林缘路旁。产于广西、广东、云南、湖南、四川、浙江、福建、台湾等地。

【性能主治】果实味辛，性温。具有温中散寒、行气止痛的功效。主治胃寒呕逆，脘腹冷痛，寒疝腹痛，寒湿郁滞，小便浑浊。

【采收加工】秋季果实成熟时采收，除去杂质，晒干。

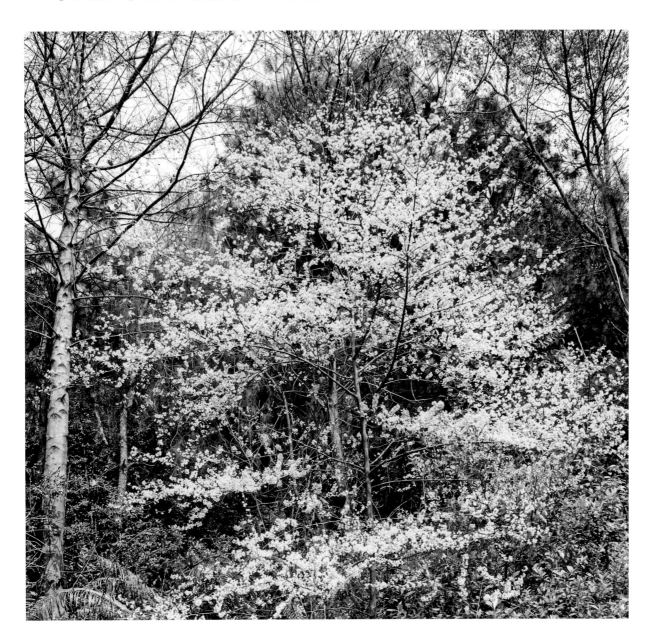

紫楠叶

【基原】为樟科紫楠*Phoebe sheareri* (Hemsl.) Gamble的叶。

【别名】紫金楠、大叶紫楠、金心楠。

【形态特征】大灌木至乔木。小枝、叶柄及花序均密被黄褐色或灰黑色柔毛或茸毛。叶片倒卵形、椭圆状倒卵形或阔倒披针形，先端突渐尖或突尾状渐尖，基部渐狭，腹面完全无毛或沿脉上有毛，背面密被黄褐色长柔毛，少为短柔毛，侧脉每边8~13条，弧形，在边缘联结。圆锥花序长7~15（18）cm，在顶端分枝。果卵形，长约1 cm，直径5~6 mm，果梗略增粗，被毛。花期4~5月，果期9~10月。

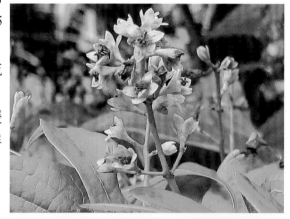

【分布】生于山谷或山坡疏林下。产于长江流域及以南地区。

【性能主治】叶味辛，性微温。具有顺气、暖胃、祛湿、散瘀的功效。主治气滞脘腹胀痛，脚气浮肿。

【采收加工】全年均可采收，晒干。

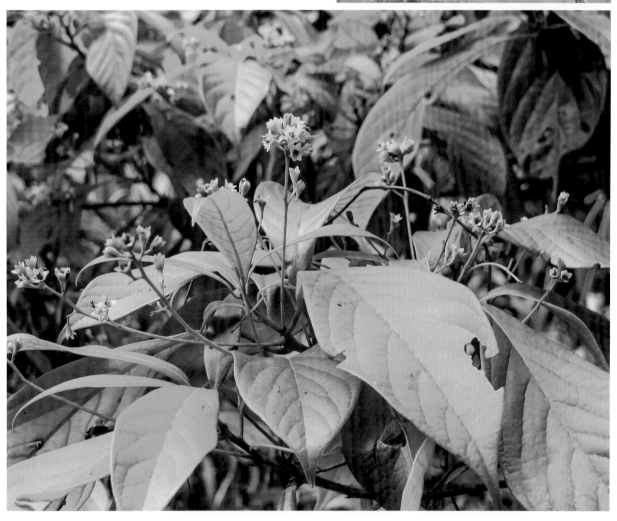

棉花藤

【基原】为毛茛科钝齿铁线莲*Clematis apiifolia* var. *argentilucida*（H. Lév. et vaniot）W. T. Wang 的藤茎。

【别名】山木通、木通、川本通。

【形态特征】藤本。小枝和花序梗、花梗均密生贴伏短柔毛。三出复叶；小叶卵形或宽卵形，较大，长5~13 cm，宽3~9 cm，背面密生短柔毛，边缘有少数钝齿。圆锥状聚伞花序多花，萼片开展，白色，狭倒卵形，有短柔毛。瘦果纺锤形或狭卵形。花期7~9月，果期9~10月。

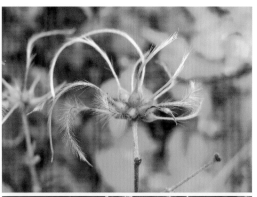

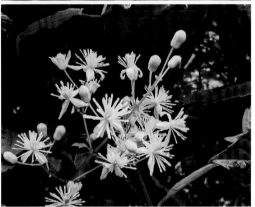

【分布】生于山坡林中或沟边。产于贵州、广西北部、广东北部、云南、四川、湖南、湖北、江西、安徽大别山以南、浙江、江苏南部、陕西南部、甘肃等地。

【性能主治】藤茎味苦，性凉；有小毒。具有消食止痢、利尿消肿、通经下乳的功效。主治食滞腹胀，泄泻痢疾，湿热淋证，水肿，妇女闭经及乳汁不通。

【采收加工】秋季采收，刮去外皮，切片，晒干。

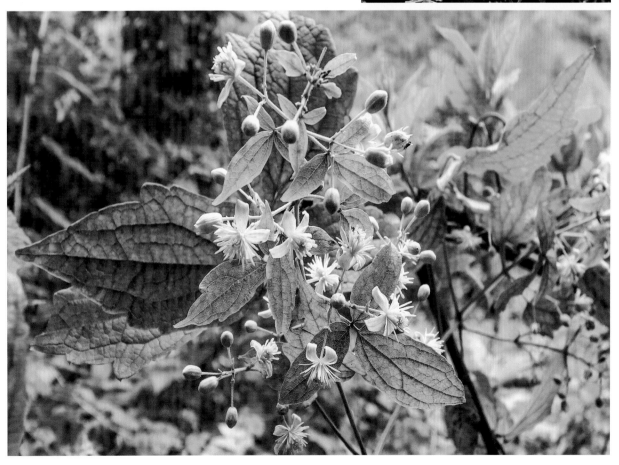

威灵仙

【基原】为毛茛科威灵仙*Clematis chinensis* Osbeck 的根及根状茎。

【别名】铁脚威灵仙、百条根、老虎须。

【形态特征】木质藤本。茎、小枝近无毛或疏生短柔毛。一回羽状复叶具片5小叶；小叶纸质，窄卵形至披针形，全缘，两面近无毛。常为圆锥状聚伞花序，多花，腋生或顶生；萼片4枚，开展，白色，长圆形或长圆状倒卵形。瘦果卵形至宽椭圆形，有柔毛。花期6~9月，果期8~11月。

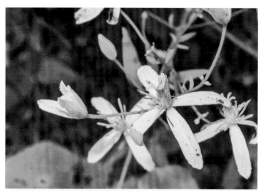

【分布】生于山坡、山谷灌木丛中或沟边、路旁草丛中。产于广西、广东、贵州、四川、湖南、湖北、浙江、江苏、河南、陕西、江西、福建、台湾等地。

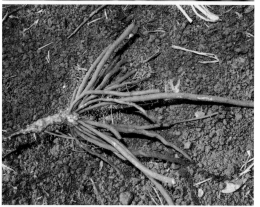

【性能主治】根及根状茎味辛、咸，性温。具有祛风除湿、通经络的功效。主治风湿痹痛，肢体麻木，筋脉拘挛，屈伸不利。

【采收加工】秋季采收，除去泥沙，晒干。

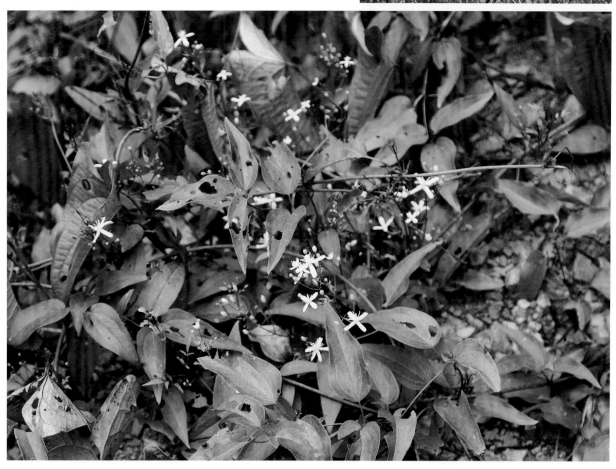

还亮草

【基原】为毛茛科还亮草*Delphinium anthriscifolium* Hance的全草。

【别名】芫荽七、牛疔草、还魂草。

【形态特征】一年生草本。叶二回至三回近羽状复叶，间或三出复叶，近基部叶在开花时常枯萎；叶片菱状卵形或三角状卵形，羽片2~4对。总状花序具2~15花，花瓣紫色，无毛。蓇葖果长1.1~1.6 cm。种子扁球形，上部有螺旋状生长的横膜翅。花期3~5月，果期4~7月。

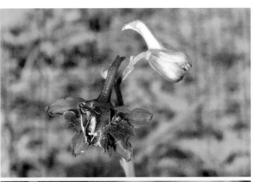

【分布】生于丘陵或低山的山坡草丛中或溪边草地。产于广西、广东、贵州、湖南、江西、福建、浙江、江苏、安徽、河南、山西南部等地。

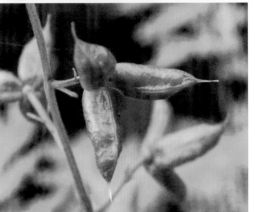

【性能主治】全草味辛、苦，性温；有毒。具有祛风除湿、通络止痛、化食、解毒的功效。主治风湿痹痛，半身不遂，食积腹胀，荨麻疹，痈疮癣疥。

【采收加工】夏、秋季采收，洗净，切段，鲜用或晒干。

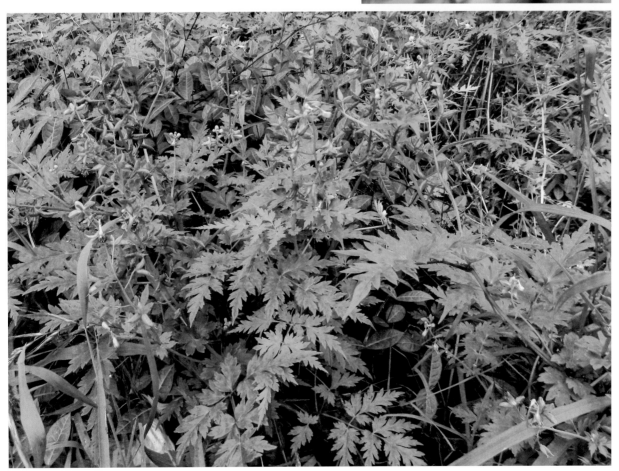

自扣草

【基原】为毛茛科禺毛茛*Ranunculus cantoniensis* DC. 的全草。

【别名】水芹菜、鸭掌草、自蔻草。

【形态特征】多年生草本。须根伸长簇生。茎与叶柄均被开展糙毛。三出复叶；叶片宽卵形至肾圆形；小叶卵形至宽卵形，边缘密生齿或齿牙，顶端稍尖，两面贴生糙毛。花序有较多花，疏生；花瓣5枚，椭圆形，基部狭窄成爪，蜜槽上有倒卵形小鳞片。聚合果近球形，瘦果扁平。花果期4~7月。

【分布】生于平原或丘陵田边、沟旁水湿地。产于广西、广东、云南、贵州、四川、湖南、湖北、江苏、浙江、江西、福建、台湾等地。

【性能主治】全草味微苦、辛，性温；有毒。具有解毒退黄、截疟、定喘、镇痛的功效。主治肝炎，黄疸，肝硬化腹水，疮癞，牛皮癣，疟疾，哮喘，牙痛，胃痛，风湿痛。

【采收加工】春末夏初采收全草，除去杂质，洗净，晒干。

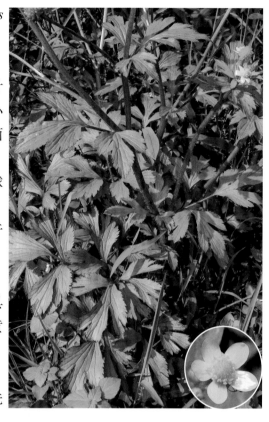

天葵子

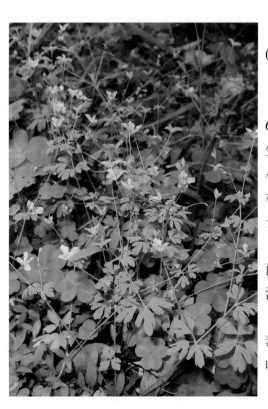

【基原】为毛茛科天葵*Semiaquilegia adoxoides* (DC.) Makino 的块根。

【别名】夏无踪、散血球、金耗子屎。

【形态特征】多年生草本。块根长1~2 cm，粗3~6 mm，外皮棕黑色。茎1~5条，被稀疏的白色柔毛。基生叶多数，为掌状三出复叶；叶片轮廓卵圆形至肾形；小叶扇状菱形或倒卵状菱形，三深裂；茎生叶与基生叶相似，较小。花小，萼片白色，常带淡紫色。蓇葖卵状长椭圆形。花期3~4月，果期4~5月。

【分布】生于疏林、路旁或山谷较阴处。产于广西、贵州、四川、湖南、湖北、安徽、福建、江西、浙江、江苏、陕西等地。

【性能主治】块根味甘、苦，性寒。具有清热解毒、消肿散结的功效。主治痈肿疔疮，乳痈，瘰疬，毒蛇咬伤。

【采收加工】夏初采收，洗净，干燥，除去须根。

盾叶唐松草

【基原】为毛茛科盾叶唐松草 *Thalictrum ichangense* Lecoy. ex Oliv. 的全草、根。

【别名】倒地挡、岩扫把、龙眼草。

【形态特征】植株无毛。根状茎斜，密生须根。茎高14~32 cm。基生叶有长柄，为一回至三回三出复叶；小叶草质，顶生小叶卵形、宽卵形、宽椭圆形或近圆形，茎生叶渐变小。复单歧聚伞花序有稀疏分枝，花梗丝形；花萼片白色，卵形。瘦果近镰刀形。花期5~7月。

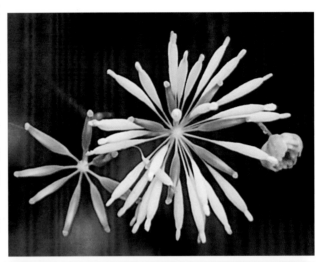

【分布】生于山地沟边、灌木丛中或林中。产于广西、贵州、云南、四川、湖北、浙江、陕西、辽宁等地。

【性能主治】全草、根味苦，性寒；有小毒。具有清热解毒、除湿、通经、活血的功效。主治黄疸，蛔虫病引起的腹痛，跌打损伤，骨折肿痛，泄泻等。

【采收加工】秋季采收根和全草，分别晒干。

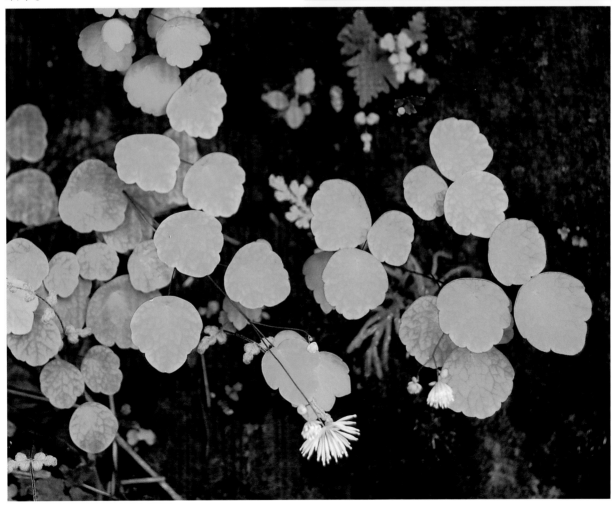

萍蓬草

【基原】为睡莲科萍蓬草*Nuphar pumila* (Timm) DC. 的种子。

【别名】水粟包、水粟子、萍蓬子。

【形态特征】多年水生草本。叶纸质；叶片宽卵形或卵形，少数椭圆形，先端圆钝，基部具弯缺，心形；裂片远离，圆钝，腹面光亮，无毛，背面密生柔毛。花瓣窄楔形，长5~7 mm，先端微凹；柱头常10浅裂，淡黄色或带红色。浆果卵形。种子矩圆形，褐色。花期5~7月，果期7~9月。

【分布】生于池沼中。产于广西、广东、江苏、浙江、江西、福建、黑龙江、吉林、河北等地。

【性能主治】种子味甘，性平。具有健脾胃、活血调经的功效。主治脾虚食少，月经不调。

【采收加工】秋季果实成熟时采收。

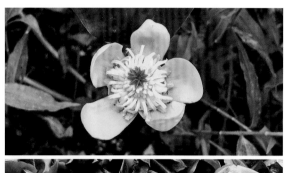

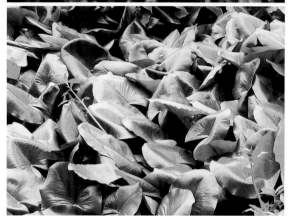

小檗

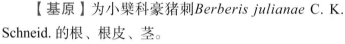

【基原】为小檗科豪猪刺*Berberis julianae* C. K. Schneid. 的根、根皮、茎。

【别名】三颗针、狗奶子、酸醋溜。

【形态特征】常绿灌木。老枝黄褐色或灰褐色，幼枝淡黄色，具条棱和稀疏黑色疣点；茎刺粗壮，三分叉，腹面具槽，与枝同色。叶革质，椭圆形、披针形或倒披针形。花10~25朵簇生，黄色。浆果长圆形，蓝黑色，顶端具宿存花柱，被白粉。花期3月，果期5~11月。

【分布】生于山坡、林中、林缘、灌木丛中。产于广西、贵州、湖南、湖北、四川等地。

【性能主治】根、根皮、茎味苦，性寒。具有清热燥湿、泻火解毒的功效。主治细菌性痢疾，胃肠炎，副伤寒，消化不良，黄疸，肝硬化腹水，泌尿系统感染，急性肾炎，扁桃体炎，口腔炎，支气管炎；外用治中耳炎，目赤肿痛，外伤感染。

【采收加工】春、秋季采收，除去枝叶、须根及泥土，将皮剥下，分别切片，晒干。

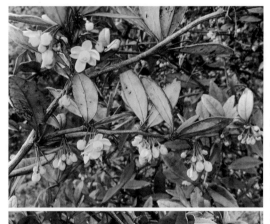

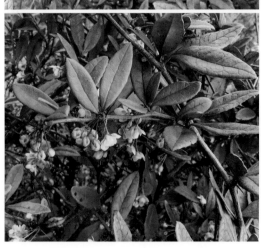

八角莲

【基原】为小檗科八角莲*Dysosma versipellis* (Hance) M. Cheng ex Ying 的叶。

【别名】鬼臼叶、一把伞、独脚莲。

【形态特征】多年生草本。根状茎粗壮，横生。茎直立，不分枝，无毛，淡绿色。茎生叶2片，薄纸质，互生；叶片盾状，近圆形，裂片阔三角形、卵形或卵状长圆形。花深红色，5~8朵簇生于离叶基部不远处，下垂；萼片6枚，长圆状椭圆形，先端急尖，外面被短柔毛，内面无毛。浆果椭圆形。花期3~6月，果期5~9月。

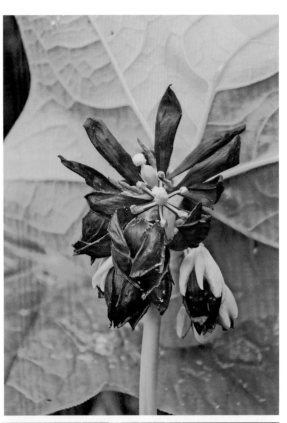

【分布】生于山坡林下、灌木丛中、溪旁阴湿处、竹林下或石灰岩石山常绿林下。产于广西、广东、云南、贵州、四川、湖南、湖北、江西、安徽、浙江、河南、陕西等地。

【性能主治】叶味苦、辛，性平。具有清热解毒、止咳平喘的功效。主治痈肿疔疮，喘咳。

【采收加工】夏、秋季采收，鲜用或晒干。

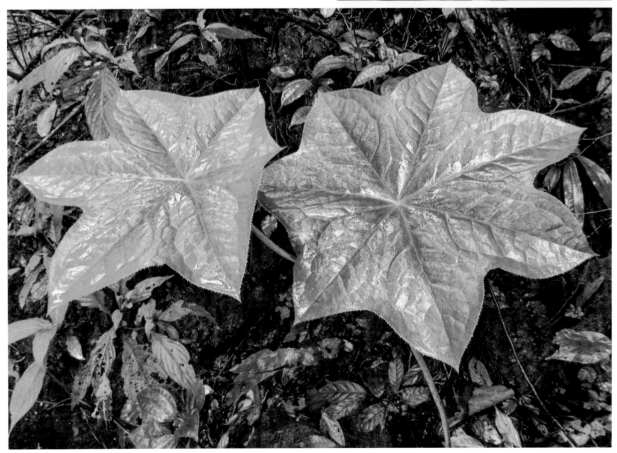

十大功劳

【基原】为小檗科阔叶十大功劳*Mahonia bealei* (Fortune) Carrière 的根、茎、叶。

【别名】黄天竹、土黄柏、刺黄柏。

【形态特征】灌木或小乔木。叶狭倒卵形至长圆形，具4~10对小叶；小叶厚革质，硬直，自叶下部往上渐次变长而狭，边缘具粗齿。总状花序直立，通常3~9个簇生，苞片阔卵形或卵状披针形，先端钝；花黄色，花瓣倒卵状椭圆形。浆果卵形，深蓝色，被白粉。花期9月至翌年1月，果期3~5月。

【分布】生于阔叶林、竹林、杉木林及混交林下、林缘、草坡、溪边、路旁或灌木丛中。产于广西、广东、四川、湖南、湖北、安徽、浙江、河南、陕西、江西、福建等地。

【性能主治】根、茎、叶味苦，性寒。根、茎具有清热解毒的功效。主治细菌性痢疾，急性肠胃炎，传染性肝炎，肺结核，支气管炎，咽喉肿痛；外用治眼结膜炎，烧烫伤。叶具有滋阴清热的功效。主治眼结膜炎，烧烫伤。

【采收加工】栽后4~5年的秋、冬季采收茎和根，晒干或炕干。全年均可采收叶。

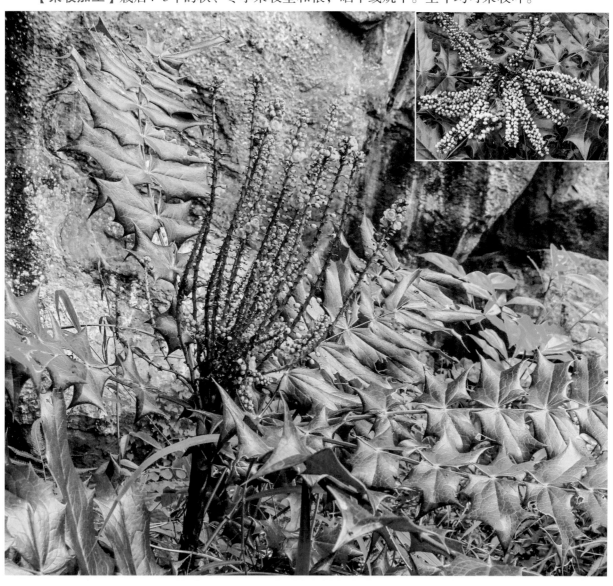

大血藤

【基原】为大血藤科大血藤Sargentodoxa cuneata (Oliv.) Rehder et E. H. Wilson 的藤茎。

【别名】槟榔钻、红藤、血藤。

【形态特征】落叶木质藤本。藤径粗达9 cm，全株无毛；当年枝条暗红色，老树皮有时纵裂。叶互生，三出复叶；顶生小叶菱状倒卵形，侧生小叶较大，斜卵形，两侧极不对称。总状花序；花多数，黄色或黄绿色。浆果近球形，熟时黑蓝色。种子卵球形；种皮黑色。花期4~5月，果期6~9月。

【分布】生于海拔数百米的山坡灌木丛中、疏林中和林缘。产于广西、广东、海南、云南、贵州、四川、浙江、陕西等地。

【性能主治】藤茎味苦，性平。具有清热解毒、活血、祛风止痛的功效。主治肠痈腹痛，热毒疮疡，闭经，痛经，跌扑肿痛，风湿痹痛。

【采收加工】秋、冬季采收，除去侧枝，截段，干燥。

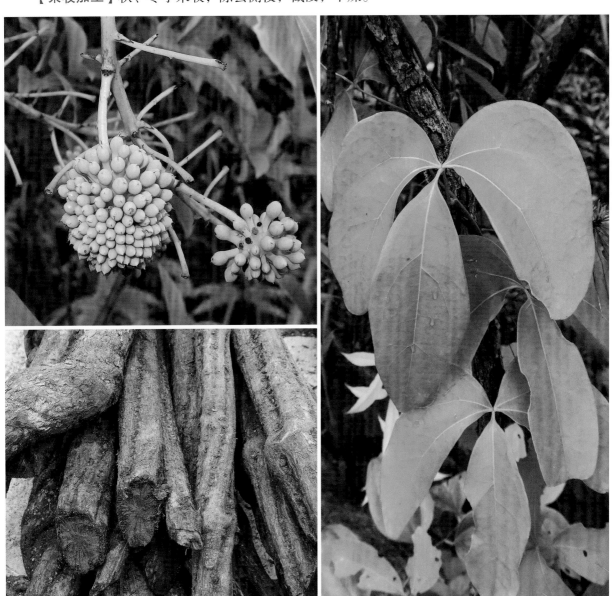

衡州乌药

【基原】为防己科樟叶木防己*Cocculus laurifolius* DC. 的根。

【别名】木防己、山桂枝、牛十八。

【形态特征】直立灌木或小乔木，很少呈藤状。枝有条纹，嫩枝稍有棱角，无毛。叶片薄革质，椭圆形、卵形或长椭圆形至披针状长椭圆形，较少倒披针形。聚伞花序或聚伞圆锥花序，腋生。核果近圆球形，稍扁，长6~7 mm；果核骨质，背部有不规则的小横肋状皱纹。花期春、夏季，果期秋季。

【分布】生于灌木丛中或疏林中。产于我国南部地区，北至湖南西南部、贵州南部和西藏吉隆。

【性能主治】根味辛、甘，性温。具有顺气宽胸、祛风止痛的功效。主治胸膈痞胀，疝气，膀胱冷气，脘腹疼痛，风湿腰腿痛，跌打伤痛，神经痛。

【采收加工】春季或冬季采收，除去须根，洗净，切段，晒干。

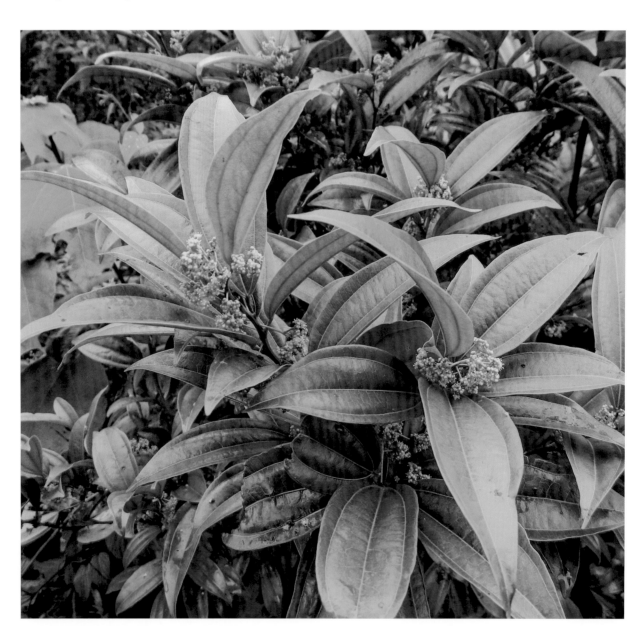

百解藤

【基原】为防己科粉叶轮环藤*Cyclea hypoglauca* (Schauer) Diels 的根、藤茎。

【别名】金线风、凉粉藤、金锁匙。

【形态特征】藤本。老茎木质。小枝纤细，除叶腋有簇毛外，其余无毛。叶片阔卵状三角形至卵形，顶端渐尖，基部截平至圆，边全缘而稍反卷，两面无毛或背面被稀疏的长白毛。花序腋生，雄花序为间断的穗状花序状；花序轴常不分枝或有时基部有短小分枝，纤细而无毛。核果红色，无毛。花期5~7月，果期7~9月。

【分布】生于林缘和山地灌木丛中。产于广西、广东、海南、湖南、江西、福建、云南等地。

【性能主治】根、藤茎味苦，性寒。具有清热解毒、祛风止痛、利尿通淋的功效。主治风热感冒，咳嗽，咽喉肿痛，尿路感染及尿路结石，风湿骨痛，疮疡肿毒，毒蛇咬伤。

【采收加工】全年均可采收，除去须根或枝叶，洗净，切段，晒干。

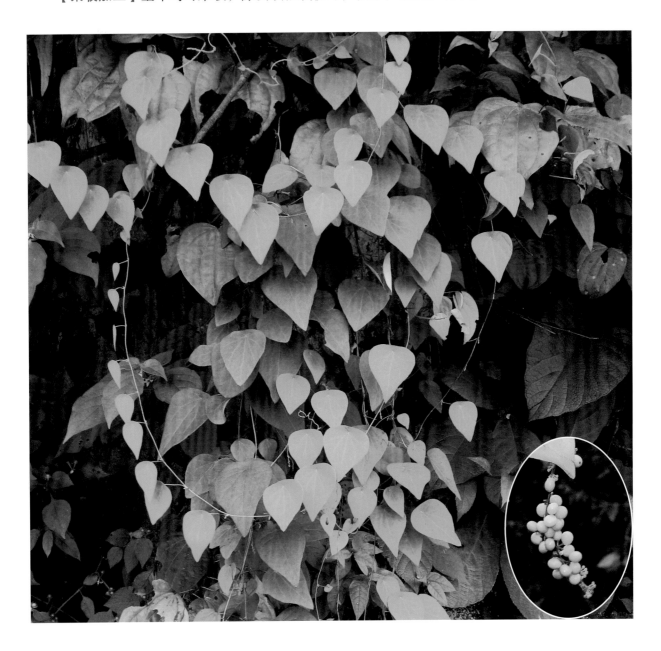

黑风散

【基原】为防己科细圆藤*Pericampylus glaucus* (Lam.) Merr. 的藤茎、叶。

【别名】广藤、小广藤、土藤。

【形态特征】木质藤本。小枝通常被灰黄色茸毛，有条纹；老枝无毛。叶片三角状卵形至三角状近圆形，有小突尖，基部近截平至心形，边缘有圆齿或近全缘，两面被茸毛或腹面被疏柔毛至近无毛，很少两面近无毛。聚伞花序伞房状，被茸毛。核果红色或紫色，果核直径5~6 mm。花期4~6月，果期9~10月。

【分布】生于林中、林缘和灌木丛中。广布于我国长江流域以南地区，尤在广西、广东、云南较常见。

【性能主治】藤茎、叶味苦，性凉。具有清热解毒、息风止痉、祛风除湿的功效。主治疮疡肿毒，咽喉肿痛，惊风抽搐，风湿痹痛，跌打损伤，毒蛇咬伤。

【采收加工】全年均可采收，晒干。

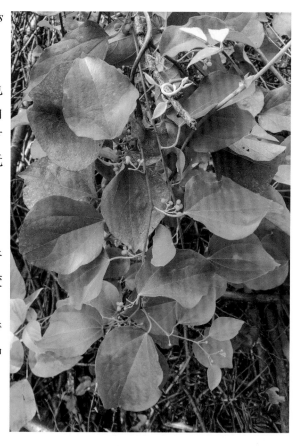

金果榄

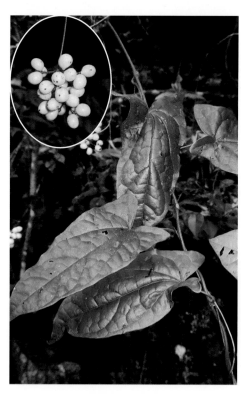

【基原】为防己科青牛胆*Tinospora sagittata* (Oliv.) Gagnep. 的块根。

【别名】山慈菇、金牛胆、地苦胆。

【形态特征】草质藤本。具连珠状块根，膨大部分常为不规则球形，黄色。叶片纸质至薄革质，披针状箭形或有时披针状戟形，通常仅在脉上被短硬毛，有时腹面或两面近无毛。花序腋生，常数个或多个簇生，聚伞花序或分枝成疏花的圆锥状花序。核果红色，近球形；果核近半球形。花期4月，果期秋季。

【分布】生于林下、林缘、竹林及草地上。产于广西、广东、海南、贵州、湖南、四川、江西、福建、湖北、陕西、西藏等地。

【性能主治】块根味苦，性寒。具有清热解毒、利咽、止痛的功效。主治咽喉肿痛，痈疽疔毒，泄泻，痢疾，脘腹热痛。

【采收加工】秋、冬季采收，除去须根，洗净，晒干。

马兜铃

【基原】为马兜铃科马兜铃 *Aristolochia debilis* Sieb. et Zucc. 的成熟果实。

【别名】青藤香、蛇参根、独行根。

【形态特征】草质藤本。根圆柱形，外皮黄褐色。叶片纸质，卵状三角形、长圆状卵形或戟形。花单生或2朵聚生于叶腋；花基部膨大呈球形，向上收狭成长管，管口扩大呈漏斗状，黄绿色，口部有紫斑，外面无毛，内面有腺体状毛。蒴果近球形，顶端圆形而微凹，具6棱。花期7~8月，果期9~10月。

【分布】生于山谷、沟边、路旁阴湿处及山坡灌木丛中。广西、广东常有栽培，产于我国长江流域以南地区及山东、河南等地。

【性能主治】成熟果实味苦，性微寒。具有清肺降气、止咳平喘、清肠消痔的功效。主治肺热咳喘，痰中带血，肠热痔血，痔疮肿痛。

【采收加工】秋季果实由绿变黄时采收，干燥。

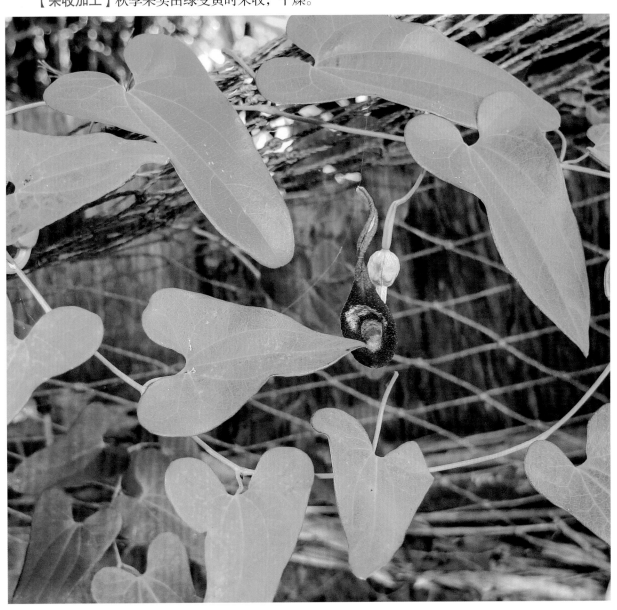

鼻血雷

【基原】为马兜铃科管花马兜铃*Aristolochia tubiflora* Dunn 的根、全草。

【别名】天然草、一点血、南木香。

【形态特征】草质藤本。根细长，黄褐色。茎无毛，干后有槽纹，嫩枝、叶柄折断后渗出微红色汁液。叶片纸质或近膜质，卵状心形或卵状三角形。花单生或2朵聚生于叶腋；花被基部膨大呈球形，向上急收狭成长管，管口扩大呈漏斗状。蒴果长圆形。种子卵形或卵状三角形。花期4~8月，果期10~12月。

【分布】生于林下阴湿处。产于广西、广东、贵州、四川、湖南、湖北、江西、福建、浙江、河南等地。

【性能主治】根、全草味苦、辛，性寒。具有清热解毒、行气止痛的功效。主治毒蛇咬伤，疮疡疖肿，胃痛，腹泻，风湿关节痛，痛经，跌打损伤。

【采收加工】冬季采收全草，洗净，切段，晒干或鲜用。

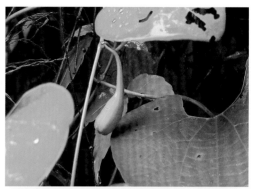

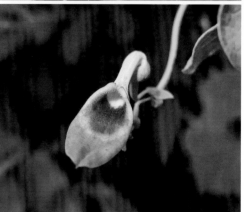

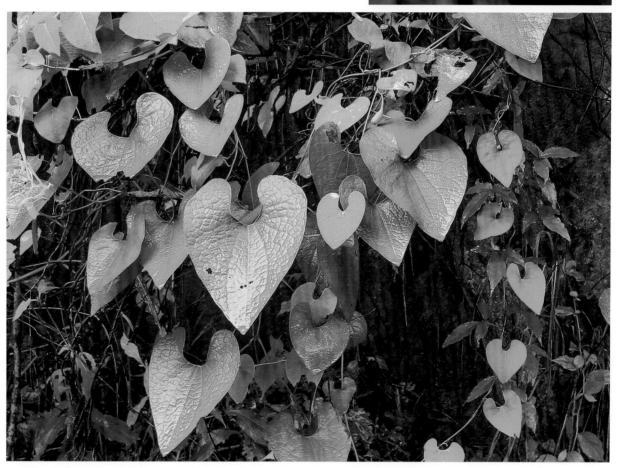

尾花细辛

【基原】为马兜铃科尾花细辛*Asarum caudigerum* Hance 的全草。

【别名】马蹄金、土细辛、金耳环。

【形态特征】多年生草本。全株被散生柔毛。根状茎粗壮，有多条纤维根。叶片阔卵形、三角状卵形或卵状心形，基部耳状或心形。花被绿色，被紫红色圆点状短毛丛；花被裂片上部卵状长圆形，先端骤窄成细长尾尖，尾长可达1.2 cm。果近球状，具宿存花被。花期4~5月，广西可晚至11月。

【分布】生于林下、溪边和路旁阴湿处。产于广西、广东、云南、贵州、四川、湖南、湖北、台湾、福建等地。

【性能主治】全草味辛、微苦，性温；有小毒。具有温经散寒、消肿止痛、化痰止咳的功效。主治头痛，风寒感冒，咳嗽哮喘，口舌生疮，风湿痹痛，跌打损伤，毒蛇咬伤，疮疡肿毒。

【采收加工】全年均可采收，阴干。

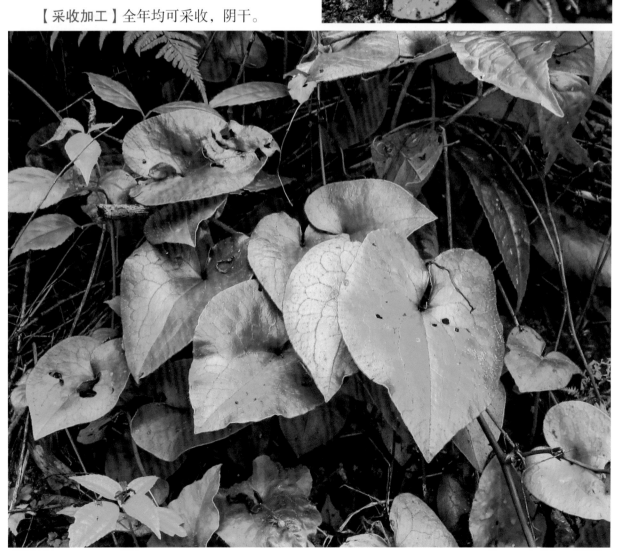

南藤

【基原】为胡椒科石南藤*Piper wallichii* (Miq.) Hand.–Mazz. 的茎、叶、全株。

【别名】搜山虎、风藤、巴岩香。

【形态特征】攀缘藤本。枝被疏毛或脱落变无毛，淡黄色，有纵棱。叶片硬纸质，干时变淡黄色，无明显腺点，椭圆形，先端长渐尖，基部渐狭或钝圆，腹面无毛，背面被长短不一的疏粗毛。花单性，雌雄异株，聚集成与叶对生的穗状花序。浆果球形，直径3~3.5 mm，无毛，有疣状突起。花期5~6月。

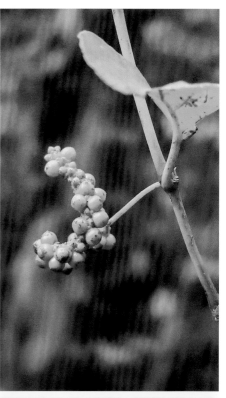

【分布】生于林中阴处或湿润处，攀爬于石壁或树上。产于广西、云南、贵州、湖南、湖北、四川、甘肃等地。

【性能主治】茎、叶、全株味辛，性温。具有祛风除湿、强腰膝、补肾壮阳、止咳平喘、活血止痛的功效。主治风寒湿痹，腰膝酸痛，阳痿，咳嗽气喘，痛经，跌打肿痛。

【采收加工】8~10月采收带叶茎枝，晒干后，扎成把。

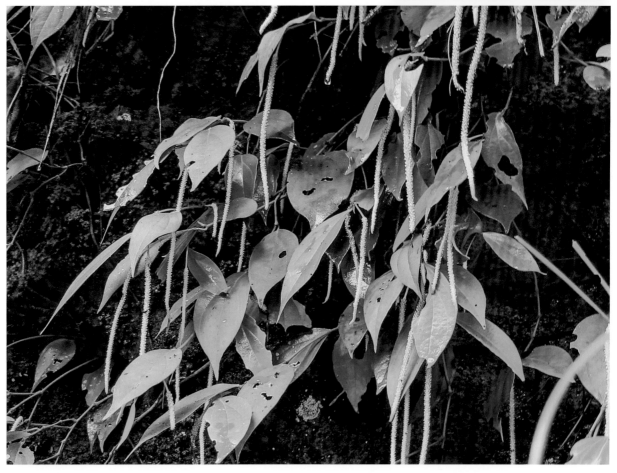

三白草

【基原】为三白草科三白草*Saururus chinensis* (Lour.) Baill. 的地上部分。

【别名】水木通、五路白、三点白。

【形态特征】湿生草本。茎粗壮，有纵长粗棱和沟槽，下部伏地，常带白色，上部直立，绿色。叶片纸质，密生腺点，阔卵形至卵状披针形，顶端短尖或渐尖，基部心形或斜心形，两面均无毛。花序白色，总花梗无毛，但花序轴密被短柔毛；苞片近匙形，无毛或有疏缘毛，被柔毛。花期4~6月。

【分布】生于低湿沟边、塘边或溪边。产于广西、广东、山东、河南、河北等地。

【性能主治】地上部分味甘、辛，性寒。具有利尿消肿、清热解毒的功效。主治水肿，小便不利，淋沥涩痛，带下；外用治疮疡肿毒，湿疹。

【采收加工】全年均可采收，洗净，晒干。

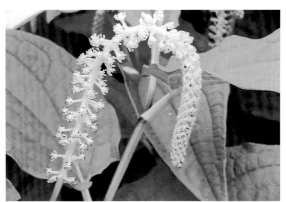

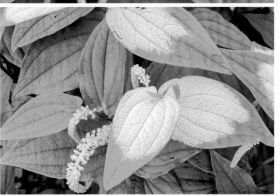

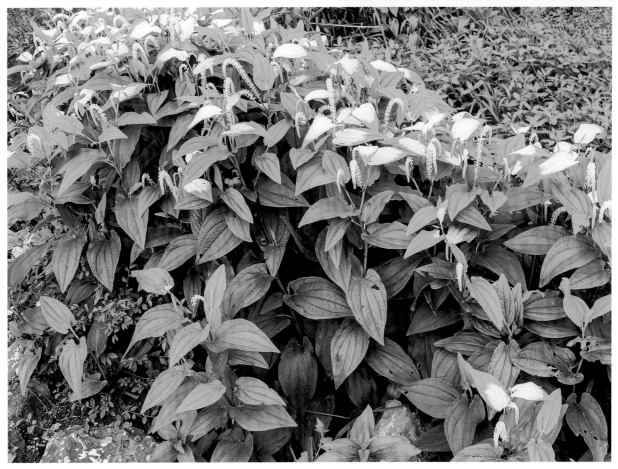

鱼腥草

【基原】为三白草科蕺菜*Houttuynia cordata* Thunb. 的全草。

【别名】蕺菜、臭菜。

【形态特征】多年生草本。茎、叶有鱼腥味。根状茎白色，节上轮生须根。叶片心形或阔卵形。花序穗状，基部有4片白色花瓣状的苞片；花小而密，无花被。花期4~9月。

【分布】生于沟边、林下潮湿处。产于广西、广东、云南、陕西、甘肃等地。

【性能主治】全草味辛，性微寒。具有清热解毒、通淋利尿、消痈排脓的功效。主治肺痈吐脓，痰热喘咳，热痢，热淋，痈肿疮毒。

【采收加工】夏季茎叶茂盛、花穗多时采收，晒干。

【附注】野生资源较多，亦有栽培。

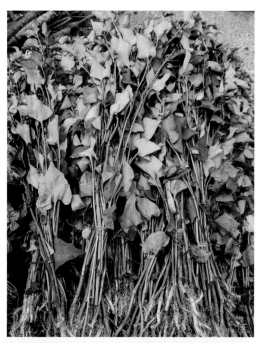

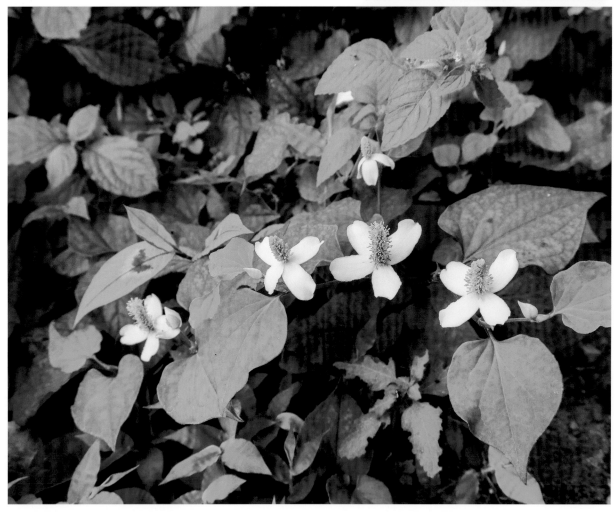

剪草

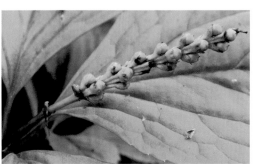

【基原】为金粟兰科丝穗金粟兰*Chloranthus fortunei* (A. Gray) Solms-Laub. 的全草和根。

【别名】四块瓦、四叶对、银线草。

【形态特征】多年生草本。全株无毛。根状茎粗短，密生多数细长须根。茎直立，单生或数个丛生，下部节上对生2片鳞状叶。叶对生，通常4片生于茎上部；叶片纸质，宽椭圆形或倒卵形，嫩叶背面密生细小腺点。穗状花序单一；花白色，有香气。核果球形，有纵条纹。花期4~5月，果期5~6月。

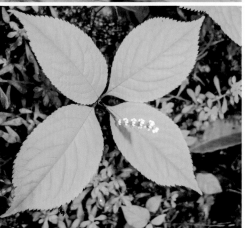

【分布】生于山坡或低山林下阴湿处和山沟草丛中。产于广西、广东、四川、湖南、湖北、江西、安徽、浙江、江苏、山东、台湾等地。

【性能主治】全草和根味辛、苦，性平；有毒。具有祛风活血、解毒消肿的功效。主治风湿痹痛，跌打损伤，疮疖癣疥，毒蛇咬伤。

【采收加工】夏季采收，除去杂质，洗净，晒干。

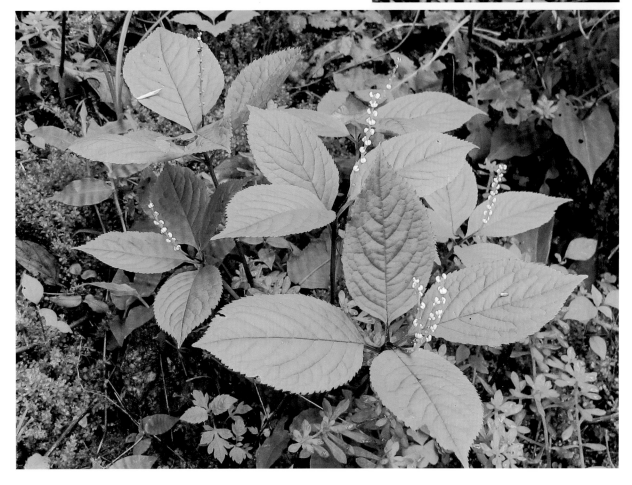

肿节风

【基原】为金粟兰科草珊瑚 *Sarcandra glabra* (Thunb.) Nakai 的全株。

【别名】九节茶、九节风、接骨莲。

【形态特征】常绿小灌木。叶革质；叶片椭圆形、卵形至卵状披针形，边缘具粗锐齿，齿尖有1个腺体，两面均无毛；叶柄基部合生成鞘状。穗状花序顶生，通常分枝，多少成圆锥花序状；花黄绿色；子房球形或卵形，无花柱。核果球形，直径3~4 mm，熟时亮红色。花期6月，果期8~10月。

【分布】生于山谷林下阴湿处。产于广西、广东、云南、贵州、四川、湖南、江西、福建、台湾、安徽、浙江等地。

【性能主治】全株味苦、辛，性平。具有清热凉血、活血消斑、祛风通络的功效。主治血热紫斑，紫癜，风湿痹痛，跌打损伤。

【采收加工】夏、秋季采收，除去杂质，晒干。

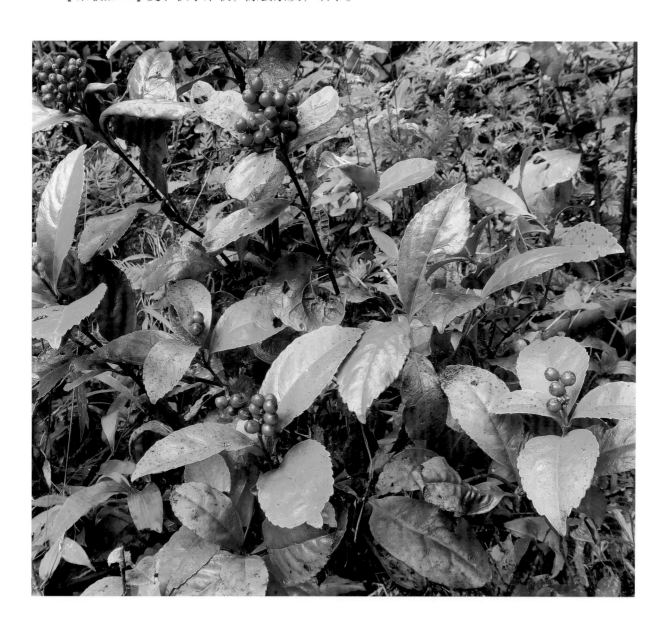

荠

【基原】为十字花科荠 *Capsella bursa-pastoris* (L.) Medik. 的全草、花序、种子。

【别名】护生草、荠花、荠实。

【形态特征】一年或二年生草本。基生叶丛生呈莲座状，大头羽状分裂，顶裂片卵形至长圆形，侧裂片长圆形至卵形；茎生叶窄披针形或披针形，基部箭形，抱茎，边缘有缺刻或齿。总状花序顶生及腋生；花瓣白色，卵形，有短爪。短角果倒三角形或倒心状三角形，扁平，顶端微凹。花果期4~6月。

【分布】生于山坡、田边及路旁。产于全国大部分地区。

【性能主治】全草味甘、淡，性凉。具有凉肝止血、平肝明目、清热利湿的功效。主治吐血，衄血，咯血，尿血，崩漏，目赤疼痛，眼底出血，高血压病，赤白痢疾，肾炎水肿，乳糜尿。花序味甘，性凉。具有凉血止血、清热利湿的功效。主治痢疾，崩漏，尿血，吐血，咯血，衄血，小儿乳积，赤白带下。种子味甘，性平。具有祛风明目的功效。主治目痛，青盲翳障。

【采收加工】3~5月采收全草，洗净，晒干。4~5月采收花序，晒干。6月果实成熟时采收果枝，晒干，揉出种子。

【附注】《中华本草》记载荠以全草、花序、种子入药的药材名分别为荠菜、荠菜花、荠菜子。

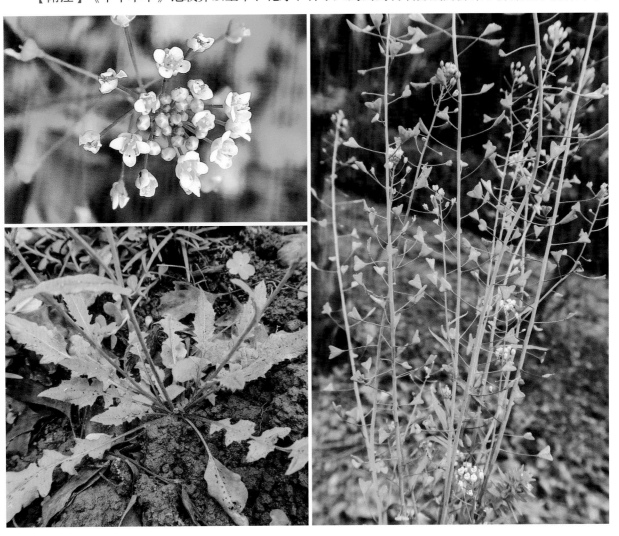

如意草

【基原】为堇菜科如意草*Viola arcuata* Blume 的全草。

【别名】白三百棒、红三百棒。

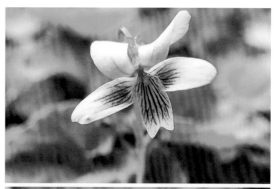

【形态特征】多年生草本。根状茎横走，褐色，密生多数纤维状根，向上发出多条地上茎或匍匐枝。基生叶深绿色，三角状心形或卵状心形，弯缺呈新月形，边缘具浅而内弯的疏齿，两面通常无毛或背面沿脉被疏柔毛。花淡紫色或白色，皆自茎生叶或匍匐枝的叶腋抽出，具长梗。花期3~6月。

【分布】生于溪谷潮湿地、沼泽地、灌木丛边缘。产于广西、广东、云南、台湾等地。

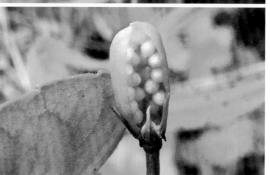

【性能主治】全草味辛、麻、微酸，性寒。具有清热解毒、散瘀止血的功效。主治疮疡肿毒，乳痈，跌打损伤，开放性骨折，外伤出血。

【采收加工】秋季采收，洗净，晒干。

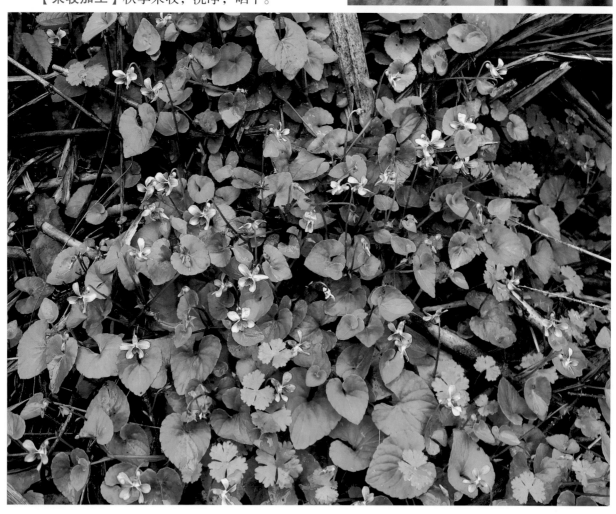

地白草

【基原】为堇菜科七星莲*Viola diffusa* Ging. 的全草。

【别名】白菜仔、狗儿草、黄瓜菜。

【形态特征】一年生草本。全株被糙毛或白色柔毛，或近无毛，花期生出地上匍匐枝。匍匐枝先端具莲座状叶丛，通常生不定根。基生叶丛生，呈莲座状，或于匍匐枝上互生；叶片卵形或卵状长圆形，边缘具钝齿及缘毛。花较小，淡紫色或浅黄色。蒴果长圆形，顶端常具宿存的花柱。花期3~5月，果期5~8月。

【分布】生于山地林下、林缘、草坡、溪谷旁、岩石缝隙中。产于广西、云南、四川、浙江、台湾等地。

【性能主治】全草味苦、辛，性寒。具有清热解毒、散瘀消肿的功效。主治疮疡肿毒，肺热咳嗽，百日咳，黄疸型肝炎，带状疱疹，水火烫伤，跌打损伤，毒蛇咬伤。

【采收加工】夏、秋季采收，洗净，除去杂质，鲜用或晒干。

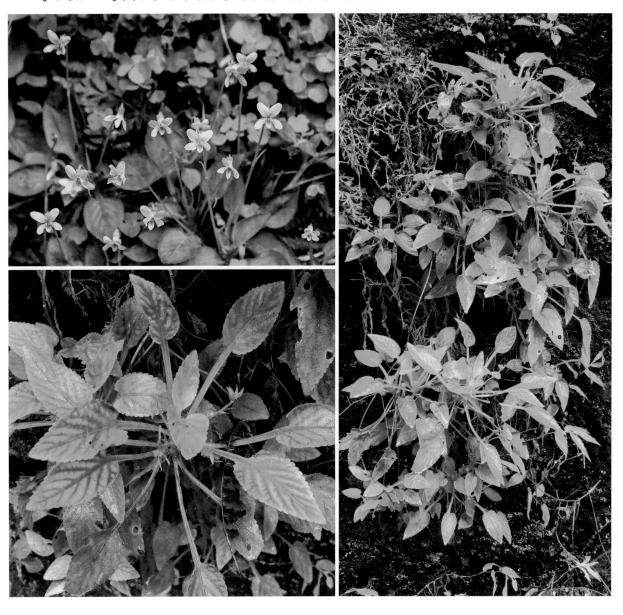

黄花倒水莲

【基原】为远志科黄花倒水莲*Polygala fallax* Hemsl. 的根。

【别名】黄花参、观音串、黄花远志。

【形态特征】灌木或小乔木。根粗壮，多分枝，表皮淡黄色。单叶互生；叶片膜质，披针形至椭圆状披针形，全缘，腹面深绿色，背面淡绿色，两面均被短柔毛。总状花序顶生或腋生，花瓣正黄色，侧生花瓣长圆形。蒴果阔倒心形至圆形，绿黄色。种子圆形，密被白色短柔毛。花期5~8月，果期8~10月。

【分布】生于山谷林下水旁阴湿处。产于广西、广东、云南、湖南、江西、福建等地。

【性能主治】根味甘、微苦，性平。具有补益、强壮、祛湿、散瘀的功效。主治产后或病后体虚，急慢性肝炎，腰腿酸痛，子宫脱垂，脱肛，神经衰弱，月经不调，尿路感染，风湿骨痛，跌打损伤。

【采收加工】秋、冬季采收根，切片，晒干。

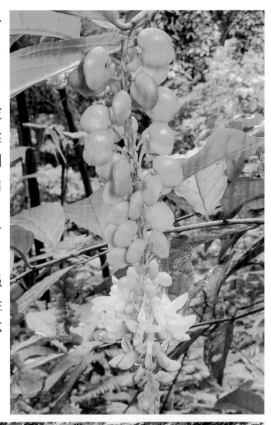

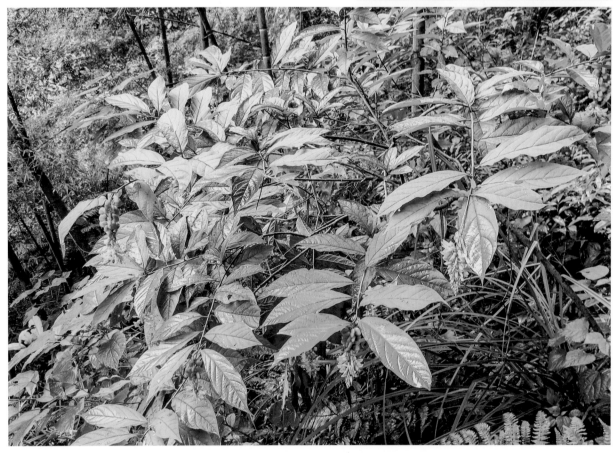

吹云草

【基原】为远志科齿果草*Salomonia cantoniensis* Lour. 的全草。

【别名】一碗泡、斩蛇剑、过山龙。

【形态特征】一年生直立草木。根纤细,芳香。茎细弱,多分枝,具狭翅。单叶互生;叶片膜质,卵状心形或心形,先端钝,具短尖头,基部心形,全缘或微波状,绿色,无毛。穗状花序顶生,多花,花瓣3片,淡红色。蒴果肾形,两侧具2列三角状尖齿。种子2粒,卵形。花期7~8月,果期8~10月。

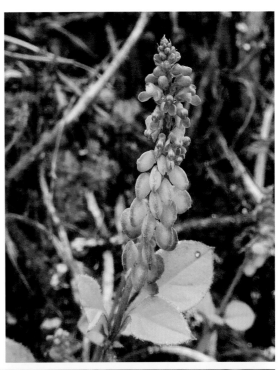

【分布】生于山坡林下、灌木丛中或草地。产于华东、华中、华南和西南地区。

【性能主治】全草性微辛,性平。具有解毒消肿、散瘀止痛的功效。主治痈肿疮疡,无名肿毒,喉痹,毒蛇咬伤,跌打损伤,风湿关节痛,牙痛。

【采收加工】夏、秋季采收,洗净,鲜用或晒干。

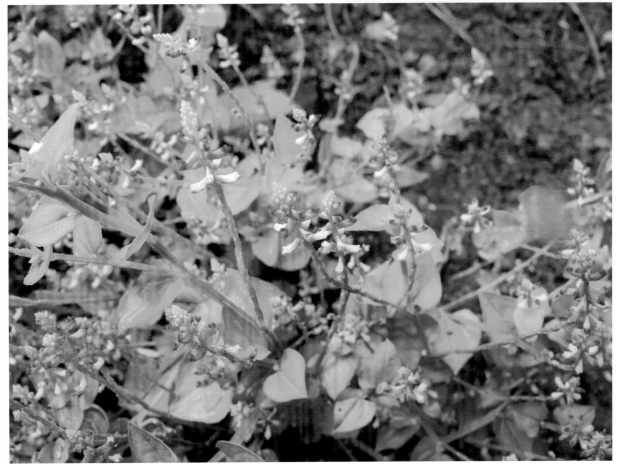

马牙半支

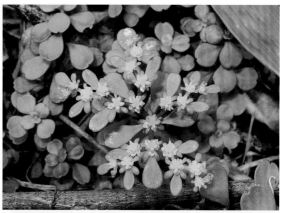

【基原】为景天科凹叶景天Sedum emarginatum Migo 的全草。

【别名】旱半支、马牙苋、山半支。

【形态特征】多年生草本。叶对生；叶片匙状倒卵形至宽卵形，先端圆，有微缺，基部渐狭，有短距。花序聚伞状，顶生，有多花，常有3个分枝；花无梗；萼片5枚，披针形至狭长圆形；花瓣5片，黄色，线状披针形至披针形。蓇葖略叉开，腹面有浅囊状隆起。种子细小，褐色。花期5~6月，果期6月。

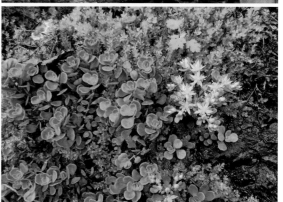

【分布】生于山坡阴湿处。产于广西、云南、四川、湖南、湖北、江西、安徽、浙江、江苏、甘肃、陕西等地。

【性能主治】全草味苦、酸，性凉。具有清热解毒、凉血止血、利湿的功效。主治痈疖，疔疮，带状疱疹，瘰疬，咯血，吐血，衄血，便血，痢疾，淋病，黄疸，崩漏，带下。

【采收加工】夏、秋季采收鲜用或晒干。

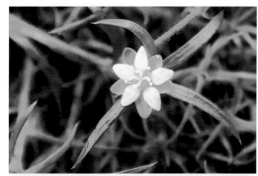

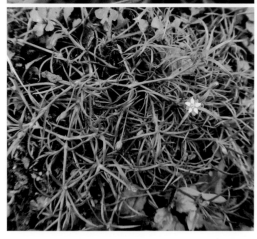

漆姑草

【基原】为石竹科漆姑草Sagina japonica (Sw.) Ohwi 的全草。

【别名】牛毛粘、瓜糙草、蛇牙草。

【形态特征】一年生小草本。上部被稀疏腺柔毛。茎丛生，稍铺散。叶片线形，顶端急尖，无毛。花小形，单生于枝端；花梗细，被稀疏短柔毛；花卵状椭圆形，顶端尖或钝，外面疏生短腺柔毛，边缘膜质；花瓣5片，狭卵形，白色。蒴果卵圆形。种子细，圆肾形，褐色，表面具尖瘤状突起。花期4~5月，果期5~6月。

【分布】生于河岸沙地、摆荒地或路旁草地。产于东北、华北、华东、华中、西南地区及陕西、甘肃等地。

【性能主治】全草味苦、辛，性凉。具有凉血解毒、杀虫止痒的功效。主治漆疮，秃疮，湿疹，丹毒，瘰疬，无名肿毒，毒蛇咬伤，鼻渊，龋齿痛，跌打内伤。

【采收加工】4~5月采收，洗净，鲜用或晒干。

土人参

【基原】为马齿苋科土人参*Talinum paniculatum* (Jacq.) Gaertn. 的根。

【别名】假人参、土洋参、土参。

【形态特征】一年生肉质草本。主根棕褐色，粗壮，有分枝，皮黑褐色，断面乳白色。叶互生或近对生；叶片稍肉质，倒卵形或倒卵状长椭圆形。圆锥花序顶生或腋生；花小，花瓣粉红色或淡紫红色，长椭圆形、倒卵形或椭圆形。蒴果近球形。种子多数，黑褐色或黑色。花期6~8月，果期9~11月。

【分布】生于田野、路边、山坡沟边等阴湿处。产于广西、广东、贵州、云南、四川、浙江、安徽等地。

【性能主治】根味甘、淡，性平。具有补气润肺、止咳、调经的功效。主治气虚乏倦，食少，泄泻，肺痨咳血，眩晕，潮热，盗汗，自汗，月经不调，带下，产妇乳汁不足。

【采收加工】8~9月采收，洗净，除去细根，晒干或刮去表皮，蒸熟晒干。

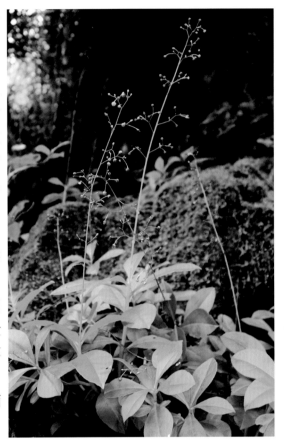

金线草

【基原】为蓼科金线草*Antenoron filiforme* (Thunb.) Roberty et Vautier 的全草。

【别名】人字草、九盘龙、毛血草。

【形态特征】多年生草本。茎直立，具糙伏毛，有纵沟，节部膨大。叶片椭圆形或长圆形，两面有长糙伏毛，具糙伏毛；托叶鞘筒状，膜质，褐色。总状花序呈穗状，通常数个，顶生或腋生，花序轴延伸，花排列稀疏。瘦果卵形，双凸镜状，褐色。花期7~8月，果期9~10月。

【分布】生于山坡林缘、山谷路旁。产于陕西南部、甘肃南部及华东、华中、华南、西南地区。

【性能主治】全草味辛，性凉；有小毒。具有凉血止血、清热利湿、散瘀止痛的功效。主治咳血，吐血，便血，血崩，泄泻，痢疾，胃痛，经期腹痛，产后血瘀腹痛，跌打损伤，风湿痹痛。

【采收加工】夏、秋季采收，鲜用或晒干。

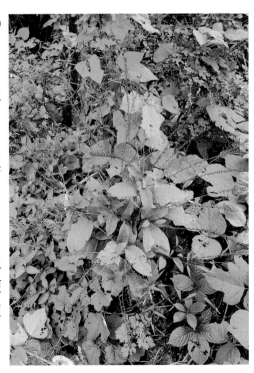

金荞麦

【基原】为蓼科金荞麦 *Fagopyrum dibotrys* (D. Don) Hara 的根状茎。

【别名】野荞麦、荞麦三七、金锁银开。

【形态特征】多年生草本。根状茎木质化，黑褐色。叶片三角形，边全缘，两面具乳头状突起或被柔毛；托叶鞘筒状，膜质，褐色，无缘毛。花序伞房状，顶生或腋生；苞片卵状披针形，顶端尖，边缘膜质；花被5深裂，白色，长椭圆形。瘦果宽卵形，黑褐色，无光泽。花期7~9月，果期8~10月。

【分布】生于山谷湿地、山坡灌木丛中。产于华东、华中、华南、西南地区及陕西。

【性能主治】根状茎味微辛、涩，性凉。具有清热解毒、排脓祛瘀的功效。主治肺痈吐脓，肺热喘咳，乳蛾肿痛。

【采收加工】冬季采收，除去茎和须根，洗净，晒干。

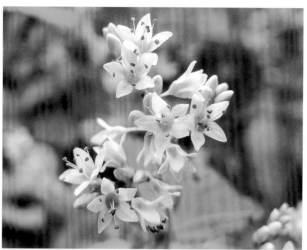

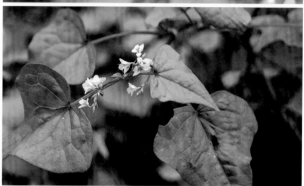

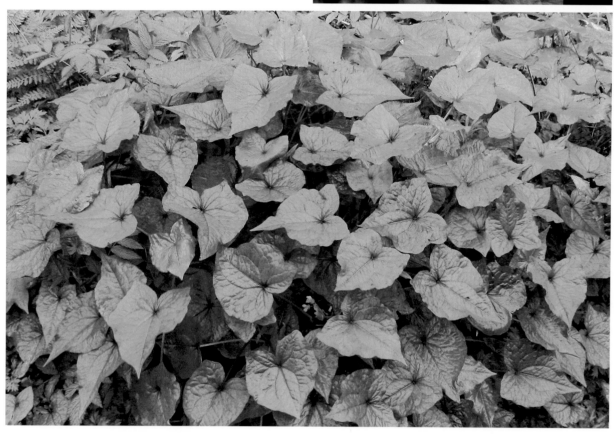

何首乌

【基原】为蓼科何首乌*Fallopia multiflora* (Thunb.) Haraldson 的块根。

【别名】首乌、赤首乌、铁秤砣。

【形态特征】多年生草本。块根肥厚，黑褐色。茎缠绕，多分枝，具纵棱，无毛，下部木质化。叶片卵状心形，全缘。花序圆锥状，顶生或腋生，苞片三角状卵形，具小突起，每苞内具2~4朵花；花被5深裂，白色或淡绿色，果时增大，外形近圆形。瘦果卵形，黑褐色。花期8~9月，果期9~10月。

【分布】生于山谷路边、灌木丛中、山坡及水沟边的石隙。产于广西、贵州、四川、河南、江苏、湖北等地。

【性能主治】块根味苦、甘、涩，性微温。具有解毒、消痈、截疟、润肠通便的功效。主治疮痈，瘰疬，风疹瘙痒，久疟体虚，肠燥便秘。

【采收加工】秋、冬季叶枯萎时采收，削去两端，洗净，个大的切成块，干燥。

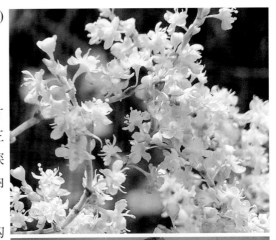

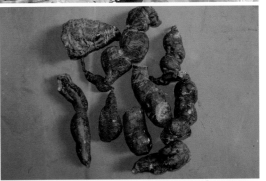

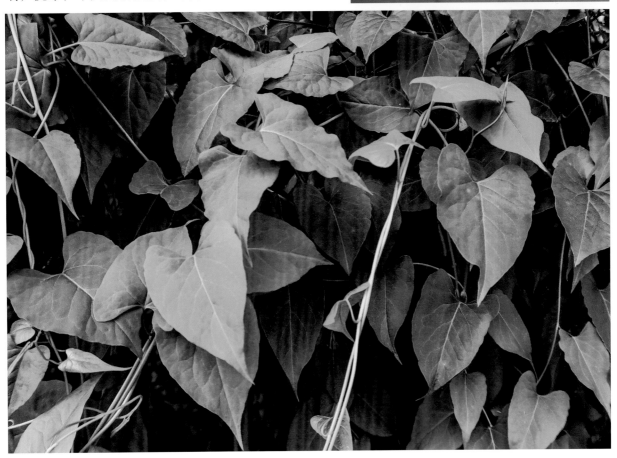

石莽草

【基原】为蓼科头花蓼*Polygonum capitatum* Buch.–Ham. ex D. Don 的全草。

【别名】省订草、雷公须、火眼丹。

【形态特征】多年生草本。茎匍匐，丛生，多分枝，疏生腺毛或近无毛；一年生枝近直立，疏生腺毛。叶片卵形或椭圆形，全缘，边缘具腺毛，两面疏生腺毛，腹面有时具黑褐色新月形斑点。花序头状；花被5深裂，淡红色。瘦果长卵形，黑褐色，密生小点，微有光泽。花期6~9月，果期8~10月。

【分布】生于山坡、山谷湿地。产于广西、广东、云南、贵州、四川、湖南、湖北、江西、西藏等地。

【性能主治】全草味苦、辛，性凉。具有清热利湿、活血止痛的功效。主治痢疾，肾盂肾炎，膀胱炎，尿路结石，风湿骨痛，跌打损伤，痄腮，疮疡，湿疹。

【采收加工】全年均可采收，晒干或鲜用。

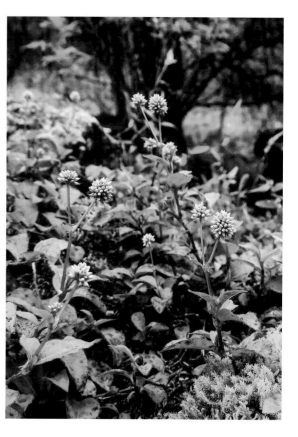

火炭母

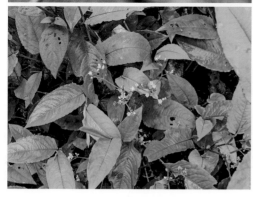

【基原】为蓼科火炭母*Polygonum chinense* L. 的全草。

【别名】火炭毛、乌炭子、运药。

【形态特征】多年生草本。茎直立，通常无毛。叶卵形或长卵形，边全缘，两面无毛，有时背面沿叶脉疏生短柔毛。花序头状，通常数个排成圆锥状，顶生或腋生；花序梗被腺毛；花被5深裂，白色或淡红色，裂片卵形，果时增大，呈肉质，蓝黑色。瘦果宽卵形，黑色。花期7~9月，果期8~10月。

【分布】生于山谷湿地、山坡草地。产于华东、华中、华南、西南地区及陕西南部、甘肃南部。

【性能主治】全草味酸、涩，性凉；有毒。具有清热解毒、利湿止痒、明目退翳的功效。主治痢疾，肠炎，扁桃体炎，咽喉炎；外用治角膜云翳，子宫颈炎，霉菌性阴道炎，皮炎湿疹。

【采收加工】夏、秋季采收，除去泥沙，晒干。

扛板归

【基原】为蓼科扛板归*Polygonum perfoliatum* L. 的全草。

【别名】方胜板、刺犁头、蛇不过。

【形态特征】一年生草本。茎攀援，多分枝，沿棱具稀疏的倒生皮刺。叶片三角形，薄纸质，腹面无毛，背面沿叶脉疏生皮刺。总状花序呈短穗状，不分枝，顶生或腋生；花被5深裂，白色或淡红色，果时增大，呈肉质，深蓝色。瘦果球形，黑色，有光泽，包于宿存花被内。花期6~8月，果期7~10月。

【分布】生于田边、路旁、山谷湿地。产于广西、广东、云南、贵州、四川、海南、江西、福建、台湾、湖南、湖北、安徽、浙江、江苏、山东、河南、河北、陕西、甘肃、黑龙江、吉林、辽宁等地。

【性能主治】全草味酸、苦，性平。具有清热解毒、利湿消肿、散瘀止血的功效。主治疗疮痈肿，丹毒，疟腮，乳腺炎，聤耳，喉蛾，感冒发热，肺热咳嗽，百日咳，瘰疬，痔疾，鱼口便毒，泻痢，黄疸，臌胀，水肿，淋浊，带下，疟疾，风火赤眼，跌打肿痛，吐血，便血，蛇虫咬伤。

【采收加工】夏、秋季采收，割取地上部分，鲜用或晾干。

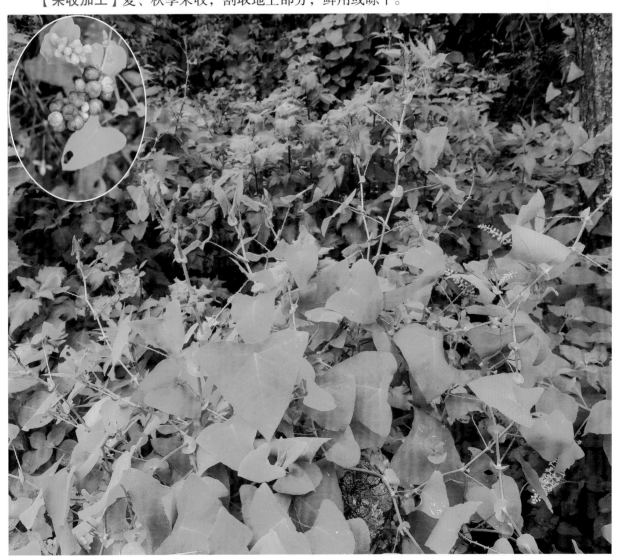

虎杖

【基原】为蓼科虎杖*Reynoutria japonica* Houtt.
的根状茎和根。

【别名】花斑竹、酸筒杆、酸汤梗。

【形态特征】多年生草本。根状茎粗壮，横走。
茎直立，具小突起，无毛，散生红色或紫红斑点。叶
片宽卵形或卵状椭圆形，近革质，两面无毛，沿叶脉
具小突起。花单性，雌雄异株，花序圆锥状；花被5
深裂，淡绿色，雄花花被片具绿色中脉，无翅。瘦果
卵形，黑褐色。花期8~9月，果期9~10月。

【分布】生于山坡灌木丛中、山谷、路旁、田边
湿地。产于华东、华中、华南地区及四川、云南、贵
州、陕西南部、甘肃南部等地。

【性能主治】根状茎、根味咸，性寒。具有消痰
软坚散结、利尿消肿的功效。主治瘿瘤，瘰疬，睾丸
肿痛，痰饮水肿。

【采收加工】夏、秋季采收，晒干。

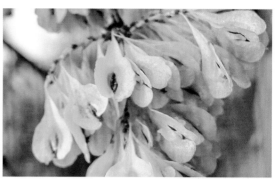

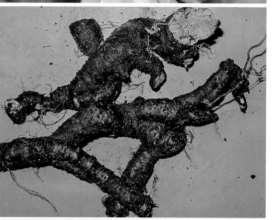

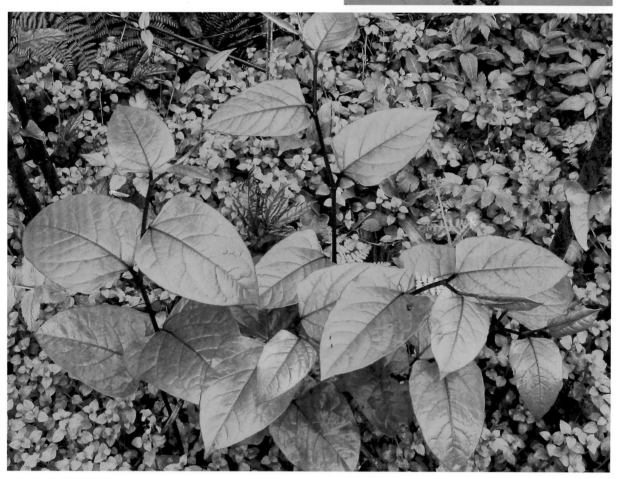

商陆

【基原】为商陆科商陆 *Phytolacca acinosa* Roxb. 的根。

【别名】土冬瓜、抱母鸡、土母鸡。

【形态特征】多年生草本。根肥大，肉质，倒圆锥形，外皮淡黄色或灰褐色，内面黄白色。茎直立，肉质，绿色或红紫色。叶片薄纸质，椭圆形、长椭圆形或披针状椭圆形。总状花序顶生或与叶对生，密生多花；花白色后渐变为淡红色。浆果扁球形，深红紫色或黑色。花期5~8月，果期6~10月。

【分布】生于沟谷、山坡林下、林缘路旁。除东北地区及内蒙古、青海、新疆外，几乎遍布全国。

【性能主治】根味苦，性寒；有毒。具有逐水消肿、通利二便的功效，外用解毒散结。主治水肿胀满，二便不通；外用治痈肿疮毒。

【采收加工】秋季至翌年春季采收，除去须根和泥沙，切成块或片，晒干或阴干。

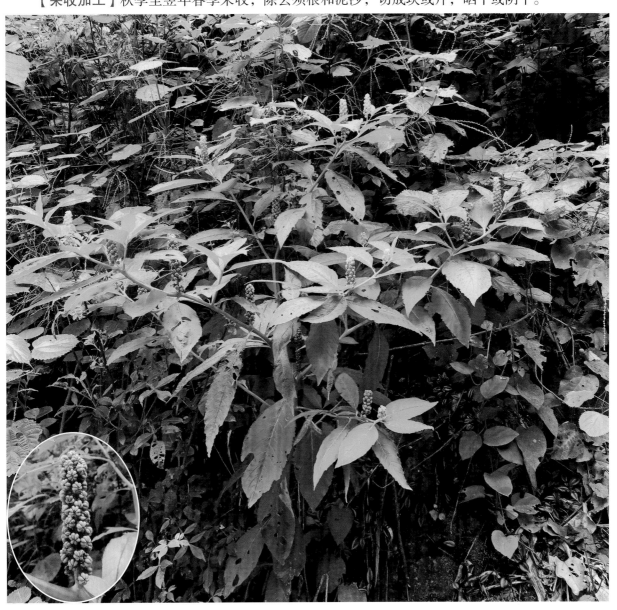

垂序商陆

【基原】为商陆科垂序商陆*Phytolacca americana* L. 的根。

【别名】地萝卜、章柳、金七娘。

【形态特征】多年生草本。根粗壮，肥大，倒圆锥形。茎直立，圆柱形，有时带紫红色。叶片椭圆状卵形或卵状披针形。总状花序顶生或侧生；花白色，微带红晕，花被片5枚；雄蕊、心皮及花柱通常均为10枚，心皮合生。果序下垂；浆果扁球形，熟时紫黑色。种子肾圆形。花期6~8月，果期8~10月。

【分布】生于山坡、路旁、田边。产于广西、广东、云南、四川、江西、福建、湖北、浙江、江苏、山东、河南、河北、陕西等地。

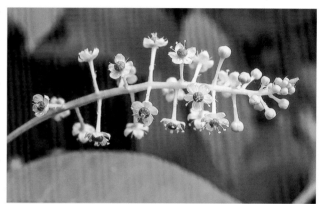

【性能主治】根味苦，性寒；有毒。具有逐水消肿、通利二便的功效，外用解毒散结。主治水肿胀满，二便不通；外用治痈肿疮毒。

【采收加工】秋季至翌年春季采收，除去须根和泥沙，切成块或片，晒干或阴干。

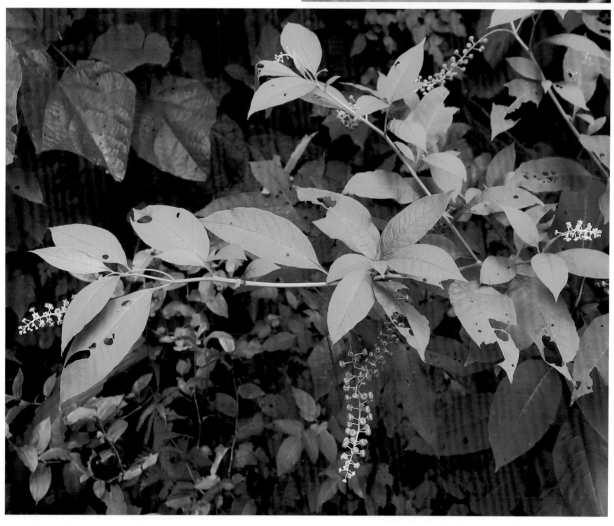

土荆芥

【基原】为藜科土荆芥*Dysphania ambrosioides* (L.) Mosyakin et Clemants 的带果穗全草。

【别名】鹅脚草、红泽兰、天仙草。

【形态特征】一年生或多年生草本。有强烈香味。茎直立，多分枝，有短柔毛并兼有具节的长柔毛。叶片矩圆状披针形至披针形，边缘具稀疏不整齐的大齿，腹面平滑无毛，背面有散生油点并沿叶脉稍有毛。花通常3~5朵团集，生于上部叶腋，花绿色。胞果扁球形，完全包于花被内。花果期长。

【分布】生于村旁、路边、河岸等处。产于广西、广东、四川、江西、福建、台湾、湖南、浙江、江苏等地。

【性能主治】带果穗全草味辛、苦，性微温；有大毒。具有祛风除湿、杀虫止痒、活血消肿的功效。主治钩虫病、蛔虫病、蛲虫病，头虱，皮肤湿疹，疥癣，风湿痹痛，闭经，痛经，口舌生疮，咽喉肿痛，跌打损伤，蛇虫咬伤。

【采收加工】8~9月下旬采收全草，摊放在通风处或捆束悬挂阴干，避免日晒及雨淋。

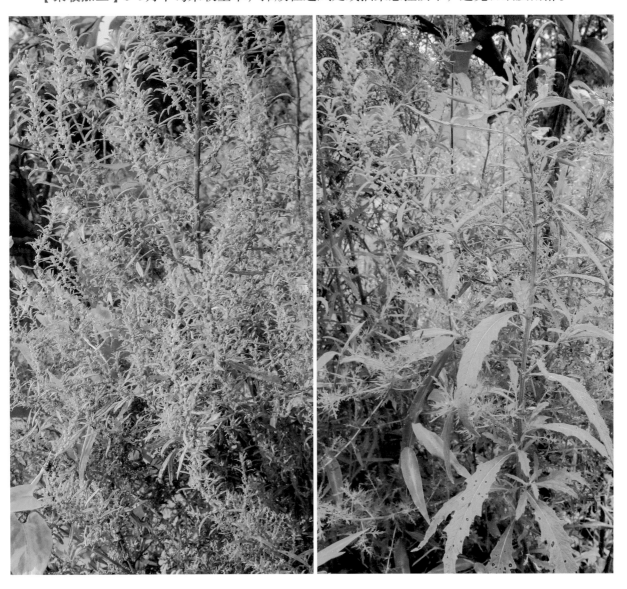

节节花

【基原】为苋科莲子草 *Alternanthera sessilis* (L.) R. Br. ex DC. 的全草。

【别名】耐惊菜、蓬子草、满天星。

【形态特征】多年生草本。茎上升或匍匐，绿色或稍带紫色，在节处有1行横生柔毛。叶片形状及大小有变化，条状披针形、矩圆形、倒卵形或卵状矩圆形，全缘或有不明显齿，两面无毛或疏生柔毛。腋生头状花序1~4个，无花序梗，初为球形，后渐成圆柱形；花密生，白色。花期5~7月，果期7~9月。

【分布】生于村庄附近的草坡、水沟、田边或沼泽、海边潮湿处。产于广西、广东、云南、贵州、四川、江西、福建、台湾、湖南、湖北、安徽、江苏、浙江等地。

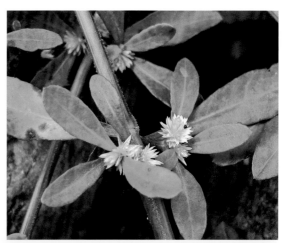

【性能主治】全草味微甘，性寒。具有凉血散瘀、清热解毒、除湿通淋的功效。主治咳血，吐血，便血，湿热黄疸，痢疾，泄泻，牙龈肿痛，咽喉肿痛，肠痈，乳痈，疔腮，痈疽肿毒，湿疹，淋证，跌打损伤，毒蛇咬伤。

【采收加工】夏、秋季采收，洗净，晒干。

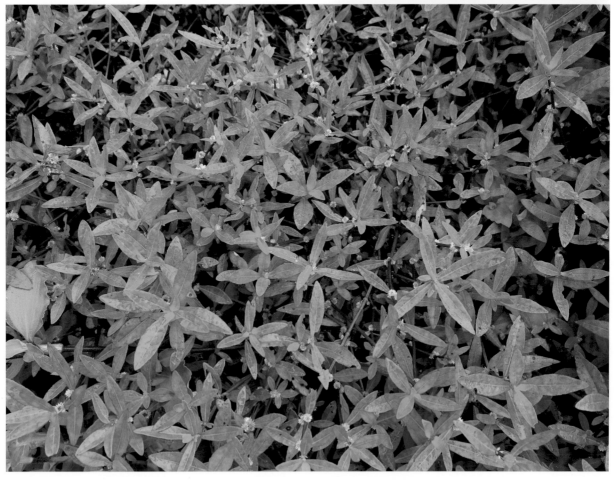

青葙子

【基原】为苋科青葙*Celosia argentea* L. 的成熟种子。

【别名】野鸡冠花、狗尾花、狗尾苋。

【形态特征】一年生草本。全体无毛；茎直立，有分枝，绿色或红色，具明显条纹。叶片矩圆披针形、披针形或披针状条形，少数卵状矩圆形，绿色常带红色。花多数，密生，在茎端或枝端成单一、无分枝的塔状或圆柱状穗状花序。胞果小，包裹在宿存花被片内。花期5~8月，果期6~10月。

【分布】生于平原、田边、丘陵、山坡。全国各地均有分布。

【性能主治】成熟种子味苦、辛，性寒。具有清虚热、除骨蒸、解暑热、截疟、退黄的功效。主治温邪伤阴，夜热早凉，阴虚发热，骨蒸劳热，暑邪发热，疟疾寒热，湿热黄疸。

【采收加工】秋季果实成熟时采收植株或摘取果穗，晒干，收集种子，除去杂质。

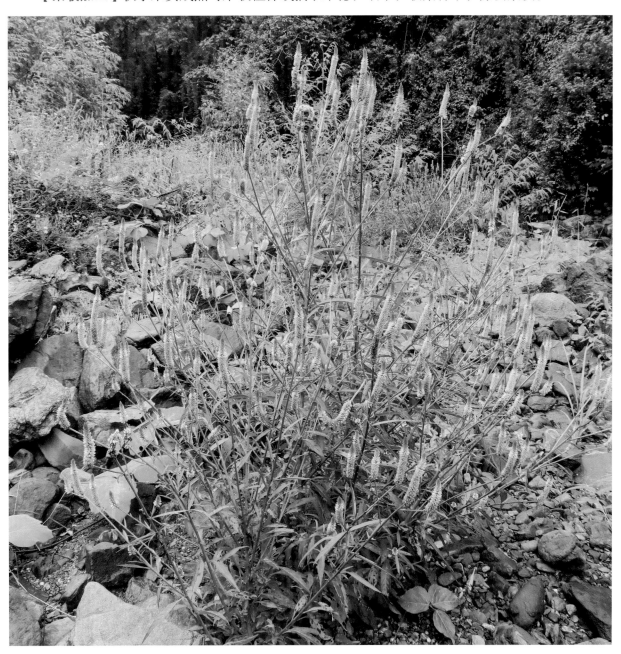

落葵

【基原】为落葵科落葵薯*Anredera cordifolia* (Ten.) Steenis 的瘤块状珠芽。

【别名】藤子三七、小年药、土三七。

【形态特征】缠绕藤本。根状茎粗壮。叶具短柄；叶片卵形至近圆形，稍肉质，腋生小块茎（珠芽）。总状花序具多花，花序轴纤细，花托顶端杯状，花常由此脱落；花被片白色，渐变黑，开花时张开，卵形、长圆形至椭圆形，顶端钝圆；雄蕊白色，花丝顶端在芽中反折，开花时伸出花外。花期6~10月。

【分布】产于广西、广东、云南、四川、福建、江苏、浙江、北京等地。

【性能主治】珠芽味微苦，性温。具有补肾强腰、散瘀消肿的功效。主治腰膝痹痛，病后体弱，跌打损伤，骨折。

【采收加工】在珠芽形成后采收，除去杂质，鲜用或晒干。

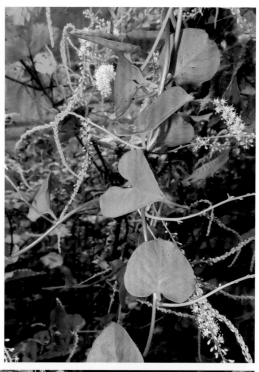

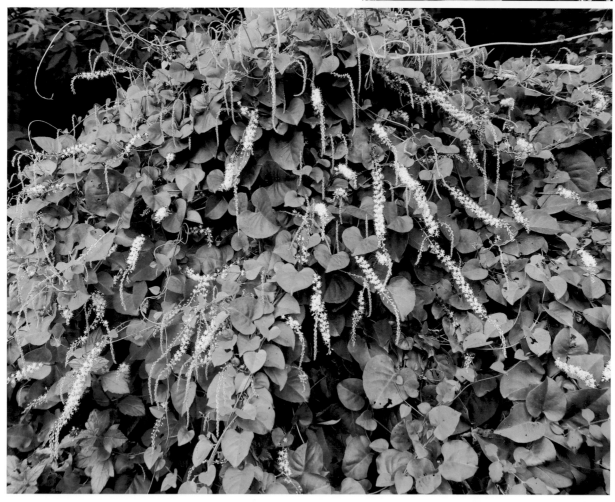

铜锤草

【基原】为酢浆草科红花酢浆草*Oxalis corymbosa* DC. 的全草。

【别名】大酸味草、大老鸦酸、地麦子。

【形态特征】多年生直立草本。地下部分有球状鳞茎，外层鳞片膜质，褐色，被长缘毛，内层鳞片呈三角形。叶基生；叶片被毛或近无毛，通常两面或有时仅边缘有干后呈棕黑色的小腺体，背面尤甚并被疏毛。总花梗基生，二歧聚伞花序，通常排列成伞形花序式，花瓣淡紫色至紫红色。花果期3~12月。

【分布】生于低海拔的山地、路旁、田野、菜地的潮湿处。产于华东、华中、华南地区及云南。

【性能主治】全草味酸，性寒。具有散瘀消肿、清热利湿、解毒的功效。主治跌打损伤，月经不调，咽喉肿痛，泄泻，痢疾，水肿，白带异常，淋浊，痔疮，痈肿，疮疖，烧烫伤。

【采收加工】3~6月采收全草，洗净，鲜用或晒干。

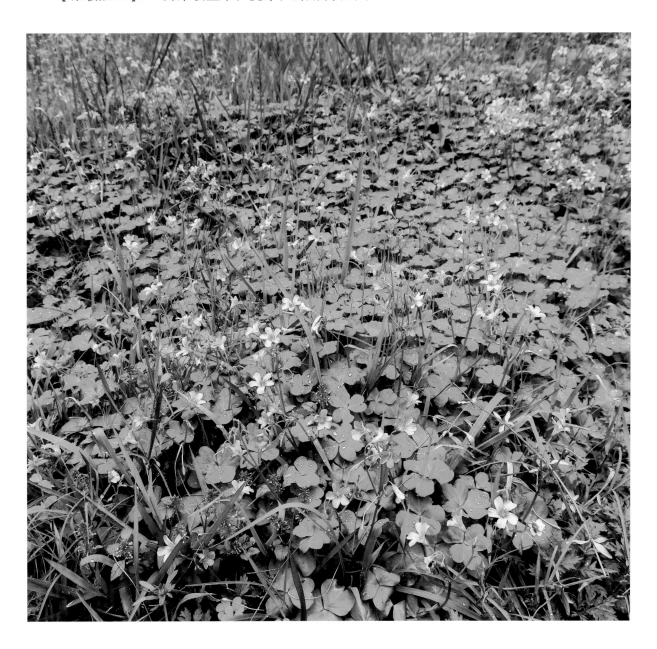

凤仙花

【基原】为凤仙花科凤仙花*Impatiens balsamina* L. 的花。

【别名】指甲花、金凤花、灯盏花。

【形态特征】一年生草本。茎粗壮，肉质，直立，具多数纤维状根，下部节常膨大。叶互生，最下部叶有时对生；叶片披针形、狭椭圆形或倒披针形。花单生或2~3朵簇生于叶腋，无总花梗，白色、粉红色或紫色，单瓣或重瓣。蒴果宽纺锤形，两端尖，密被柔毛。种子多数，圆球形，黑褐色。花期7~10月。

【分布】生于山坡草地、路边、田边。产于全国大部分地区。

【性能主治】花味甘、苦，性微温。具有祛风除湿、活血止痛、解毒杀虫的功效。主治风湿肢体痿废，腰胁疼痛，妇女腹痛，产后瘀血未尽，跌打损伤，骨折，痈疽疮毒，毒蛇咬伤，白带异常，鹅掌风，灰指甲。

【采收加工】夏、秋季开花时采收，鲜用或阴干、烘干。

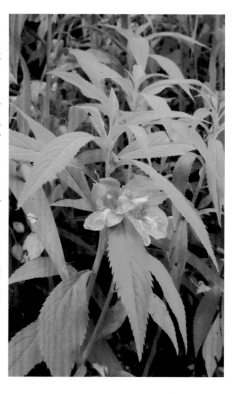

草龙

【基原】为柳叶菜科草龙*Ludwigia hyssopifolia* (G. Don) Exell. 的全株。

【别名】水映草、田石梅、针筒草。

【形态特征】一年生直立草本。叶片披针形至线形，先端渐狭或锐尖，基部狭楔形。花腋生，无毛或被短柔毛；花瓣4片，黄色。种子在蒴果上部每室排成多列，游离生，牢固地嵌入在一个近锥状盒子的硬内果皮里，近椭圆状，两端多少锐尖，淡褐色，表面有纵横条纹，内面有纵形种脊。花果期几乎全年。

【分布】生于田边、水沟、河滩、塘边、湿草地等湿润向阳处。产于广西、广东、海南、香港、台湾、云南等地。

【性能主治】全株味辛、微苦，性凉。具有发表清热、解毒利尿、凉血止血的功效。主治感冒发热，咽喉肿痛，牙痛，口舌生疮，湿热泻痢，水肿，淋痛，疳积，咳血，吐血，便血，崩漏，痈疮疖肿。

【采收加工】夏、秋季采收，洗净，切段，鲜用或晒干。

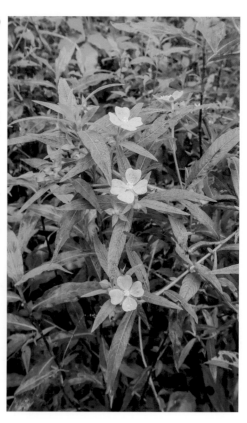

了哥王

【基原】为瑞香科了哥王*Wikstroemia indica* (L.) C. A. Mey. 的茎叶。

【别名】九信菜、九信药、鸡仔麻。

【形态特征】灌木。小枝红褐色，无毛。叶对生；叶片纸质至近革质，倒卵形、椭圆状长圆形或披针形，干时棕红色，无毛，侧脉细密。花黄绿色，数朵组成顶生头状总状花序，花序梗长5~10 mm，无毛；花梗长1~2 mm，花近无毛；裂片4枚，宽卵形至长圆形。果椭圆形，熟时红色至暗紫色。花果期夏、秋季。

【分布】生于开旷林下或石山上。产于广西、广东、四川、湖南、浙江、江西、福建、台湾等地。

【性能主治】茎叶味苦、辛，性寒；有毒。具有消热解毒、化痰散结、消肿止痛的功效。主治痈肿疮毒，瘰疬，风湿骨痛，跌打损伤，蛇虫咬伤。

【采收加工】全年均可采收茎叶，洗净，切段，鲜用或晒干。

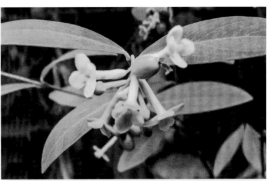
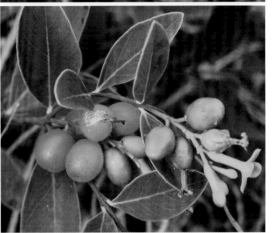
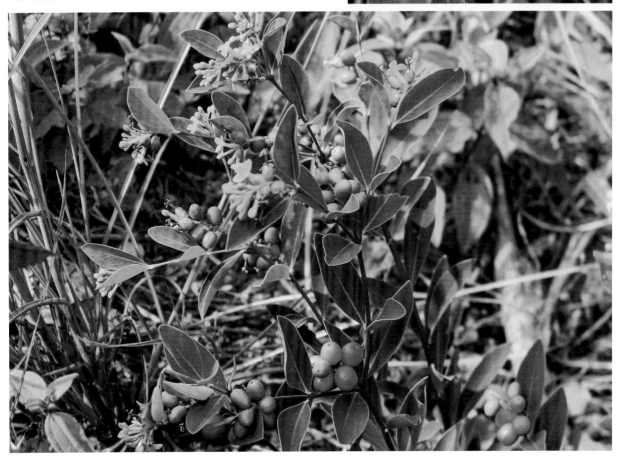

紫茉莉

【基原】为紫茉莉科紫茉莉*Mirabilis jalapa* L. 的叶、果实。

【别名】胭脂花、胭粉豆、白粉果。

【形态特征】一年生草本。茎直立，多分枝，无毛或疏生细柔毛，节稍膨大。叶片卵形或卵状三角形，全缘，两面均无毛。花常数朵簇生于枝端；花紫红色、黄色、白色或杂色，花被筒高脚碟状。花午后开放，有香气，翌日午前凋萎。瘦果球形，黑色，表面具皱纹。花期6~10月，果期8~11月。

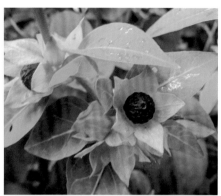

【分布】观赏花卉，我国南北各地常栽培，有时逸为野生。

【性能主治】叶味甘、淡，性微寒。具有清热解毒、祛风渗湿、活血的功效。主治痈肿疮毒，疥癣，跌打损伤。果实味甘，性微寒。具有清热化斑、利湿解毒的功效。主治斑痣，脓疱疮。

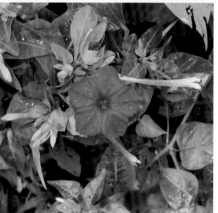

【采收加工】生长茂盛花未开时采收叶，洗净，鲜用。9~10月果实成熟时采收果实，除去杂质，晒干。

【附注】《中华本草》记载紫茉莉以叶和果实入药的药材名分别为紫茉莉叶和紫茉莉子。

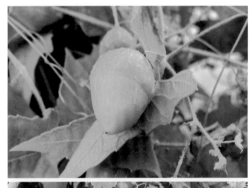

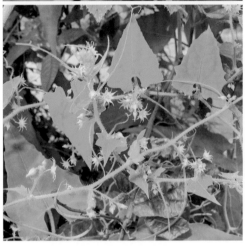

盒子草

【基原】为葫芦科盒子草*Actinostemma tenerum* Griff. 的全草及种子。

【别名】合子草、水荔枝、盒儿藤。

【形态特征】柔弱草本。枝纤细，疏被长柔毛。叶心状戟形、心状狭卵形或披针状三角形，不分裂或3~5裂或仅在基部分裂。雄花总状；雌花单生、双生或雌雄同序。果实绿色，疏生暗绿色鳞片状突起，果盖锥形，具种子2~4粒。种子表面有不规则雕纹。花期7~9月，果期9~11月。

【分布】生于水边草丛中。产于广西、云南西部、江西、福建、河北、河南、山东、江苏、浙江等地。

【性能主治】全草及种子味苦，性寒。具有利水消肿、清热解毒的功效。主治水肿，臌胀，湿疹，疮疡，毒蛇咬伤。

【采收加工】夏、秋季采收全草，晒干。秋季采收成熟果实，收集种子，晒干。

绞股蓝

【基原】为葫芦科绞股蓝*Gynostemma pentaphyllum* (Thunb.) Makino 的全草。

【别名】盘王茶、五叶参。

【形态特征】常绿草质藤本。茎细弱，具纵棱及槽。叶片膜质或纸质，鸟足状小叶5~7片。卷须纤细，二歧，稀单一。雌雄异株；雄花圆锥花序，花绿白色；雌花圆锥花序远较雄花短小，花萼及花冠似雄花。果肉质不裂，球形，熟后黑色。种子卵状心形。花期3~11月，果期4~12月。

【分布】生于沟谷林下、山坡或灌木丛中。产于我国南部地区。

【性能主治】全草味苦、微甘，性寒。具有清热解毒、止咳祛痰、益气养阴、延缓衰老的功效。主治胸膈痞闷，痰阻血瘀，心悸气短，眩晕头痛，健忘耳鸣，自汗乏力，高血脂症，单纯性肥胖，老年咳嗽。

【采收加工】夏、秋季采收，除去杂质，洗净，晒干。

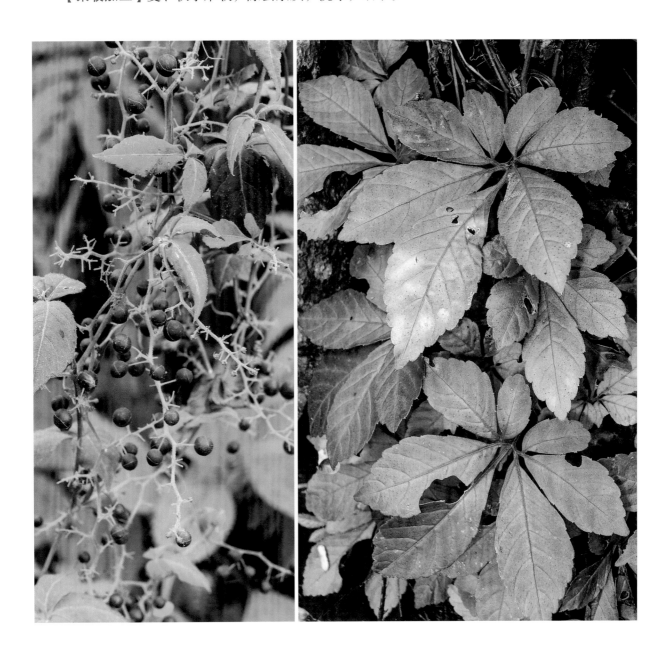

木鳖子

【基原】为葫芦科木鳖子*Momordica cochinchinensis* (Lour.) Spreng. 的成熟种子。

【别名】木鳖、木鳖瓜。

【形态特征】多年生粗壮大藤本，具块状根。叶柄具2~4个腺体；叶片3~5中裂至深裂。卷须颇粗壮，光滑无毛，不分歧。雌雄异株；花冠黄色，基部有齿状黄色腺体。果实卵形，顶端有1个短喙，熟时红色，具刺尖状突起。种子卵形或方形，干后黑褐色，具雕纹。花期6~8月，果期8~10月。

【分布】生于山沟、疏林或路旁，野生或栽培。产于广西、广东、湖南、江苏、江西、贵州、云南、四川等地。

【性能主治】成熟种子味苦、微甘，性凉；有毒。具有散结消肿、攻毒疗疮的功效。主治疮疡肿毒，乳痈，瘰疬，痔漏，干癣，秃疮。

【采收加工】冬季采收成熟果实，剖开，晒至半干，除去果肉，取出种子，干燥。

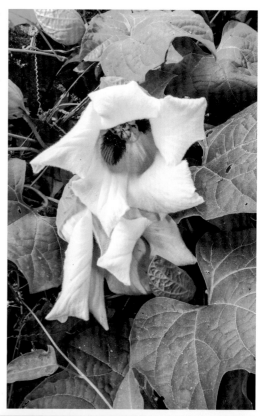

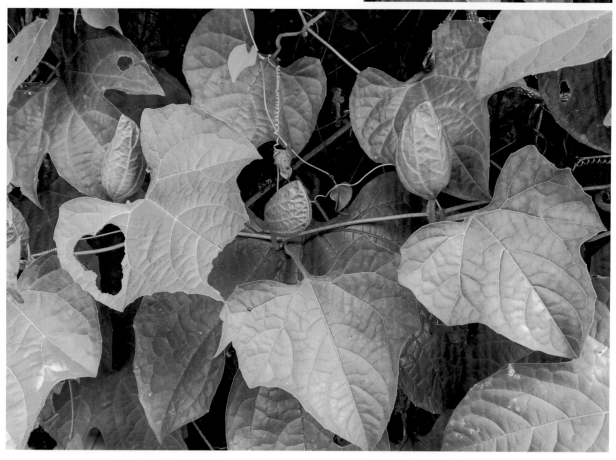

罗汉果

【基原】为葫芦科罗汉果*Siraitia grosvenorii* (Swingle) C. Jeffrey ex A. M. Lu et Z. Y. Zhang 的果实。

【别名】野栝楼、光果木鳖。

【形态特征】多年生攀缘草本。根多年生，肥大，纺锤形或近球形。全株被黄褐色柔毛和黑色疣状腺鳞。叶片膜质，卵状心形，近全缘。雌雄异株；雄花序总状；花黄色，被黑色腺点。果实阔椭圆形或近球形，被黄色柔毛，老后脱落变光滑。种子扁压状，有放射状沟纹。花期2~5月，果期7~9月。

【分布】生于山地林中，多为栽培。产于广西、贵州、湖南、广东、江西等地。

【性能主治】果实味甘，性凉。具有清热润肺、利咽开音、滑肠通便的功效。主治肺火燥咳，咽痛失音，肠燥便秘。

【采收加工】秋季果实由嫩绿色变深绿色时采收，晾数天后，低温干燥。

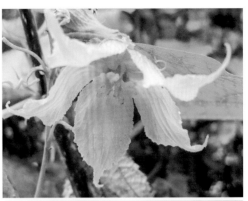

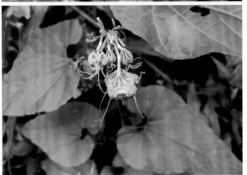

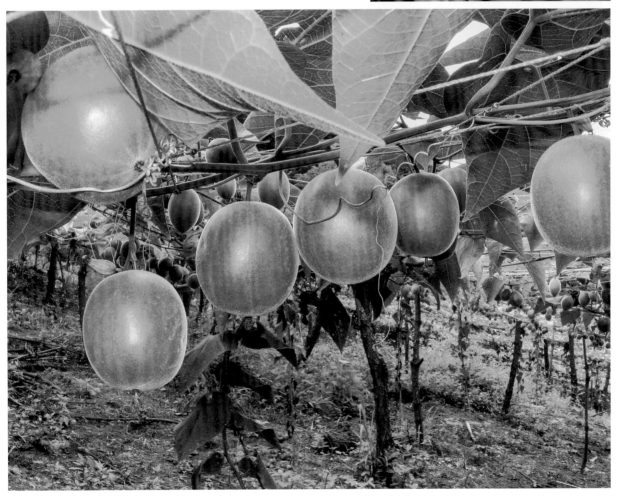

实葫芦根

【基原】为葫芦科全缘栝楼*Trichosanthes ovigera* Blume 的根。

【别名】实葫芦。

【形态特征】藤本。茎细弱,被短柔毛。叶片纸质,卵状心形至近圆心形,不分裂或3~5中裂至深裂,先端渐尖,基部深心形。雌雄异株;花冠白色,裂片狭长圆形,具丝状流苏。果实卵圆形或纺锤状椭圆形,熟时橙红色。种子轮廓三角形,中央环带宽而隆起。花期5~9月,果期9~12月。

【分布】生于山谷灌木丛中或疏林中。产于广西、广东、云南、贵州等地。

【性能主治】根味辛、微苦,性平。具有散瘀消肿、清热解毒的功效。主治跌打损伤,骨折,疮疖肿毒,肾囊肿大。

【采收加工】秋后采收,洗净,鲜用或切片晒干。

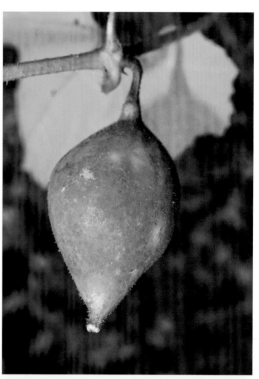

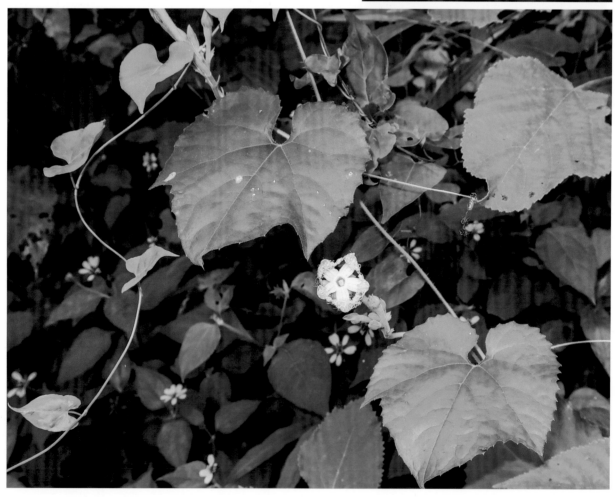

石蟾蜍

【基原】为葫芦科趾叶栝楼 *Trichosanthes pedata* Merr. et Chun 的全草。

【别名】入地老鼠、瓜蒌。

【形态特征】草质攀缘藤本。指状复叶具小叶3~5片；小叶膜质或近纸质，中央小叶常为披针形或长圆状倒披针形。卷须长而细弱，具条纹，二歧。花冠白色，裂片倒卵形，先端具流苏。果实球形，橙黄色。种子卵形，灰褐色，种脐扁压，三角形，无边棱及线。花期6~8月，果期7~12月。

【分布】生于山谷、疏林或灌木丛中。产于广西、广东、云南、湖南、江西等地。

【性能主治】全草味苦，性寒。具有清热解毒的功效。主治咽喉肿痛，胸闷，便秘，毒蛇咬伤。

【采收加工】全年均可采收，洗净，鲜用或晒干。

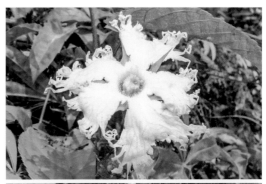

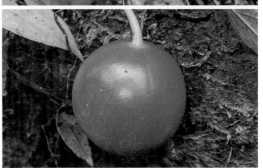

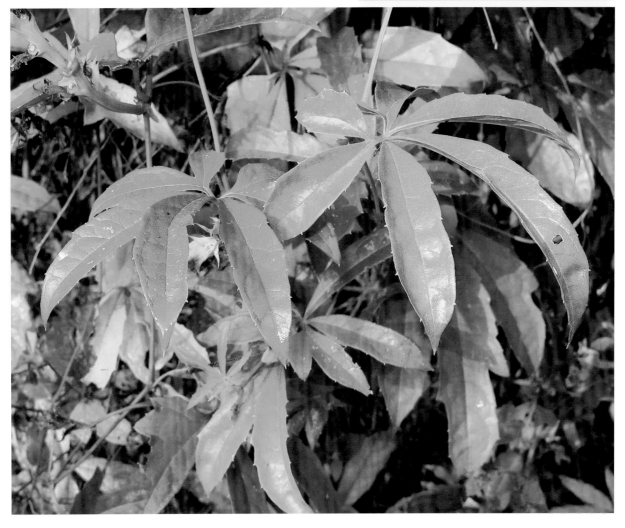

散血子

【基原】为秋海棠科紫背天葵*Begonia fimbristipula* Hance 的块茎、全草。

【别名】红水葵、红天葵。

【形态特征】多年生小草本。根状茎球状。基生叶常1片，先端急尖或渐尖状急尖，基部略偏斜，腹面绿色，常有白色小斑点，背面紫色。二回至三回二歧聚伞状花序；花葶高6~18 cm；花粉红色；雄花花被片4片，雌花花被片3片。蒴果具不等的3枚翅。种子极多数。花期4~5月，果期6月。

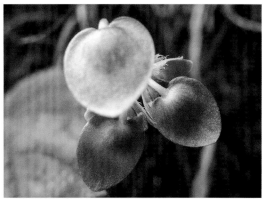

【分布】生于山坡、沟谷湿润的石壁上。产于广西、广东、浙江、湖南、福建、海南、江西等地。

【性能主治】块茎、全草味甘、淡，性凉。具有清热凉血、散瘀消肿、止咳化痰的功效。主治肺热咳嗽，中暑发烧，咯血，淋巴结核；外用治扭挫伤，烧烫伤，骨折。

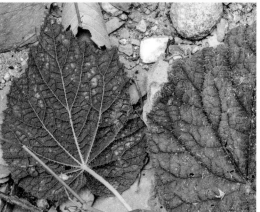

【采收加工】夏、秋季采收，洗净，晒干。

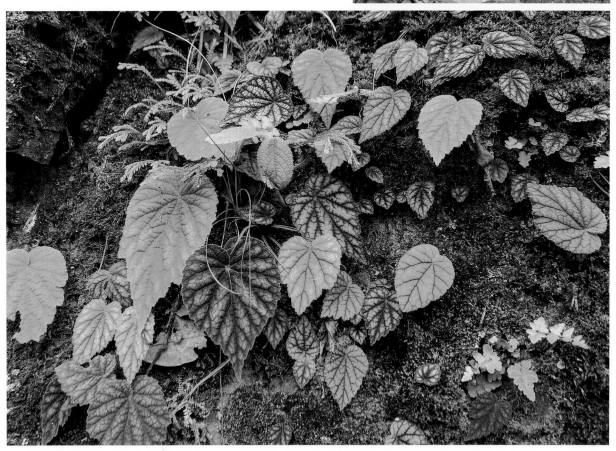

茶

【基原】为山茶科茶 *Camellia sinensis* (L.) O. Ktze. 的根、花、果实。

【别名】茶实、茗。

【形态特征】灌木或小乔木。嫩枝无毛。叶片革质，长圆形或椭圆形，先端渐尖，基部楔形，无毛，边缘有齿。花1~3朵腋生，白色，花瓣基部稍连生；萼片5枚，阔卵形至圆形，宿存；花瓣5~6片，阔卵形；子房密生白毛。蒴果3球形或1~2球形，每球有种子1~2粒。花期10月至翌年2月。

【分布】野生种常见于长江以南各地的山区，现广泛栽培，毛被及叶形变化很大。

【性能主治】根味苦，性凉。具有强心利尿、活血调经、清热解毒的功效。主治心脏病，水肿，肝炎，痛经，疮疡肿毒，烧烫伤，带状疱疹，牛皮癣。花味微苦，性凉。具有清肺平肝的功效。主治鼻疳，高血压。果实味苦，性寒；有毒。具有降火、消痰、平喘的功效。主治痰热喘嗽，头脑鸣响。

【采收加工】全年均可采收根，鲜用或晒干。夏、秋季开花时采收花，鲜用或晒干。秋季果实成熟时采收果实。

【附注】《中华本草》记载茶以根、花、果实入药的药材名分别为茶树根、茶花、茶子。

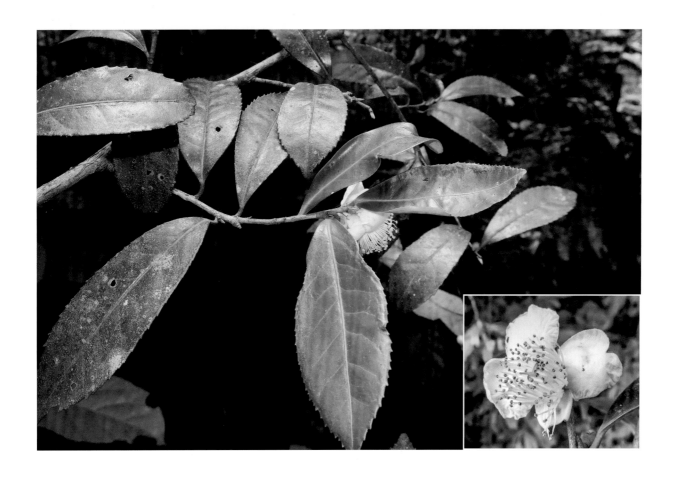

多花猕猴桃

【基原】为猕猴桃科阔叶猕猴桃Actinidia latifolia (Gardn. et Champ.) Merr. 的茎、叶。

【别名】红蒂砣、多果猕猴桃。

【形态特征】大型落叶藤本。髓白色，片层状或中空或实心。叶片坚纸质，边缘具疏生的突尖状硬头小齿。花序为3~4歧多花的大型聚伞花序；萼片5枚，瓢状卵形；花瓣5~8片，前半部及边缘部分白色，下半部的中央部分橙黄色。果暗绿色，具斑点。花期5月上旬至6月中旬。果期11月。

【分布】生于山谷或山沟地带的灌木丛中或森林迹地上。产于广西、广东、云南、贵州、四川、安徽、浙江、台湾、福建、江西、湖南等地。

【性能主治】茎、叶味淡、涩，性平。具有清热解毒、消肿止痛、除湿的功效。主治咽喉肿痛，痈肿疔疮，毒蛇咬伤，烧烫伤，泄泻。

【采收加工】春、夏季采收，鲜用或晒干。

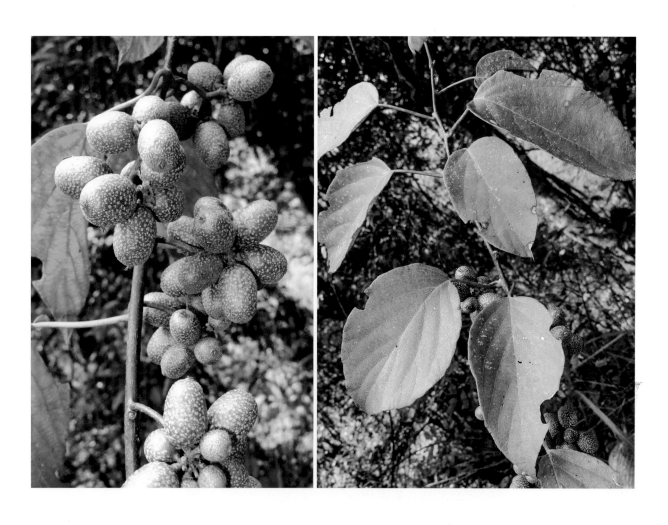

牛奶子

【基原】为猕猴桃科条叶猕猴桃*Actinidia fortunatii* Finet et Gagnep.的根、茎。

【别名】华南猕猴桃。

【形态特征】小型半常绿藤本。小枝密被红褐色长茸毛。叶片坚纸质，长条形或条状披针形，边缘有极不显著的、疏生的、具硬质尖头的小齿，腹面绿色无毛，背面粉绿色。聚伞花序腋生，具1~3朵花；花序梗极短，被红褐色茸毛；花粉红色。果灰绿色，圆柱形，长15~18 mm。花期4~5月，果期11月。

【分布】生于山谷灌木丛中或山坡林缘。产于广西、广东、湖南、贵州等地。

【性能主治】根、茎主治尿路结石。

【采收加工】夏季采收，晒干。

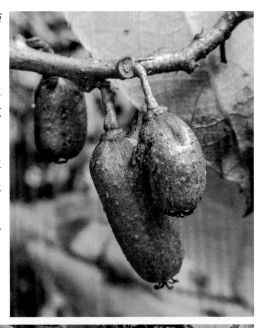

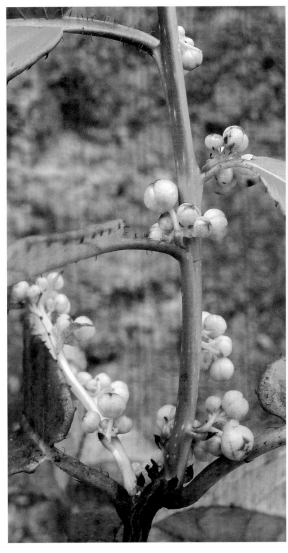

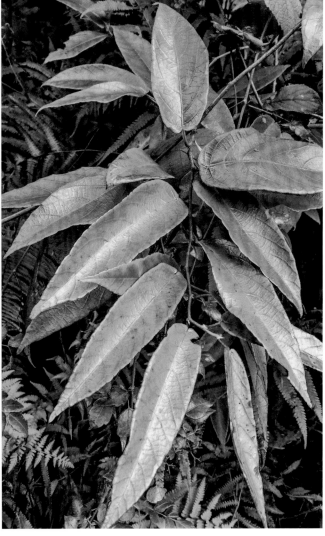

桃金娘

【**基原**】为桃金娘科桃金娘*Rhodomyrtus tomentosa* (Ait.) Hassk. 的根、叶、花、果实。

【**别名**】金丝桃、山稔子、山菍。

【**形态特征**】灌木，高1~2 m。叶对生；叶片革质，椭圆形或倒卵形，先端圆或钝，常微凹入，有时稍尖，基部阔楔形，离基三出脉，网脉明显。花有长梗，常单生，紫红色；花瓣5片，倒卵形；雄蕊红色；子房下位，3室。浆果卵状壶形，熟时紫黑色。种子每室2列。花期4~5月。

【**分布**】生于丘陵坡地、灌木丛中。产于广西、广东、海南、云南、贵州、湖南、福建、台湾等地。

【**性能主治**】根味辛、甘，性平。具有理气止痛、利湿止泻、益肾养血的功效。主治脘腹疼痛，消化不良，呕吐泻痢，崩漏，劳伤出血，跌打伤痛，风湿痹痛，肾虚腰痛，膝软，白浊，烧烫伤。叶味甘，性平。具有利湿止泻、生肌止血的功效。主治泄泻，痢疾，关节痛，胃痛，乳痛，疮肿，外伤出血，毒蛇咬伤。花味甘、涩，性平。具有收敛止血的功效。主治咳血，咯血，鼻出血。果实味甘、涩，性平。具有养血止血、涩肠固精的功效。主治血虚体弱，吐血，鼻出血，劳伤咳血，便血，带下，痢疾，烫伤，外伤出血。

【**采收加工**】全年均可采收根、叶，鲜用或晒干。4~5月采收花，鲜用或阴干。秋季果实成熟时采收果实，晒干。

【**附注**】《中华本草》记载桃金娘以根、叶、花、果实入药的药材名分别为山稔根、山稔叶、桃金娘花、桃金娘。

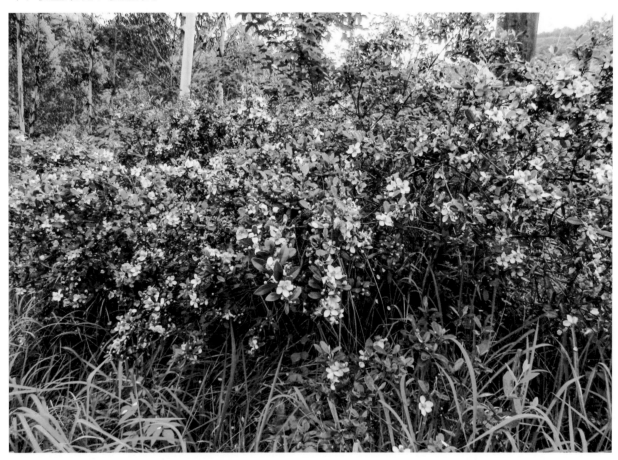

赤楠

【基原】为桃金娘科赤楠*Syzygium buxifolium* Hooker & Arnott 的根及根皮、叶。

【别名】牛金子、鱼鳞木、赤兰。

【形态特征】灌木或小乔木。嫩枝有棱，干后黑褐色。叶片革质，阔椭圆形至椭圆形，有时阔倒卵形，腹面干后暗褐色，无光泽，背面稍浅色，有腺点，侧脉多而密，离边缘1~1.5 mm处结合成边脉。聚伞花序顶生，有花数朵；花瓣4片，分离。果实球形，直径5~7 mm。花期6~8月。

【分布】生于低山疏林或灌木丛中。产于广西、广东、贵州、江西、福建、台湾、湖南、安徽、浙江等地。

【性能主治】根及根皮味甘、微苦、辛，性平。具有健脾利湿、平喘、散瘀消肿的功效。主治喘咳，浮肿，淋浊，尿路结石，痢疾，肝炎，子宫脱垂，风湿痛，疝气，睾丸炎，痔疮，痈肿，烧烫伤，跌打肿痛。叶味苦，性寒。具有清热解毒的功效。主治痈疽疔疮，漆疮，烧烫伤。

【采收加工】夏、秋季采收根，洗净，切片，晒干。在挖取根时及时剥割根皮，切碎，晒干。全年均可采收叶，鲜用或晒干。

【附注】《中华本草》记载赤楠以根及根皮、叶入药的药材名分别为赤楠、赤楠蒲桃叶。

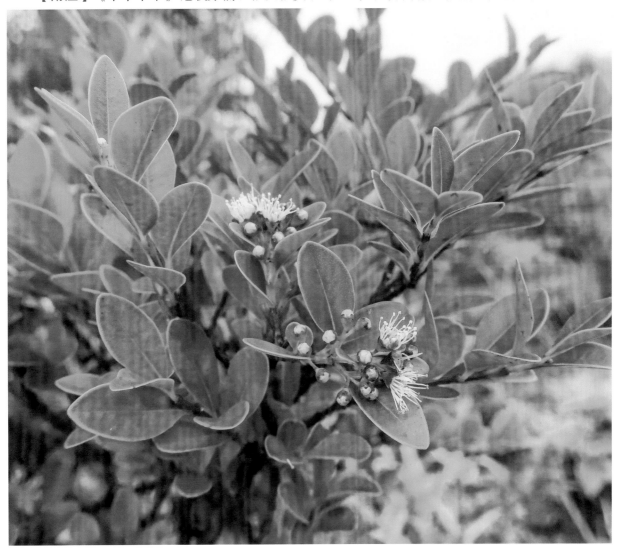

地菍

【基原】为野牡丹科地菍*Melastoma dodecandrum* Lour. 的全草、果实。

【别名】铺地锦、地枇杷、山地菍。

【形态特征】小灌木，高10~30 cm。茎匍匐上升，逐节生根，分枝多，披散。叶对生；叶片坚纸质，卵形或椭圆形，出脉3~5基条。聚伞花序顶生；花淡紫红色，菱状倒卵形，上部略偏斜，顶端有1束刺毛。果实坛状球形，平截，近顶端略缢缩，肉质，熟时紫黑色。花期5~7月，果期7~9月。

【分布】生于丘陵山地，为酸性土壤常见的植物。产于广西、广东，贵州、湖南、江西、福建等地。

【性能主治】全草味甘、涩，性凉。具有清热解毒、活血止血的功效。主治高热，咽肿，牙痛，黄疸，水肿，痛经，产后腹痛，瘰疬，疔疮，毒蛇咬伤。果实味甘，性温。具有补肾养血、止血安胎的功效。主治肾虚精亏，腰膝酸软，血虚萎黄，气虚乏力，胎动不安，阴挺。

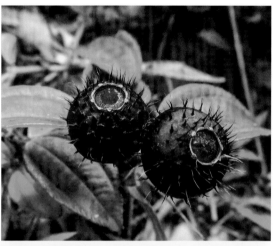

【采收加工】5~6月采收全草，洗净，除去杂质，晒干或烘干。秋季果实成熟时采收果实，晒干。

【附注】《中华本草》记载地菍以全草、果实入药的药材名分别为地菍、地菍果。

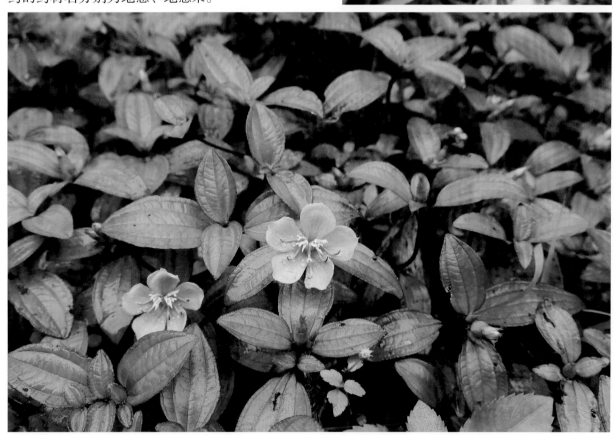

野牡丹

【基原】为野牡丹科野牡丹*Melastoma malabathricum* L.的根及茎。

【别名】爆牙狼、羊开口。

【形态特征】灌木。茎钝四棱形或近圆柱形，密被紧贴的鳞片状糙伏毛。叶片坚纸质，卵形或广卵形，顶端急尖，基部浅心形或近圆形。伞房花序生于分枝顶端，近头状，有花3~5朵，稀单生；花瓣玫瑰红色或粉红色。蒴果坛状球形，与宿存萼贴生。花期5~7月，果期10~12月。

【分布】生于山坡疏林或路边灌木丛中。产于广西、云南西北部、四川西南部及西藏东南部。

【性能主治】根及茎味甘、酸、涩，性微温。具有收敛止血、消食、清热解毒的功效。主治泻痢，崩漏带下，内外伤出血。

【采收加工】秋、冬季采收，洗净，切段，干燥。

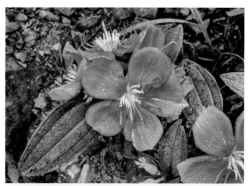

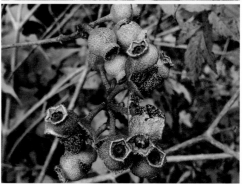

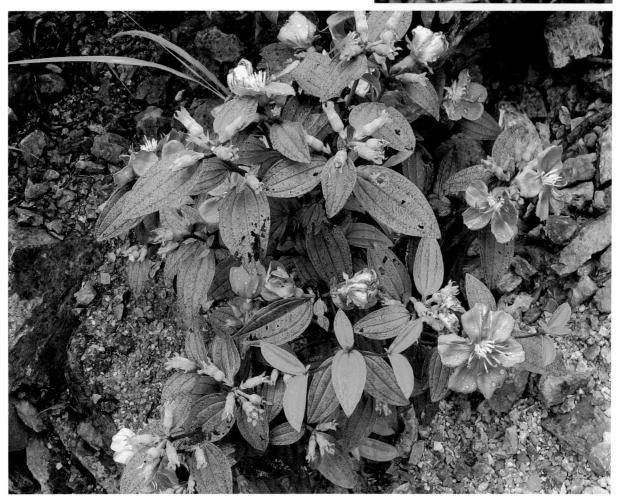

朝天罐

【基原】为野牡丹科朝天罐 *Osbeckia opipara* C. Y. Wu et C. Chen 的根、枝叶。

【别名】抗劳草、公石榴。

【形态特征】灌木，高0.3~1.2 m。茎四棱形或稀六棱形，被糙伏毛。叶对生或有时3片轮生；叶片卵形至卵状披针形，两面除被糙伏毛外尚密被微柔毛及透明腺点，基出脉5条。圆锥花序顶生；花深红色至紫色。蒴果长卵形，宿存萼长坛状，被刺毛。花果期7~9月。

【分布】生于山坡、山谷、水边、路旁、疏林或灌木丛中。产于长江流域以南地区及台湾。

【性能主治】根味甘，性平。具有止血、解毒的功效。主治咯血，痢疾，咽喉痛。枝叶味苦、甘，性平。具有清热利湿、止血调经的功效。主治湿热泻痢，淋痛，久咳，劳嗽，咯血，月经不调，白带异常。

【采收加工】秋后采收根，洗净，切片，晒干。全年均可采收枝叶，切段，晒干。

【附注】《中华本草》记载朝天罐以根、枝叶入药的药材名分别为倒罐子根、罐子草。

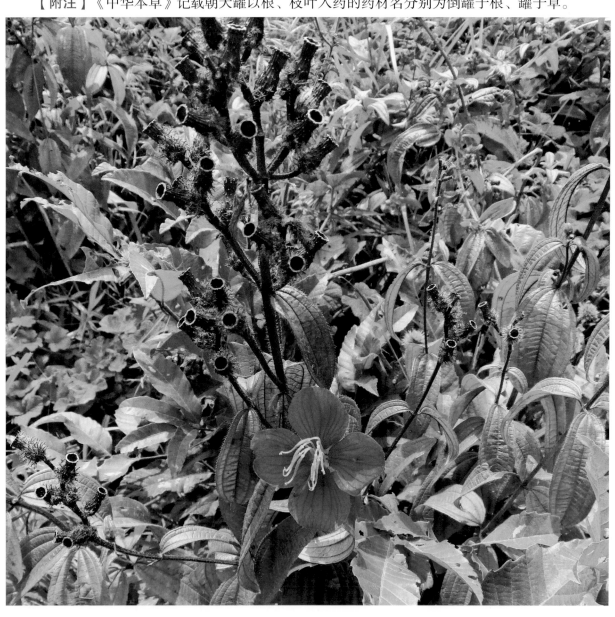

锦香草

【基原】为野牡丹科锦香草*Phyllagathis cavaleriei* (Lévl. et Van.) Guillaum. 的全草、根。

【别名】熊巴掌、老虎耳。

【形态特征】草本，高10~15 cm。茎直立或匍匐，逐节生根，近肉质，四棱形，密被长粗毛。叶片广卵形或圆形，两面绿色或有时背面紫红色，腹面具疏糙伏毛状长粗毛。伞形花序顶生；花粉红色至紫色。蒴果杯形，顶端冠4裂；宿存萼具8条纵肋，被糠秕。花期6~8月，果期7~9月。

【分布】生于山谷、山坡疏林、密林下阴湿处或水沟旁。产于广西、广东、贵州、云南、湖南等地。

【性能主治】全草、根味苦、辛，性寒。具有清热凉血、利湿的功效。主治热毒血痢，湿热带下，月经不调，血热崩漏，肠热痔血，小儿阴囊肿大。

【采收加工】春、夏季采收全草，全年均可采收根，洗净，鲜用或切碎晒干。

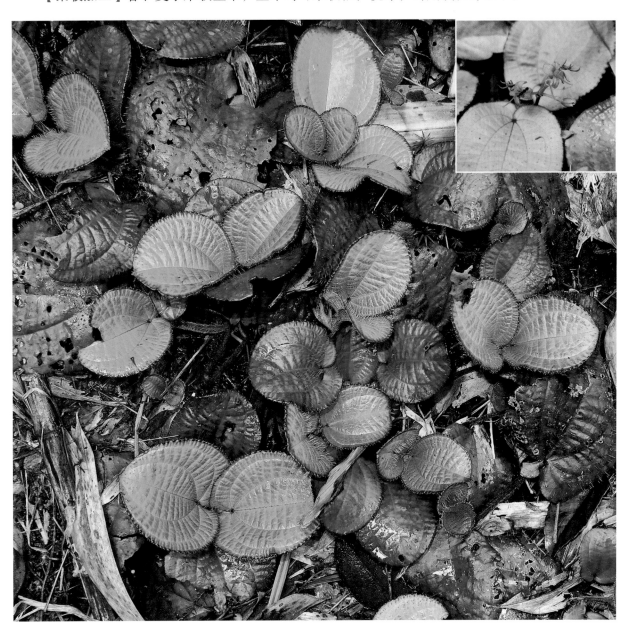

金丝桃

【基原】为金丝桃科金丝桃*Hypericum monogynum* L. 的全株、果实。

【别名】山狗木、土连翘、五心花。

【形态特征】灌木。叶片倒披针形、椭圆形、长圆形、披针形或卵状三角形，上部叶有时平截至心形，近无柄。花序近伞房状，具1~30朵花；花金黄色至柠檬黄色；花柱长为子房3.5~5倍，合生几达顶端。蒴果宽卵球形，稀卵状圆锥形或近球形。种子深红褐色。花期5~8月，果期8~9月。

【分布】生于路边、山坡或灌木丛中。产于广西、广东、湖南、浙江、江西、福建、河南、湖北等地。

【性能主治】全株味苦，性凉。具有清热解毒、散瘀止痛的功效。主治肝炎，肝脾肿大，急性咽喉炎，疮疖肿毒，跌打损伤。果实味甘，性凉。具有润肺止咳的功效。主治虚热咳嗽，百日咳。

【采收加工】全年均可采收全株，洗净，晒干。秋季果实成熟时采收果实，鲜用或晒干。

【附注】《中华本草》记载金丝桃以全株、果实入药的药材名分别为金丝桃、金丝桃果。

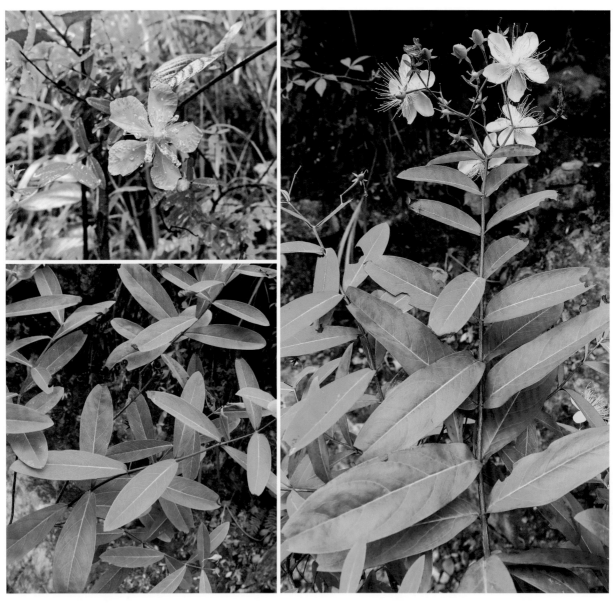

木竹子

【基原】为藤黄科木竹子*Garcinia multiflora* Champ. ex Benth. 的树皮、果实。

【别名】山枇杷、多花山竹子、查牙桔。

【形态特征】乔木，稀灌木。叶片卵形，基部楔形或宽楔形。花杂性，雌雄同株；雄花序成聚伞状圆锥花序式，花序梗和花梗具关节；萼片2枚大2枚小；花瓣橙黄色；雌花序有雌花1~5朵。果卵圆形至倒卵圆形，熟时黄色，盾状柱头宿存。花期6~8月，果期11~12月，偶有花果并存。

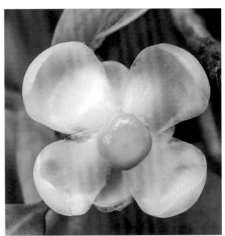

【分布】生于山坡疏林或密林中，沟谷边缘或次生灌木丛中。产于广西、广东、湖南、贵州、云南、海南、台湾、福建、江西等地。

【性能主治】树皮味苦、酸，性凉。具有清热解毒、收敛生肌的功效。主治消化性溃疡，肠炎，口腔炎，牙周炎，下肢溃疡，湿疹，烫伤。果实味甘，性凉。具有清热、生津的功效。主治胃热津伤，呕吐，口渴，肺热气逆，咳嗽不止。

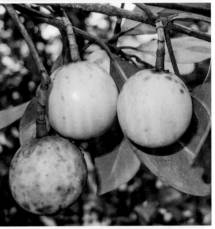

【采收加工】全年均可采收树皮，砍伐茎干，剥取内皮，切碎，晒干或研成粉。冬季果实成熟时采收果实，鲜用。

【附注】《中华本草》记载木竹子以树皮、果实入药的药材名分别为木竹子皮、木竹子。

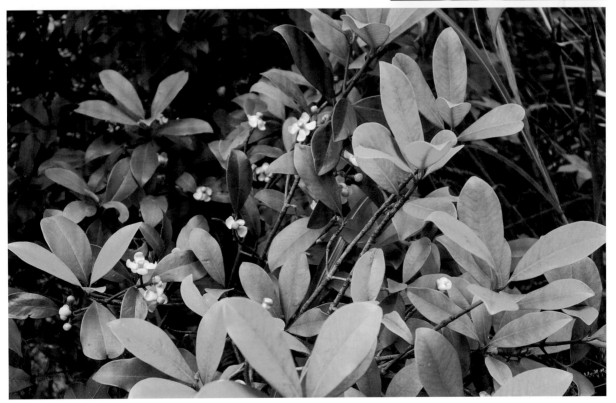

黄蜀葵

【基原】为锦葵科黄蜀葵 *Abelmoschus manihot* (L.) Medik. 的根、茎和茎皮、叶、花、种子。

【别名】秋葵、野棉花、假芙蓉。

【形态特征】一年生或多年生草本。高1~2 m，疏被长硬毛。叶片卵形至近圆形，掌状5~9深裂，有粗齿，两面疏被长硬毛。花单生于枝端叶腋；萼佛焰苞状近全缘，果时脱落；花大，淡黄色，内面基部紫色。蒴果长圆形，被硬毛。种子多数，肾形，被柔毛组成的条纹。花期8~10月。

【分布】生于山谷草丛或沟旁灌木丛中。产于广西、广东、云南、贵州、湖南、四川、河北、山东、湖北、福建等地。

【性能主治】根味甘、苦，性寒。具有利水、通经、解毒的功效。主治淋证，水肿，便秘，跌打损伤，乳汁不通，痈肿，痄腮。茎和茎皮味甘，性寒。具有清热解毒、通便利尿的功效。主治高热不退，大便秘结，小便不利，疔疮肿毒，烫伤。叶味甘，性寒。具有清热解毒、接骨生肌的功效。主治热毒疮痈，尿路感染，骨折，烧烫伤，外伤出血。花味甘、辛，性凉。具有利尿通淋、活血、止血、解毒消肿的功效。主治淋证，吐血，衄血，崩漏，胎衣不下，痈肿疮毒，烧烫伤。种子味甘，性寒。具有利尿、通经、解毒消肿的功效。主治淋证，水肿，便秘，乳汁不通，痈肿，跌打损伤。

【采收加工】秋季采收根，洗净，晒干。秋、冬季采收茎和茎皮，晒干或烘干。春、夏季采收叶，鲜用或晒干。秋季分批采收花蕾，晒干。果实成熟时采收果实，晒干脱粒，除去杂质，再晒至全干。

【附注】《中华本草》记载黄蜀葵以根、茎和茎皮、叶、花、种子入药的药材名分别为黄蜀葵根、黄蜀葵茎、黄蜀葵叶、黄蜀葵花、黄蜀葵子。

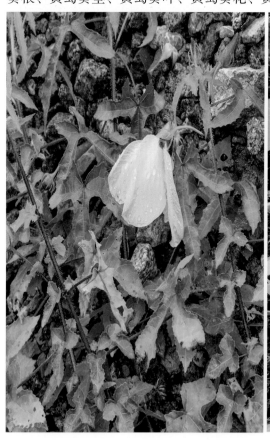
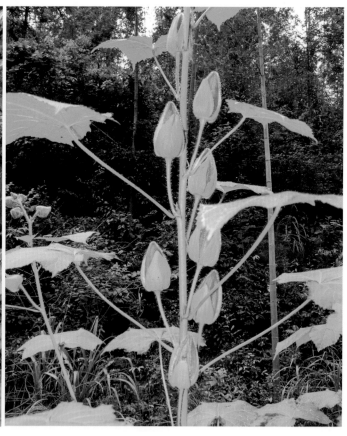

木芙蓉

【基原】为锦葵科木芙蓉*Hibiscus mutabilis* L. 的根、叶、花。

【别名】芙蓉木、芙蓉。

【形态特征】落叶灌木或小乔木，高2~5 m。小枝、叶柄、花梗和花萼均密被星状毛与直毛相混的细绵毛。叶片宽卵形至圆卵形或心形，常5~7裂，裂片三角形；叶柄长5~20 cm。花单生于枝端叶腋；花初开时白色或淡红色，后变深红色。蒴果扁球形，直径约2.5 cm。花期8~10月。

【分布】生于山坡路旁、草地、庭园中，常栽培。产于广西、广东、湖南、贵州、云南、山东、陕西、江西、湖北、四川等地。

【性能主治】根、叶、花味微辛，性凉。具有清热解毒、消肿排脓、凉血止血的功效。主治肺热咳嗽，月经过多，白带异常；外用治痈肿疮疖，乳腺炎，淋巴结炎，痄腮，烧烫伤，毒蛇咬伤，跌打损伤。

【采收加工】夏、秋季采收花蕾，晒干。同时采收叶，阴干，研粉贮存。秋、冬季采收根，晒干。

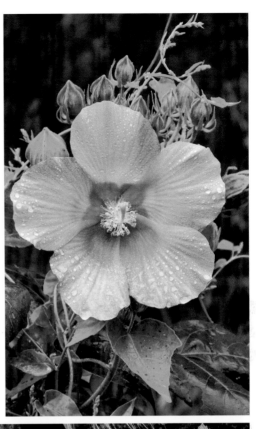

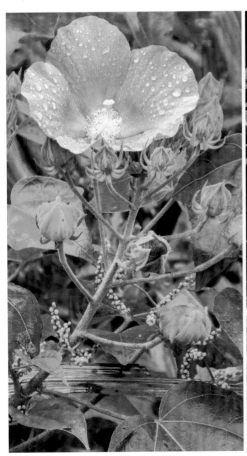

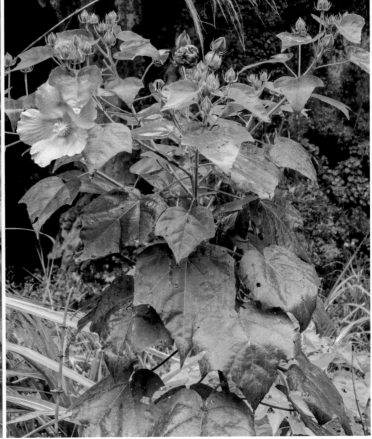

梵天花

【基原】为锦葵科梵天花*Urena procumbens* L. 的全草。

【别名】狗脚迹、野棉花、铁包金。

【形态特征】直立小灌木。小枝、叶柄、花梗均被星状柔毛。下部生叶掌状3~5深裂，裂口深达中部以下，圆形而狭。花单生于叶腋或簇生；花冠淡粉红色；雄蕊柱无毛，与花瓣等长。果球形，直径约6 mm，具刺和长硬毛，刺端有倒钩。种子平滑无毛。花期6~9月。

【分布】生于山坡灌木丛中或路旁。产于广西、广东、湖南、福建、江西、浙江等地。

【性能主治】全草味甘、苦，性凉。具有祛风除湿、消热解毒的功效。主治风湿痹痛，泄泻，感冒，咽喉肿痛，肺热咳嗽，风毒流注，跌打损伤，毒蛇咬伤。

【采收加工】夏、秋季采收，洗净，除去杂质，切碎，晒干。

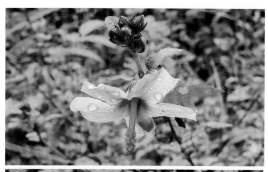
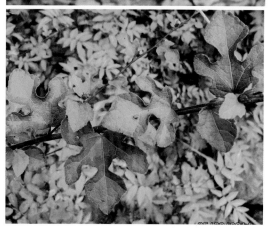

铁苋

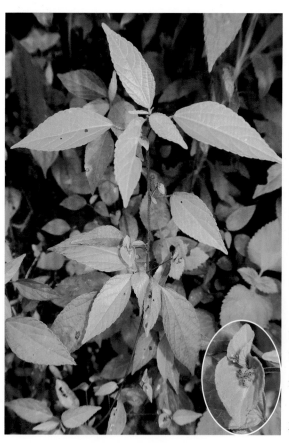

【基原】为大戟科铁苋菜*Acalypha australis* L. 的全草。

【别名】海蚌含珠、耳仔茶。

【形态特征】一年生草本。多分枝。叶片长卵形、近菱状卵形或阔披针形。雌雄花同序，雄花在上，雌花在下，2~3朵生于叶状苞片内；花柱羽裂到基部，雌花苞片特殊，开放时为肾形，合拢时为蚌壳状，其中藏有果实，故有海蚌含珠之名。花果期4~12月。

【分布】生于荒地、山坡或村边较湿润处。产于我国大部分地区。

【性能主治】全草味苦、涩，性凉。具有清热解毒、止痢、止血、消积的功效。主治痢疾，泄泻，吐血，衄血，尿血，崩漏，小儿疳积，痈疖疮疡，皮肤湿疹。

【采收加工】夏、秋季采收，除去泥土，洗净，晒干。

小叶双眼龙

【**基原**】为大戟科毛果巴豆*Croton lachnocarpus* Benth. 的根、叶。

【**别名**】山猪刨、土巴豆、鸡骨香。

【**形态特征**】灌木，高1~3 m。幼枝、幼叶、花序和果均密被星状毛。叶片长圆形或椭圆状卵形，稀长圆状披针形，基部近圆形或微心形，边缘具不明显细钝齿，齿间常有具柄腺体，老叶背面密被星状毛，叶基部或叶柄顶端有2个具柄腺体。总状花序顶生。蒴果扁球形，被毛。花期4~5月。

【**分布**】生于山地、灌木丛中。产于我国南部地区。

【**性能主治**】根、叶味辛、苦，性温；有毒。具有散寒除湿、祛风活血的功效。主治寒湿痹痛，瘀血腹痛，产后风瘫，跌打肿痛，皮肤瘙痒。

【**采收加工**】全年均可采收。根洗净，切片，晒干。叶鲜用或晒干。

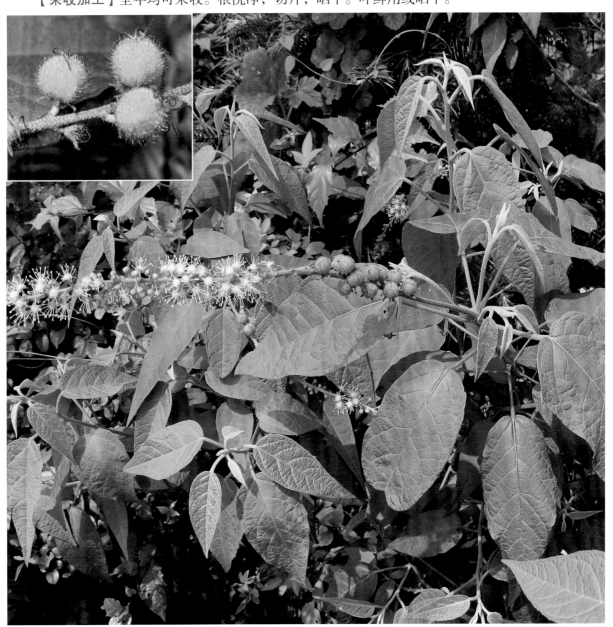

猫眼草

【基原】为大戟科乳浆大戟*Euphorbia esula* L. 的全草。

【别名】猫眼棵、猫儿眼、肿手棵。

【形态特征】多年生草本。茎单生或丛生。叶片线形至卵形，变化极不稳定；总苞叶与茎生叶同形，苞叶常为肾形。花序单生于二歧分枝的顶端；总苞钟状，腺体4个，两端具角；雄花多朵；雌花1朵。蒴果三棱状球形，成熟时分裂为3个分果爿。种子卵球状，种阜盾状，无柄。花果期4~10月。

【分布】生于山谷荒地、田边地头湿润的草丛中。除海南、贵州、云南和西藏外，全国其他地区均有分布。

【性能主治】全草味苦，性凉；有毒。具有利尿消肿、拔毒止痒的功效。主治四肢浮肿，小便不利，疟疾；外用治颈淋巴结核，疮癣瘙痒。

【采收加工】夏、秋季采收，晒干。

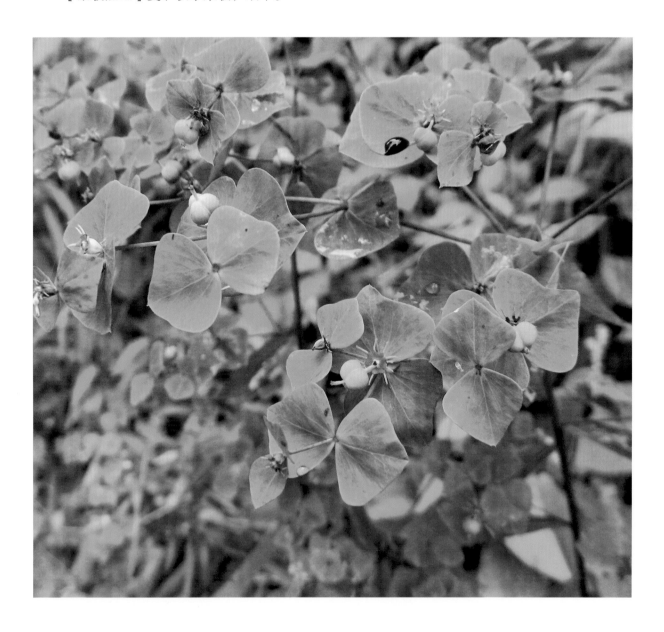

飞扬草

【基原】为大戟科飞扬草*Euphorbia hirta* L. 的全草。

【别名】大飞扬、奶母草、奶汁草。

【形态特征】一年生草本。茎单一，自中部向上分枝或不分枝，被褐色或黄褐色的粗硬毛。叶对生；叶片先端极尖或钝，基部略偏斜，边缘于中部以上有细齿。花序多数，于叶腋处密集成头状，基部近无梗。蒴果三棱状，被短柔毛，成熟时分裂为3个分果爿。花果期6~12月。

【分布】生于山坡、山谷、草丛中或灌木丛中，多见于砂壤。产于广西、湖南、广东、海南、江西、贵州和云南等地。

【性能主治】全草味辛、酸，性凉；有小毒。具有清热解毒、止痒利湿、通乳的功效。主治肺痈，乳痈，疔疮肿毒，牙疳，痢疾，泄泻，热淋，血尿，湿疹，脚癣，皮肤瘙痒，产后少乳。

【采收加工】夏、秋季采收，洗净，晒干。

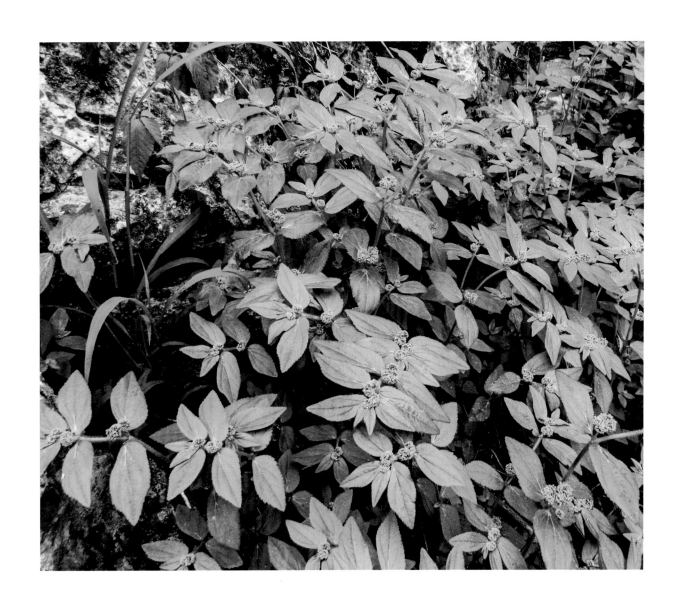

京大戟

【基原】为大戟科大戟*Euphorbia pekinensis* Rupr. 的根。

【别名】空心塔、龙虎草、天平一枝香。

【形态特征】多年生草本。茎单生或自基部多分枝。叶片常椭圆形，少披针形或披针状椭圆形，变异大。总苞叶4~7枚，苞叶2枚；花序单生于二歧分枝顶端，无柄；总苞杯状，边缘4裂，腺体4个。蒴果球状，被稀疏的瘤状突起，成熟时分裂为3个分果爿。花期5~8月，果期6~9月。

【分布】生于山坡、路旁、草丛中及林下阴湿处。产于广西、广东、湖南、四川、河南、河北等地。

【性能主治】根味苦，性寒；有毒。具有泻水逐饮、消肿散结的功效。主治水肿胀满，胸腹积水，痰饮积聚，气逆咳喘，二便不利，痈肿疮毒，瘰疬痰核。

【采收加工】秋、冬季采收，洗净，晒干。

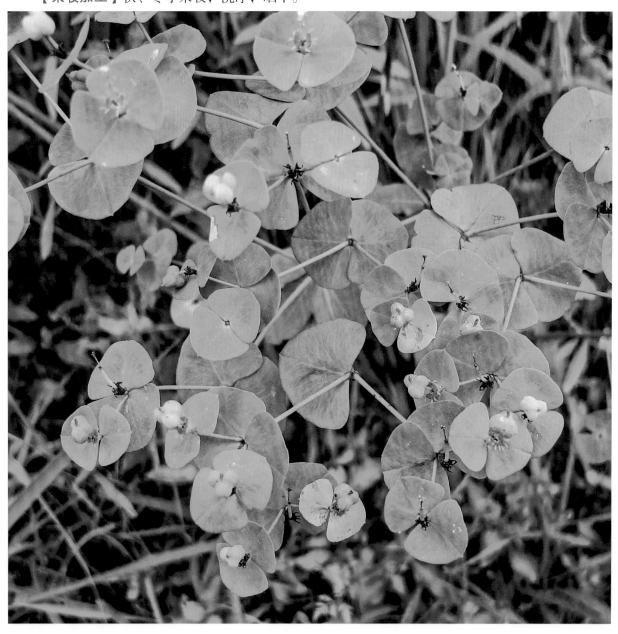

小飞扬草

【基原】为大戟科千根草*Euphorbia thymifolia* L. 的全草。

【别名】地锦、小飞扬、红地茜。

【形态特征】一年生小草本。茎匍匐，全株被稀疏柔毛。叶对生；叶片椭圆形或倒卵形，基部不对称。花小，花序单生或数个簇生于叶腋；总苞狭钟状至陀螺状；腺体4个，被白色附属物。蒴果卵状三棱形，被短柔毛。种子长卵状四棱形，暗红色，每个棱面具4~5条横沟。花果期6~11月。

【分布】生于路边、屋旁和草丛中。产于广西、广东、云南、湖南、江苏、江西、福建等地。

【性能主治】全草味微酸、涩，性微凉。具有清热利湿、收敛止痒的功效。主治细菌性痢疾，痔疮出血；外用治湿疹，过敏性皮炎，皮肤瘙痒。

【采收加工】夏、秋季采收，晒干。

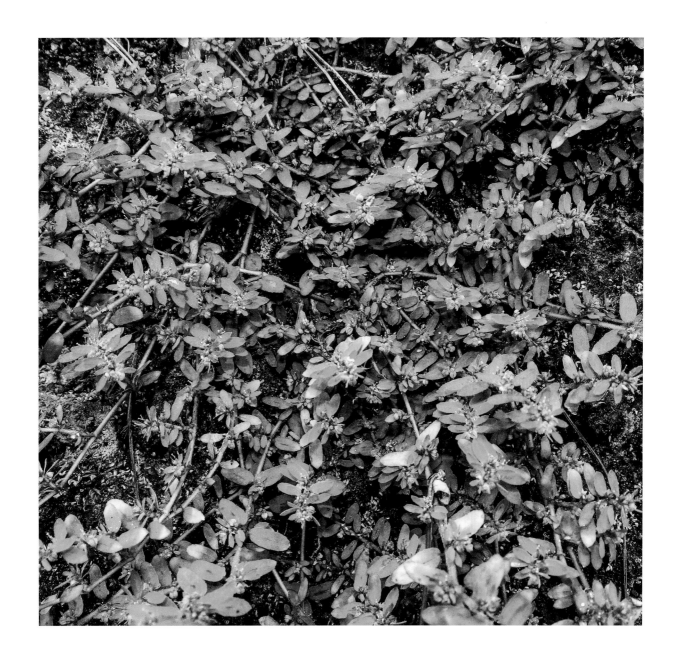

白饭树

【基原】为大戟科白饭树*Flueggea virosa* (Roxb. ex Willd.) Voigt 的全株。

【别名】白倍子、鱼眼木、鹊饭树。

【形态特征】灌木，高1~6 m。小枝具纵棱槽，有皮孔，全株无毛。叶片纸质，椭圆形、长圆形、倒卵形或近圆形，顶端圆至急尖，有小尖头。花小，淡黄色，雌雄异株，多朵簇生于叶腋。蒴果浆果状，近圆球形。种子栗褐色，具光泽，有小疣状突起及网纹。花期3~8月，果期7~12月。

【分布】生于山地灌木丛中。产于我国西南、华南、华东地区。

【性能主治】全株味苦、微涩，性凉；有小毒。具有清热解毒、消肿止痛、止痒止血的功效。外用治湿疹，脓疱疮，过敏性皮炎，疮疖，烧烫伤。

【采收加工】随用随采，多鲜用。

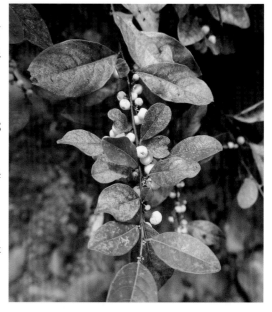

白背叶

【基原】为大戟科白背叶*Mallotus apelta* (Lour.) Müll. Arg. 的根及叶。

【别名】白吊粟、野桐、叶下白。

【形态特征】灌木或小乔木，高1~4 m。小枝、叶柄和花序均密被淡黄色星状柔毛和散生橙黄色颗粒状腺体。叶互生；叶片卵形或阔卵形。花雌雄异株，雄花序为开展的圆锥花序或穗状，雌花序穗状。蒴果近球形，密生被灰白色星状毛的软刺。种子近球形，具皱纹。花期6~9月，果期8~11月。

【分布】生于山坡或山谷灌木丛中。产于广西、广东、海南、云南、湖南、江西、福建等地。

【性能主治】根及叶味微苦、涩，性平。根具有柔肝活血、健脾化湿、收敛固脱的功效。主治慢性肝炎，肝脾肿大，子宫脱垂，脱肛，白带异常，妊娠水肿。叶具有消炎止血的功效。外用治中耳炎，疮肿，跌打损伤，外伤出血。

【采收加工】全年均可采收根，洗净，切片，晒干。叶多鲜用，或夏、秋季采收，晒干研粉。

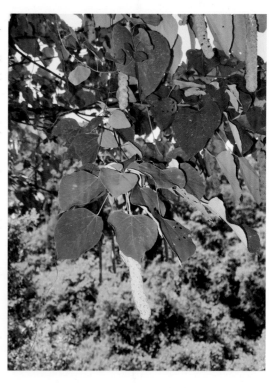

粗糠柴

【基原】为大戟科粗糠柴*Mallotus philippinensis* (Lam.) Müell. Arg. 果实表面的粉状茸毛和根。

【别名】铁面将军、香桂树、香檀。

【形态特征】小乔木或灌木。小枝、嫩叶和花序均密被黄褐色星状柔毛。叶片卵形、长圆形或卵状披针形；叶脉上具长柔毛，散生红色颗粒状腺体。花雌雄异株；总状花序顶生或腋生，单生或数个簇生。蒴果扁球形，密被红色颗粒状腺体和粉末状毛。花期4~5月，果期5~8月。

【分布】生于山地林中或林缘。产于广西、广东、海南、贵州、湖南、湖北、江西、安徽、江苏等地。

【性能主治】果实表面的粉状茸毛和根味微苦、微涩，性凉。果上粉状茸毛具有驱虫的功效。主治绦虫病，蛲虫病，线虫病。根具有清热利湿的功效。主治急、慢性痢疾，咽喉肿痛。

【采收加工】根随时采收。腺毛及茸毛秋季采收，晒干。

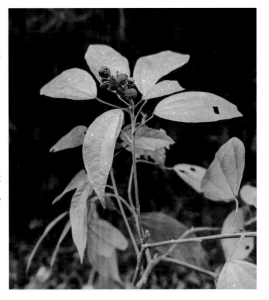

杠香藤

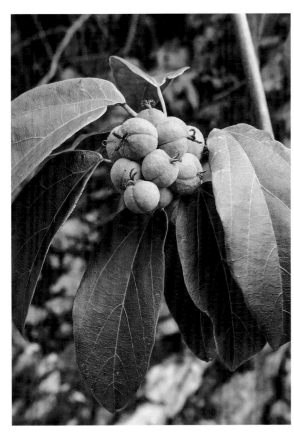

【基原】为大戟科石岩枫*Mallotus repandus* (Willd.) Müell. Arg. 的根、茎、叶。

【别名】黄豆树、倒挂茶、倒挂金钩。

【形态特征】攀缘状灌木。嫩枝、叶柄、花序和花梗均密生黄色星状柔毛；老枝无毛，常有皮孔。叶片卵形或椭圆状卵形。花雌雄异株。总状花序或下部有分枝；雄花序顶生，稀腋生；雌花序顶生。蒴果具2~3个分果爿，密生黄色粉末状毛和颗粒状腺体。种子卵形。花期3~5月，果期8~9月。

【分布】生于山地疏林中或林缘。产于广西、广东、海南和台湾等地。

【性能主治】根、茎、叶味苦、辛，性温。具有祛风除湿、活血通络、解毒消肿、驱虫止痒的功效。主治风湿痹证，腰腿疼痛，跌打损伤，痈肿疮疡，绦虫病，湿疹，顽癣，蛇犬咬伤。

【采收加工】全年均可采收根、茎，洗净，切片，晒干。夏、秋季采叶，鲜用或晒干。

叶下珠

【基原】为大戟科叶下珠*Phyllanthus urinaria* L. 的全草。

【别名】夜关门、鱼蛋草。

【形态特征】一年生草本，高约30 cm。叶片纸质，因叶柄扭转而呈羽状排列，长圆形或倒卵形。雄花2~4朵簇生于叶腋；雌花单生于小枝中下部的叶腋内。蒴果无柄，近圆形，叶下2列着生，熟时赤褐色，表面有小鳞状突起，呈1列珠状，故名叶下珠。花期6~8月，果期9~10月。

【分布】生于山地疏林、灌木丛中、荒地或山沟向阳处。产于广西、广东、贵州、海南、云南、四川、台湾、福建等地。

【性能主治】全草微苦、甘，性凉。具有清热利尿、消积、明目的功效。主治肾炎水肿，泌尿系感染、结石，肠炎，眼角膜炎，黄疸型肝炎；外用治毒蛇咬伤。

【采收加工】夏、秋季采收，除去杂质，晒干。

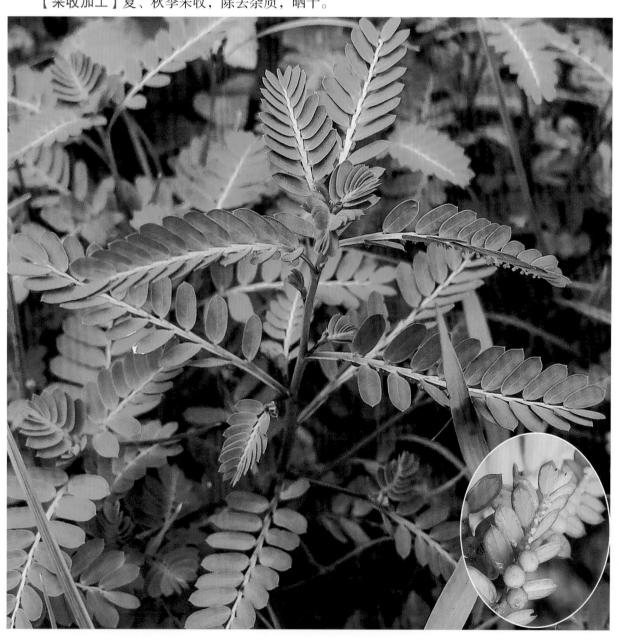

蓖麻子

【基原】为大戟科蓖麻*Ricinus communis* L.的成熟种子。

【别名】红蓖麻、蓖麻仁。

【形态特征】灌木状草本，高达5 m。小枝、叶和花序通常被白霜，茎多液汁。叶掌状7~11裂，边缘具齿；叶柄粗壮，中空，顶端具2个盘状腺体，基部具盘状腺体。花序总状；雄花生于花序下部，雌花生于上部。蒴果球形，果皮具软刺。种子椭圆形，光滑具斑纹。花期5~8月，果期7~10月。

【分布】生于村旁疏林或河流两岸冲积地，常逸为野生，呈多年生灌木。产于我国华南和西南地区。

【性能主治】成熟种子味甘、辛，性平；有毒。具有消肿拔毒、泻下通滞的功效。主治大便燥结，痈疽肿毒，喉痹，瘰疬。

【采收加工】秋季采摘成熟果实，晒干，除去果壳，收集种子。

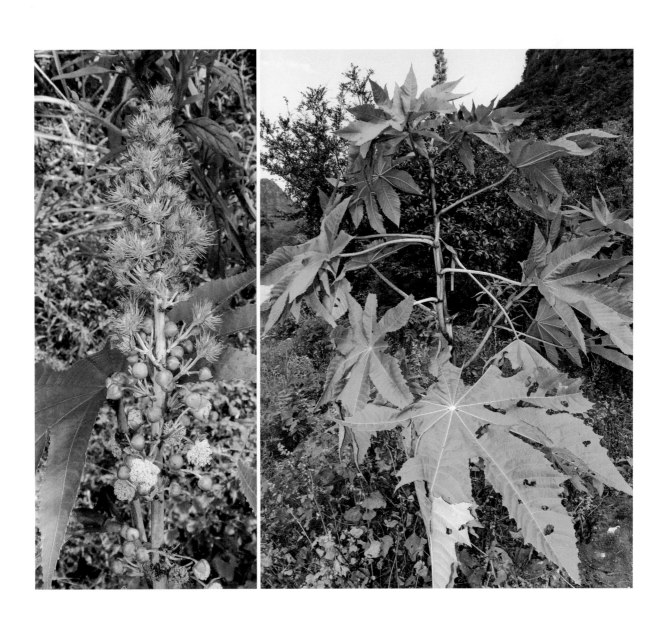

山乌桕

【基原】为大戟科山乌桕*Sapium discolor* (Champ. ex Benth.) Müll. Arg. 的根皮、树皮及叶。

【别名】红乌桕、红叶乌桕。

【形态特征】乔大或灌木。叶片椭圆形或长卵形，背面近缘常有数个圆形腺体；叶柄顶端具2个毗连的腺体。花单性，雌雄同株，密集成顶生总状花序；雌花生于花序轴下部，雄花生于花序轴上部或有时整个花序全为雄花。蒴果黑色，球形。种子近球形，外面薄被蜡质的假种皮。花期4~6月。

【分布】生于山坡或山谷林中。产于广西、广东、贵州、云南、湖南、四川、江西、台湾等地。

【性能主治】根皮、树皮及叶味苦，性寒；有小毒。具有泻下逐水、消肿散瘀的功效。根皮、树皮主治肾炎水肿，肝硬化腹水，二便不通。叶外用治跌打肿痛，毒蛇咬伤，带状疱疹，过敏性皮炎，湿疹。

【采收加工】全年均可采收根皮、树皮。夏、秋季可采收叶，晒干。

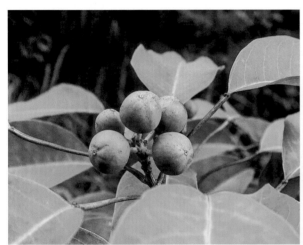
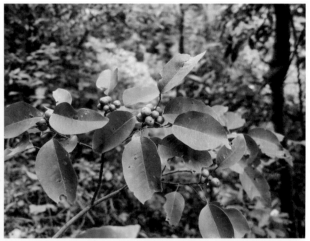
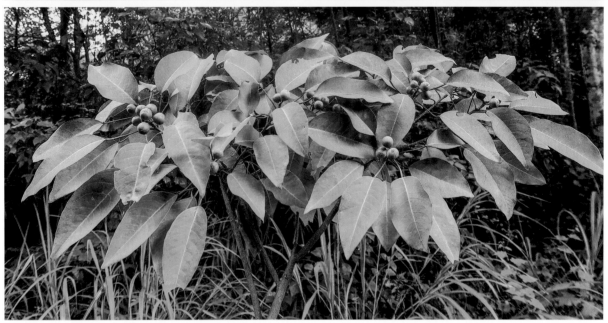

圆叶乌桕

【基原】为大戟科圆叶乌桕*Sapium rotundifolium* Hemsl. 的叶、果实。

【别名】妹笐。

【形态特征】灌木或乔木。无毛。叶厚，互生；叶片近圆形，顶端圆，稀凸尖，全缘；叶柄圆柱形，顶端具2个腺体。花单性，雌雄同株，密集成顶生的总状花序；雌花生于花序轴下部，雄花生于花序轴上部或有时整个花序全为雄花。蒴果近球形，直径约1.5 cm。花期4~6月。

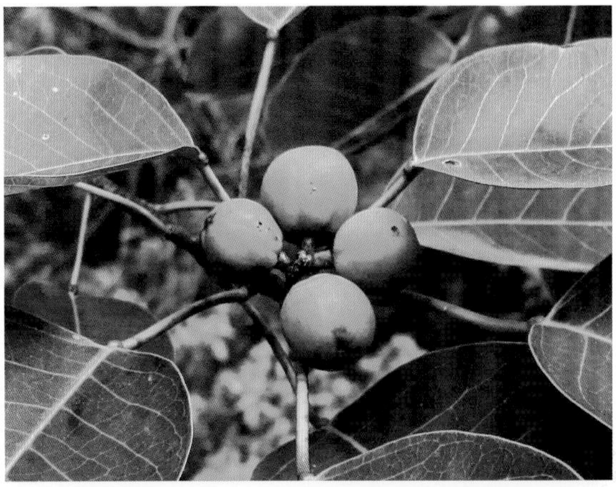

【分布】生于阳光充足的石灰岩石山坡或山顶。产于广西、广东、湖南、贵州、云南等地。

【性能主治】叶、果实味辛、苦，性凉。具有解毒消肿、杀虫的功效。主治虫蛇咬伤，疥癣，湿疹，疮毒。

【采收加工】夏、秋季采收叶，鲜用或晒干。果实成熟时采收果实，鲜用或晒干。

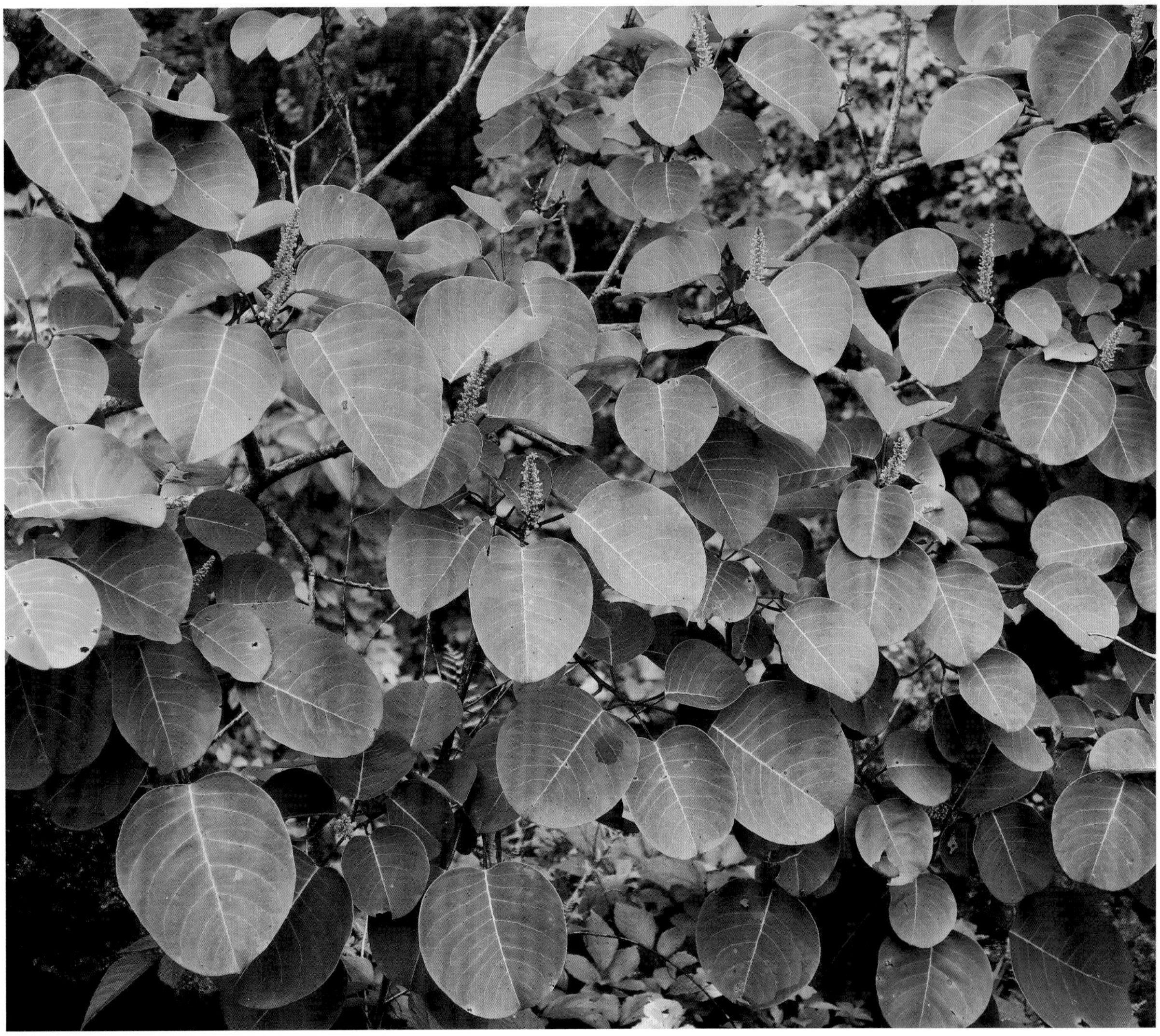

蛋不老

【基原】为大戟科广东地构叶 *Speranskia cantonensis* (Hance) Pax et K. Hoffm. 的全草。

【别名】透骨草、黄鸡胆、矮五甲。

【形态特征】草本，高50~70 cm。叶片纸质，卵形或卵状椭圆形至卵状披针形，边缘具圆齿或钝齿，齿端有黄色腺体。花序总状；雄花1~2朵生于苞腋；花瓣倒心形或倒卵形，无毛，膜质；花盘有离生腺体5个；雌花无花瓣。蒴果扁球形，具瘤状突起。花期2~5月，果期10~12月。

【分布】生于草地或灌木丛中。产于广西、广东、贵州、湖南、云南、陕西、甘肃等地。

【性能主治】全草味苦，性平。具有祛风除湿、通经络、破瘀止痛的功效。主治风湿痹痛，癥瘕积聚，瘰疬，疔疮肿毒，跌打损伤。

【采收加工】全年均可采收，洗净，鲜用或晒干。

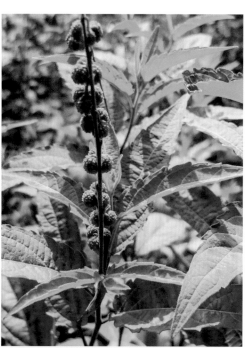

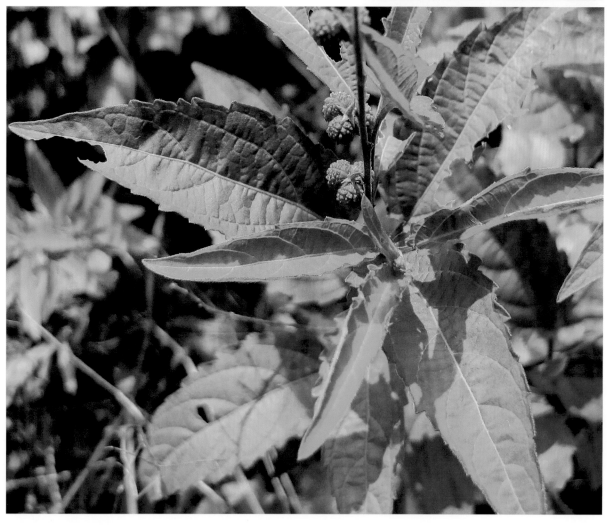

牛耳枫

【基原】为虎皮楠科牛耳枫*Daphniphyllum calycinum* Benth. 的根、小枝和叶、果实。

【别名】羊屎子。

【形态特征】灌木，高1.5~4 m。叶片阔椭圆形或倒卵形，干后两面绿色，腹面具光泽，背面多少被白粉，具细小乳突体；侧脉8~11对，在叶腹面清晰，背面突起。总状花序腋生，长2~3 cm。果卵圆形，被白粉，具小瘤状突起，先端具宿存柱头，基部具宿萼。花期4~6月，果期8~11月。

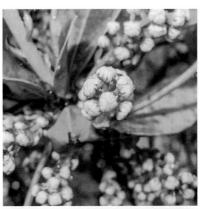

【分布】生于灌木丛中、疏林中。产于广西、广东、福建、江西等地。

【性能主治】根味辛、苦，性凉；有小毒。具有清热解毒、活血化瘀的功效。主治感冒发热，扁桃体炎，风湿关节痛，跌打损伤。小枝和叶味辛、甘，性凉；有小毒。具有祛风止痛、解毒消肿的功效。主治风湿骨痛，疮疡肿毒，跌打骨折，毒蛇咬伤。果实味苦、涩，性平；有毒。具有止痢的功效。主治久痢。

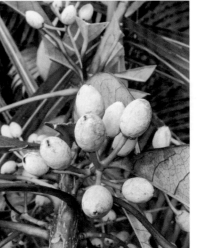

【采收加工】全年均可采收根，鲜用或切片晒干。夏、秋季采收枝叶，鲜用或切段晒干。秋后果实成熟时采收果实，晒干。

【附注】《中华本草》记载牛耳枫以根、小枝和叶、果实入药的药材名分别为牛耳枫根、牛耳枫枝叶、牛耳枫子。

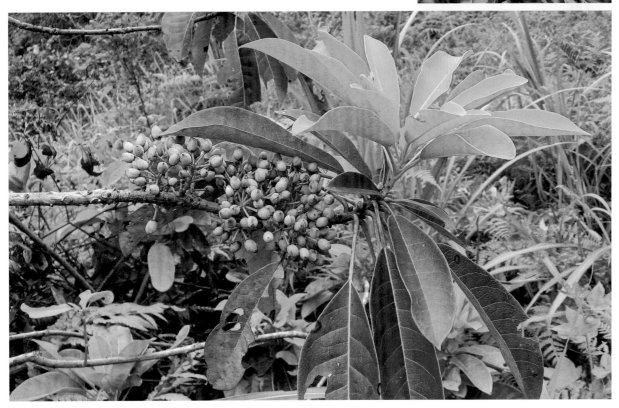

常山

【基原】为绣球花科常山*Dichroa febrifuga* Lour. 的根。

【别名】黄常山、鸡骨常山。

【形态特征】灌木，1~2 m。小枝、叶柄和叶均无毛或有微柔毛。叶片椭圆形、椭圆状长圆形或披针形，两端渐尖，边缘具齿。伞房状圆锥花序顶生，有时叶腋有侧生花序；花蓝色或白色。浆果蓝色，干时黑色。种子长约1 mm，具网纹。花期2~4月，果期5~8月。

【分布】生于山谷、林缘、沟边、路旁等。产于广西、广东、云南、贵州、四川、西藏、江西、福建、台湾、湖南、湖北、安徽、江苏、浙江、陕西、甘肃等地。

【性能主治】根味苦、辛，性寒；有毒。具有涌吐痰涎、截疟的功效。主治痰饮停聚，胸膈痞塞，疟疾。

【采收加工】秋季采收，除去须根，洗净，晒干。

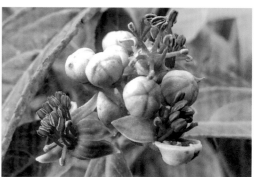

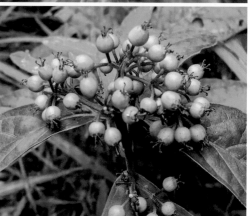

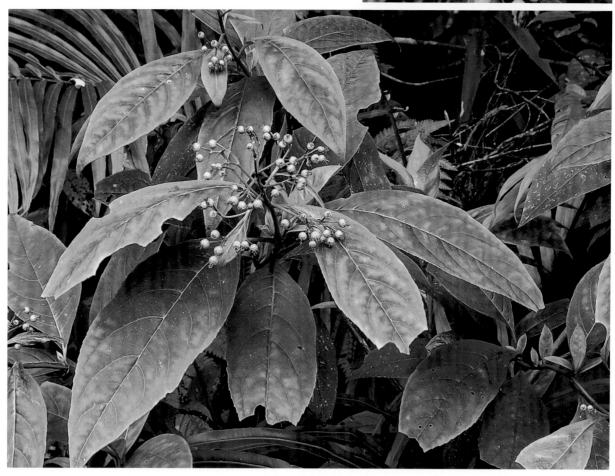

青棉花藤叶

【基原】为绣球花科冠盖藤*Pileostegia viburnoides* Hook. f. et Thomson 的根。

【别名】红棉花藤、猴头藤。

【形态特征】常绿攀缘状灌。叶对生；叶片薄革质，椭圆状倒披针形或长椭圆形；边全缘或稍波状，常稍背卷，有时近先端有稀疏蜿蜒状齿缺。伞房状圆锥花序顶生，苞片和小苞片线状披针形，褐色；花白色，花瓣卵形。蒴果圆锥形，具宿存花柱和柱头。花期7~8月，果期9~12月。

【分布】生于山谷林中。产于广西、广东、贵州、云南、江西、安徽、浙江、福建、台湾、湖北等地。

【性能主治】根味辛、苦，性温。具有祛风除湿、散瘀止痛、解毒消肿的功效。主治腰腿酸痛，风湿麻木，跌打损伤，骨折，外伤出血，痈肿疮毒。

【采收加工】全年均可采收，洗净，切片，鲜用或晒干。

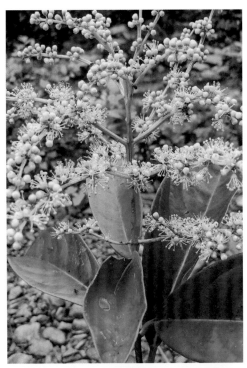

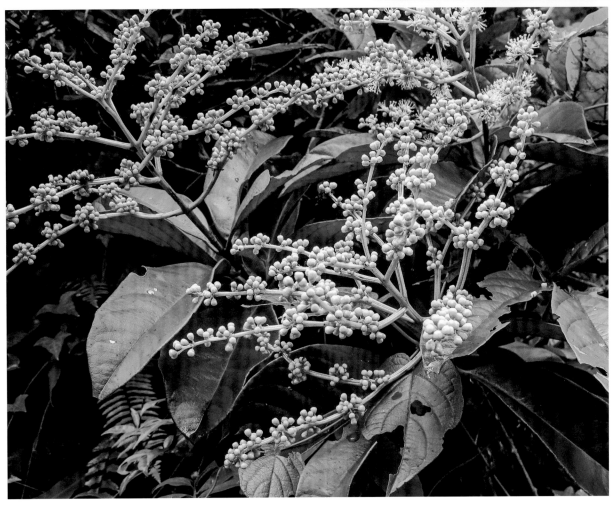

蛇莓

【基原】为蔷薇科蛇莓*Duchesnea indica* (Andrews) Focke 的全草、根。

【别名】落地杨梅、平地莓、地杨梅。

【形态特征】多年生草本。根状茎短，粗壮；匍匐茎纤细，有柔毛。叶互生，三出复叶；小叶卵圆形，有齿。花单生于叶腋；花瓣倒卵形，黄色；花托在果期膨大，海绵质，鲜红色，有光泽。瘦果卵形，光滑或具不明显突起，鲜时有光泽。花期6~8月，果期8~10月。

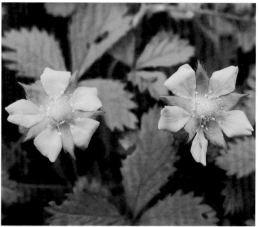

【分布】生于山坡、道旁、潮湿处。产于广西、广东、云南、贵州、湖南、四川、江苏、浙江、河南、河北、辽宁等地。

【性能主治】全草味甘、苦，性寒。具有清热解毒、散瘀消肿、凉血止血的功效。主治热病，惊痫，咳嗽，吐血，咽喉肿痛，痢疾，痈肿，疔疮，蛇虫咬伤，烧烫伤，感冒，黄疸，目赤，口疮，痄腮，崩漏，月经不调，跌打肿痛。根味苦、甘，性寒。具有清热泻火、解毒消肿的功效。主治热病，小儿惊风，目赤红肿，痄腮，牙龈肿痛，咽喉肿痛，热毒疮疡。

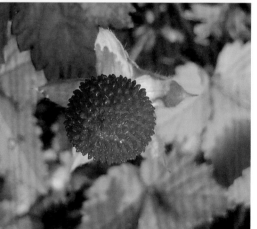

【采收加工】6~11月采收全草。夏、秋季采收根。

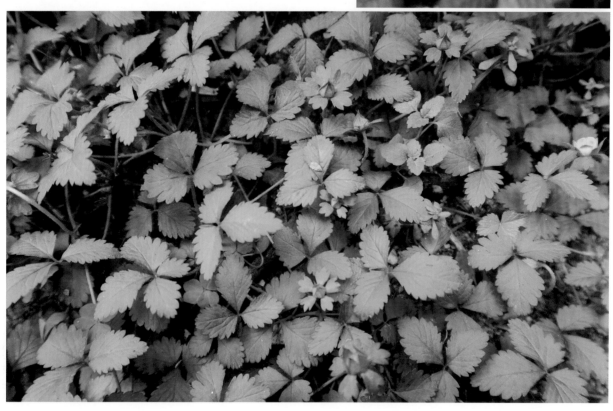

枇杷叶

【基原】为蔷薇科枇杷*Eriobotrya japonica* (Thunb.) Lindl. 的叶。

【别名】白花木。

【形态特征】常绿灌木至小乔木。枝及叶均密被锈色茸毛。叶片革质，长椭圆形或倒卵状披针形，边缘有疏齿，腹面光亮，多皱，背面密生灰棕色茸毛。圆锥花序顶生；花瓣白色，长圆形或卵形。果近圆形，熟时橙黄色。种子1~5粒，球形或扁球形。花期4~5月，果期5~10月。

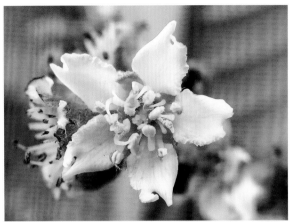

【分布】多栽种于村边、平地或坡地。产于广西、贵州、云南、福建、江苏、安徽、浙江、江西等地。

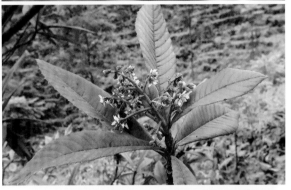

【性能主治】叶味苦，性微寒。具有清肺止咳、降逆止呕的功效。主治肺热咳嗽，气逆喘急，胃热呕逆，烦热口渴。

【采收加工】全年均可采收，晒至七八成干时，扎成小把，再晒干。

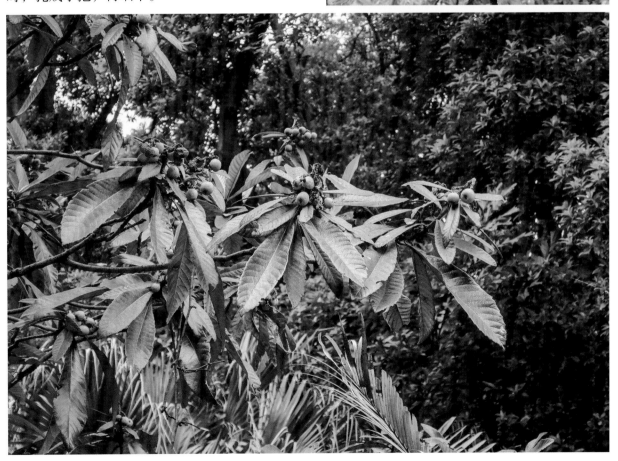

翻白草

【基原】为蔷薇科翻白草*Potentilla discolor* Bunge 的全草。

【别名】天青地白、鸡腿根、白头翁。

【形态特征】多年生草本。根粗壮，下部常肥厚呈纺锤形。茎、叶背、花梗及总花梗、萼筒外面均密被白色绵毛。基生叶羽状复叶有小叶2~4对；小叶长圆形或长圆披针形，腹面暗绿色，边缘具圆钝齿；茎生叶为掌状3~5小叶。花茎直立，聚伞花序疏散，花黄色。瘦果近肾形。花果期5~9月。

【分布】生于山坡草丛中或草地。产于广西、广东、江西、福建、台湾、湖南、湖北、四川、安徽、浙江、江苏等地。

【性能主治】全草味甘、微苦，性平。具有清热解毒、止痢、止血的功效。主治湿热泻痢，痈肿疮毒，血热吐衄，便血，崩漏。

【采收加工】夏、秋季花果期采收，除去杂质，干燥。

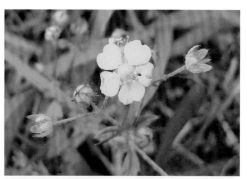
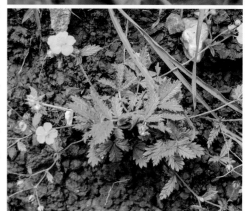

蛇含

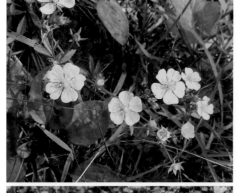
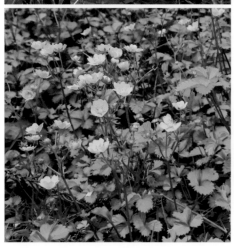

【基原】为蔷薇科蛇含委陵菜*Potentilla kleiniana* Wight et Arn. 的全草。

【别名】五爪风、小龙牙、紫背龙牙。

【形态特征】一年生、二年生或多年生宿根草本。多须根。花茎上升或匍匐，常于节处生根并发育出新植株，被疏柔毛或开展长柔毛。基生叶为近鸟足状5小叶，下部茎生叶有5小叶，上部茎生叶有3小叶。聚伞花序密集于枝顶如假伞形，花黄色。瘦果近圆形，具皱纹。花果期4~9月。

【分布】生于山坡草地、田边、水边。产于广西、广东、四川、云南、贵州、湖南、湖北、福建、江苏、浙江、江西、辽宁、陕西等地。

【性能主治】全草味苦，性微寒。具有清热定惊、截疟、止咳化痰、解毒活血的功效。主治高热惊风，疟疾，肺热咳嗽，百日咳，痢疾，疮疖肿毒，咽喉肿痛，风火牙痛，带状疱疹，目赤肿痛，蛇虫咬伤，风湿麻木，跌打损伤，月经不调，外伤出血。

【采收加工】5月和9~10月采收，除去杂质，晒干。

全缘火棘

【基原】为蔷薇科全缘火棘*Pyracantha atalantioides* (Hance) Stapf 的叶、果实。

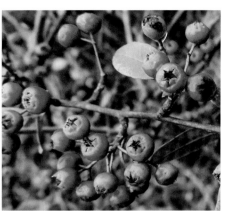

【别名】火把果、救兵粮。

【形态特征】常绿灌木或小乔木。常有枝刺。叶椭圆形或长圆形，稀长圆状倒卵形，全缘或有不明显细齿，下面微带白霜。花成复伞房花序，花梗和花萼外均被黄褐色柔毛；花瓣白色，卵形；子房上部密生白色茸毛。梨果扁球形，亮红色。花期4~5月，果期9~11月。

【分布】生于山坡或谷地林中。产于广西、广东、贵州、湖北、陕西等地。

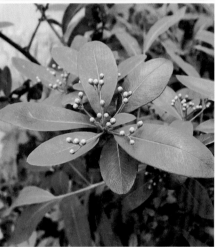

【性能主治】叶味微苦，性凉。具有清热解毒、止血的功效。主治疮疡肿痛，目赤，痢疾，便血，外伤出血。果实味甘、酸、涩，性平。具有健脾消积、收敛止痢、止痛的功效。主治痞块，食积停滞，脘腹胀满，泄泻，痢疾，崩漏带下，跌打损伤。

【采收加工】全年均可采收叶，鲜用，随采随用。秋季果实成熟时采收果实，晒干。

【附注】《中华本草》记载全缘火棘以叶、果实入药的药材名分别为救军粮叶、赤阳子。

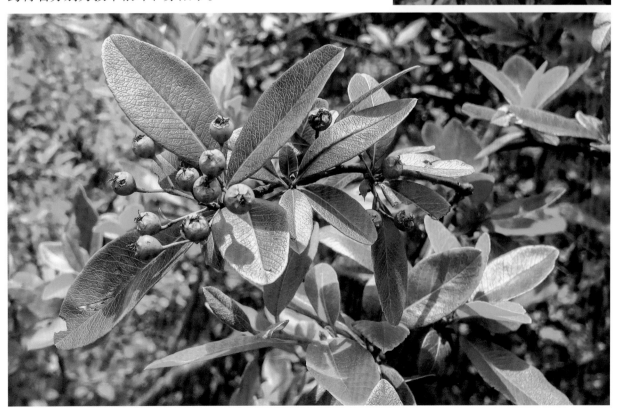

火棘

【基原】为蔷薇科火棘*Pyracantha fortuneana* (Maxim.) H. L. Li 的叶、果实。

【别名】火把果、救兵粮。

【形态特征】常绿灌木。高达3 m。侧枝短，先端成刺状。叶片倒卵形至倒卵状长圆形，先端圆钝或微凹，有时具短尖头，基部楔形，下延连于叶柄。花集成复伞房花序；萼筒钟状，无毛，萼片三角卵形；花瓣白色，近圆形。果实近球形，橘红色或深红色。花期3~5月，果期8~11月。

【分布】生于山地、丘陵阳坡灌木丛中、草地及河沟路旁。产于广西、湖南、湖北、西藏、陕西、江苏、浙江、河南等地。

【性能主治】叶味微苦，性凉。具有清热解毒、止血的功效。主治疮疡肿痛，目赤，痢疾，便血，外伤出血。果实味甘、酸、涩，性平。具有健脾消积、收敛止痢、止痛的功效。主治痞块，食积停滞，脘腹胀满，泄泻，痢疾，崩漏带下，跌打损伤。

【采收加工】全年均可采收叶，鲜用，随采随用。秋季果实成熟时采收果实，晒干。

【附注】《中华本草》记载火棘以叶、果实入药的药材名分别为救军粮叶、赤阳子。

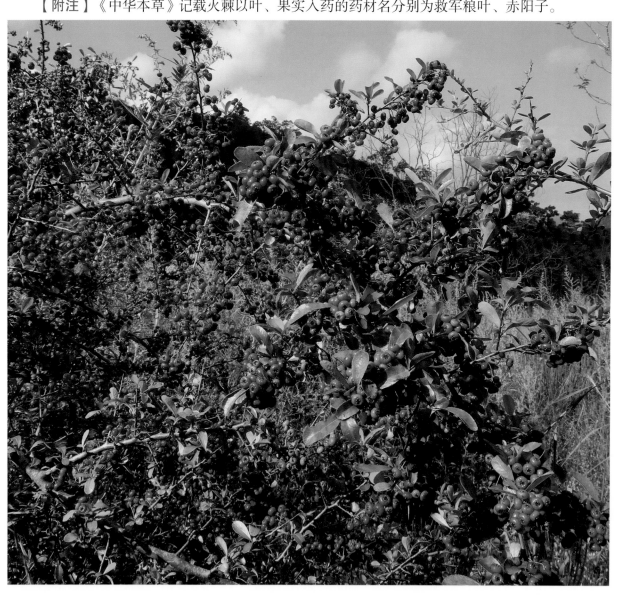

金樱根

【基原】为蔷薇科小果蔷薇*Rosa cymosa* Tratt. 的根及根状茎。

【别名】倒钩笃、山木香、小金樱、红荆藤。

【形态特征】攀缘灌木。小枝圆柱形，有钩状皮刺。小叶3~5片，稀7片；小叶片卵状披针形或椭圆形，稀长圆披针形，边缘有紧贴或尖锐细齿。复伞房花序；花幼时密被长柔毛，老时渐无毛；花瓣白色，先端凹。果球形，红色至黑褐色。花期5~6月，果期7~11月。

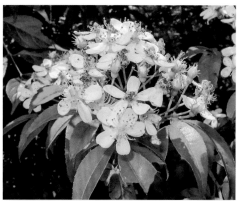

【分布】生于路旁、溪边灌木丛中或山坡疏林中。产于广西、广东、台湾、福建、安徽、浙江、江苏、湖南、贵州、云南、四川等地。

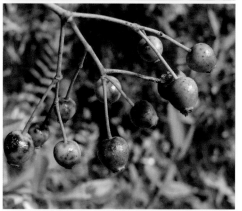

【性能主治】根及根状茎味甘、酸、涩，性平。具有清热解毒、利湿消肿、收敛止血、活血散瘀、固涩益肾的功效。主治滑精，遗尿，痢疾，泄泻，崩漏带下，子宫脱垂，痔疮。

【采收加工】全年均可采收，除去泥沙，趁鲜砍成段或切厚片，干燥。

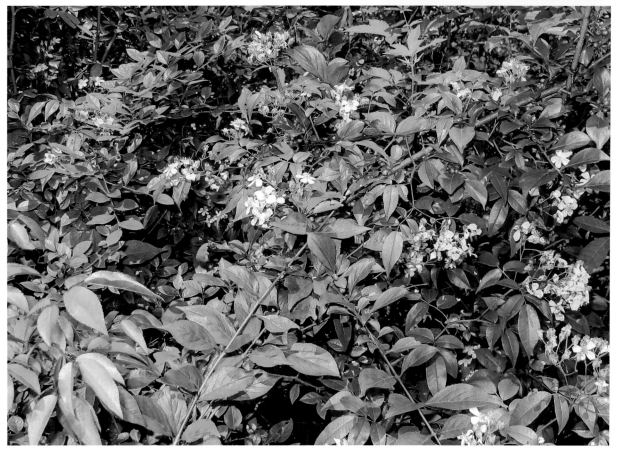

金樱子

【基原】为蔷薇科金樱子*Rosa laevigata* Michx.的成熟果实。

【别名】刺糖果、倒挂金钩、黄茶瓶。

【形态特征】攀缘灌木。小枝粗壮，有疏钩刺，无毛，幼时被腺毛，老时逐渐脱落减少。三出复叶；小叶革质，椭圆状卵形，边缘有细齿。花单生于叶腋；花梗和萼筒均密被腺毛；花瓣白色，宽倒卵形，先端微凹。果梨形，熟时红褐色，外面密被刺毛。花期4~6月，果期7~11月。

【分布】生于山野、田边、灌木丛中的向阳处。产于广西、广东、湖南、四川、浙江、江西、安徽、福建等地。

【性能主治】成熟果实味酸、甘、涩，性平。具有固精缩尿、固崩止带、涩肠止泻的功效。主治遗精滑精，遗尿尿频，崩漏带下，久泻久痢。

【采收加工】10~11月果实成熟变红时采收，干燥，除去毛刺。

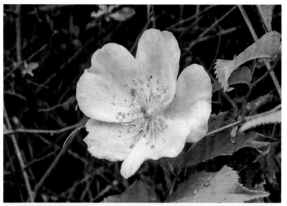

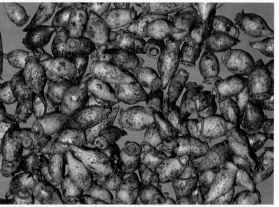

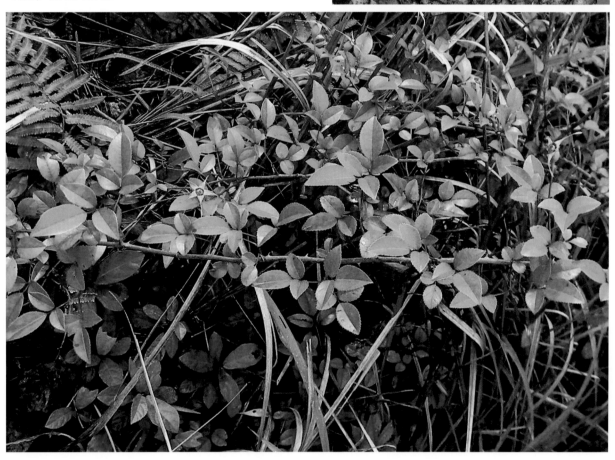

山莓

【基原】为蔷薇科山莓*Rubus corchorifolius* L. f. 的根和叶。

【别名】三角刺、五月泡、三月泡。

【形态特征】直立灌木，高1~3 m。枝具皮刺。单叶；叶片卵形或卵状披针形，基部微心形，沿中脉疏生小皮刺，边缘不分裂或3裂；通常不育枝上的叶3裂，有不规则锐齿或重齿。花单生或少数生于短枝上，花白色。果近球形或卵圆形，熟时红色；核具皱纹。花期2~3月，果期4~6月。

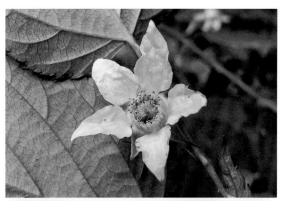

【分布】生于阳坡草地、山谷、溪边、荒地。产于我国华东、中南、西南地区。

【性能主治】根味苦、涩，性平。具有活血、止血、祛风除湿的功效。主治吐血，便血，肠炎，痢疾，风湿关节痛，跌打损伤，月经不调，白带异常。叶味苦，性凉。具有解毒消肿的功效。外用治痈疖肿毒。

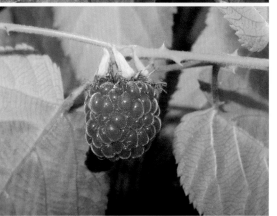

【采收加工】秋季采收根，洗净，切片，晒干。春季至秋季均可采收叶，洗净，切碎，晒干。

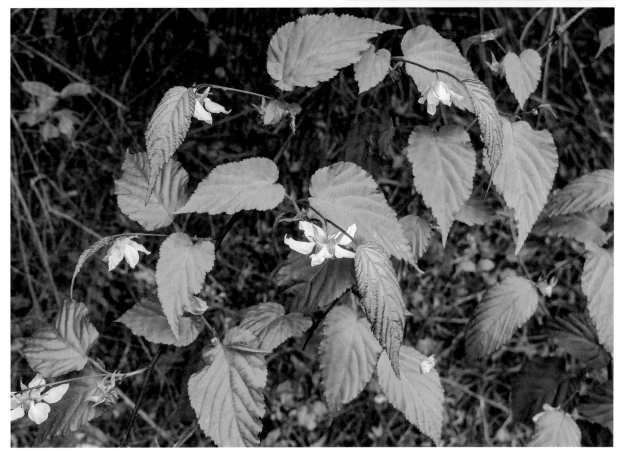

龙须藤

【基原】为云实科龙须藤*Bauhinia championii* (Benth.) Benth. 的根和茎、叶、种子。

【别名】燕子尾、过岗龙、过江龙。

【形态特征】攀缘灌木。藤茎圆柱形，稍扭曲，表面粗糙，切断面皮部棕红色，木部浅棕色，有4~9圈深棕红色环纹，形似舞动的龙而得名。单叶互生，卵形或心形，先端2浅裂或不裂，裂片尖。总状花序；花瓣白色，具瓣柄，瓣片匙形。荚果扁平，果瓣革质。花期6~10月，果期7~12月。

【分布】生于石山灌木丛中或山地林中。产于广西、广东、湖南、贵州、浙江、台湾、湖北、海南等地。

【性能主治】根和茎味苦，性平。具有祛风除湿、行气活血的功效。主治风湿骨痛，跌打损伤，偏瘫，胃脘痛，痢疾。叶味甘、苦，性平。具有利尿、化瘀、理气止痛的功效。主治小便不利，腰痛，跌打损伤。种子味苦、辛，性温。具有行气止痛、活血化瘀的功效。主治胁肋胀痛，胃脘痛，跌打损伤。

【采收加工】全年均可采收根和茎、叶，鲜用或晒干。秋季果实成熟时采收果实，晒干，打出种子。

【附注】《中华本草》记载龙须藤以根和茎、叶、种子入药的药材名分别为九龙藤、九龙藤叶、过江龙子。

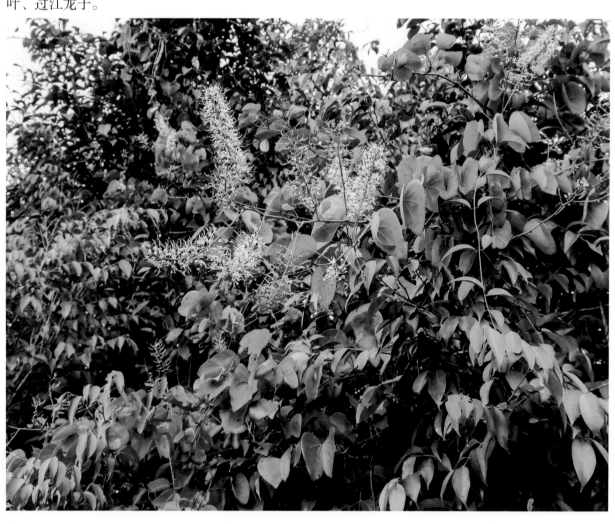

云实

【基原】为云实科云实*Caesalpinia decapetala* (Roth) Alston 的种子、根和根皮。

【别名】铁场豆、马豆、阎王刺根。

【形态特征】藤本。树皮暗红色；枝、叶轴和花序均被柔毛和钩刺。二回羽状复叶长20~30 cm；羽片3~10对，基部有刺1对；小叶8~12对，长圆形。总状花序顶生，具多花；花瓣黄色，膜质，圆形或倒卵形。荚果长圆状舌形，栗褐色，先端具尖喙。花果期4~10月。

【分布】生于山坡灌木丛中、平原、山谷及河边。产于广西、广东、云南、四川、湖北、江西、江苏、河南、河北等地。

【性能主治】根、根皮味苦、辛，性平。具有祛风除湿、解毒消肿的功效。主治感冒发热，咳嗽，咽喉肿痛，牙痛，风湿痹痛，肝炎，痢疾，痈疽肿毒，皮肤瘙痒，毒蛇咬伤。种子味辛、苦，性温。具有解毒除湿、止咳化痰、杀虫的功效。主治痢疾，疟疾，慢性气管炎，小儿疳积，虫积。

【采收加工】全年均可采收根，洗净，切片或剥取根皮。秋季果实成熟时采收果实，剥取种子，晒干。

【附注】《中华本草》记载云实以根和根皮、种子入药的药材名分别为云实根、云实。

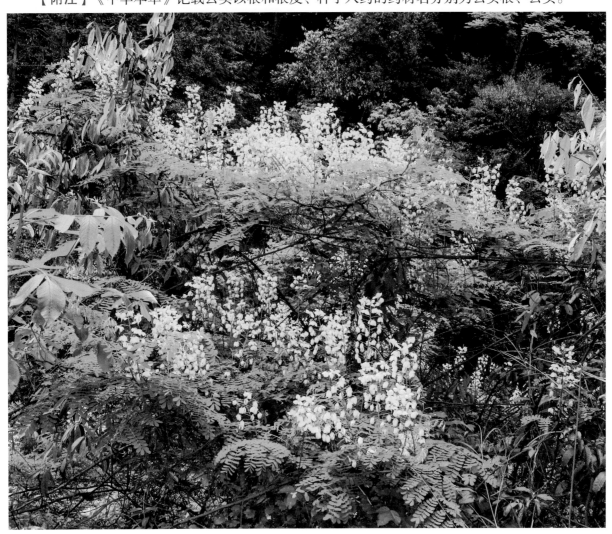

老虎刺

【基原】为云实科老虎刺*Pterolobium punctatum* Hemsl.的根。

【别名】倒爪刺、假虎刺、绣花针。

【形态特征】木质藤本或攀缘灌木。小枝具下弯的短钩刺。羽片9~14对；小叶19~30对，对生，狭长圆形。总状花序腋上生或于枝顶排列呈圆锥状；花瓣稍长于萼，倒卵形，顶端稍呈啮蚀状。荚果发育部分菱形，翅一边直，另一边弯曲。种子椭圆形。花期6~8月，果期9月至翌年1月。

【分布】生于山坡阳处、路旁。产于广西、广东、云南、贵州、四川、湖南、湖北等地。

【性能主治】根味苦、辛，性温。具有消炎、解热、止痛的功效。主治黄疸型肝炎，胃痛，风湿关节炎，淋巴腺炎，急性结膜炎，牙周炎，咽喉炎。

【采收加工】根全年均可采收，除去杂质，晒干。

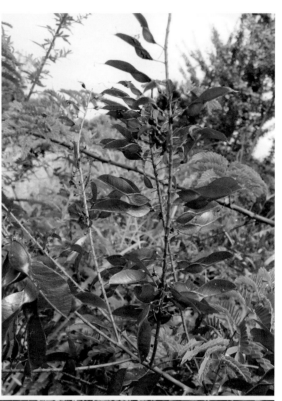

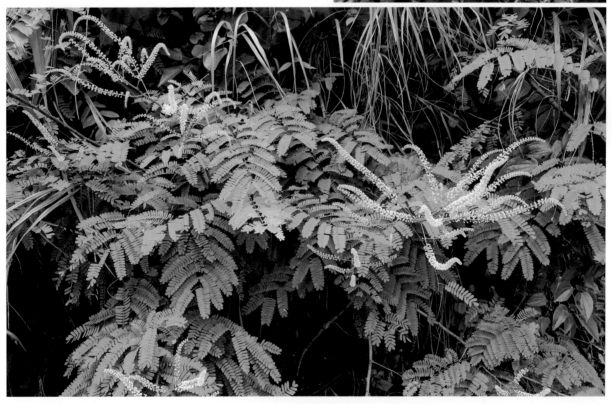

决明子

【基原】为云实科决明*Senna tora* (L.) Roxb. 的成熟种子。

【别名】草决明、假绿豆、枕头子。

【形态特征】一年生亚灌木状草本。叶柄上无腺体；叶轴上每对小叶间有棒状的腺体1个；小叶3对，膜质，倒卵形或倒卵状长椭圆形，顶端圆钝而有小尖头。花腋生，通常2朵聚生；花瓣黄色，背面2片略长。荚果细，近四棱柱形，长达15 cm。种子菱形，光亮。花果期8~11月。

【分布】生于山坡、河边或栽培。产于广西、广东、湖南、四川、安徽等地。

【性能主治】种子味甘、苦、咸，性微寒。具有清热明目、润肠通便的功效。主治目赤涩痛，羞明多泪，目暗不明，头痛眩晕，大便秘结。

【采收加工】秋季采收，晒干，留下种子，除去杂质。

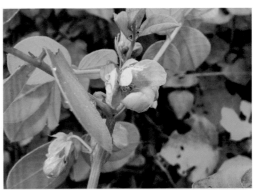

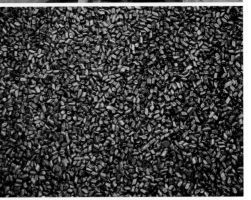

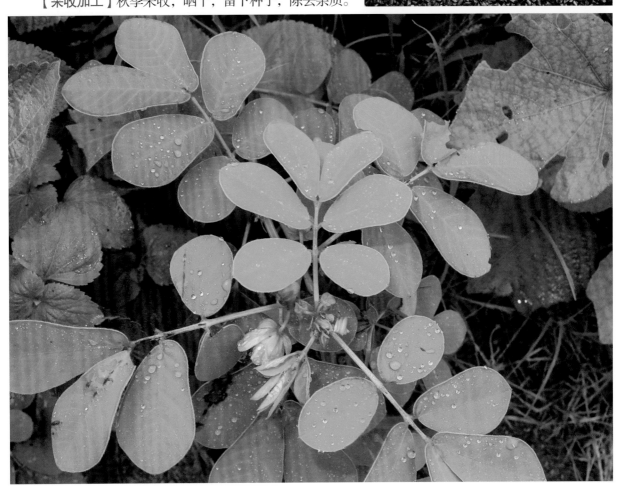

红花菜

【基原】为蝶形花科紫云英*Astragalus sinicus* L. 的全草。

【别名】米布袋、野蚕豆、荷花郎。

【形态特征】二年生草本。奇数羽状复叶，具 7~13片小叶；小叶倒卵形或椭圆形，先端钝圆或微凹，基部宽楔形，背面散生白色柔毛。总状花序生 5~10朵花，呈伞形；花冠紫红色或橙黄色。荚果线状长圆形，具短喙，黑色。种子肾形，栗褐色。花期2~6 月，果期3~7月。

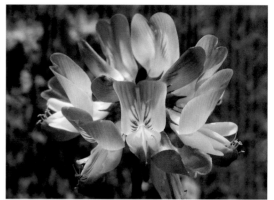

【分布】生于山坡、溪边及潮湿处。产于我国长江流域各地，广西有栽培或逸为野生。

【性能主治】全草味甘、辛，性平。具有清热解毒、祛风明目、凉血止血的功效。主治咽喉痛，风痰咳嗽，目赤肿痛，带状疱疹，疥癣，外伤出血，月经不调，带下，血小板减少性紫癜。

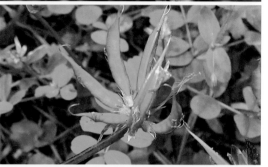

【采收加工】春、夏季采收，洗净，鲜用或晒干。

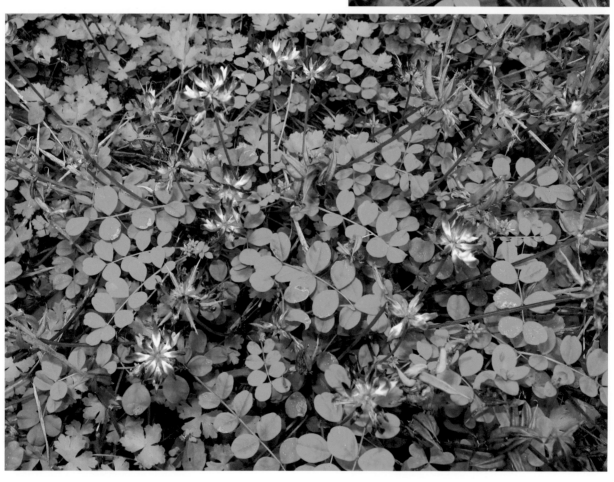

鸡眼草

【基原】为蝶形花科鸡眼草*Kummerowia striata* (Thunb.) Schindl. 的全草。

【别名】人字草、三叶人字草、夜关门。

【形态特征】一年生草本。披散或平卧，多分枝，茎和枝上被倒生的白色细毛。三出羽状复叶；小叶全缘，两面沿中脉及边缘有白色粗毛。花小，单生或2~3朵簇生于叶腋；花冠粉红色或紫色。荚果圆形或倒卵形，稍侧扁，先端短尖，被小柔毛。花期7~9月，果期8~10月。

【分布】生于路旁、田中、林中及山坡草地。产于我国西南、东北、华北、华东、中南地区。

【性能主治】全草味甘、辛、微苦，性平。具有清热解毒、健脾利湿、活血止血的功效。主治感冒发热，暑湿吐泻，黄疸，痈疖疮疡，痢疾，血淋，衄血，跌打损伤，赤白带下。

【采收加工】7~8月采收，鲜用或晒干。

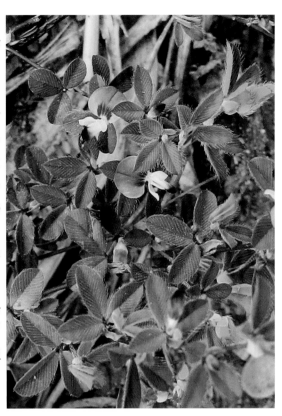

铁扫帚

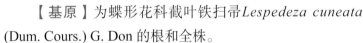

【基原】为蝶形花科截叶铁扫帚*Lespedeza cuneata* (Dum. Cours.) G. Don 的根和全株。

【别名】夜关门、苍蝇翼、铁马鞭。

【形态特征】小灌木。茎直立或斜升，被毛，上部分枝；分枝斜上举。叶密集；小叶楔形或线状楔形，先端近截形，具短尖，基部楔形，腹面近无毛，背面密被白色伏毛。总状花序腋生；花淡黄色或白色。荚果宽卵形或近球形，被伏毛。花期7~8月，果期9~10月。

【分布】生于草地、荒地或路旁向阳处。产于广西、广东、云南、湖南、陕西、甘肃、山东、台湾、河南、湖北、四川、西藏等地。

【性能主治】根和全株味甘、微苦，性平。具有清热利湿、消食除积、祛痰止咳的功效。主治小儿疳积，消化不良，胃肠炎，细菌性痢疾，胃痛，黄疸型肝炎，肾炎水肿，白带异常，口腔炎，咳嗽，支气管炎；外用治带状疱疹，毒蛇咬伤。

【采收加工】夏、秋季采收，洗净，切碎，晒干。

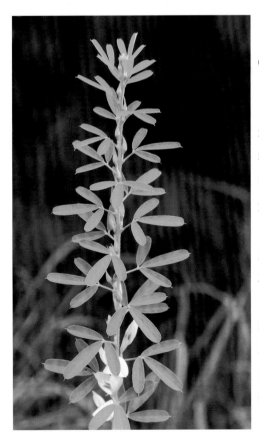

小槐花

【基原】为蝶形花科小槐花*Ohwia caudata* (Thunberg) H. Ohashi 的根、全株。

【别名】草鞋板、味噌草、拿身草。

【形态特征】直立灌木或亚灌木。树皮灰褐色，分枝多，上部分枝略被柔毛。羽状3小叶，两侧具狭翅；小叶近革质或纸质，顶生小叶披针形或阔披针形，干后黑色。总状花序顶生或腋生；花冠绿白色或黄白色。荚果线形，扁平，有4~6荚节，被钩状毛。花期8~9月，果期10~12月。

【分布】生于山坡草地、路旁和林缘。产于我国长江以南地区，西至喜马拉雅山，东至台湾。

【性能主治】根、全株味微苦、辛，性平。具有清热解毒、祛风除湿的功效。主治感冒发烧，肠胃炎，痢疾，小儿疳积，风湿关节痛；外用治毒蛇咬伤，痈疖疔疮，乳腺炎。

【采收加工】夏、秋季采收，洗净，鲜用或晒干。

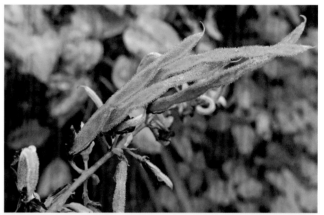

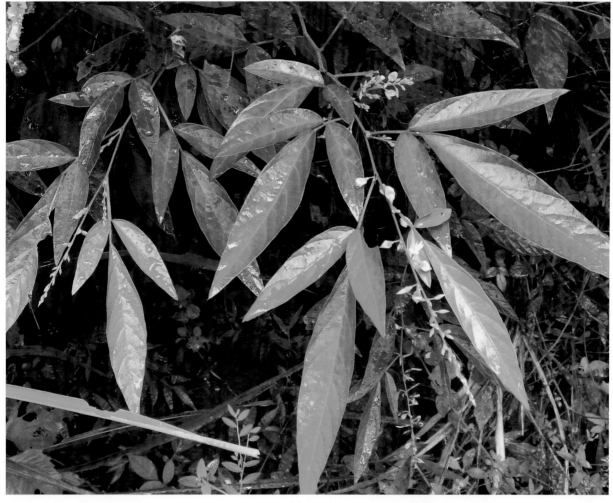

鹿藿

【基原】为蝶形花科鹿藿*Rhynchosia volubilis* Lour. 的根、茎叶。

【别名】鹿豆、荳豆、野绿豆。

【形态特征】缠绕草质藤本。全株各部多少被灰色至淡黄色柔毛。羽状或有时近指状3片小叶；顶生小叶菱形或倒卵状菱形。总状花序1~3个腋生；花冠黄色，旗瓣近圆形，有宽而内弯的耳，冀瓣倒卵状长圆形，基部一侧具长耳，龙骨瓣具喙。荚果长圆形。花期5~8月，果期9~12月。

【分布】生于山坡、路旁、草丛中。产于广西、广东、贵州、湖南、福建、浙江、江西、四川等地。

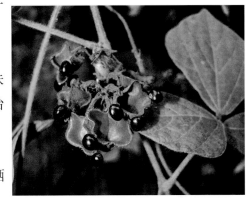

【性能主治】根味苦，性平。具有活血止痛、解毒、消积的功效。主治痛经，瘰疬，疖肿，小儿疳积。茎叶味苦、酸，性平。具有祛风除湿、活血、解毒的功效。主治风湿痹痛，头痛，牙痛，腰脊疼痛，瘀血腹痛，产褥热，瘰疬，痈肿疮毒，跌打损伤，烧烫伤。

【采收加工】秋季采收根，除去泥土，洗净，鲜用或晒干。5~6月采收茎叶，鲜用或晒干。

【附注】《中华本草》记载鹿藿以根、茎叶入药的药材名分别为鹿藿根、鹿藿。

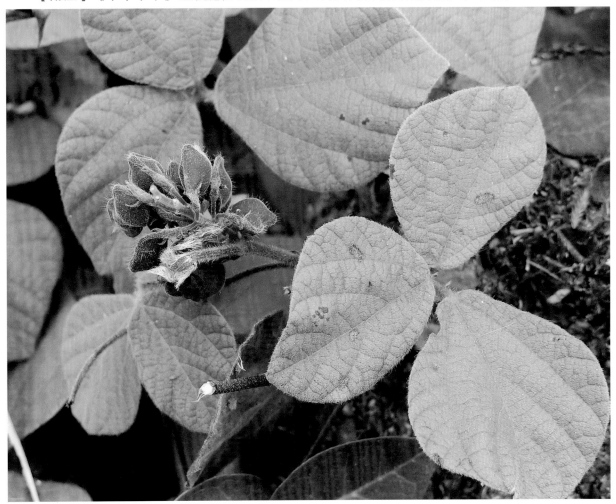

槐

【基原】为蝶形花科槐*Sophora japonica* L. 的花及花蕾、成熟果实。

【别名】金槐、白槐、槐米。

【形态特征】乔木，高达25 m。树皮灰褐色，当年生枝条绿色，无毛。羽状复叶长达25 cm；小叶4~7对，卵状披针形或卵状长圆形，背面灰白色。圆锥花序顶生，常呈金字塔形；花冠白色或淡黄色。荚果肉质，串珠状，不开裂。种子卵球形，淡黄绿色，干后黑褐色。花期7~8月，果期8~10月。

【分布】原产于中国，现在南北各地广泛栽培，在华北和黄土高原地区尤为多见。

【性能主治】花及花蕾味苦，性微寒。具有凉血止血、清肝泻火的功效。主治便血，痔血，血痢，吐血，衄血，肝热目赤，头痛眩晕。果实味苦，性寒。具有清热泻火、凉血止血的功效。主治肠热便血，痔肿出血，肝热头痛，眩晕目赤。

【采收加工】夏季开花或花蕾形成时采收，及时干燥，除去枝、梗及杂质。冬季果实成熟时采收，除去杂质，干燥。

【附注】《中国药典》（2020年版）记载槐以干燥花及花蕾、干燥成熟果实入药的药材名分别为槐花、槐角。

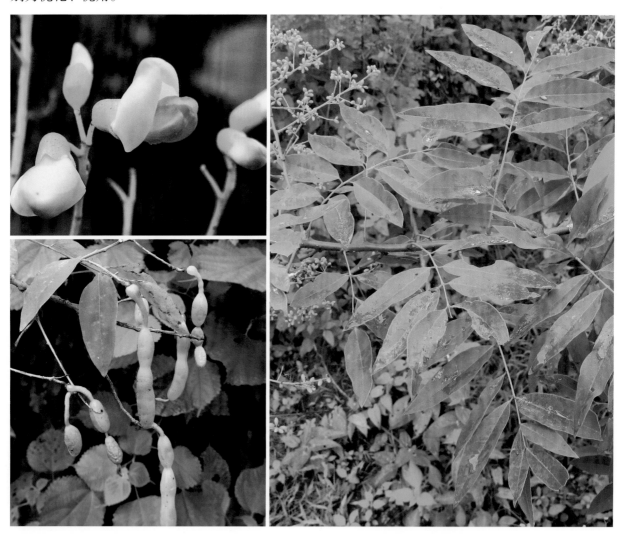

檵花

【基原】为金缕梅科檵木*Loropetalum chinense* (R. Br.) Oliv. 的花。

【别名】突肉根、白花树、螺砚木。

【形态特征】灌木或小乔木。叶片革质，卵形，长2~5 cm，宽1.5~2.5 cm，背面被星毛。花3~8朵簇生，有短花梗，白色，比新叶先开放，或与嫩叶同时开放；苞片线形；萼筒杯状，被星毛；花瓣4片，带状；雄蕊4枚；子房完全下位。蒴果卵圆形，先端圆。种子圆卵形，黑色，发亮。花期3~4月。

【分布】生于丘陵及山地向阳处。产于我国南部、西南及中部地区。

【性能主治】花味甘、涩，性平。具有清热、止血的功效。主治鼻出血，外伤出血。

【采收加工】夏季采收，鲜用或晒干。

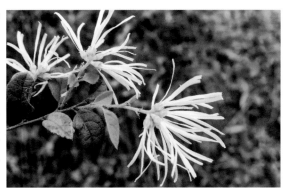

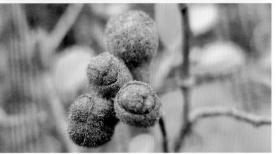

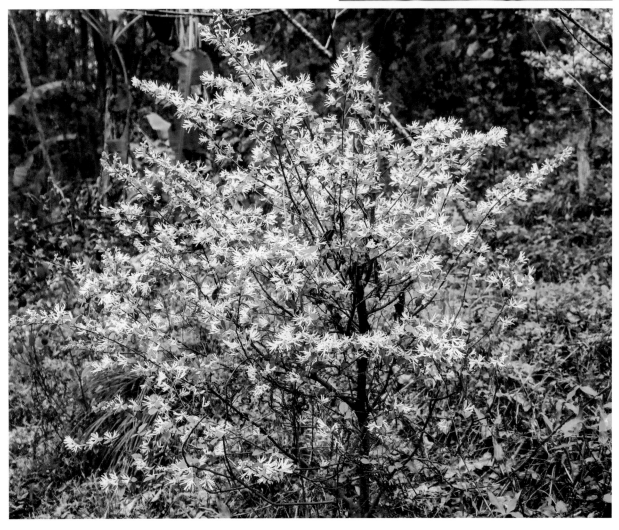

野扇花

【基原】为黄杨科野扇花*Sarcococca ruscifolia* Stapf 的根、果实。

【别名】野樱桃、清香桂。

【形态特征】灌木。叶片卵形、椭圆状披针形、披针形或狭披针形；叶柄长3~6 mm。花序总状，花序轴被微细毛；花白色；雄花2~7朵，雌花2~5朵，生花序轴下部；雄花萼片通常4枚，亦有3或5枚；雌花连柄长6~8 mm。果实球形，熟时猩红至暗红色，宿存花柱2或3裂。花果期10月至翌年2月。

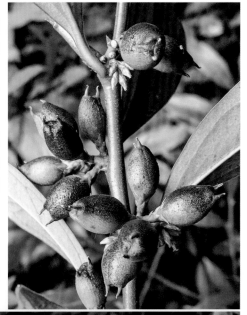

【分布】生于山坡疏林下阴湿处或沟谷中。产于广西、湖南、湖北、贵州、云南、四川、陕西、甘肃等地。

【性能主治】根味辛、苦，性平。具有祛风通络、活血止痛的功效。主治胃痛，跌打损伤。果实味甘、微酸，性平。具有养肝安神的功效。主治头晕，目花，心悸，夜眠不安。

【采收加工】全年均可采收根，鲜用或切片阴干。秋、冬、春季采收果实，鲜用或晒干。

【附注】《中药大辞典》记载野扇花以根、果实入药的药材名分别为胃友根、胃友。

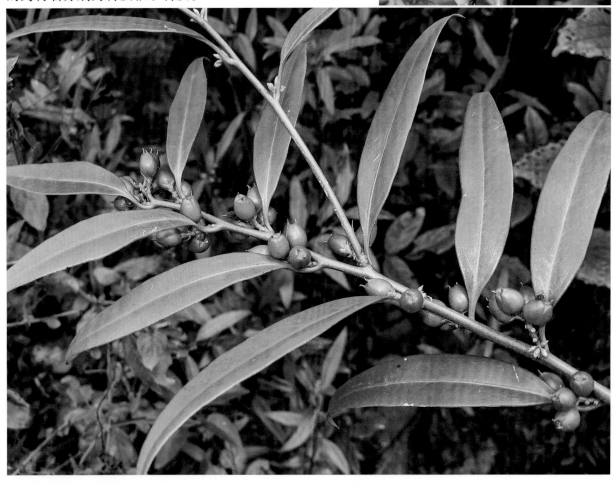

谷皮藤

【基原】为桑科藤构*Broussonetia kaempferi* Sieb. var. *australis* T. Suzuki 的全株。

【别名】藤葡蟠、黄皮藤。

【形态特征】蔓生藤状灌木。小枝显著伸长。叶互生，螺旋状排列；叶片近对称的卵状椭圆形，长3.5~8 cm，宽2~3 cm，基部心形或截形，边缘齿细，齿尖具腺体。花雌雄异株，雄花序短穗状，长1.5~2.5 cm；雌花集生为球形头状花序。聚花果直径1 cm，花柱线形，延长。花期4~6月，果期5~7月。

【分布】生于沟边、山坡或灌木丛中。产于广西、广东、云南、四川、湖南、湖北、福建、安徽、江西等地。

【性能主治】全株味微甘，性平。具有清热养阴、平肝益肾的功效。主治肺热咳嗽，头晕目眩，高血压。

【采收加工】4~11月采收，洗净，鲜用或晒干。

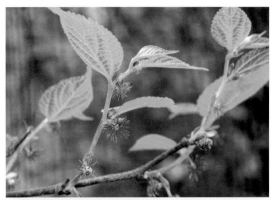

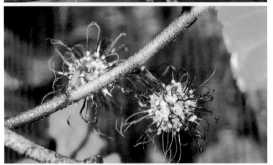

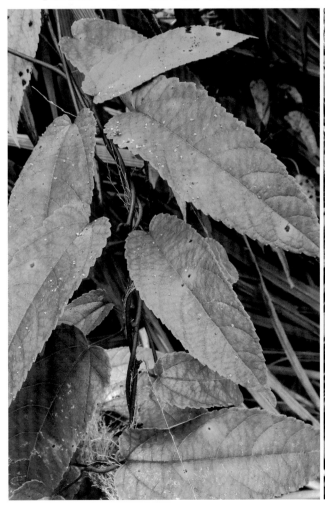

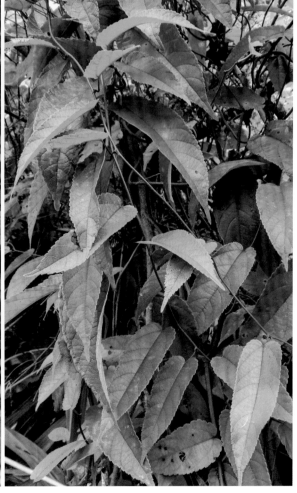

楮实子

【基原】为桑科构树*Broussonetia papyrifera* (L.) L' Her. ex Vent. 的成熟果实。

【别名】谷木、褚、楮树。

【形态特征】乔木。枝粗而直；小枝密生柔毛。叶片广卵形至长椭圆状卵形，边缘具粗齿，不裂或3~5裂；幼树叶常有明显分裂，腹面粗糙且疏生糙毛，背面密被茸毛。花雌雄异株，雄花序为柔荑花序，雌花序球形头状。聚花果熟时橙红色，肉质。花期4~5月，果期6~7月。

【分布】生于石灰岩山地，栽于村旁、田园。产于我国南北各地。

【性能主治】成熟果实味甘，性寒。具有明目、补肾、强筋骨、利尿的功效。主治腰膝酸软，肾虚目昏，阳痿。

【采收加工】秋季果实成熟时采收，洗净，晒干，除去灰白色膜状宿萼和杂质。

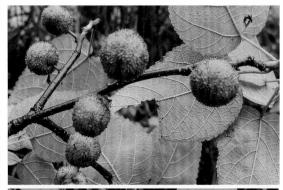

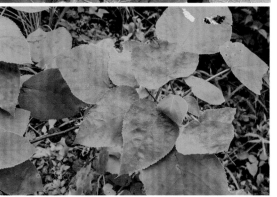

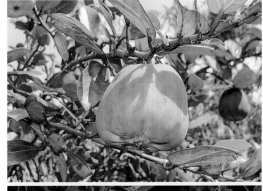

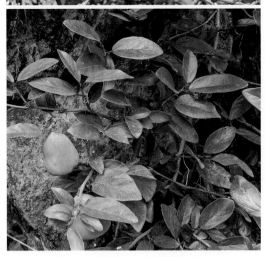

木馒头

【基原】为桑科薜荔*Ficus pumila* L. 的果实。

【别名】凉粉果、王不留行、爬山虎。

【形态特征】常绿攀缘灌木。叶二型，不结果枝上的叶小而薄，卵状心形；结果枝上的叶较大，革质，卵状椭圆形。榕果单生于叶腋，瘿花果梨形，雌花果近球形，长4~8 cm，直径3~5 cm，顶部截平，略具短钝头或为脐状突起，内生众多细小的黄棕色圆球状瘦果。花期5~6月，果期9~10月。

【分布】生于树上或石灰岩山坡。产于广西、广东、云南东南部、贵州、四川、湖南、福建、台湾、江西、安徽、江苏、浙江、陕西等地。

【性能主治】果实味甘，性平。具有补肾固精、活血、催乳的功效。主治遗精，阳痿，乳汁不通，闭经。

【采收加工】秋季采收将熟的果实，剪去果柄，投入沸水中浸泡，鲜用或晒干。

变叶榕

【基原】为桑科变叶榕*Ficus variolosa* Lindl. ex Benth. 的根。

【别名】山牛奶、假岑榕。

【形态特征】灌木或小乔木。小枝节间短。叶片薄革质，狭椭圆形至椭圆状披针形，先端钝或钝尖，基部楔形，全缘，侧脉与中脉略成直角展出。瘿花子房球形，花柱短，侧生；雌花生于另一植株榕果内壁。榕果为瘦果，成对或单生于叶腋，球形，表面有瘤体。花期12月至翌年6月。

【分布】生于山地、溪边林下潮湿处。产于广西、广东、贵州、云南、湖南、江西、福建等地。

【性能主治】根味微苦、辛，性微温。具有祛风除湿、活血止痛的功效。主治风湿痹痛，胃痛，疖肿，跌打损伤。

【采收加工】全年均可采收，鲜用或晒干。

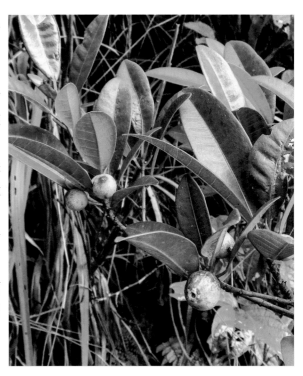

穿破石

【基原】为桑科构棘*Maclura cochinchinensis* (Lour.) Corner 的根。

【别名】葨芝、川破石、刺楮。

【形态特征】直立或攀缘状灌木。根皮橙黄色，枝具棘刺。叶片革质，椭圆状披针形或长圆形，全缘。雌雄异株，均为具苞片的球形头状花序，苞片内具2个黄色腺体；雄花被片4枚，不等，雄蕊4枚；雌花序微被毛，花被片顶部厚，基部有2个黄色腺体。聚合果肉质，熟时橙红色。花期4~5月，果期9~10月。

【分布】生于山坡、山谷、溪边。产于广西、广东、湖南、安徽、浙江、福建等地。

【性能主治】根味淡、微苦，性凉。具有祛风通络、清热除湿、解毒消肿的功效。主治风湿痹痛，跌打损伤，黄疸，疟腮，肺结核，淋浊，闭经，劳伤咳血，疔疮痈肿。

【采收加工】全年均可采收，挖出根部，除去须根，洗净，晒干，或趁鲜切片，鲜用或晒干。

苎麻根

【基原】为荨麻科苎麻*Boehmeria nivea* (L.) Gaudich. 的根。

【别名】青麻、白麻、野麻。

【形态特征】亚灌木或灌木。叶互生；叶片通常圆卵形或宽卵形，少数卵形，长6~15 cm，宽4~11 cm，边缘在基部之上有齿，腹面稍粗糙，疏被短伏毛，背面密被雪白色毡毛。圆锥花序腋生，或植株上部的为雌性，其下的为雄性，或同一植株的全部为雌性。瘦果近球形，光滑。花期8~10月。

【分布】生于山谷、山坡路旁、林缘或灌草丛中。分布于广西、广东、台湾、福建、浙江、四川、贵州、云南、甘肃、陕西等地。

【性能主治】根味甘，性寒。具有凉血止血、利尿、解毒的功效。主治咯血，衄血，便血，胎动不安，胎漏下血，痈疮肿毒，蛇虫咬伤。

【采收加工】冬、春季采收，以食指粗细的根药效为佳，除去地上茎和泥土，晒干。

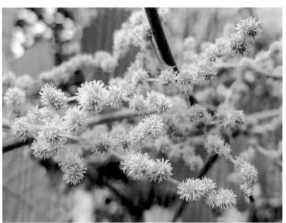
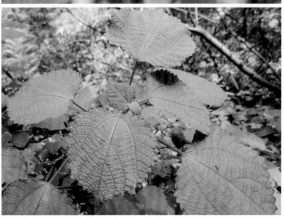

糯米藤

【基原】为荨麻科糯米团*Gonostegia hirta* (Blume ex Hassk.) Miq. 的全草。

【别名】猪粥菜、拉粘草。

【形态特征】多年蔓生草本。茎蔓生、铺地或渐升，上部带四棱形。叶对生；叶片狭卵形至披针形，全缘。雌雄异株，团伞花序腋生，直径2~9 mm；雄花花蕾呈陀螺状，雌花花被菱状狭卵形，果期呈卵形，有10条纵肋。瘦果卵球形，宿存花被无翅。花期5~9月，花期8~9月。

【分布】生于山坡灌木丛中、沟边草地。产于广西、广东、云南、河南、陕西等地。

【性能主治】全草味甘、苦，性凉。具有清热解毒、止血、健脾的功效。主治疔疮，痈肿，瘰疬，痢疾，白带异常，小儿疳积，吐血，外伤出血。

【采收加工】全年均可采收，鲜用或晒干。

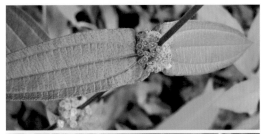
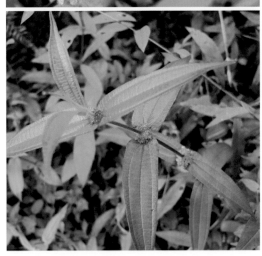

野绿麻

【基原】为荨麻科珠芽艾麻*Laportea bulbifera* (Sieb. et Zucc.) Wedd. 的全草。

【别名】麻风草、零余子荨麻。

【形态特征】多年生草本。具纺锤形根和珠芽，有时无珠芽。叶片卵形至披针形，基部宽楔形或圆形，边缘有齿，两面被刺毛，侧脉常伸向齿尖。圆锥状花序雌雄同株，雄花序生于茎顶部以下的叶腋，雌花序生于茎顶部或近顶部叶腋；雌花梗膨大成膜质翅，匙形。花期6~8月，果期8~12月。

【分布】生于山地林下或林缘。分布于全国大部分地区。

【性能主治】全草味甘、辛，性温。具有祛风除湿、活血调经的功效。主治风湿痹痛，肢体麻木，月经不调。

【采收加工】全年均可采收，晒干。

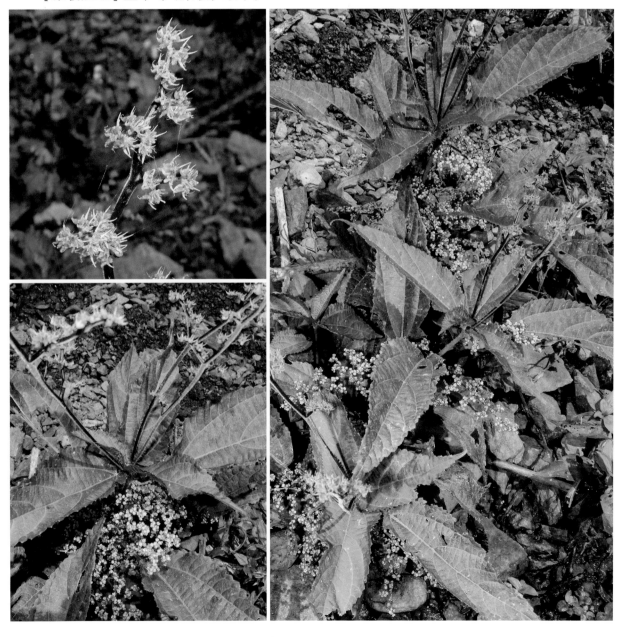

葎草

【基原】为大麻科葎草 *Humulus scandens* (Lour.) Merr. 的全草。

【别名】拉拉秧、拉拉藤、五爪龙。

【形态特征】多年生茎蔓草本。茎枝和叶柄均具倒钩刺毛，茎喜缠绕其他植物生长。单叶对生；叶片掌状3~7裂，表面粗糙，背面有柔毛和黄色腺体，边缘具粗齿。雌雄异株，雌花为球状的穗状花序，雄花成圆锥状柔荑花序；花黄绿色，细小。瘦果成熟时露出苞片外。花期5~10月。

【分布】生于沟边、荒地、废墟或林缘。我国南北各地均有分布。

【性能主治】全草味甘、苦，性寒。具有清热解毒、利尿消肿的功效。主治肺热咳嗽，虚热烦渴，热淋，水肿，小便不利，热毒疮疡，皮肤瘙痒。

【采收加工】夏、秋季采收，除去杂质，晒干。

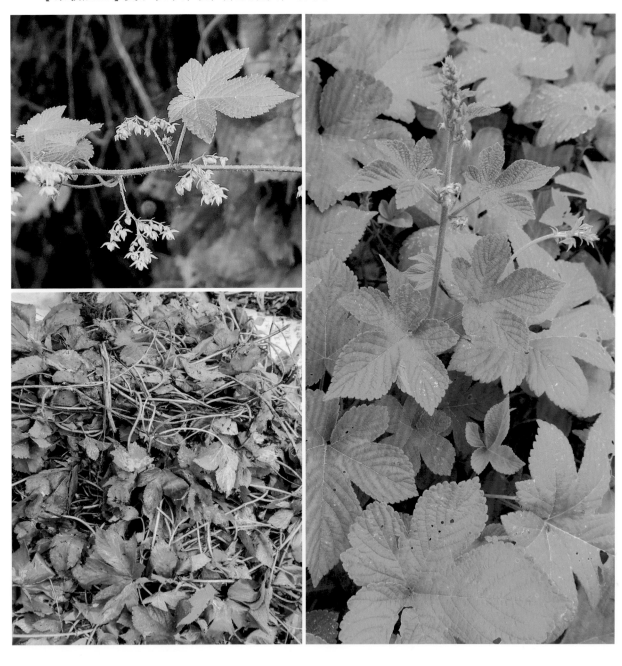

满树星

【基原】为冬青科满树星*Ilex aculeolata* Nakai 的根皮、叶。

【别名】小百解、鼠李冬青、青心木。

【形态特征】落叶灌木。具长枝和缩短枝，当年生枝和叶均被小刺。叶片膜质或薄纸质，倒卵形，基部楔形且渐尖，边缘具齿。花序单生于长枝的叶腋内或短枝顶部的鳞片腋内，花白色；雄花序少数簇生，假簇生；雌花序单生。果球形，具短梗，熟时黑色，果核4粒。花期4~5月，果期6~9月。

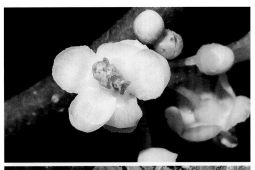
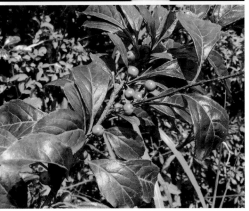

【分布】生于常绿阔叶林山坡上。产于广西、广东、贵州、湖南、浙江等地。

【性能主治】根皮、叶味微苦、甘，性凉。具有清热解毒、止咳化痰的功效。主治感冒咳嗽，牙痛，烫伤。

【采收加工】冬季采收根皮，晒干。夏、秋季采收叶，晒干。

四季青

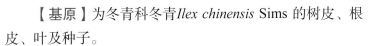

【基原】为冬青科冬青*Ilex chinensis* Sims 的树皮、根皮、叶及种子。

【别名】红冬青、油叶树、树顶子。

【形态特征】常绿乔木。树皮灰黑色，当年生小枝浅灰色，圆柱形，具细棱；二年生至多年生枝具不明显的小皮孔。叶片椭圆形或披针形。雄花花序具三回至四回分枝，每分枝具花7~24朵，花淡紫色或紫红色；雌花花序具一回至二回分枝，具花3~7朵。果长球形，熟时红色。花期4~6月，果期7~12月。

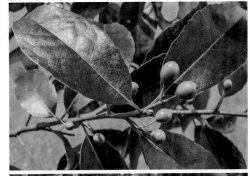
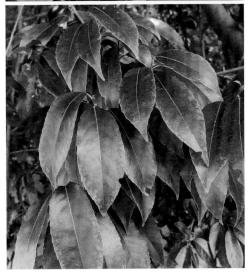

【分布】生于山坡常绿阔叶林中和林缘。产于广西、广东、湖南、湖北、云南、福建、江苏、浙江、安徽、江西、河南等地。

【性能主治】根皮、叶及种子味苦，性寒。具有清热解毒、生肌敛疮、活血止血的功效。主治肺热咳嗽，痢疾，腹泻，胆道感染，尿路感染，烧烫伤，热毒痈肿，下肢溃疡，麻风溃疡，湿疹，冻疮，血栓闭塞性脉管炎，外伤出血。

【采收加工】秋、冬季采收叶，鲜用或晒干。全年均可采收树皮及根皮，晒干或鲜用。秋、冬季采收种子，晒干。

毛冬青

【基原】为冬青科毛冬青*Ilex pubescens* Hook. et Arn. 的根。

【别名】大百解、百解兜。

【形态特征】常绿灌木或小乔木。小枝近四棱形，幼枝、叶片、叶柄和花序均密被长硬毛。叶片纸质或膜质，椭圆形或长卵形，边缘具疏而尖的细齿或近全缘。花序簇生于一年生至二年生枝的叶腋内，花粉红色。果小而簇生，成熟后红色；果核6~7粒，分核背部有条纹而无沟槽。花期4~5月，果期8~11月。

【分布】生于山坡林中或林缘、灌木丛中和草丛中。产于广西、广东、贵州、湖南、浙江、安徽、福建、台湾、江西、海南等地。

【性能主治】根味苦、涩，性寒。具有清热解毒、活血通脉、消肿止痛的功效。主治风热感冒，肺热喘咳，咽痛，烧烫伤，扁桃体炎，咽喉炎。

【采收加工】全年均可采收，切片，晒干。

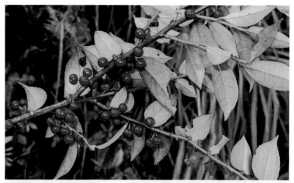

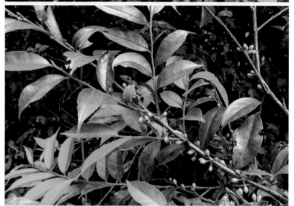

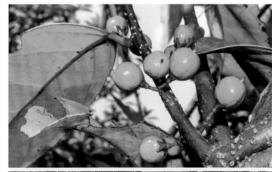

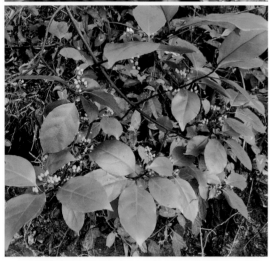

过山枫

【基原】为卫矛科过山枫*Celastrus aculeatus* Merr. 的藤茎。

【形态特征】藤状灌木。小枝具明显淡色皮孔。单叶互生；叶片长方形或近椭圆形，边缘上部具浅齿。聚伞花序腋生或侧生，常具3朵花，总花序梗仅长2~5 mm；花单性，黄绿色或黄白色。蒴果近球形，宿萼明显增大，直径7~8 mm，室背开裂，假种皮红色。花期3~4月，果期8~9月。

【分布】生于山地灌木丛中或路边疏林中。产于广西、广东、云南、江西、浙江、福建等地。

【性能主治】藤茎微苦，性平。具有清热解毒、祛风除湿的功效。主治风湿痹痛。

【采收加工】全年均可采收，除去杂质，晒干。

扶芳藤

【基原】为卫矛科扶芳藤*Euonymus fortunei* (Turcz.) Hand.-Mazz. 的茎、叶。

【别名】滂藤、山百足、惊风草。

【形态特征】常绿攀缘灌木。茎枝常有不定根。单叶对生；叶片薄革质，椭圆形或窄椭圆形，边缘具细齿。聚伞花序腋生，呈二歧分枝，分枝中央有单花，花绿白色，4朵；子房三角锥状，四棱，粗壮明显。蒴果球形，果皮光滑，熟时黄红色。花期6~7月，果期9~10月。

【分布】生于山坡丛林中，亦有栽培。产于广西、江西、湖南、湖北、浙江、四川、江苏、安徽、陕西等地区。

【性能主治】茎、叶味苦、甘、微辛，性微温。具有舒筋活络、益肾壮腰、止血消瘀的功效。主治肾虚腰膝酸痛，风湿痹痛，小儿惊风，咯血，血崩，月经不调，子宫脱垂，跌打骨折。

【采收加工】茎、叶全年均可采收，切段，晒干。

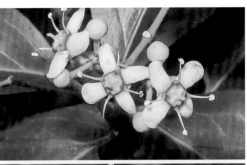

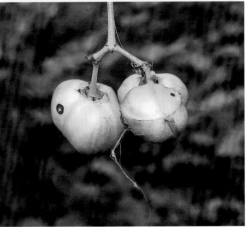

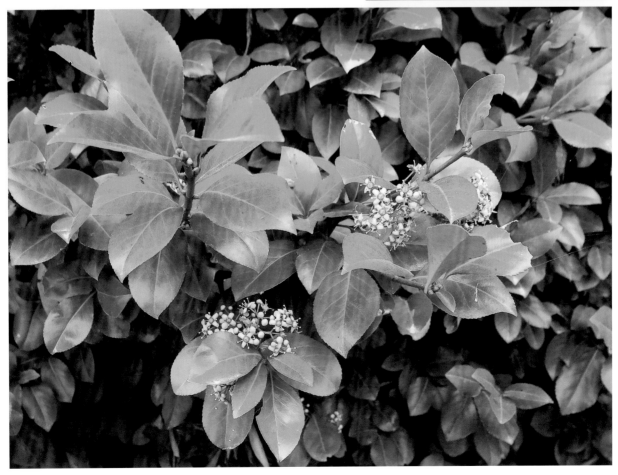

甜果藤

【基原】为茶茱萸科定心藤*Mappianthus iodoides* Hand.-Mazz. 的根、藤茎。

【别名】铜钻、黄九牛、黄马胎。

【形态特征】木质藤本。茎具灰白色皮孔，断面淡黄色，木质部导管非常明显；幼茎具棱，被黄褐色糙伏毛。叶片长椭圆形，稀披针形，网脉明显，呈蜂窝状。花雌雄异株，聚伞花序短而少花，花冠黄色。核果熟时橙黄色至橙红色，具宿存萼片。花期4~7月，果期7~11月。

【分布】生于疏林、灌木丛中及沟谷中。产于广西、广东、云南、贵州、湖南、福建等地。

【性能主治】根、藤茎味微苦、涩，性平。具有活血调经、祛风除湿的功效。主治月经不调，痛经，闭经，跌打损伤，外伤出血，风湿痹痛，腰膝酸痛。

【采收加工】冬季采收，挖取根部或割下藤茎，切片，晒干。

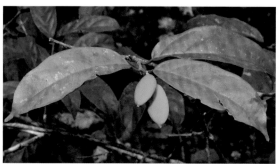

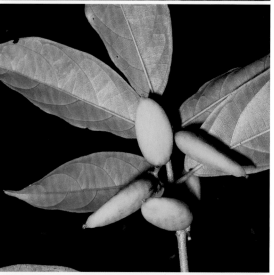

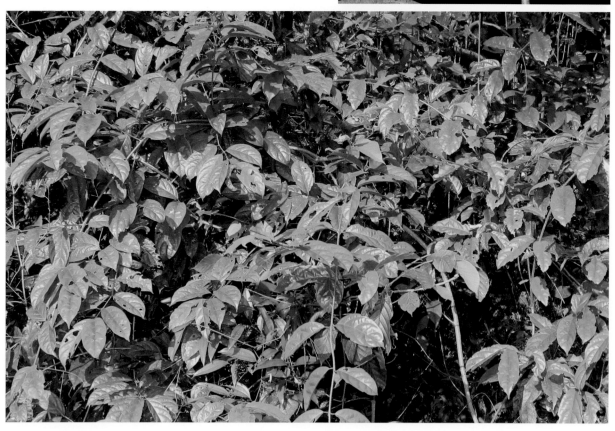

大苞寄生

【基原】为桑寄生科大苞寄生*Tolypanthus maclurei* (Merr.) Danser 的带叶茎枝。

【别名】油茶寄生、榔榆寄生、大萼桑寄生。

【形态特征】灌木，高0.5~1 m。嫩枝被黄褐色星状毛；枝条披散状。叶片长圆形或长卵形，互生或近对生，或3~4片簇生于短枝上。密簇聚伞花序腋生，具花3~5朵。苞片大，长卵形，离生，淡红色；花红色或橙色；冠管上半部膨胀，具5条纵棱，纵棱之间具横皱纹。果椭圆形。花期4~7月，果期8~10月。

【分布】生于山地林中，寄生于油茶、柿树、紫薇或杜鹃属、杜英属、冬青属等植物上。产于广西、广东、贵州、湖南、江西、福建等地。

【性能主治】带叶茎枝味苦、甘，性微温。具有补肝肾、强筋骨、祛风除湿的功效。主治头目眩晕，腰膝酸痛，风湿麻木。

【采收加工】夏、秋季采收，扎成束，晾干。

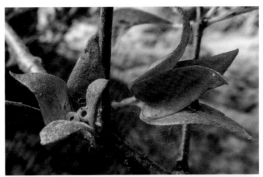
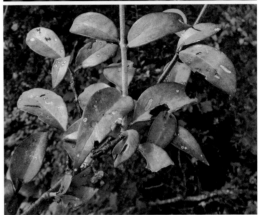

棱枝槲寄生

【基原】为桑寄生科棱枝槲寄生*Viscum diospyrosicola* Hayata 的带叶茎枝。

【别名】青冈栎寄生、桐木寄生。

【形态特征】寄生灌木，高0.3~0.5 m。茎近圆柱形，枝稍扁平，淡绿色或黄绿色，节间宽2~2.5 mm，干后具纵肋2~3条。叶退化呈鳞片状。聚伞花序腋生，具花1~3朵，具3朵花时中央为雌花，通常仅1朵雌花或雄花发育。果椭圆形或卵球形，熟时黄色或橙色。花果期4~12月。

【分布】生于丘陵或山地常绿阔叶林中，寄生于柿树、樟树、油桐或壳斗科等植物上。产于广西、西藏、云南、贵州、四川、广东、江西、福建、浙江等地。

【性能主治】带叶茎枝味苦，性平。具有祛风除湿、强筋骨、止咳、降压的功效。主治风湿痹痛，腰腿酸痛，咳嗽，咯血，胃痛，胎动不安，高血压。

【采收加工】夏、秋季采收，扎成束，晾干。

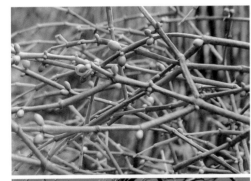
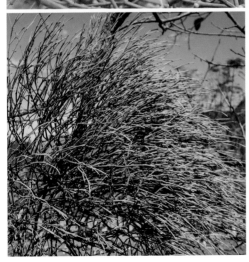

枳椇子

【基原】为鼠李科枳椇*Hovenia acerba* Lindl. 的
种子。

【别名】万字果、拐枣。

【形态特征】高大乔木。小枝褐色或黑紫色，有明
显白色的皮孔。叶片宽卵形至心形，顶端长或短渐尖，
基部截形或心形，常具细齿。圆锥花序顶生和腋生，花
两性。浆果状核果近球形，熟时黄褐色或棕褐色，果序
轴明显膨大。花期5~7月，果期8~10月。

【分布】生于山坡林缘或疏林中。产于广西、广
东、湖南、云南、贵州、浙江、安徽、陕西、河南等地。

【性能主治】种子味甘，性平。具有止渴除烦、解
酒毒、利大小便的功效。主治醉酒，烦热口渴，利尿通
便，呕吐。

【采收加工】10~11月果实成熟时连肉质果序轴一并
摘下，晒干，取出种子。

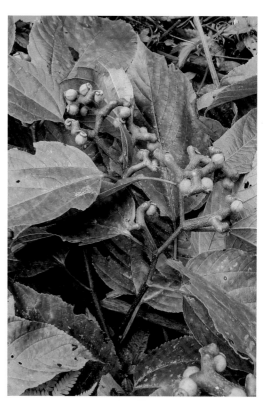

铁篱笆

【基原】为鼠李科马甲子*Paliurus ramosissimus*
(Lour.) Poir. 的刺、花及叶。

【别名】铜钱树、仙姑簕。

【形态特征】灌木。叶片卵状椭圆形或近圆
形，顶端钝或圆形，基部稍偏斜，边缘具齿，基生
三出脉；叶柄基部有2枚针刺。腋生聚伞花序，被黄
色茸毛；萼片宽卵形；花瓣匙形，短于萼片；雄蕊
与花瓣等长或略长于花瓣。核果杯状，被黄褐色或
棕褐色茸毛，周围具3浅裂窄翅。花期5~8月，果期
9~10月。

【分布】生于山地，野生或栽培。产于广西、广
东、云南、福建、江苏、江西、湖南、湖北等地。

【性能主治】刺、花及叶味苦，性平。具有清
热解毒的功效。主治疔疮痈肿，无名肿毒，下肢溃
疡，眼目赤痛。

【采收加工】全年均可采收，鲜用或晒干。

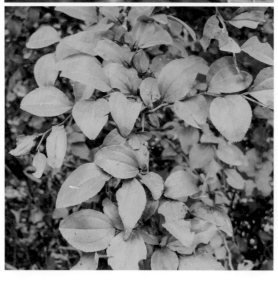

黎辣根

【基原】为鼠李科长叶冻绿*Rhamnus crenata* Sieb. et Zucc. 的根、根皮。

【别名】苦李根、铁包金、一扫光。

【形态特征】落叶灌木或小乔木。幼枝带红色，密被锈色柔毛。叶互生；叶片倒卵形或长圆形，边缘具细齿，背面及沿脉被柔毛。聚伞花序腋生，被柔毛；花黄绿色，萼片三角形与萼管等长，花瓣近圆形，雄蕊与花瓣等长。核果倒卵球形，熟时紫黑色。花期5~8月，果期7~11月。

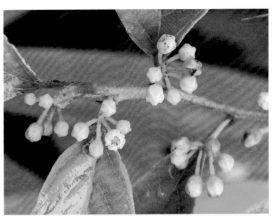

【分布】生于山地林下或灌木丛中。产于广西、广东、湖南、云南、贵州、四川、浙江、江西、福建等地。

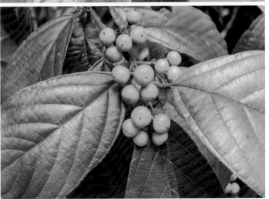

【性能主治】根、根皮味苦、辛，性平；有毒。具有清热解毒、杀虫利湿的功效。主治疥疮，顽癣，疮疖，湿疹，荨麻疹，跌打损伤。

【采收加工】秋后采收，鲜用、切片晒干或剥皮晒干。

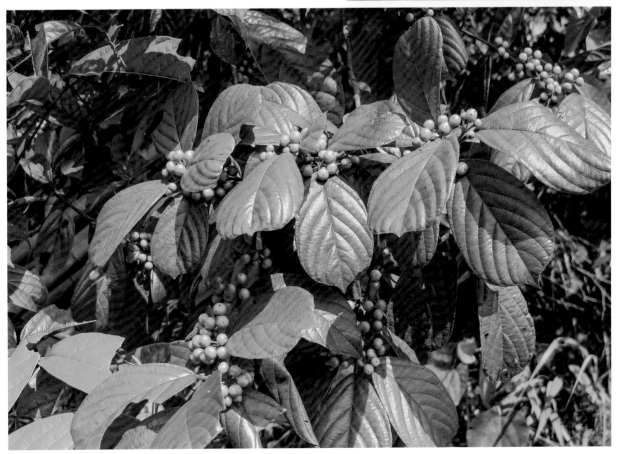

绛梨木

【基原】为鼠李科薄叶鼠李*Rhamnus leptophylla* C. K. Schneid. 的根和果实。

【别名】鹿角刺、乌苕子刺。

【形态特征】灌木。幼枝对生或近对生，平滑无毛，有光泽。叶对生或近对生；叶柄有短柔毛；叶片纸质，倒卵形或倒卵状椭圆形，边缘具钝齿。花单性异株，绿色，成聚伞花序或簇生于短枝端。核果球形，熟时黑色。种子宽倒卵圆形，背面具纵沟。花期3~5月，果期5~10月。

【分布】生于山坡、山谷或路旁灌木丛中。产于华东、中南地区及广西、西南、陕西、甘肃等地。

【性能主治】根和果实味苦、辛，性平。具有消食顺气、活血祛瘀的功效。主治食积腹胀，食欲不振，胃痛，跌打损伤，痛经。

【采收加工】秋、冬季采收根，洗净，切片，晒干。秋季果实成熟后采收果实，晒干。

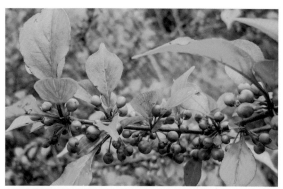
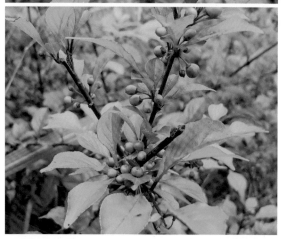

广东蛇葡萄

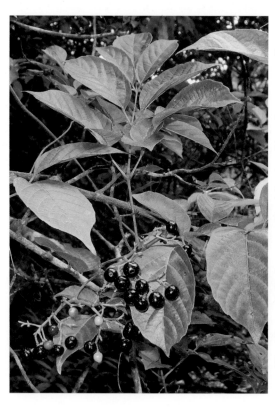

【基原】为葡萄科广东蛇葡萄*Ampelopsis cantoniensis* (Hook. et Arn.) K. Koch 的茎叶、根。

【别名】田浦茶、藤茶、田婆茶。

【形态特征】木质藤本。卷须二叉分枝，相隔2节间断与叶对生。叶为二回羽状复叶或小枝上部着生有一回羽状复叶；侧生小叶通常卵形、卵状椭圆形或长椭圆形。花序为伞房状多歧聚伞花序，顶生或与叶对生。果实近球形，有种子2~4粒。花期4~7月，果期8~11月。

【分布】生于山谷、山坡灌木丛中。产于广西、广东、贵州、云南、湖南、湖北、安徽、浙江、海南等地。

【性能主治】茎叶、根味甘、淡，性凉。具有清热解毒、利湿消肿的功效。主治感冒发热，咽喉肿痛，黄疸型肝炎，目赤肿痛，痈肿疮疖。

【采收加工】夏、秋季采收，洗净，鲜用或晒干。

甜茶藤

【基原】为葡萄科显齿蛇葡萄*Ampelopsis grossedentata* (Hand.-Mazz.) W. T. Wang 的茎叶、根。

【别名】藤茶、端午茶、乌蔹、红五爪金龙。

【形态特征】木质藤本。小枝有显著纵棱纹，小枝、叶、叶柄和花序均无毛。一回至二回羽状复叶；二回羽状复叶者基部一对为3片小叶，小叶长圆状卵形或披针形，边缘有明显齿或小齿。伞房状多歧聚伞花序与叶对生；花两性。果近球形，直径0.6~1 cm。花期5~8月，果期8~12月。

【分布】生于沟谷林中或山坡灌木丛中。产于广西、广东、云南、贵州、湖南、湖北、江西等地。

【性能主治】茎叶、根味甘、淡，性凉。具有清热解毒、利湿消肿的功效。主治感冒发热，咽喉肿痛，黄疸型肝炎，目赤肿痛，痈肿疮疖。

【采收加工】夏、秋季采收，洗净，鲜用或晒干。

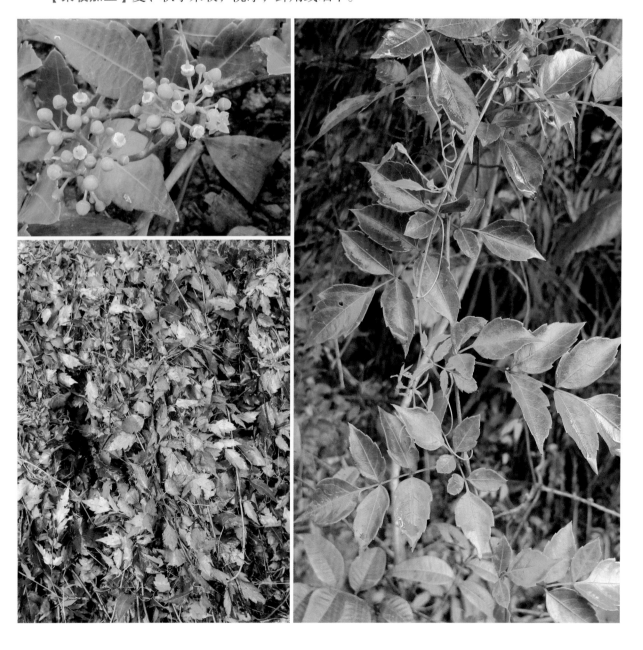

复叶葡萄叶

【基原】为葡萄科鸡足葡萄*Vitis lanceolatifoliosa* C. L. Li 的叶。

【别名】止血灵、甜茶叶。

【形态特征】木质藤本植物。小枝有纵棱纹，密被锈色蛛丝状茸毛；卷须二叉分枝，每隔2节间断与叶对生。掌状3~5片小叶；中央小叶有长或短的柄，披针形，边缘有浅钝齿；侧生小叶稍小，无柄，基部极斜。圆锥花序疏散，与叶对生。果实球形，直径0.8~1 cm。花期5月，果期8~9月。

【分布】生于山坡、溪边灌木丛中或疏林中。产于广西、江西、湖南、广东等地。

【性能主治】叶味甘、微涩，性凉。具有止血、清热解暑的功效。主治外伤出血，还可预防中暑。

【采收加工】全年均可采收，晒干。

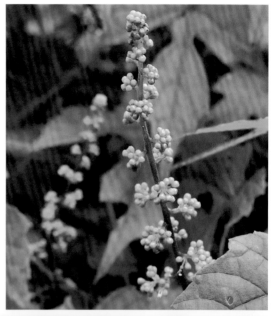

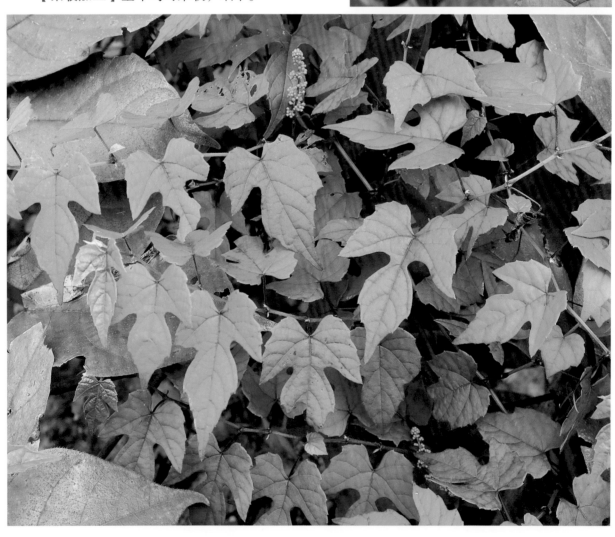

茵芋

【基原】为芸香科茵芋*Skimmia reevesiana* (Fortune) Fortune 的茎叶。

【别名】山桂花、黄山桂。

【形态特征】灌木，高1~2 m。小枝常中空。叶有柑橘叶的香气，集生于枝上部；叶片椭圆形、披针形、卵形或倒披针形。圆锥花序顶生，花密集，花梗甚短，花芳香，黄白色。果圆形、椭圆形或倒卵形，熟时红色，长8~15 mm。花期3~5月，果期9~11月。

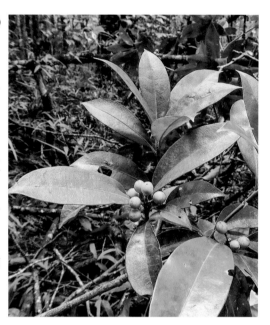

【分布】生于林下、云雾多的湿润地方。产于广西、广东、台湾、湖北、湖南等地。

【性能主治】茎叶味苦，性温；有毒。具有祛风除湿的功效。主治风湿痹痛，两足软弱。

【采收加工】全年均可采收。

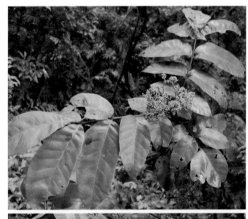

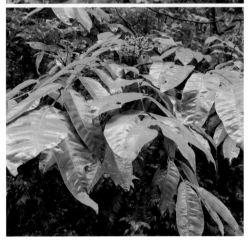

吴茱萸

【基原】为芸香科吴茱萸*Tetradium ruticarpum* (A. Juss.) Hartley 的果实。

【别名】茶辣、吴萸、密果吴萸。

【形态特征】常绿灌木，高2~5 m。嫩枝暗紫红色，与嫩芽同被灰黄色或红锈色茸毛；茎皮、叶，尤其是嫩果均有强烈气味，苦而麻辣。奇数羽状复叶；小叶5~11片，椭圆形至阔卵形，具油点。雌雄异株，圆锥花序顶生。果扁球形，密集成团，熟时暗紫红色，开裂为5个分果片。花期4~5月，果期8~11月。

【分布】生于山地疏林下或灌木丛中。产于广西、广东、贵州、四川、湖南、湖北、浙江、台湾、陕西等地。

【性能主治】果实味辛、苦，性热；有小毒。具有散寒止痛、降逆止呕、助阳止泻的功效。主治厥阴头痛，寒湿脚气，经行腹痛，脘腹胀痛，呕吐吞酸；外用治口疮，高血压。

【采收加工】8~11月果实尚未开裂时，剪下果枝，晒干或低温干燥，除去杂质。

飞龙掌血

【基原】为芸香科飞龙掌血 *Toddalia asiatica* (L.) Lam. 的根。

【别名】散血丹、见血飞、小金藤。

【形态特征】木质藤本。茎枝及叶轴有甚多向下弯钩的锐刺，嫩枝被锈色短柔毛。三出复叶互生；小叶无柄，卵形、倒卵形，密布透明油点，有柑橘叶的香气。花淡黄白色；雄花序为伞房状圆锥花序；雌花序呈聚伞圆锥花序。核果熟时橙红色或朱红色，果皮麻辣，果肉味甜。花期春、夏季，果期秋、冬季。

【分布】生于灌木丛中，攀缘于树上，在石灰岩山地亦常见。产于广西、广东、湖南、四川、贵州、云南、陕西、甘肃、浙江、江西、福建、台湾、湖北等地。

【性能主治】根味辛、微苦，性温。具有祛风止痛、散瘀止血的功效。主治风湿痹痛，胃痛，跌打损伤，吐血，刀伤出血，痛经，闭经，痢疾，牙痛，疟疾。

【采收加工】全年均可采收，除去杂质，切段，干燥。

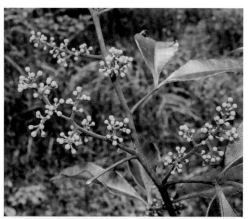

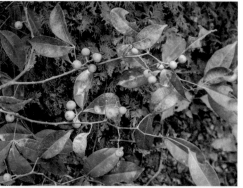

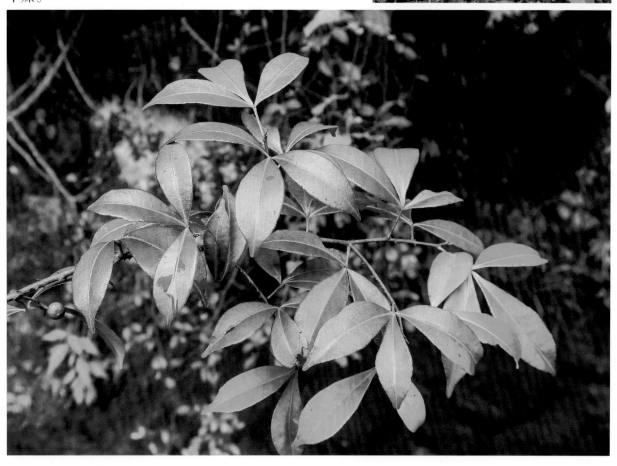

浙桐皮

【基原】为芸香科椿叶花椒*Zanthoxylum ailanthoides* Sieb. et Zucc. 的树皮。

【别名】椿椒、鼓钉树、海桐皮。

【形态特征】乔木，高约10 m。树干有鼓钉状锐刺，小枝顶部常散生短直刺。小叶11~17片，整齐对生；叶片狭长披针形，叶缘有裂齿，油点多，背面常有灰白色粉霜。花序顶生；花序梗常有较多直刺；花淡黄白色。果淡褐红色，油点多而明显，顶端无芒尖，干后凹陷。花期8~9月，果期10~12月。

【分布】生于山地杂木林中，在四川西部常生于以山茶属及栎属植物为主的常绿阔叶林中。除江苏、安徽未见记录，云南仅产于富宁外，长江以南各地均有。

【性能主治】树皮味苦，性平。具有祛风除湿、通经络的功效。主治腰膝疼痛，顽痹，疥癣。

【采收加工】夏季采收树皮，晒干。

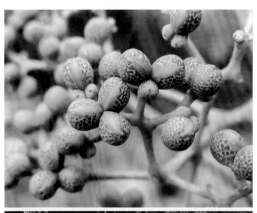

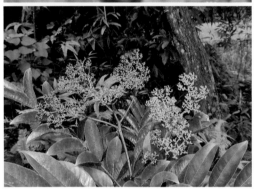

竹叶椒

【基原】为芸香科竹叶花椒*Zanthoxylum armatum* DC. 的根、树皮、叶、果实及种子。

【别名】土花椒、花椒。

【形态特征】落叶灌木，高2~5 m。全株有花椒气味，茎枝多锐刺，刺基部宽而扁，红褐色。奇数羽状复叶互生；小叶3~9片，背面中脉上常有小刺，叶轴具翅，叶缘常有细齿。花序近腋生或同时生于侧枝之顶。蓇葖果鲜红色，有油点。花期4~5月，果期8~10月。

【分布】生于低丘陵林下、石灰岩山地。产于我国东南和西南地区。

【性能主治】根、树皮、叶、果实及种子味辛、微苦，性温；有小毒。具有温中理气、活血止痛、祛风除湿的功效。根、果实主治感冒头痛，胃腹冷痛，蛔虫病腹痛，风湿关节痛，毒蛇咬伤。叶外用治跌打肿痛，皮肤瘙痒。

【采收加工】全年均可采收根、树皮，秋季采收果实，夏季采收叶，鲜用或晒干。

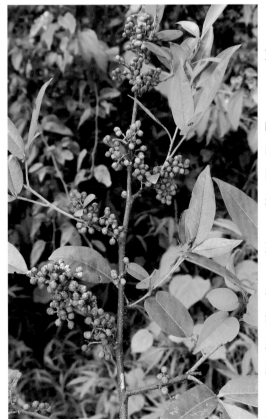

大叶花椒

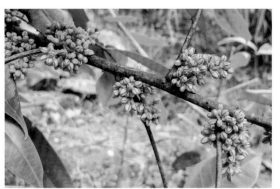

【基原】为芸香科蚬壳花椒*Zanthoxylum dissitum* Hemsl. 的茎叶、果实、种子。

【别名】单面针、钻山虎、见血飞。

【形态特征】木质藤本。茎干着生劲直皮刺，叶轴及小叶中脉上的刺通常弯钩。羽状复叶有小叶5~9片；小叶椭圆形或披针形，全缘，油点不显。花序腋生；萼片4枚；花瓣4片。果序上的果通常密集成团，单个果瓣形似蚌壳，红褐色，干后淡棕色或稻秆黄色。花期4~5月，果期9~11月。

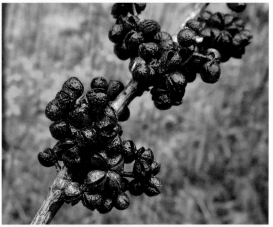

【分布】生于山坡林中或石灰岩山地。产于广西、贵州、四川等地。

【性能主治】茎叶味辛、苦，性凉。具有消食助运、行气止痛的功效。主治脾运不健，厌食腹胀，疝气痛。果实、种子味辛，性温；有小毒。具有散寒止痛、调经的功效。主治疝气痛，月经过多。

【采收加工】8~9月果实成熟时采收果实、种子，晒干。全年均可采收茎，切片晒干。叶鲜用或晒干。

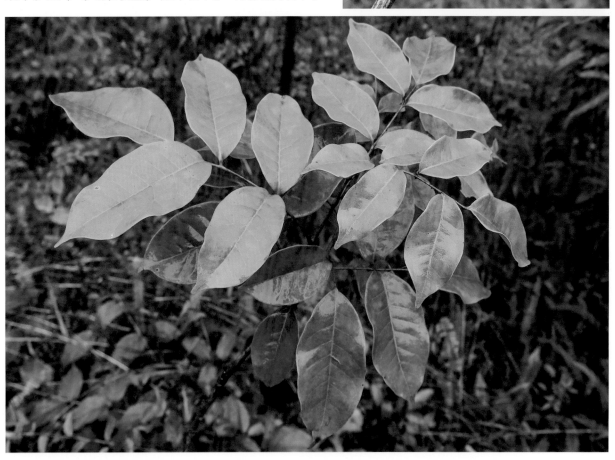

香椿

【基原】为楝科香椿*Toona sinensis* (Juss.) Roem. 的果实、树皮及根皮韧皮部、花、树干流出的汁液。

【别名】椿芽、毛椿。

【形态特征】落叶乔木，高10~15 m。树皮鳞片状脱落，叶有特殊气味。偶数羽状复叶，小叶8~10对，对生或互生；叶片卵状披针形，基部不对称，边全缘或有疏离的小齿。圆锥花序与叶等长或更长，花白色。蒴果狭椭圆形，深褐色。种子一端有翅。花期6~8月，果期10~12月。

【分布】生于山地杂木林或疏林中。产于我国华北、华东、中部、南部和西南地区。

【性能主治】果实味辛、苦，性温。具有祛风、散寒、止痛的功效。主治外感风寒，风湿痹痛，胃痛，疝气痛，痢疾。树皮及根皮韧皮部味苦涩，性凉。具有除热、燥湿、涩肠、止血、杀虫的功效。主治久泻，久痢，肠风便血，崩漏带下，遗精，白浊，疳积，蛔虫病，疮疥。花味苦、辛，性温。具有祛风除湿、行气止痛的功效。主治风湿痹痛，久咳，痔疮。树干流出的汁液味苦、辛，性温。具有润燥解毒、通窍的功效。主治齁病，手足皲裂，疔疮。

【采收加工】秋季采收果实，晒干。树皮全年均可采收。根皮韧皮部须先将树根挖出，刮去外面的黑皮，以木棍轻捶，使韧皮部与木质部松离，再行剥取，仰面晒干。5~6月采收花，晒干。春、夏季切割树干，采收其流出的汁液，晒干。

【附注】《中华本草》记载以果实、树皮及根皮韧皮部、花、树干流出的汁液入药的药材名分别为香椿子、椿白皮、椿树花、椿尖油。

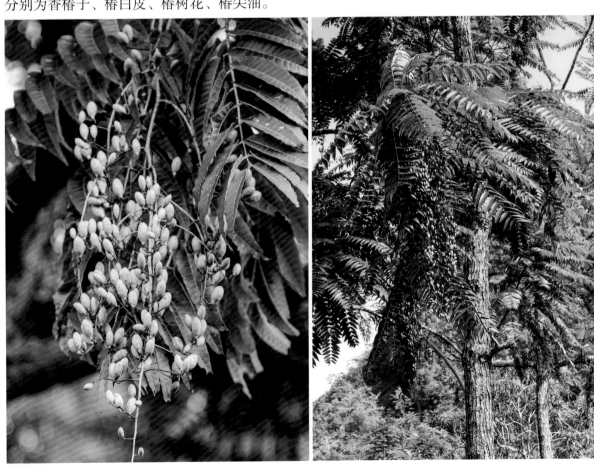

广藤根

【基原】为清风藤科灰背清风藤Sabia discolor Dunn 的藤茎。

【别名】白背清风藤。

【形态特征】常绿攀缘木质藤本。嫩枝具纵条纹，老枝深褐色，具白蜡层。叶片纸质，卵形或椭圆状卵形，先端尖或钝，干后腹面黑色，背面灰白色。聚伞花序呈伞形状，有花4~5朵。分果爿红色，倒卵形，果核的中肋明显隆起呈翅状，两侧面有不规则的块状凹穴。花期3~4月，果期5~8月。

【分布】生于山地灌木林中。产于广西、广东、浙江、福建、江西等地。

【性能主治】藤茎味甘、苦，性平。具有祛风除湿、活血止痛的功效。主治风湿骨痛，跌打劳伤，肝炎。

【采收加工】夏、秋季采收，洗净，切片，鲜用或晒干。

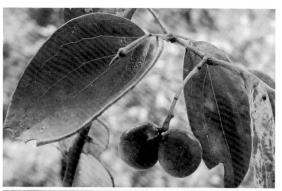

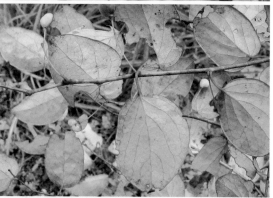

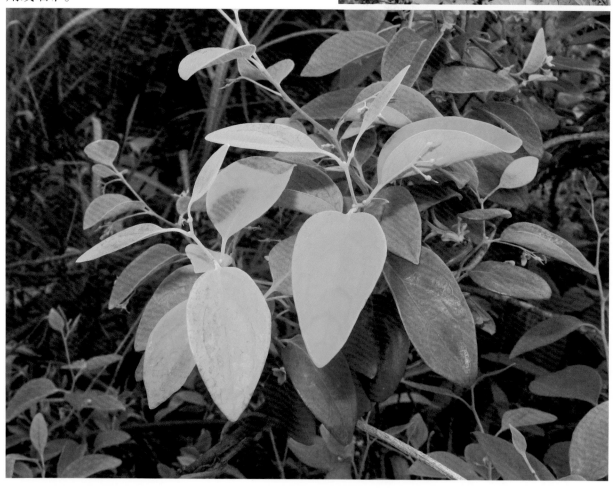

野鸦椿

【基原】为省沽油科野鸦椿*Euscaphis japonica* (Thunb.) Dippel 的根、果实、花。

【别名】酒药花、鸡肾果。

【形态特征】落叶小乔木或灌木。小枝及芽红紫色，枝叶揉碎后发出恶臭气味。叶对生，奇数羽状复叶；小叶5~9片，长卵形或椭圆形，边缘具疏短齿，齿尖有腺休。圆锥花序顶生，花多，较密集，黄白色。蓇葖果长1~2 cm，每朵花发育为1~3个蓇葖，果皮紫红色。花期5~6月，果期8~9月。

【分布】生于山坡、山谷林下或灌木丛中。产于广西、广东、四川、山西、湖北、安徽等地。

【性能主治】根味微苦，性平。具有清热解表、利湿的功效。主治感冒头痛，痢疾，肠炎。果实味辛，性温。具有祛风散寒、行气止痛的功效。主治月经不调，疝痛，胃痛。花味甘，性平。具有祛风止痛的功效。主治头痛，眩晕。

【采收加工】春、夏季采收花，秋季采收根、果实，分别晒干。

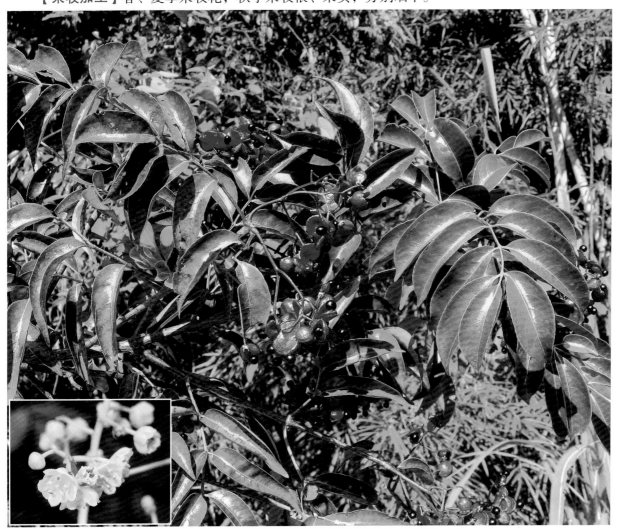

广枣

【基原】为漆树科南酸枣 *Choerospondias axillaris* (Roxb.) B. L. Burtt et A. W. Hill 的果实。

【别名】山枣、五眼果、酸枣。

【形态特征】高大落叶乔木。树皮灰褐色，片状剥落。奇数羽状复叶互生；小叶对生，卵形或卵状披针形或卵状长圆形，基部多少偏斜；叶柄纤细，基部略膨大。花单性或杂性异株，雄花和假两性花组成圆锥花序；雌花单生于上部叶腋。核果黄色，椭圆状球形。花期4月，果期8~10月。

【分布】生于山坡、沟谷林中。产于广西、广东、云南、贵州、湖南、湖北、江西、福建等地。

【性能主治】果实味甘、酸，性平。具有行气活血、养心安神的功效。主治气滞血瘀，胸痹心痛，心悸气短，心神不安。

【采收加工】秋季果实成熟时采收，除去杂质，干燥。

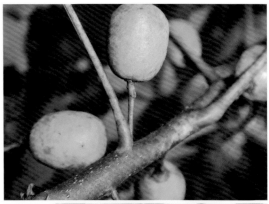

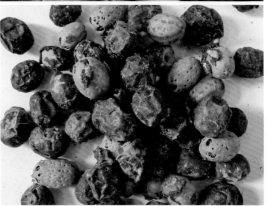

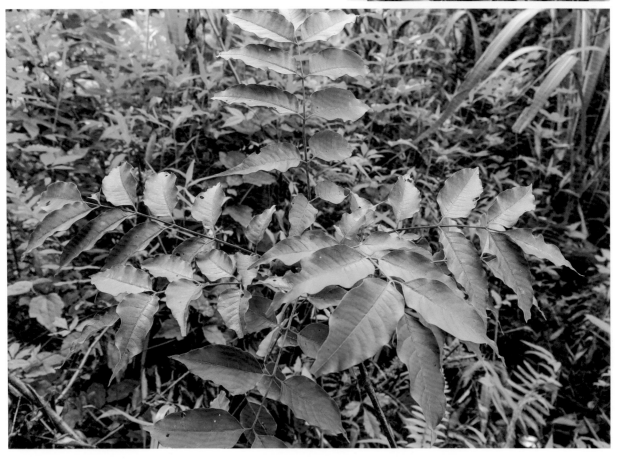

黄楝树

【基原】为漆树科黄连木*Pistacia chinensis* Bunge 的叶芽、叶、根、树皮。

【别名】木黄连、美隆林、倒鳞木。

【形态特征】落叶乔木，高达20 m。树干扭曲；树皮暗褐色，呈鳞片状剥落。奇数羽状复叶互生，有小叶5~6对；小叶对生或近对生，披针形或窄披针形。花单性异株，先花后叶，圆锥花序腋生，花密集。核果倒卵状球形，略扁压，熟时紫红色。花期3~4月，果期9~11月。

【分布】生于石山林中。产于我国长江以南各地区及华北、西北地区。

【性能主治】叶芽、叶、根、树皮味苦，性寒；有小毒。具有清热解毒、生津的功效。主治暑热口渴，痢疾，疮痒，皮肤瘙痒。

【采收加工】春季采收叶芽，鲜用。夏、秋季采收叶，鲜用或晒干。根及树皮全年可采收，切片，晒干。

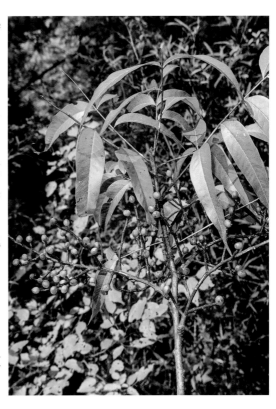

五倍子

【基原】为漆树科盐肤木*Rhus chinensis* Mill. 叶上的虫瘿。

【别名】五倍子树、咸酸木。

【形态特征】落叶小乔木或灌木，高2~10 m。小枝、叶柄及花序均密被锈色柔毛。奇数羽状复叶，叶轴具宽的叶状翅；小叶无柄，自下而上逐渐增大，边具疏齿。圆锥花序顶生，多分枝；雄花序长30~40 cm；雌花序较短；花小，黄白色。核果扁圆形，红色。花期8~9月，果期10月。

【分布】常生于向阳山坡、沟谷的疏林或灌木丛中。除内蒙古、新疆及东北地区外，全国各地均有。

【性能主治】虫瘿味酸、涩，性寒。具有敛肺降火、涩肠止泻、敛汗止血、收湿敛疮的功效。主治肺虚久咳，肺热痰嗽，久泻久痢，盗汗，消渴，外伤出血，痈肿疮毒。

【采收加工】秋季采收，置于沸水中略煮或蒸至表面呈灰色，杀死蚜虫，取出，干燥。

黄杞

【基原】为胡桃科黄杞*Engelhardia roxburghiana* Wallich 的叶、树皮。

【别名】土厚朴、黄古木。

【形态特征】常绿乔木，高10~15 m。全体无毛。偶数羽状复叶；小叶通常3~5对，革质，长椭圆状披针形，基部不对称，歪斜状楔形。雌雄通常同株，稀有异株；花序顶生，稀同时侧生。果序长15~25 cm；坚果球形，密生黄褐色腺体，有三裂叶状的膜质果翅。花期4~5月，果期8~9月。

【分布】生于杂木林中。产于广西、广东、云南、湖南、贵州、四川、台湾等地。

【性能主治】叶味微苦，性凉。具有清热止痛的功效。主治胸腹胀闷，湿热泄泻，感冒发热。树皮味微苦、辛，性平。具有行气、化湿、导滞的功效。主治脘腹胀闷，疝气腹痛。

【采收加工】春、秋季采收，洗净，鲜用或晒干。

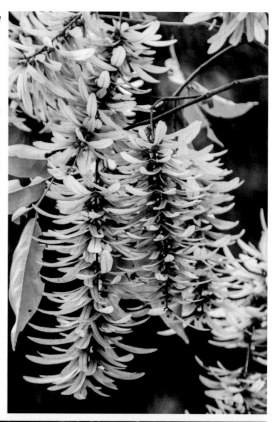

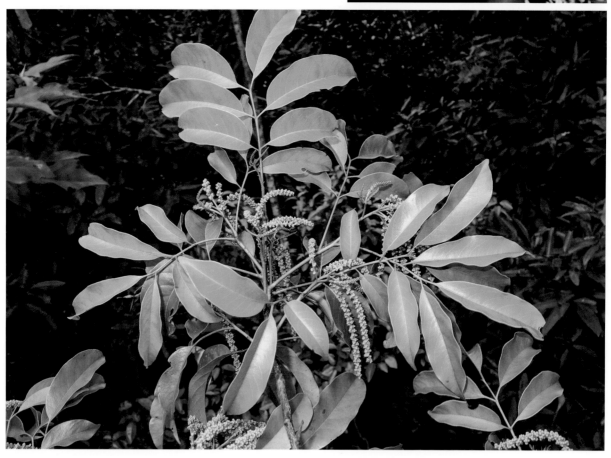

灯台树

【基原】为山茱萸科灯台树*Cornus controversa* Hemsl. 的树皮、根皮、叶。

【别名】六角树、梾木、乌牙树。

【形态特征】落叶乔木。树皮光滑，暗灰色或带黄灰色。叶互生；叶片阔卵形、阔椭圆状卵形或披针状椭圆形，先端突尖，基部圆形或急尖，全缘，背面灰绿色，密被淡白色短柔毛；叶柄紫红绿色。伞房状聚伞花序顶生；花小，白色。核果球形，熟时紫红色至蓝黑色。花期5~6月，果期7~8月。

【分布】生于阔叶林下。产于广西、广东、安徽、河南、山东、辽宁等地。

【性能主治】树皮、根皮、叶味微苦，性凉。具有清热、消肿止痛的功效。主治头痛，眩晕，咽喉肿痛，关节酸痛，跌打肿痛。

【采收加工】5~6月剥取树皮或根皮，晒干。全年均可采收叶，鲜用或晒干。

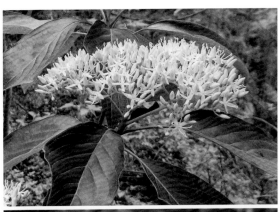

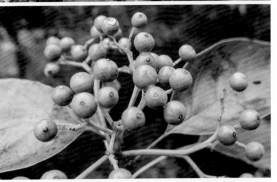

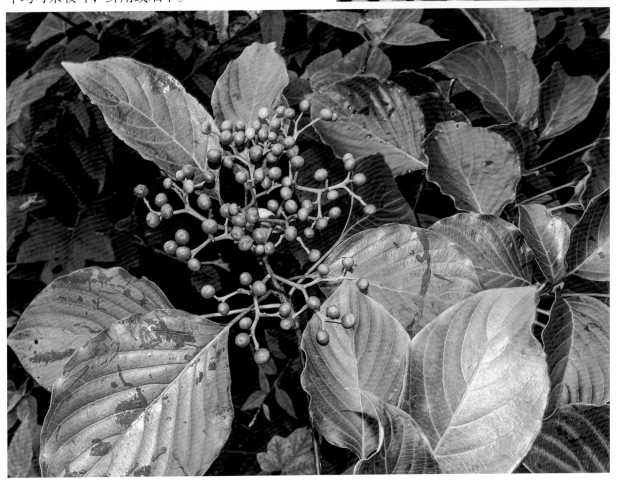

香港四照花

【基原】为山茱萸科香港四照花*Cornus hongkongensis* Hemsl. 的叶、花。

【别名】山荔枝。

【形态特征】常绿乔木或灌木。老枝有多数皮孔。叶片椭圆形至长椭圆形，稀倒卵状椭圆形。头状花序球形，由50~70朵花聚集而成；总苞片4枚，白色；花萼管状；花小，淡黄色，有香味。果序球形，直径2.5 cm，熟时黄色或红色。花期5~6月，果期11~12月。

【分布】生于山谷林下。产于广西、广东、云南、贵州、四川、浙江、江西等地。

【性能主治】叶、花味苦、涩，性凉。具有收敛止血的功效。主治外伤出血。

【采收加工】全年均可采收叶，夏季采收花，除去枝梗，鲜用或晒干。

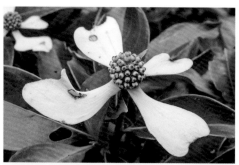
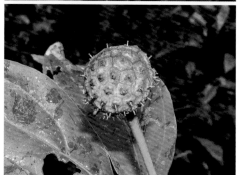

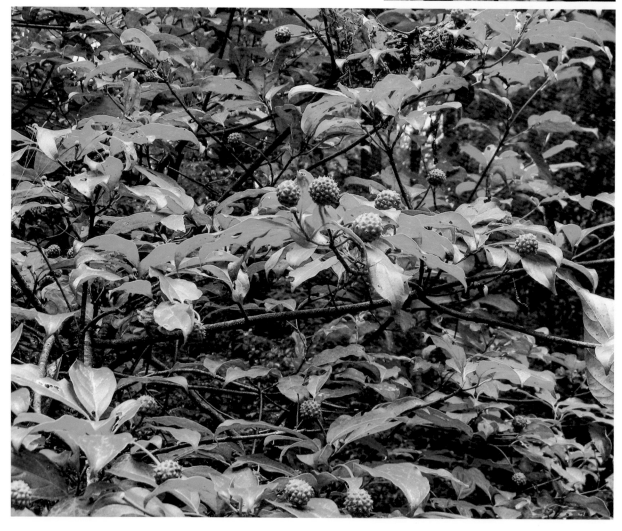

八角枫

【基原】为八角枫科八角枫*Alangium chinense* (Lour.) Harms 的根、叶及花。

【别名】八角王、华瓜木。

【形态特征】落叶小乔木或灌木。小枝呈之字形。单叶互生；叶片卵圆形，全缘或微浅裂，基部两侧常不对称，入秋叶变为橙黄色。聚伞花序腋生；花初开时白色，后变为黄色；花瓣狭带形，具香气；雄蕊和花瓣同数而近等长；子房2室。核果卵圆形，黑色。花期5~7月和9~10月，果期7~11月。

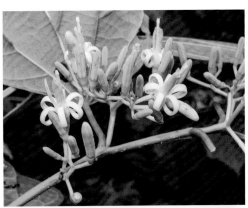

【分布】生于山野路旁、灌木丛中或林下。产于广西、广东、云南、四川、江西、福建、湖南、湖北、浙江、江苏、河南等地。

【性能主治】根、叶及花味辛，性微温；有毒。具有祛风除湿、舒筋活络、散瘀止痛的功效。主治风湿关节痛，精神分裂症，跌打损伤。

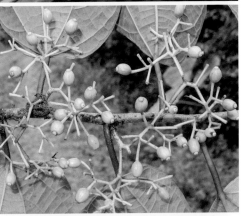

【采收加工】全年均可采收根，挖出后，除去泥沙，斩取侧根和须根，晒干。夏、秋季采收叶及花，鲜用或晒干。

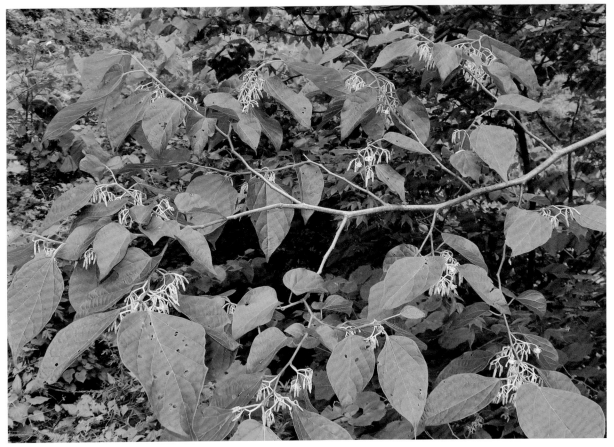

五代同堂

【基原】为八角枫科小花八角枫*Alangium faberi* Oliv. 的根。

【别名】三角枫、半枫荷。

【形态特征】落叶灌木。叶片薄纸质至膜质，二型，不裂或掌状3裂，不分裂者长圆形或披针形，腹面幼时有稀疏的小硬毛，背面有粗伏毛，老叶几无毛。聚伞花序短而纤细，有淡黄色粗伏毛，有花5~10（20）朵。核果近卵形，熟时淡紫色，顶端有宿存的萼齿。花期6月，果期9月。

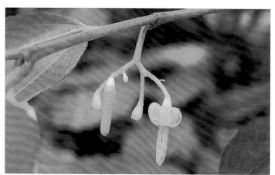

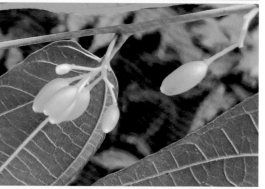

【分布】生于山谷疏林下。产于广西、广东、湖南、贵州、湖北等地。

【性能主治】根味辛、微苦，性温。具有理气活血、祛风除湿的功效。主治小儿疳积，风湿骨痛。

【采收加工】全年均可采收，洗净，切片，晒干。

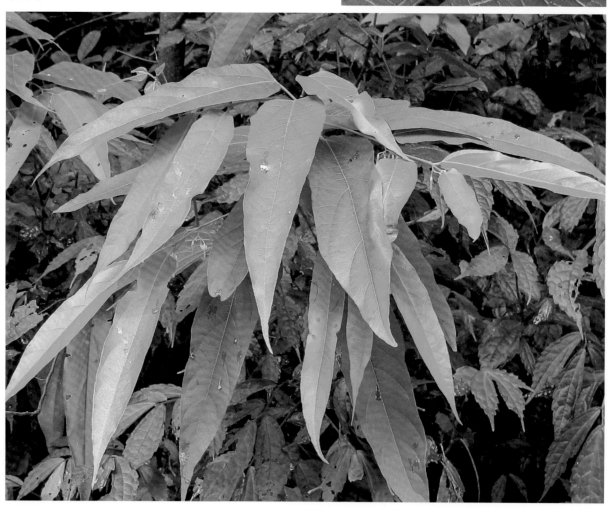

枫荷桂

【基原】为五加科树参*Dendropanax dentigerus* (Harms) Merr. 的茎枝。

【别名】枫荷梨、半枫荷。

【形态特征】常绿乔木或灌木。叶片厚纸质或革质，半透明腺点十分密集，叶形多变，往往在同一枝上全缘叶与分裂叶共存；不裂叶为椭圆形或卵状披针形；分裂叶倒三角形，2~3裂，三出脉。伞形花序单生或2~3支组成复伞形花序。果近球形，熟时红色，具5条棱。花期8~10月，果期10~12月。

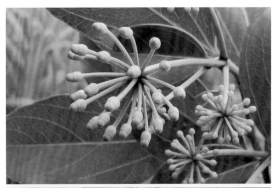

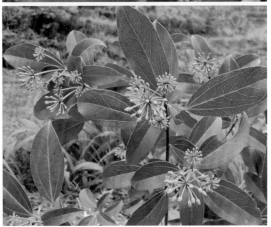

【分布】生于山谷溪边较阴湿的密林下或山坡路旁。产于广西、广东、四川、云南、贵州、江西等地。

【性能主治】茎枝味甘、辛，性温。具有祛风除湿、活血消肿的功效。主治风湿痹痛，偏瘫，头痛，月经不调，跌打损伤。

【采收加工】秋、冬季采收，剪切茎枝，切片，鲜用或晒干。

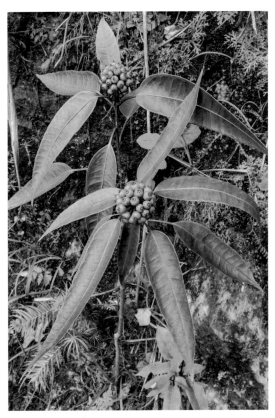

枫荷梨

【基原】为五加科变叶树参*Dendropanax proteus* (Champ. ex Benth.) Benth. 的根、茎、树皮。

【别名】三层楼、珍珠盖凉伞。

【形态特征】直立灌木。叶形变异大，不分裂叶片椭圆形、卵状椭圆形、椭圆状披针形、长圆状披针形至线状披针形或狭披针形；分裂叶片倒三角形，掌状2~3深裂。伞形花序单生或2~3个聚生，花多数；萼片边缘有4~5枚小齿；花瓣4~5枚。果实球形，平滑，直径5~6 mm。花期8~9月，果期9~10月。

【分布】生于山谷阴湿的林下、山坡向阳处。产于广西、广东、江西、福建等地。

【性能主治】根、茎、树皮味甘、辛，性温。具有祛风除湿、活血消肿的功效。主治风湿痹痛，偏瘫，头痛，月经不调，跌打损伤，疮肿。

【采收加工】秋、冬季采收根部，切取茎枝或剥取树皮，洗净，切片，鲜用或晒干。

白勒

【基原】为五加科白簕 *Eleutherococcus trifoliatus* (L.) S. Y. Hu 的根及茎。

【别名】五加皮、三叶五加。

【形态特征】有刺直立或蔓生灌木。全株具五加皮清香气味。指状复叶，有小叶3片，稀4~5片；叶缘常有疏圆钝齿或细齿。伞形花序3个至多枝组成复伞形花序或圆锥花序，稀单一；花序梗长2~7 cm；花黄绿色。果扁球形，熟时黑色。花期8~11月，果期10~12月。

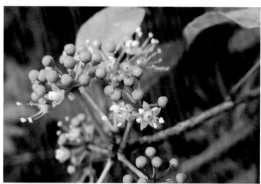

【分布】生于山坡路旁、石山或土山疏林中。产于我国南部和中部地区。

【性能主治】根及茎味微辛、苦，性凉。具有清热解毒、祛风除湿、舒筋活血的功效。主治感冒发热，白带过多，月经不调，百日咳，尿路结石，跌打损伤，疖肿疮疡。

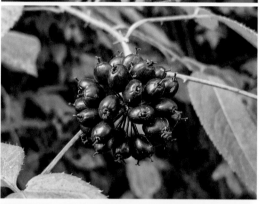

【采收加工】全年均可采收，除去泥沙、杂质，晒干。

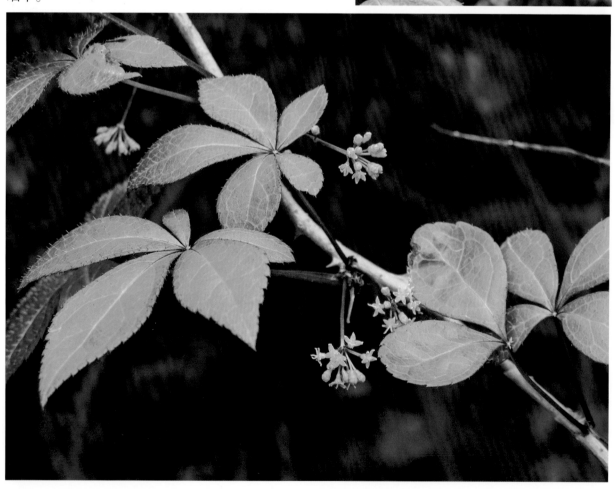

前胡

【基原】为伞形科紫花前胡*Angelica decursiva* (Miq.) Franch. et Sav. 的叶和根。

【别名】土独活、土当归。

【形态特征】多年生草本。根圆锥状，外表棕黄色至棕褐色，有强烈气味。茎高1~2 m，与膨大叶鞘一并带紫色，有纵沟纹。根生叶和茎生叶有长柄，抱茎；叶片一回三全裂或一回至二回羽状分裂。复伞形花序，花深紫色，萼齿明显。果实长圆形至卵状圆形。花期8~9月，果期9~11月。

【分布】生于山坡林缘或灌木丛中。产于广西、广东、四川、河南、浙江、江西、辽宁等地。

【性能主治】叶和根味辛、微苦，性微温。具有降气化痰、散风清热的功效。主治痰热喘满，风热咳嗽，痰多。

【采收加工】冬季至翌年春季茎叶枯萎或未抽花茎时采收，除去须根，洗净，晒干或低温干燥。

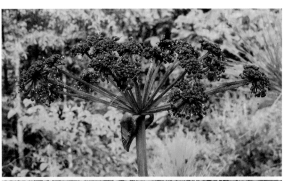
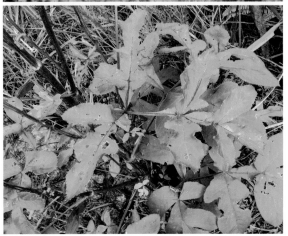

鸭儿芹

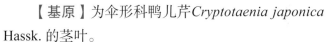

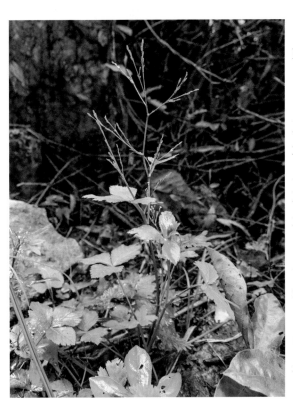

【基原】为伞形科鸭儿芹*Cryptotaenia japonica* Hassk. 的茎叶。

【别名】野芹菜、红鸭脚板、水芹菜。

【形态特征】多年生草本，高20~100 cm。茎直立，有分枝。基生叶或上部叶有柄，叶柄长5~20 cm，叶鞘边缘膜质；较下部的茎生叶具柄，叶片三角形至广卵形，具3片小叶。花序圆锥状，花序梗不等长；花白色。果线状长圆形，合生面稍缢缩。花期4~5月，果期6~10月。

【分布】生于山地、山沟及林下较阴湿处。产于广西、广东、贵州、湖南、云南、四川、河北、江西、浙江等地。

【性能主治】茎叶味辛，性温。具有祛风止咳、活血祛瘀的功效。主治感冒咳嗽，跌打损伤；外用治皮肤瘙痒。

【采收加工】夏、秋季采收，洗净，晒干。

野芫荽

【基原】为伞形科刺芹 *Eryngium foetidum* L. 的带根全草。

【别名】假芫荽、刺芫荽、洋芫荽。

【形态特征】多年生直立草本。主根纺锤形，全株有强烈香气；茎绿色直立，粗壮，无毛，有数条槽纹。单叶，全缘或分裂，边缘有刺状齿。头状花序生于茎的分叉处，花小，白色或淡绿色，排成头状花序或穗状花序圆柱状，具总苞片4~7枚，边缘具针状齿裂。花果期4~12月。

【分布】生于丘陵、山地林下、路旁等湿润处。产于广东、广西、贵州、云南等地。

【性能主治】带根全草味辛、苦，性平。具有透疹解毒、理气止痛、利尿消肿的功效。主治感冒，麻疹不透，咽痛，泻痢，肠痛，疮疖，烫伤，跌打损伤。

【采收加工】全年均可采收，晒干。

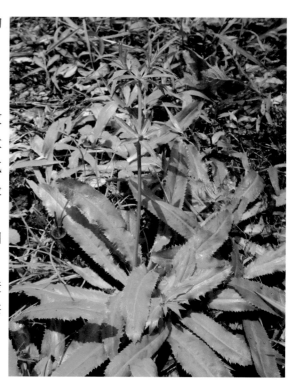

红马蹄草

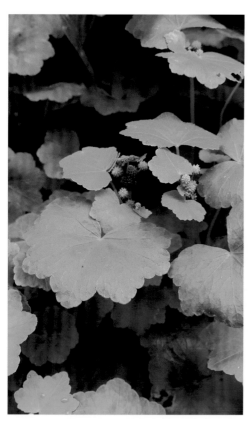

【基原】为伞形科红马蹄草 *Hydrocotyle nepalensis* Hook. 的全草。

【别名】水钱草、大雷公根。

【形态特征】多年生草本。茎匍匐，有斜上分枝，节上生根。叶片圆形或肾形，长2~5 cm，宽3.5~9 cm，5~7浅裂。伞形花序数个簇生于茎顶叶腋，小伞形花序有花20~60朵，密集呈球形；花白色或乳白色，有时有紫红色斑点。果基部心形，两侧扁压，熟时褐色或紫黑色。花果期5~11月。

【分布】生于山野沟边、路旁的阴湿处和溪边草丛中。产于广西、广东、云南、贵州、湖南、陕西、安徽、浙江、江西、湖北、四川等地。

【性能主治】全草味辛、微苦，性凉。具有清肺止咳、止血活血的功效。主治感冒，咳嗽，吐血，跌打损伤；外用治痔疮，外伤出血。

【采收加工】全年均可采收，晒干。

【附注】野生资源常见。

天胡荽

【基原】为伞形科天胡荽*Hydrocotyle sibthorpioides* Lam. 的全草。

【别名】满天星、铜钱草、花边灯盏。

【形态特征】匍匐草本。平铺地上成片，节上生根。叶片圆形或肾圆形，直径0.8~2.5 cm，基部心形，不分裂或5~7浅裂，边缘有钝齿。伞形花序与叶对生，单生于节上；小伞形花序有花5~18朵，花绿白色。果实熟时有紫色斑点，果实略呈心形，两侧扁压。花果期4~9月。

【分布】生于沟边、潮湿的草地，常成片生长。产于广西、广东、湖南、四川、福建、江苏、浙江等地。

【性能主治】全草味辛、微苦，性凉。具有清热利湿、解毒消肿的功效。主治痢疾，水肿，淋证，痈肿疮毒，带状疱疹，跌打损伤。

【采收加工】夏、秋季采收，洗净，晒干。

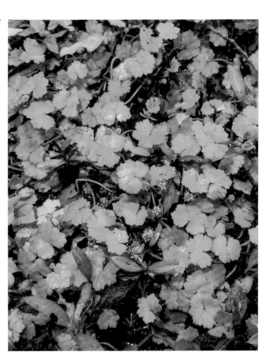

大肺筋草

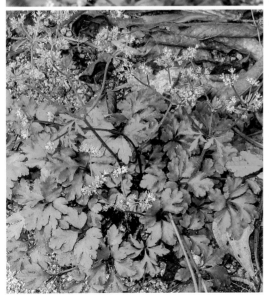

【基原】为伞形科薄片变豆菜*Sanicula lamelligera* Hance 的全草。

【别名】山芹菜、野芹菜、肺筋草。

【形态特征】多年生矮小草本。基生叶圆形或近五角形，掌状3全裂，裂片无毛或边缘具粗伏毛，腹面绿色，背面淡绿色或淡紫红色；茎生叶细小或退化。伞形花通常2~4回二歧分枝或2~3叉，花白色或淡紫红色。双悬果卵形，果实上的皮刺基部连成薄片或呈鸡冠状突起。花果期4~11月。

【分布】生于山坡林下、沟谷、溪旁。产于广西、广东、四川、贵州、安徽、浙江、台湾、江西、湖北等地。

【性能主治】全草味辛、甘，性微温。具有祛风发表、化痰止咳、活血调经的功效。主治感冒，哮喘，月经不调，闭经，痛经，疮肿，跌打肿痛，外伤出血。

【采收加工】夏、秋季采收，洗净，鲜用或晒干。

九管血

【基原】为紫金牛科九管血*Ardisia brevicaulis* Diels 的根、全株。

【别名】短茎紫金牛、血党、散血丹。

【形态特征】矮小灌木。具匍匐生根的根状茎，直立茎高10~15 cm；除侧生特殊花枝外，无分枝。叶片坚纸质，狭卵形至近长圆形，全缘具不明显的边缘腺点。伞形花序，着生于侧生特殊花枝顶端；花粉红色，具腺点。果球形，鲜红色，具腺点。花期6~7月，果期10~12月。

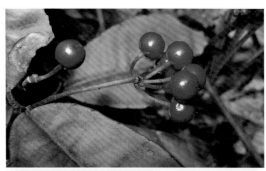
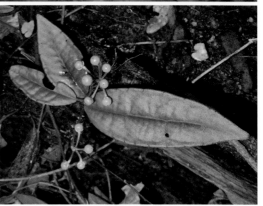

【分布】生于山地林下。产于我国西南地区至台湾，湖北至广东。

【性能主治】根、全株味苦、辛，性平。具有祛风除湿、活血调经、消肿止痛的功效。主治风湿痹痛，痛经，闭经，跌打损伤，咽喉肿痛，无名肿痛。

【采收加工】全年均可采收，洗净，鲜用或晒干。

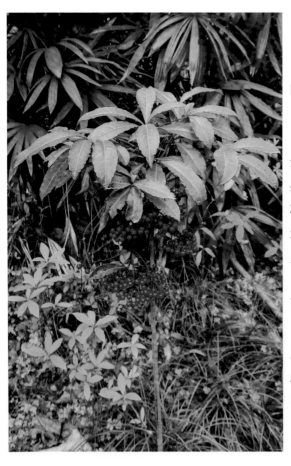

朱砂根

【基原】为紫金牛科朱砂根*Ardisia crenata* Sims 的根。

【别名】大罗伞、郎伞树。

【形态特征】常绿灌木，高1~2 m。除花枝外不分枝。叶片革质，椭圆形至倒披针形，边缘皱波状具腺点。伞形花序着生于侧生花枝顶端，花枝近顶端常具2~3片叶；花白色，盛开时反卷；雌蕊与花瓣近等长或略长。果球形，鲜红色，具腺点。花期5~6月，果期10~12月。

【分布】生于山地林下或灌木丛中。产于广西、广东、四川、湖南、湖北、福建等地。

【性能主治】根味辛、苦，性平。具有行血祛风、解毒消肿的功效。主治咽喉肿痛，扁桃体炎，跌打损伤，腰腿痛；外用治外伤肿痛，骨折，毒蛇咬伤。

【采收加工】秋季采收，切碎，晒干。

走马胎

【基原】为紫金牛科走马胎*Ardisia gigantifolia* Stapf 的根及根状茎。

【别名】山猪药、走马风。

【形态特征】大灌木或亚灌木，高1~3 m。具匍匐根状茎，茎粗壮，常无分枝，幼嫩部分被微柔毛。叶常簇生于茎顶端，基部下延成狭翅，边缘具密啮蚀状细齿，齿具小尖头；叶柄具波状狭翅。大型圆锥花序，花白色或粉红色。果球形，红色，具纵肋。花期2~6月。

【分布】生于山地林中阴湿处。产于广西、广东、云南、江西、福建等地。

【性能主治】根及根状茎味微辛，性寒。具有解毒去腐、生肌活血的功效。主治痈疽疮疖，下肢溃疡，跌打损伤。

【采收加工】夏、秋季采收，多为鲜用。

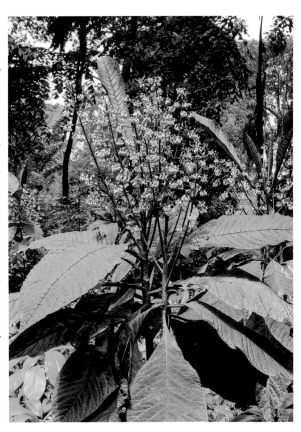

矮地茶

【基原】为紫金牛科紫金牛*Ardisia japonica* (Hornstedt) Blume 的全株。

【别名】不出林、平地木、矮婆茶。

【形态特征】小灌木，常高30 cm。近蔓生，具匍匐生根的根状茎，不分枝。叶片约拇指大小，边缘具细齿，多少具腺点。亚伞形花序腋生，花粉红色或白色，具密腺点。果球形，鲜红色，多少具腺点。花期5~6月，果期11~12月，有时翌年5~6月仍有果。

【分布】生于山间林下阴湿处。产于广西、湖南、贵州、云南、四川、江西、福建等地。

【性能主治】全株味辛，性平。具有止咳化痰、活血的功效。主治支气管炎，咳嗽，肺结核，肝炎，痢疾，尿路感染；外用治皮肤瘙痒。

【采收加工】夏、秋季茎叶茂盛时采收，除去泥沙，干燥。

红毛走马胎

【基原】为紫金牛科虎舌红*Ardisia mamillata* Hance 的全株。

【别名】红毛毡、老虎脷。

【形态特征】矮小灌木，高不超过15 cm。幼时密被锈色卷曲长柔毛。叶片倒卵形至长圆状倒披针形，两面绿色或暗红色，被锈色或紫红色糙伏毛，毛基部隆起如小瘤。伞形花序单一，着生于腋生花枝顶端。果径约6 mm，鲜红色，稍具腺点。花期6~7月，果期11月至翌年1月。

【分布】生于山谷密林下阴湿处。产于四川、贵州、云南、湖南、广西、广东、福建等地。

【性能主治】全株味苦、微辛，性凉。具有散瘀止血、清热利湿、去腐生肌的功效。主治风湿痹痛，痢疾，吐血，便血，闭经，乳痈，疔疮。

【采收加工】全年均可采收，洗净，晒干。

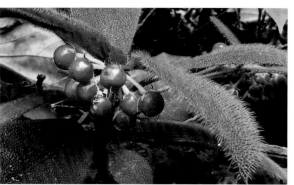

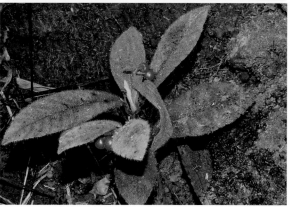

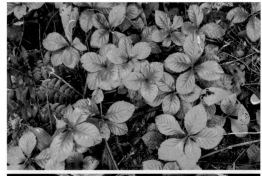

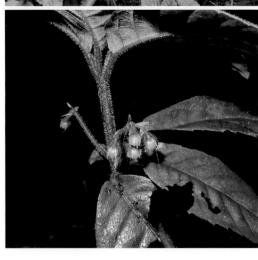

小青

【基原】为紫金牛科九节龙*Ardisia pusilla* A. DC. 的全株、叶。

【别名】蛇药、狮子头。

【形态特征】亚灌木状小灌木。蔓生，具匍匐茎；直立茎高不及10 cm，幼时密被长柔毛。叶对生或近轮生；叶片椭圆形或倒卵形，有齿和细齿，具疏腺点；叶柄长5 cm，被毛。伞形花序单一，侧生，被长柔毛、柔毛或长硬毛。果红色，直径5 cm，具腺点。花期5~7月，果期与花期相近。

【分布】生于山间密林下、路旁、溪边阴湿处。产于广西、广东、湖南、四川、贵州、江西、福建、台湾等地。

【性能主治】全株、叶味苦、辛，性平。具有清热利湿、活血消肿的功效。主治风湿痹痛，黄疸，血痢腹痛，痛经，跌打损伤，痈疮肿毒，虫蛇咬伤。

【采收加工】全年均可采收，洗净，晒干。

当归藤

【基原】为紫金牛科当归藤*Embelia parviflora* Wall. 的根及老茎。

【别名】走马胎、土当归、土丹桂。

【形态特征】攀援灌木或藤本植物。小枝通常2列，密被锈色长柔毛，略具腺点或星状毛。叶片小，呈2列排列于枝条上，广卵形或卵形，基部平截或心形。亚伞形花序或聚伞花序，腋生；花被5枚，开花时，花序垂于叶下，满树白色或粉红色。果球形，暗红色。花期12月至翌年5月，果期5~7月。

【分布】生于山谷林下、林缘或灌木丛中。产于广西、广东、云南、贵州、福建、浙江等地。

【性能主治】根及老茎味苦、涩，性温。具有补血、活血、强壮腰膝的功效。主治月经不调，闭经，产后虚弱，腰腿酸痛，跌打骨折。

【采收加工】全年均可采收，洗净，晒干。

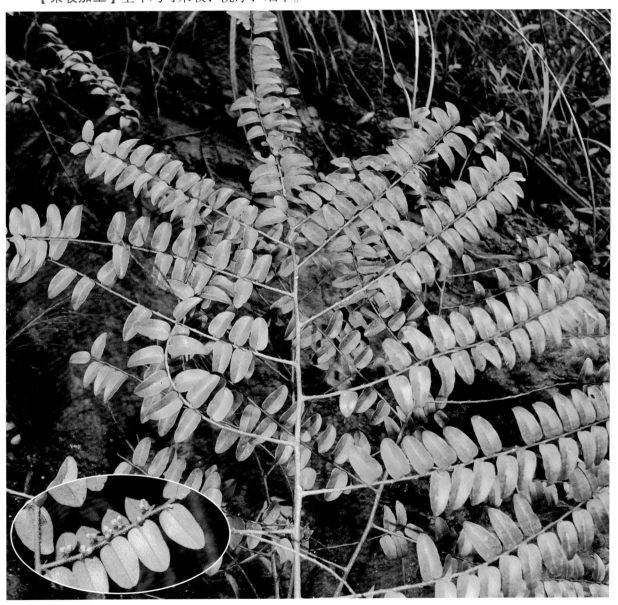

杜茎山

【基原】为紫金牛科杜茎山 *Maesa japonica* (Thunb.) Moritzi et Zoll. 的根、茎叶。

【别名】胡椒树、接骨钻、野胡椒。

【形态特征】灌木，有时外倾或攀缘。小枝无毛，具细条纹。叶片椭圆形、披针状椭圆形、倒卵形或披针形，长5~15 cm，宽2~5 cm，两面无毛。总状或圆锥花序；花冠白色，长钟形。果球形，直径4~6 mm，肉质，具脉状腺纹，宿萼包裹顶端，花柱宿存。花期1~3月，果期10月或翌年5月。

【分布】生于山坡或石灰岩林下向阳处。产于广西、广东、云南等地。

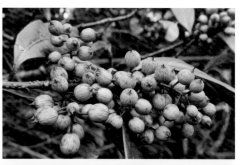

【性能主治】根、茎叶味苦，性寒。具有祛风邪、解疫毒、消肿胀的功效。主治热性传染病，身痛，烦躁，口渴，水肿，跌打肿痛，外伤出血。

【采收加工】全年均可采收，洗净，切段，鲜用或晒干。

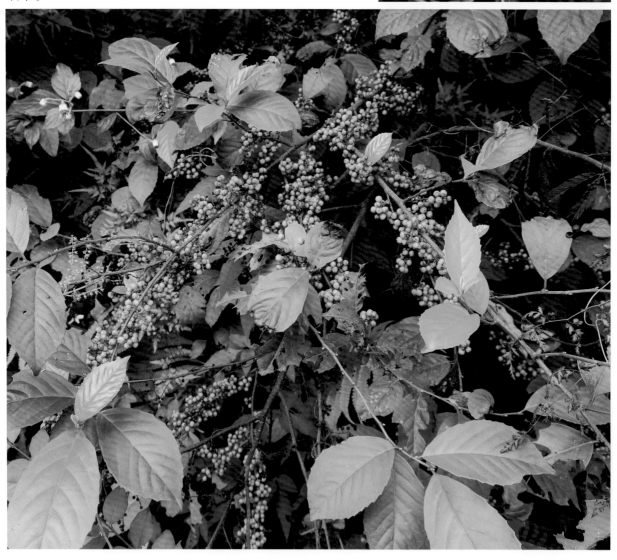

白檀

【基原】为山矾科白檀*Symplocos paniculata* (Thunb.) Miq. 的根、叶、花、种子。

【别名】砒霜子、蛤蟆涎、牛筋叶。

【形态特征】落叶灌木或小乔木。叶互生；叶片膜质或薄纸质，阔倒卵形、椭圆状倒卵形或卵形。圆锥花序长5~8 cm，通常有柔毛；苞片通常条形，有褐色腺点；花冠白色，长4~5 mm，5深裂几达基部；雄蕊40~60枚；子房2室，花盘具5个突起的腺点。核果熟时蓝色，卵状球形，稍扁斜。

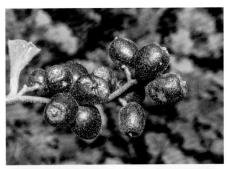

【分布】生于山坡、路边、疏林或密林中。产于长江以南各地、华北和东北地区及台湾。

【性能主治】根、叶、花、种子味苦，性微寒。具有清热解毒、调气散结、祛风止痒的功效。主治乳腺炎，淋巴腺炎，肠痈，疮疖，疝气，荨麻疹，皮肤瘙痒。

【采收加工】秋、冬季采收根。春、夏季采收叶。5~7月花果期采收花和种子，晒干。

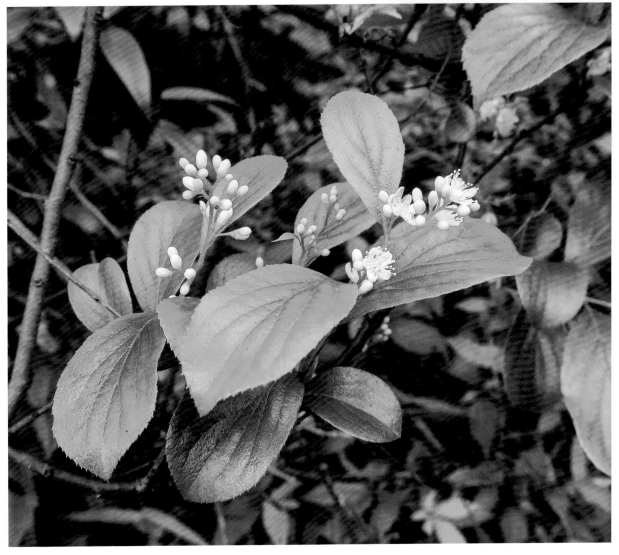

密蒙花

【基原】为马钱科密蒙花*Buddleja officinalis* Maxim. 的花蕾及花序。

【别名】黄饭花、假黄花、黄花树。

【形态特征】直立灌木，高1~4 m。小枝稍呈四棱形，密被棕黄色茸毛。叶对生；叶片纸质，椭圆形至长圆状披针形，有时下延至叶柄基部，网脉明显，腹面扁平，背面突起，两面被星状毛。聚伞圆锥花序稍呈尖塔形，密被锈色茸毛；花小，白色或淡紫色。花期2~3月，果期7~8月。

【分布】生于山坡、丘陵等地，或栽培于庭园。产于广西、广东、福建、湖南、湖北、贵州、云南、四川、西藏等地。

【性能主治】花蕾及花序味甘，性微寒。具有清热养肝、明目退翳的功效。主治目赤肿痛，眼生翳膜，肝虚目暗，视物昏花。

【采收加工】春季花未开放时采收，除去杂质，干燥。

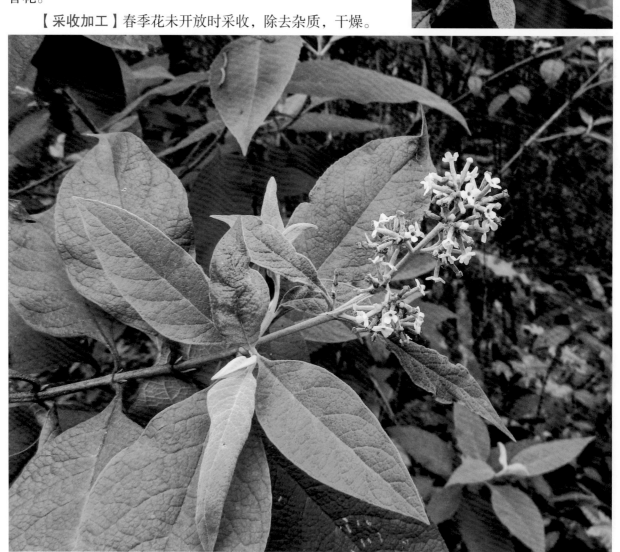

断肠草

【基原】为马钱科钩吻*Gelsemium elegans* (Gardn. et Champ.) Benth. 的根和茎。

【别名】大茶药、烂肠草、胡蔓藤。

【形态特征】常绿木质藤本。无毛。小枝圆柱形，幼时具纵棱。单叶对生；叶片膜质，卵形至卵状披针形。聚伞花序，花密集，花冠黄色，漏斗状，内有淡红色斑点。蒴果卵状椭圆形，未开裂时明显具有2条纵槽，熟时黑色。种子扁压状椭圆形或肾形。花期5~11月，果期7月至翌年2月。

【分布】生于山坡疏林下或灌木丛中。产于广西、广东、海南、贵州、云南、江西、福建、湖南等地。

【性能主治】根和茎味苦、辛，性温；有大毒。具有祛风、攻毒、止痛的功效。主治疥癞，湿疹，瘰疬，痈肿，疔疮，跌打损伤，风湿痹痛，神经痛，陈旧性骨折。

【采收加工】全年均可采收，除去泥沙、杂质，干燥。

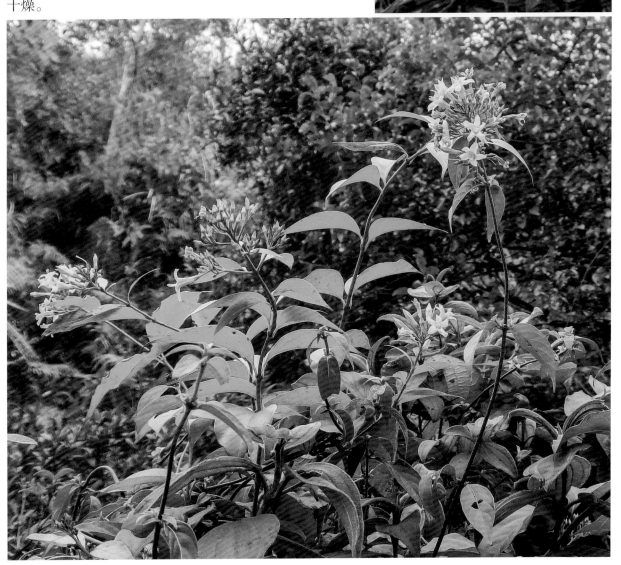

女贞子

【基原】为木犀科女贞*Ligustrum lucidum* W. T. Aiton 的果实。

【别名】白蜡树、冬青子。

【形态特征】常绿大灌木或乔木。小枝灰褐色，无毛，具圆形小皮孔。叶片革质，阔椭圆形，光亮无毛，中脉在腹面凹入，背面突起。圆锥花序疏散，花序轴果时具棱；花序基部苞片常与叶同型；花冠白色，裂片反折。果肾形，熟时蓝黑色并被白粉。花期5~7月，果期7~12月。

【分布】生于山谷、路旁或村边的疏林中或向阳处。产于广西、四川、福建、浙江、江苏等地。

【性能主治】果实味甘、苦，性凉。具有滋补肝肾、明目乌发的功效。主治眩晕耳鸣，腰膝酸软，须发早白，目暗不明。

【采收加工】冬季果实成熟时采收，除去枝叶，稍蒸或置于沸水中略烫，干燥。

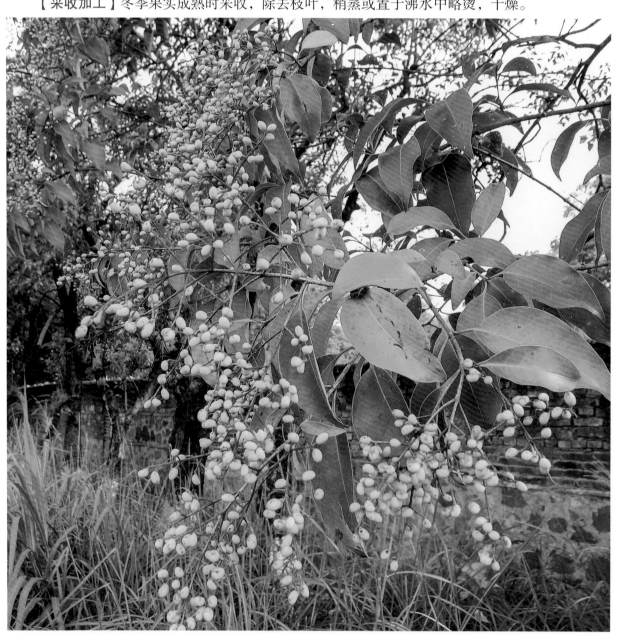

小蜡树

【基原】为木犀科小蜡*Ligustrum sinense* Lour.的树皮及枝叶。

【别名】冬青、鱼腊树。

【形态特征】落叶灌木或小乔木。小枝被淡黄色柔毛，老时近无毛。叶片纸质或薄革质，卵形至披针形，先端渐尖至微凹，基部宽楔形或近圆形。圆锥花序顶生或腋生，塔形；花序轴基部有叶；花白色；花丝与花冠裂片近等长或长于裂片。果近球形。花期5~6月，果期9~12月。

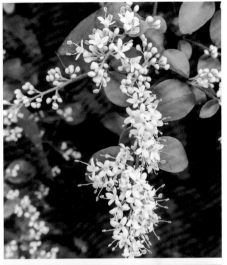

【分布】生于山谷、山坡林中。产于广西、广东、湖南、贵州、四川、江西、湖北等地。

【性能主治】树皮及枝叶味苦，性凉。具有清热利湿、解毒消肿的功效。主治感冒发热，肺热咳嗽，咽喉肿痛，口舌生疮，湿疹，皮炎，跌打损伤，烫伤。

【采收加工】夏、秋季采收，鲜用或晒干。

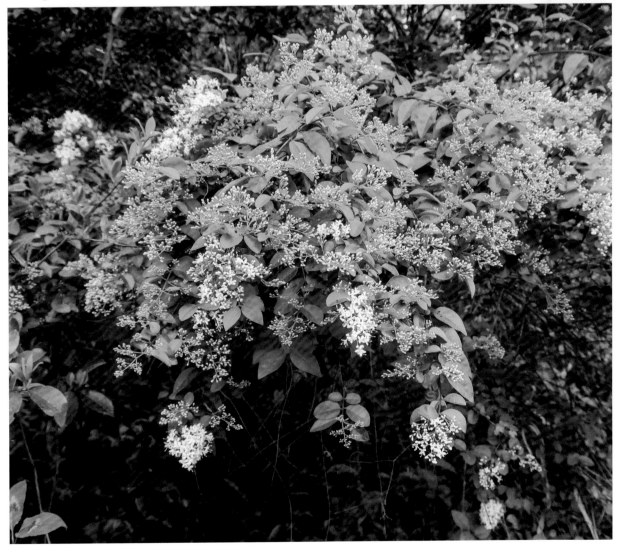

络石藤

【基原】为夹竹桃科络石*Trachelospermum jasminoides* (Lindl.) Lem. 的带叶藤茎。

【别名】软筋藤、羊角藤。

【形态特征】常绿木质藤本。具乳汁。叶片革质，椭圆形至卵状椭圆形。聚伞花序；花白色，繁密，芳香，花蕾顶端钝；花萼裂片向外反折；花冠筒圆筒形，中部膨大；雄蕊着生在花冠筒中部，隐藏在花喉内。蓇葖双生，叉开。种子顶端具白色绢质种毛。花期3~7月，果期7~12月。

【分布】生于林缘或山坡灌木丛中，常攀缘附生于树上、墙壁或石上，亦有栽培于庭院观赏。产于广西、广东、江苏、安徽、湖北、山东、四川、浙江等地。

【性能主治】带叶藤茎味苦，性微寒。具有凉血消肿、祛风通络的功效。主治风湿热痹，筋脉拘挛，腰膝酸痛，痈肿，跌打损伤。

【采收加工】冬季至翌年春季采收，晒干。

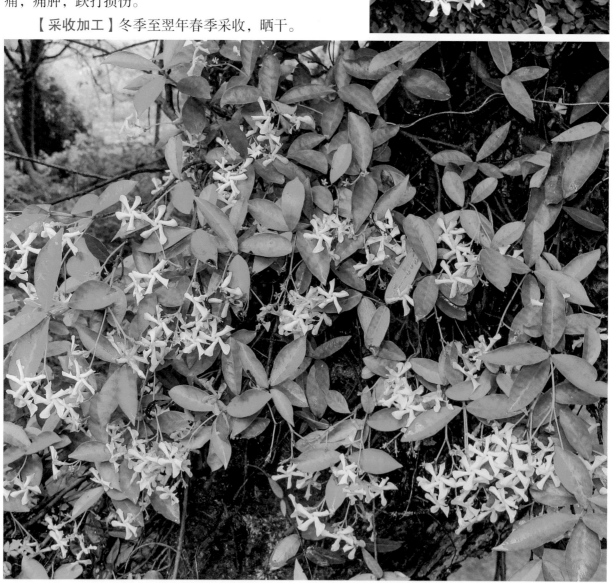

刺瓜

【基原】为萝藦科刺瓜*Cynanchum corymbosum* Wight 的全草。

【别名】老鼠瓜、小刺瓜、野苦瓜。

【形态特征】多年生草质藤本。叶片卵形或卵状长圆形，顶端短尖，基部心形，叶背苍白色。花序腋外生，着花约20朵；花绿白色，近辐状；副花冠大形，杯状或高钟状。蓇葖纺锤状，具弯刺，向端部渐尖，中部膨胀。种子卵形；种毛白色绢质。花期5~10月，果期8月至翌年1月。

【分布】生于山野河边灌木丛中及林下潮湿处。产于广西、广东、云南、四川、福建等地。

【性能主治】全草味甘、淡，性平。具有益气、催乳、解毒的功效。主治乳汁不足，神经衰弱，慢性肾炎。

【采收加工】全年均可采收，晒干。

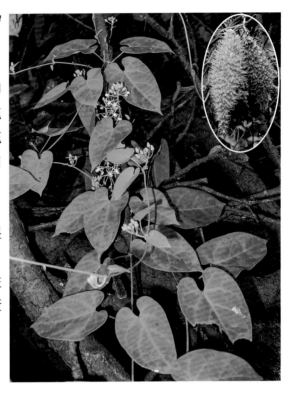

白前

【基原】为萝藦科柳叶白前*Cynanchum stauntonii* (Decne.) Schltr. ex H. Lév. 的根状茎及根。

【别名】水杨柳、隔山消、竹叶白前。

【形态特征】直立半灌木，高约1 m。茎光滑无毛；须根纤细，节上丛生。叶对生；叶片纸质，狭披针形，长6~13 cm，宽3~5 mm，两端渐尖。伞形聚伞花序腋生；花冠紫红色，裂片狭三角形，内面具长柔毛。蓇葖单生，长披针形，长达9 cm，直径6 mm。花期5~8月，果期9~10月。

【分布】生于山谷湿地、水旁。产于广西、广东、贵州、湖南、福建、江苏、浙江、江西、安徽、甘肃等地。

【性能主治】根状茎及根味辛、苦，性微温。具有降气、消痰、止咳的功效。主治肺气壅实，咳嗽痰多，胸满喘急。

【采收加工】秋季采收，洗净，晒干。

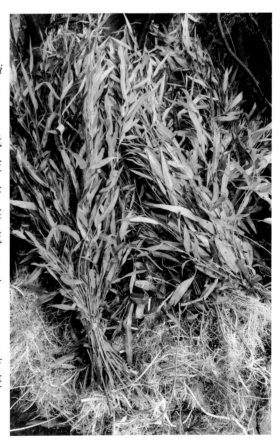

水团花

【基原】为茜草科水团花*Adina pilulifera* (Lam.) Franch. ex Drake 的根、枝叶、花、果。

【别名】水杨梅、穿鱼柳、假杨梅。

【形态特征】常绿灌木至小乔木，高达5 m。叶对生；叶片厚纸质，椭圆形至椭圆状披针形，腹面无毛，背面无毛或有时被稀疏短柔毛；托叶2裂，早落。头状花序腋生，稀顶生，花序轴单生，不分枝；花冠白色，窄漏斗状，花冠裂片卵状长圆形。小蒴果楔形，长2~5 mm。花期6~7月，果期8~9月。

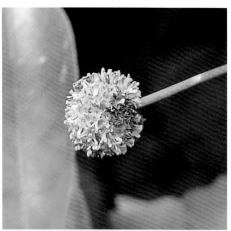

【分布】生于山谷疏林下或旷野路旁、溪边水畔。产于我国长江以南各地。

【性能主治】根味苦、涩，性凉。具有清热利湿、解毒消肿的功效。主治感冒发热，肺热咳嗽，疟腮，肝炎，风湿关节痛。枝叶、花、果味苦、涩，性凉。具有清热祛湿、散瘀止痛、止血敛疮的功效。主治痢疾，肠炎，浮肿，痈肿疮毒，湿疹，溃疡不敛，创伤出血。

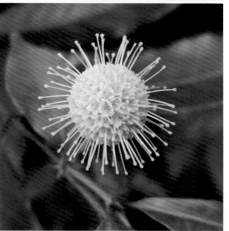

【采收加工】全年均可采收根，鲜用或晒干。全年均可采收枝叶，切碎。夏、秋季采收花、果，洗净，鲜用或晒干。

【附注】《中华本草》记载水团花以根，枝叶、花、果入药的药材名分别为水团花根、水团花。

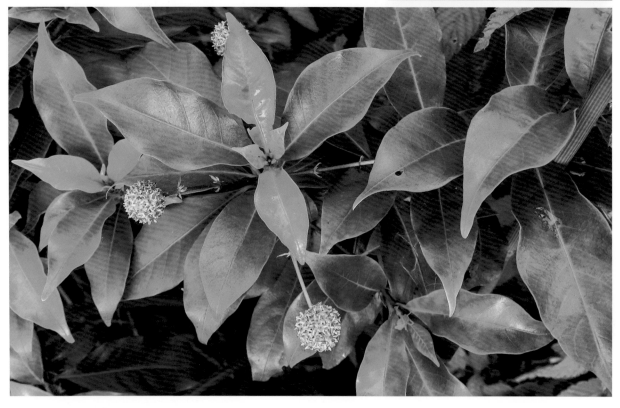

流苏子根

【基原】为茜草科流苏子*Coptosapelta diffusa* (Champ. ex Benth.) Steenis 的根。

【别名】癞蛳藤、小青藤、包色龙。

【形态特征】藤本或攀缘灌木，长达5 m。叶片卵形、卵状长圆形至披针形，干后黄绿色。花单生于叶腋，常对生，花白色或黄色。蒴果稍扁球形，中间有1条浅沟，直径5~8 mm，淡黄色，萼裂片宿存。种子多数，近圆形，直径1.5~2 mm，边缘流苏状。花期5~7月，果期5~12月。

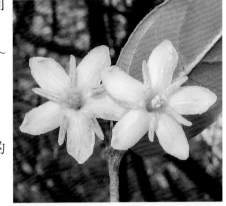

【分布】生于山坡疏林中或灌木丛中。产于广西、广东、湖南、湖北、贵州、四川、浙江、江西、福建、台湾等地。

【性能主治】根味辛、苦，性凉。具有祛风除湿、止痒的功效。主治皮炎，荨麻疹，湿疹瘙痒，疮疥，风湿痹痛。

【采收加工】秋季采收，除去杂质，洗净，晒干。

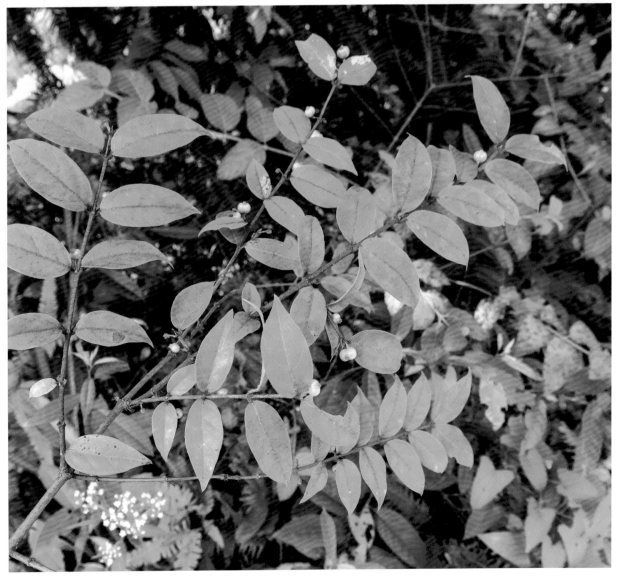

栀子

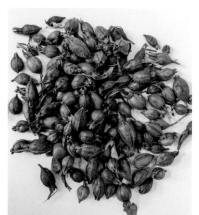

【基原】为茜草科栀子 *Gardenia jasminoides* J. Ellis 的成熟果实。

【别名】黄栀子、山栀子、水横枝。

【形态特征】常绿灌木，高0.3~3 m。嫩枝常被短毛，枝圆柱形。叶对生，叶形多样，常无毛。花芳香，常单朵生于枝顶，白色或乳黄色，高脚碟状。果卵形、近球形、椭圆形或长圆形，黄色或橙红色，有翅状纵棱5~9条，顶部具宿存萼片。花期3~7月，果期5月至翌年2月。

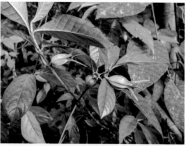

【分布】生于旷野、山谷、山坡的灌木丛中或疏林中。产于广西、广东、云南、贵州、湖南、江西、福建等地。

【性能主治】成熟果实味苦，性寒。具有泻火除烦、清热利湿、凉血解毒、消肿止痛的功效。主治热病心烦，湿热黄疸，淋证涩痛，血热吐衄，目赤肿痛，火毒疮疡；外用治扭挫伤痛。

【采收加工】9~11月果实成熟时采收，除去果梗及杂质，蒸至上汽或置于沸水中略烫，取出，干燥。

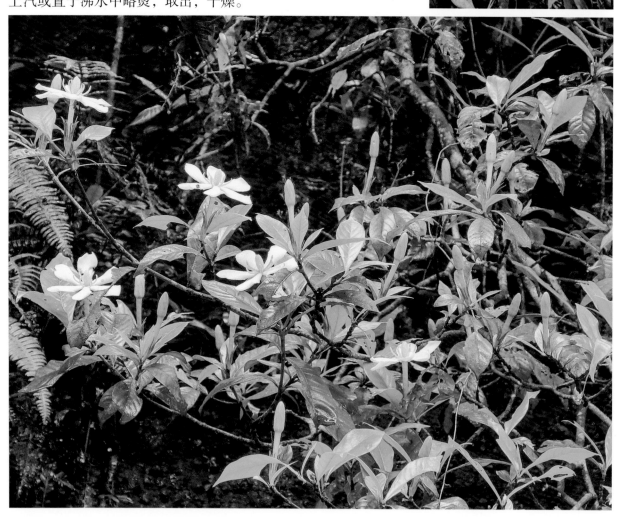

白花蛇舌草

【基原】为茜草科白花蛇舌草*Hedyotis diffusa* Willd. 的全草。

【别名】蛇利草、了哥利、龙利草。

【形态特征】一年生无毛纤细披散草本。茎稍扁，从基部开始分枝。叶对生，无柄；叶片膜质，线形。花单生或双生于叶腋；花冠白色，管形；花梗略粗壮，长2~5 mm。蒴果膜质，扁球形，直径2~2.5 mm，成熟时顶部室背开裂。种子具棱，有深而粗的窝孔。花期春季。

【分布】生于水田、田埂和湿润的旷地。产于广西、广东、海南、云南、香港、安徽等地。

【性能主治】全草味甘，性寒。具有清热、利湿、解毒的功效。主治肺热喘咳，扁桃体炎，咽喉炎，阑尾炎，痢疾，尿路感染，黄疸，肝炎，盆腔炎，附件炎，痈肿疔疮，毒蛇咬伤，肿瘤。

【采收加工】夏、秋季采收，洗净，鲜用或晒干。

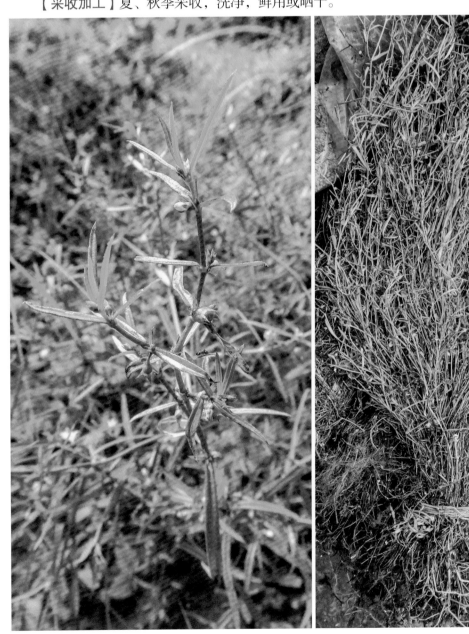
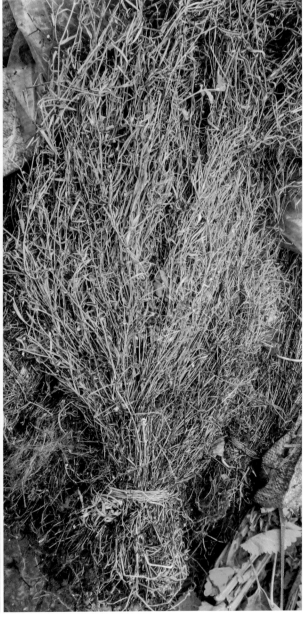

玉叶金花

【基原】为茜草科玉叶金花*Mussaenda pubescens* W. T. Aiton 的藤、根。

【别名】白纸、白叶子、凉口茶。

【形态特征】攀缘灌木。嫩枝被贴伏短柔毛。叶对生或轮生；叶片薄纸质；叶片卵状长圆形或卵状披针形，腹面近无毛或疏被毛，背面密被短柔毛。聚伞花序顶生，密花；萼裂片5枚，其中1枚极发达呈白色花瓣状；花冠黄色，管状。浆果近球形，顶部有环状疤痕，干时黑色。花期6~7月。

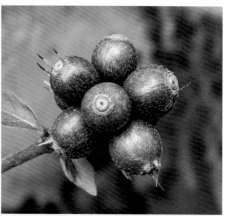

【分布】生于灌木丛中、溪谷、山坡或村旁。产于广西、广东、海南、湖南、福建、浙江、台湾等地。

【性能主治】藤、根味甘、淡，性凉。具有清热解毒、凉血解暑的功效。主治中毒，感冒，扁桃体炎，支气管炎，咽喉炎，肾炎水肿，肠炎，子宫出血，毒蛇咬伤。

【采收加工】全年均可采收，鲜用或晒干。

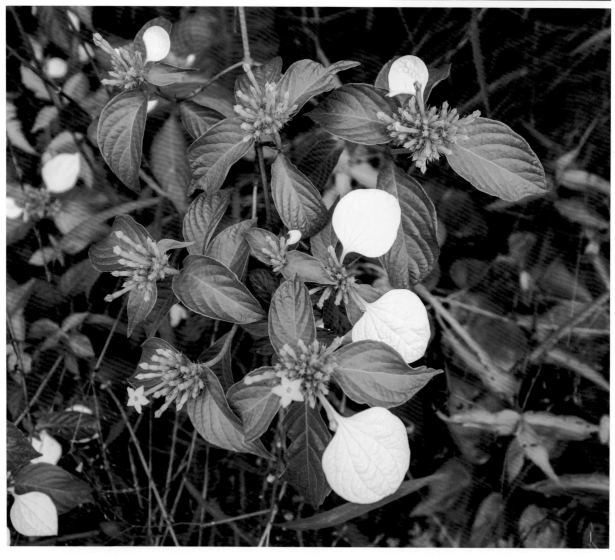

鸡矢藤

【基原】为茜草科鸡矢藤*Paederia scandens* (Lour.) Merr. 的全草、根。

【别名】雀儿藤、狗屁藤、臭屁藤。

【形态特征】多年生缠绕藤本。枝叶揉碎有强烈的鸡屎臭味。叶对生；叶片纸质，卵形至披针形。圆锥花序式聚伞花序腋生和顶生，扩展；花冠筒钟状，外面白色，内面紫红色，有茸毛。果球形，成熟时近黄色，有光泽，藤枯后仍不落。花期6~10月，果期11~12月。

【分布】生于山坡、林缘灌木丛中或缠绕于树上。产于广西、广东、云南、贵州、湖南、湖北、福建、江西、四川、安徽等地。

【性能主治】全草、根味甘、微苦，性平。具有祛风除湿、消食化积、止咳、止痛的功效。主治风湿骨痛，黄疸型肝炎，肠炎，消化不良，肺结核咯血，支气管炎，外伤性疼痛，跌打损伤；外用治皮炎，湿疹，疮疡肿毒。

【采收加工】夏季采收全草，秋、冬季采收根，洗净，晒干。

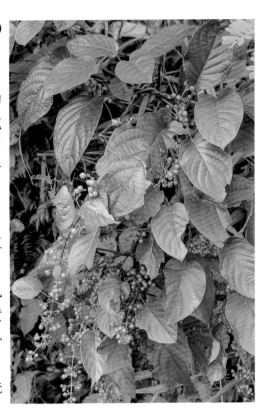

白马骨

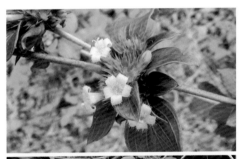

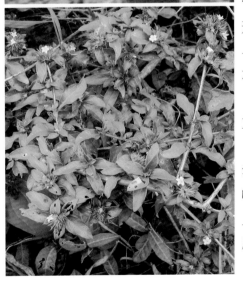

【基原】为茜草科白马骨*Serissa serissoides* (DC.) Druce 的全草。

【别名】六月雪、满天星、天星木。

【形态特征】小灌木，高0.3~1 m。枝粗壮，灰色。叶常聚生于小枝上部，对生，有短柄；叶片倒卵形或倒披针形，全缘。花白色，无梗，丛生于小枝顶部，花萼裂片几与冠筒等长；花冠管喉部被毛，裂片5枚，长圆状披针形。花期4~6月，果期9~11月。

【分布】生于荒地、草坪、灌木丛中。产于广西、广东、江西、福建、台湾、湖北、安徽、江苏、浙江等地。

【性能主治】全草味苦、辛，性凉。具有祛风除湿、清热解毒的功效。主治感冒，黄疸型肝炎，肾炎水肿，咳嗽，喉痛，角膜炎，肠炎，痢疾，腰腿疼痛，咳血，尿血，闭经，白带异常，小儿疳积，惊风，风火牙痛，痈疽肿毒，跌打损伤。

【采收加工】全年均可采收，洗净，鲜用或晒干。

陆英

【基原】为忍冬科接骨草*Sambucus chinensis* Lindl. 的茎叶。

【别名】走马风。

【形态特征】高大草本或半灌木。枝具条棱，髓部白色。奇数羽状复叶对生；小叶2~3对，狭卵形。聚伞花序复伞状，顶生，大而疏散；花序梗基部托以叶状总苞片，分枝3~5条，纤细；花小，白色，杂有黄色杯状的不孕花。果实近圆形，熟时红色。花期4~7月，果期9~11月。

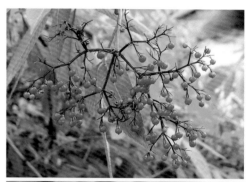

【分布】生于山坡、林下、沟边和草丛中。产于广西、广东、贵州、云南、四川、湖南、湖北、陕西、江苏、安徽、浙江、江西、河南等地。

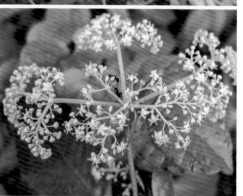

【性能主治】茎叶味甘、微苦，性平。具有祛风、利湿、舒筋、活血的功效。主治风湿痹痛，腰腿痛，水肿，黄疸，风疹瘙痒，丹毒，疮肿，跌打损伤。

【采收加工】夏、秋季采收，切段，鲜用或晒干。

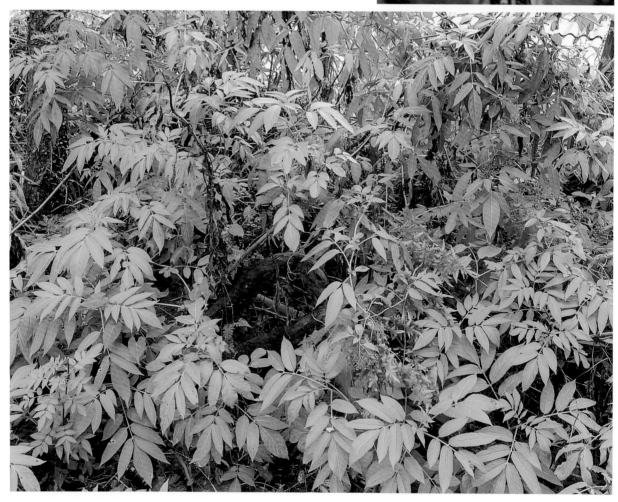

南方荚蒾

【基原】为忍冬科南方荚蒾*Viburnum fordiae* Hance 的根、茎及叶。

【别名】火柴树、心伴木、满山红。

【形态特征】灌木或小乔木，高可达5 m。植株几乎均被暗黄色或黄褐色茸毛。叶片厚纸质，宽卵形或菱状卵形，边缘常有小尖齿，叶脉在腹面略凹陷，背面突起。复伞形聚伞花序；花冠白色，辐状，裂片卵形。果红色，卵圆形。花期4~5月，果期10~11月。

【分布】生于山谷旁疏林、山坡灌木丛中。产于广西、广东、云南、湖南、安徽、福建等地。

【性能主治】根、茎及叶味苦，性凉。具有祛风清热、散瘀活血的功效。主治感冒，发热，月经不调，肥大性脊椎炎，风湿痹痛，跌打骨折，湿疹。

【采收加工】全年均可采收根，洗净，切段，晒干。夏、秋季采收茎及叶，鲜用或切段晒干。

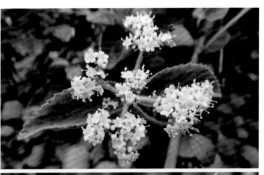

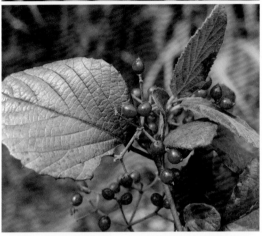

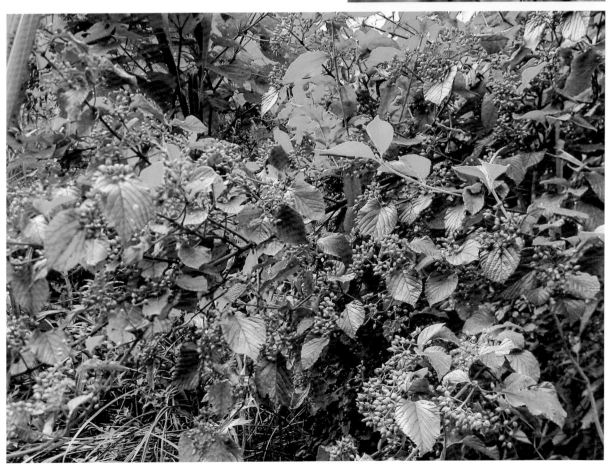

续断

【基原】为川续断科川续断*Dipsacus asper* Wall. 的根。

【别名】峨眉续断、山萝卜、和尚头。

【形态特征】多年生草本，高达2 m。主根1条至数条，圆柱形，黄褐色，稍肉质。茎中空，具6~8条棱，棱上疏生硬刺。基生叶稀疏丛生，叶片琴状羽裂，顶端裂片大，卵形；茎生叶对生，中央裂片特长。头状花序圆形，总苞片窄条形，花冠淡黄色或白色。花期7~9月，果期9~11月。

【分布】生于沟边、草丛中、林缘和田野路旁。产于广西、云南、贵州、四川、西藏、江西、湖南、湖北等地。

【性能主治】根味苦、辛，性微温。具有补肝肾、强筋骨、续折伤、止崩漏的功效。主治腰膝酸软，跌打损伤，风湿痹痛，崩漏。

【采收加工】8~10月采收，洗净泥沙，除去根头、尾梢及细根，阴干或烘干。

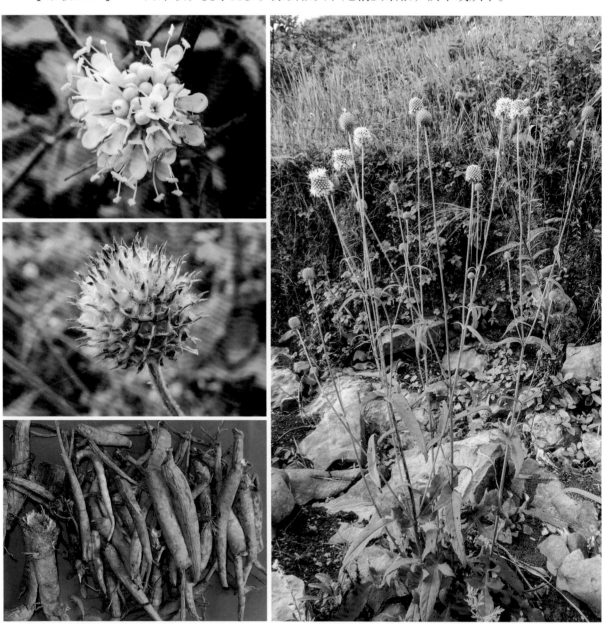

青蒿

【基原】为菊科黄花蒿*Artemisia annua* L. 的地上部分。

【别名】臭蒿、香蒿。

【形态特征】一年生草本。植株有浓烈的挥发性香气。茎多分枝。叶片纸质，茎下部叶宽卵形或三角状，三回至四回栉齿状羽状深裂，中部叶二回至三回栉齿状羽状深裂，小裂片栉齿状三角形，上部叶与苞片叶一回至二回栉齿状羽状深裂，近无柄。头状花序球形。花果期8~11月。

【分布】生于路旁、荒地、山坡、林缘等。产于我国南北各地。

【性能主治】地上部分味苦，性寒。具有清虚热、除骨蒸、解暑热、截疟、退黄的功效。主治温邪伤阴，夜热早凉，阴虚发热，骨蒸劳热，暑邪发热，疟疾，寒热，湿热黄疸。

【采收加工】秋季盛花期采收，除去老茎，阴干。

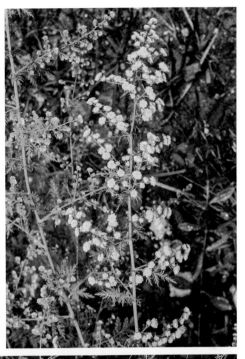

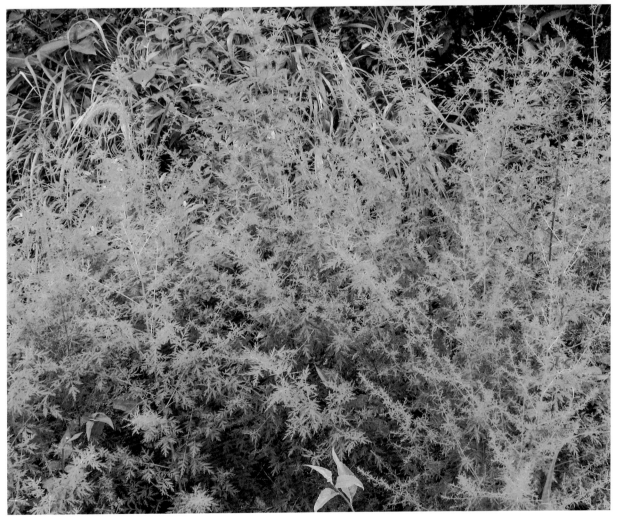

鸭脚艾

【基原】为菊科白苞蒿Artemisia lactiflora Wall. ex DC. 的全草。

【别名】刘奇奴、鸭脚菜、甜菜子。

【形态特征】多年生草本。茎常单生，直立，高50~150 cm，上部多分枝。叶片纸质，阔卵形，羽状分裂；裂片3~5枚，卵状椭圆形或长椭圆状披针形。头状花序长圆形，无柄，排成密穗状花序，在分枝上排成复穗状花序，而在茎上端组成开展或略开展的圆锥花序。花果期8~11月。

【分布】生于林下、林缘、路旁及灌木丛下湿润处。产于我国西南、西部、中南、华东地区。

【性能主治】全草味甘、微苦，性平。具有活血理气、解毒利湿、消肿、调经的功效。主治月经不调，闭经，白带异常，慢性肝炎，肝硬化，肾炎水肿，荨麻疹，腹胀，疝气；外用治跌打损伤，外伤出血，烧烫伤，疮疡，湿疹。

【采收加工】夏、秋季采收，鲜用或晒干。

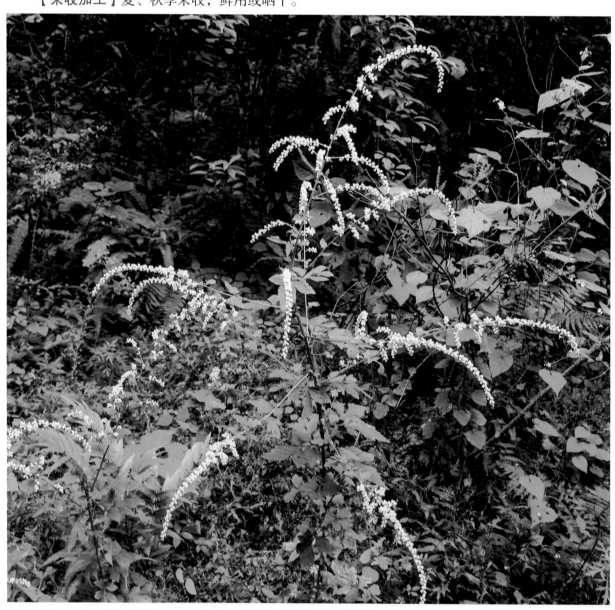

鹅不食草

【基原】为菊科石胡荽 *Centipeda minima* (L.) A. Br. et Aschers. 的全草。

【别名】球子草、地胡椒。

【形态特征】一年生草本。茎匍匐或披散，基部多分枝，微被蛛丝状毛或无毛。叶互生；叶片楔状倒披针形，顶端钝，基部楔形，边缘有少数齿，无毛或背面微被蛛丝状毛。头状花序单生于叶腋内，扁球形；边缘花雌性，多层；盘花两性，淡紫红色。瘦果椭圆形。花果期4~11月。

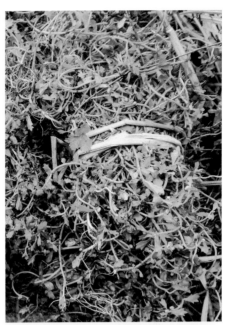

【分布】生于路旁荒野、田埂及阴湿草地。产于我国华南、西南、华中、东北、华北地区。

【性能主治】全草味辛，性温。具有发散风寒、通鼻窍、止咳的功效。主治风寒头痛，咳嗽痰多，鼻塞不通，鼻渊流涕。

【采收加工】夏、秋季开花时采收，洗去泥沙，晒干。

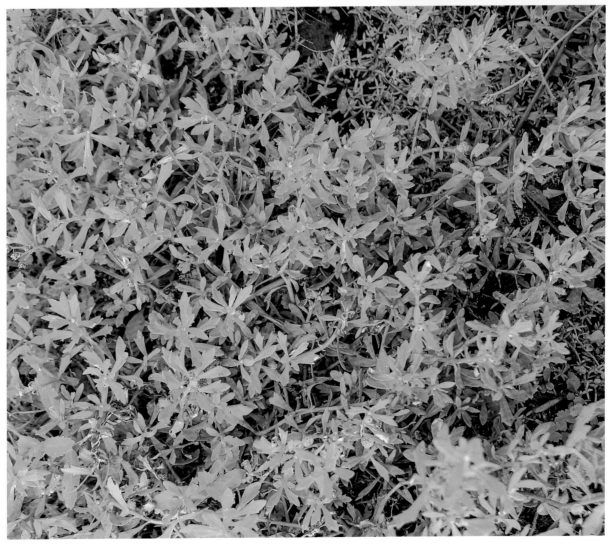

野菊

【**基原**】为菊科野菊*Chrysanthemum indicum* L. 的头状花序。

【**别名**】野黄菊、苦薏。

【**形态特征**】多年生草本。有地下长或短匍匐茎。茎直立或铺散，分枝或仅在茎顶有伞房状花序分枝。基生叶和下部叶花期脱落；中部茎叶卵形、长卵形或椭圆状卵形。头状花序常在枝顶排成伞房状圆锥花序；全部苞片边缘白色或褐色宽膜质；舌状花黄色。瘦果。花期6~11月。

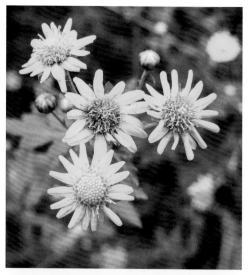

【**分布**】生于田边、路旁、灌木丛中及山坡草地。产于我国东北、华北、华中、华南及西南地区。

【**性能主治**】头状花序味辛、苦，性微寒。具有清热解毒、泻火平肝的功效。主治目赤肿痛，头痛眩晕，疔疮痈肿。

【**采收加工**】秋、冬季花初开时采收，晒干或蒸后晒干。

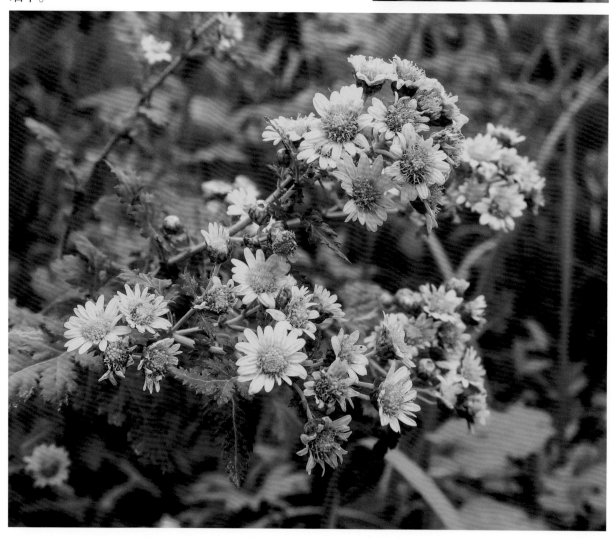

野木耳菜

【基原】为菊科野茼蒿 *Crassocephalum crepidioides* (Benth.) S. Moore 的全草。

【别名】满天飞、安南草、金黄花草。

【形态特征】直立草本。茎有纵条棱。叶片椭圆形或长圆状椭圆形，边缘有不规则齿或重齿，或有时基部羽状裂。头状花序数个在茎端排成伞房状；总苞钟状，有数枚不等长的线形小苞片；小花管状，花冠红褐色或橙红色。瘦果狭圆柱形，赤红色，冠毛白色，易脱落。花期7~12月。

【分布】生于山坡、路旁杂草丛中、灌木丛中。产于广西、广东、贵州、云南、湖南、四川、西藏、湖北、江西等地。

【性能主治】全草味辛、微苦，性平。具有清热解毒、调和脾胃的功效。主治感冒，口腔炎，消化不良，肠炎，痢疾，乳腺炎。

【采收加工】夏季采收，鲜用或晒干。

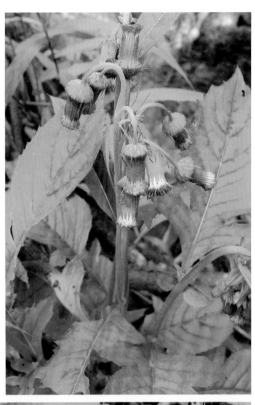

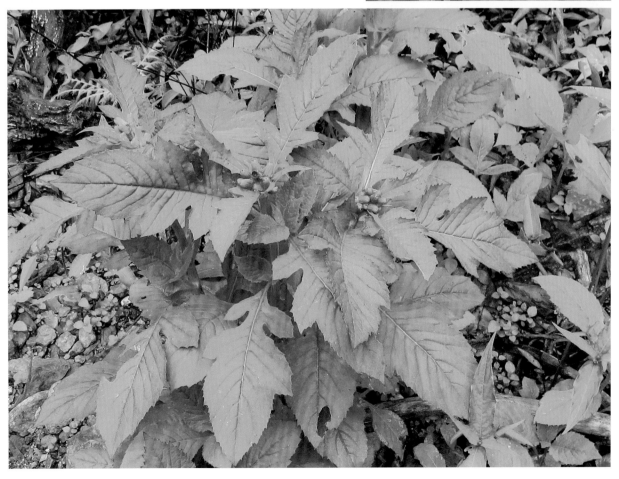

蚯疽草

【基原】为菊科鱼眼草*Dichrocephala auriculata* (L.f.) Kuntze 的全草。

【别名】夜明草、白头菜。

【形态特征】一年生草本。茎通常粗壮，不分枝或分枝自基部铺散，茎枝被白色长或短茸毛。叶片卵形、椭圆形或披针形。头状花序小，球形，多数头状花序在枝端或茎顶排列成伞房状花序或伞房状圆锥花序；外围雌花多层，紫色；中央两性花黄绿色。瘦果扁压。花果期全年。

【分布】生于山坡、山谷、荒地或水沟边。产于广西、广东、贵州、湖南、云南、四川、湖北、浙江等地。

【性能主治】全草味辛、苦，性平。具有活血调经、解毒消肿的功效。主治月经不调，扭伤肿痛，毒蛇咬伤。

【采收加工】夏、秋季采收，鲜用或晒干。

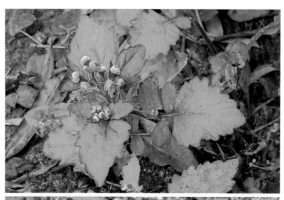
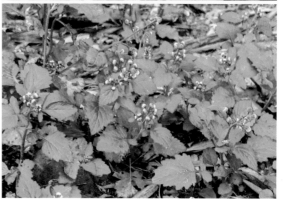

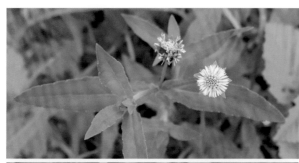
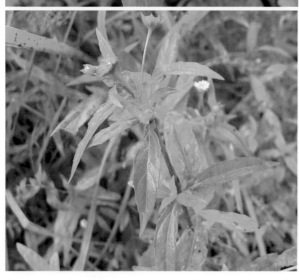

墨旱莲

【基原】为菊科鳢肠*Eclipta prostrata* (L.) L. 的地上部分。

【别名】墨菜、水旱莲。

【形态特征】一年生草本。茎直立，斜升或平卧，通常自基部分枝，被贴生糙毛。叶片长圆状披针形或披针形，无柄或有极短的柄。头状花序具细长梗；花白色，中央为管状花，外层2列为舌状花，花序形如莲蓬。瘦果暗褐色，雌花的瘦果三棱形，两性花的瘦果扁四棱形。花期6~9月。

【分布】生于河边、田边及路旁。产于我国各地。

【性能主治】地上部分味甘、酸，性寒。具有滋补肝肾、凉血止血的功效。主治眩晕耳鸣，腰膝酸软，阴虚血热、崩漏下血，外伤出血。

【采收加工】花开时采收，晒干。

一点红

【基原】为菊科一点红*Emilia sonchifolia* DC. 的全草。

【别名】野芥兰、红背叶、羊蹄草。

【形态特征】一年生草本。根垂直，有白色疏毛。茎直立或斜升。叶片质较厚；下部叶密集，大头羽状分裂；中部茎叶疏生，较小；上部叶少数，线形。头状花序顶生，在枝端排列成疏伞房状；小花粉红色或紫色。瘦果圆柱形，肋间被微毛，冠毛丰富，白色，细软。花果期7~10月。

【分布】生于荒地、田埂和路旁。产于广西、广东、福建、贵州、江西等地。

【性能主治】全草味苦，性凉。具有清热解毒、散瘀消肿的功效。主治上呼吸道感染，咽喉肿痛，口腔溃疡，肺炎，急性肠炎，细菌性痢疾，泌尿系感染，睾丸炎，乳腺炎，疖肿疮疡，皮肤湿疹，跌打扭伤。

【采收加工】夏、秋季采收，除去杂质，鲜用或晒干。

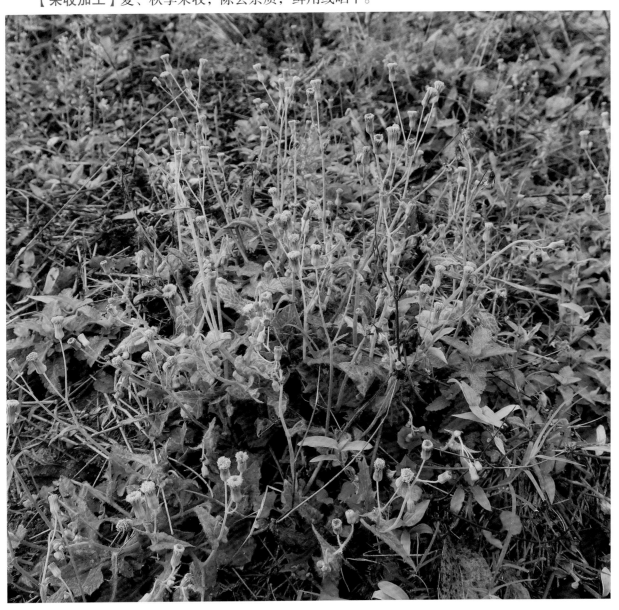

华泽兰

【基原】为菊科多须公*Eupatorium chinense* L. 的全草。

【别名】六月雪、广东土牛膝、大泽兰。

【形态特征】多年生草本或小亚灌木状。茎枝被污白色柔毛，茎枝下部花期脱毛或疏毛。中部茎生叶片卵形或宽卵形，稀卵状披针形、长卵形或披针状卵形，羽状脉3~7对。头状花序在茎顶及枝端排成复伞房花序；花白色、粉色或红色。瘦果淡黑褐色，椭圆状，散布黄色腺点。花果期6~11月。

【分布】生于山谷、林下或山坡草地。产于广西、湖南、广东、浙江、湖北、云南等地。

【性能主治】全草味苦、辛，性平；有毒。具有清热解毒、疏肝活血的功效。主治风热感冒，胸胁痛，脘痛腹胀，跌打损伤，痈肿疮毒，虫蛇咬伤。

【采收加工】夏、秋季采收，洗净，鲜用或晒干。

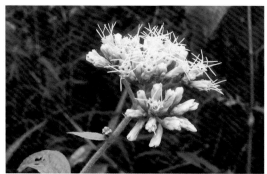

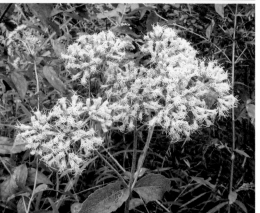

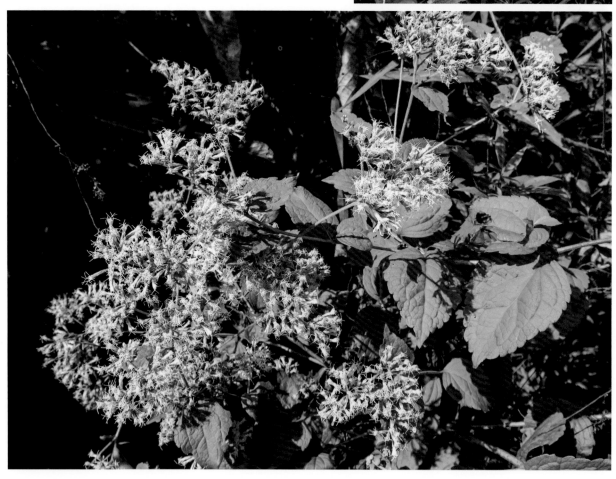

鼠曲草

【基原】为菊科鼠曲草*Pseudognaphalium affine* (D. Don) Anderberg 的全草。

【别名】鼠耳、无心草、佛耳草。

【形态特征】一年生草本。茎直立或基部发出的枝下部斜升，上部不分枝，有沟纹，被白色厚棉毛。叶无柄，匙状倒披针形或倒卵状匙形。头状花序在枝顶密集成伞房花序；花黄色至淡黄色。瘦果倒卵形或倒卵状圆柱形，有乳头状突起，冠毛粗糙，污白色，易脱落。花期1~4月，果期8~11月。

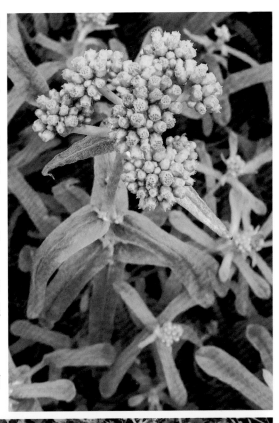

【分布】生于稻田、湿润草地。产于我国华中、华东、华南、华北、西北及西南地区。

【性能主治】全草味甘、微酸，性平。具有化痰止咳、祛风除湿、解毒的功效。主治咳喘痰多，风湿痹痛，泄泻，水肿，蚕豆病，赤白带下，痈肿疔疮，阴囊湿痒，荨麻疹，高血压病。

【采收加工】春季开花时采收，除去杂质，晒干。鲜品随采随用。

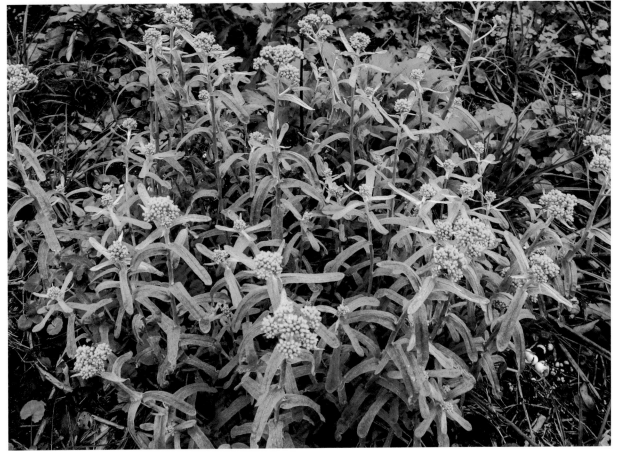

羊耳菊

【基原】为菊科羊耳菊 *Inula cappa* (Buch.-Ham. ex D. Don) DC. 的地上部分。

【别名】山白芷、土白芷、小茅香。

【形态特征】亚灌木。全株被污白色或浅褐色密茸毛。叶长圆形或长圆状披针形；上部叶渐小近无柄，边缘有小尖头状细齿或浅齿，网脉明显。头状花序倒卵圆形，多数密集于茎和枝端成聚伞圆锥花序，被绢状密茸毛，花黄色。瘦果长圆柱形，被白色长绢毛。花期6~10月，果期8~12月。

【分布】生于低山和亚高山的湿润或干燥丘陵地、荒地、灌木丛中或草地，在酸性土、沙土和黏土上均常见。产于广西、广东、四川、云南、贵州、江西、福建、浙江等地。

【性能主治】地上部分味辛、微苦，性温。具有祛风除湿、行气化滞的功效。主治风湿关节痛，胸膈痞闷，疟疾，痢疾，泄泻，产后感冒，肝炎，痔疮，疥癣。

【采收加工】夏、秋季采收，除去杂质，干燥。

【附注】在瑶医治疗中属风打相兼药。野生资源常见，端午药市上偶见有少量交易。

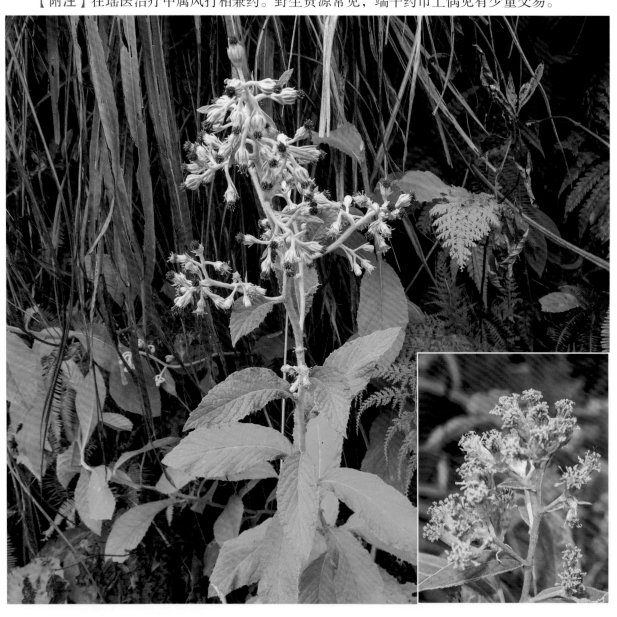

豨莶草

【基原】为菊科豨莶*Siegesbeckia orientalis* L. 的地上部分。

【别名】豨签草、火莶、虎膏。

【形态特征】一年生草本。茎直立，多分株，全部分枝被灰白色短柔毛。基部叶花期枯萎；中部叶三角状卵圆形或卵状披针形，纸质，腹面绿色，背面淡绿，具腺点，两面被毛，三出基脉。头状花序多数，花黄色，雌花舌状，两性花管状。瘦果倒卵形。花期4~9月，果期6~11月。

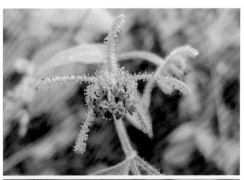

【分布】生于山野、荒草地、灌木丛中、林缘及林下，也常见于耕地。产于广西、广东、云南、贵州、四川、湖南、江西、福建、台湾、安徽、浙江、江苏、甘肃、陕西等地。

【性能主治】地上部分味苦、辛，性寒；有小毒。具有祛风除湿、通经活络、清热解毒的功效。主治风湿痹痛，筋骨不利，腰膝无力，半身不遂，高血压病，疟疾，黄疸，痈肿，疮毒，风疹湿疮，蛇虫咬伤。

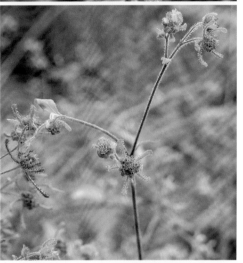

【采收加工】夏季开花前或花期均可采收，割取地上部分，晒至半干时，移置通风处晾干。

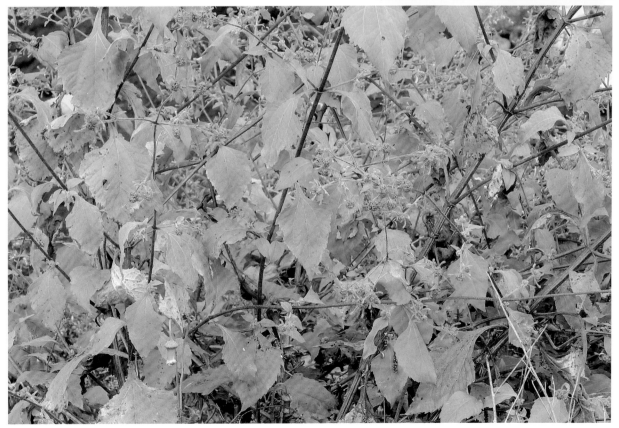

肥猪苗

【基原】为菊科蒲儿根*Sinosenecio oldhamianus* (Maxim.) B. Nord. 的全草。

【别名】黄菊莲、猫耳朵、野麻叶。

【形态特征】二年生或多年生草本。根状茎木质，具多数纤维状根。茎单生，被白色蛛丝状长毛及疏长柔毛，或多少脱毛至近无毛。基部叶在花期凋落；下部茎叶卵状圆形或近圆形；最上部叶卵形或卵状披针形。头状花序多数排列成顶生复伞房状花序，花黄色。瘦果圆柱形。花期1~12月。

【分布】生于林缘、溪边、潮湿岩石边及草坡、田边。产于广西、广东、云南、贵州、四川、江西、福建、湖南、湖北、安徽、浙江、山西、河南、陕西、甘肃、西藏等地。

【性能主治】全草味辛、苦，性凉；有小毒。具有清热解毒、利湿、活血的功效。主治痈疮肿毒，泌尿系感染，湿疹，跌打损伤。

【采收加工】夏季采收，洗净，鲜用或晒干。

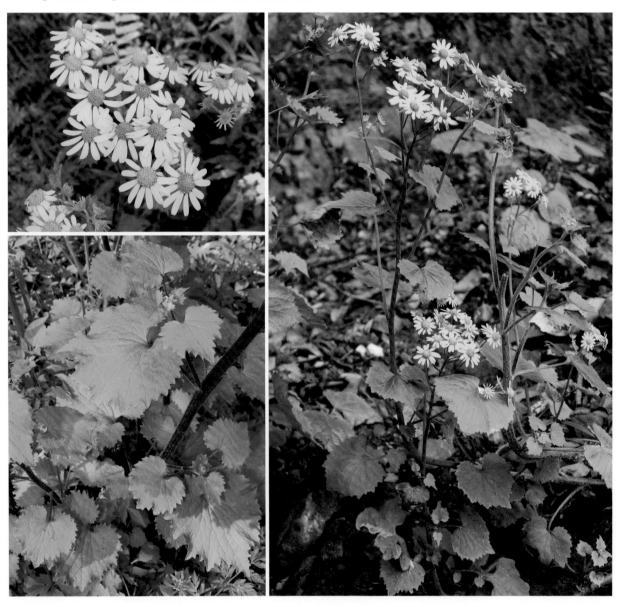

一枝黄花

【基原】为菊科一枝黄花*Solidago decurrens* Lour. 的全草、根。

【别名】野黄菊、洒金花、黄花仔。

【形态特征】多年生草本。茎细弱，单生或少数簇生。叶片椭圆形、卵形或宽披针形，有具翅的柄，仅中部以上边缘有细齿或全缘，叶两面、沿脉及叶缘有短柔毛或背面无毛。头状花序较小，多数在茎上部排列成长6~25 cm的总状花序或伞房圆锥花序，花黄色。花果期4~11月。

【分布】生于灌木丛中、林缘、林下或山坡草地。产于广西、广东、云南、贵州、四川、湖南、湖北、江西、安徽、浙江、江苏、陕西、台湾等地。

【性能主治】全草、根味辛、苦，性平。具有疏风泄热、解毒消肿的功效。主治风热感冒，头痛，咽喉肿痛，肺热咳嗽，黄疸，泄泻，热淋，痈肿疮疖，毒蛇咬伤。

【采收加工】9~10月开花盛期，割取地上部分或挖取根部，洗净，鲜用或晒干。

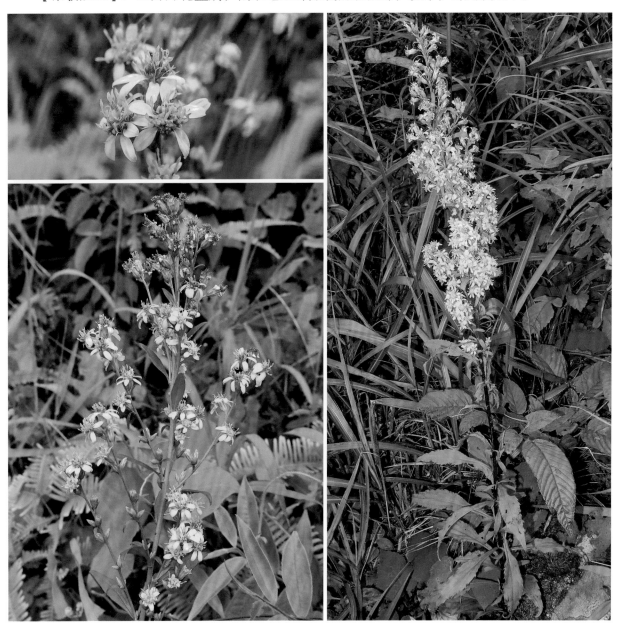

落地荷花

【基原】为龙胆科五岭龙胆*Gentiana davidii* Franch. 的带花全草。

【别名】九头青、鲤鱼胆、青叶胆。

【形态特征】多年生草本。须根略肉质。主茎粗壮，具多数较长分枝。花枝多数，丛生。叶片线状披针形或椭圆形状披针形，边缘微外卷，有乳突。花多数，簇生枝顶呈头状；花冠蓝色，狭漏斗形。蒴果狭椭圆形或卵状椭圆形。种子淡黄色，表面具蜂窝状网隙。花果期6~11月。

【分布】生于山坡草丛中、路旁、林下。产于广西、广东、湖南、江西、安徽、福建等地。

【性能主治】带花全草味苦，性寒。具有清热解毒、利湿的功效。主治小儿惊风，目赤，咽痛，化脓性骨髓炎，痈疮肿毒，毒蛇咬伤。

【采收加工】夏、秋季采收，鲜用或干用。

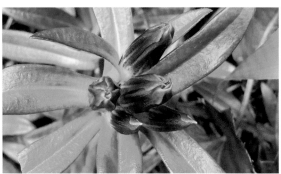
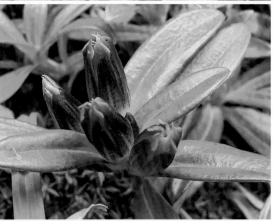
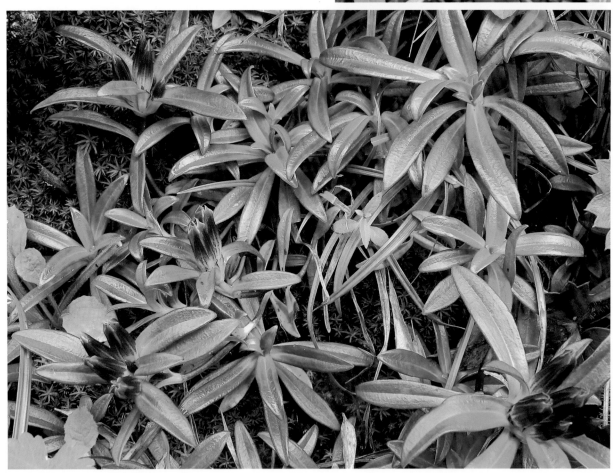

风寒草

【基原】为报春花科临时救*Lysimachia congestiflora* Hemsl. 的全草。

【别名】过路黄、小过路黄。

【形态特征】多年生草木茎下部匍匐，节上生根，上部及分枝上升，密被多细胞卷曲柔毛。叶对生；叶片有时沿中肋和侧脉染紫红色，边缘具褐色或紫红色腺点。花2~4朵集生于茎端和枝端成近头状的总状花序，在花序下方的1对叶腋有时具单生的花；花冠黄色，内面基部紫红色。花期5~6月，果期7~10月。

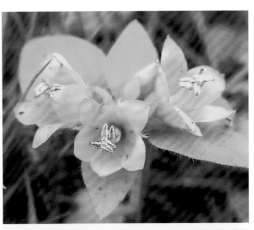

【分布】生于水沟边、田埂上和山坡林缘、草地等湿润处。产于我国长江以南各地以及陕西、甘肃南部和台湾。

【性能主治】全草味辛、微苦，性微温。具有祛风散寒、止咳化痰、消积解毒的功效。主治风寒头痛，咳嗽痰多，咽喉肿痛，黄疸，胆道结石，尿路结石，小儿疳积，痈疽疔疮，毒蛇咬伤。

【采收加工】在栽种当年10~11月，可采收1次，以后第二年、第三年的5~6月和10~11月均可采收，齐地面割下，择净杂草，晒干或烘干。

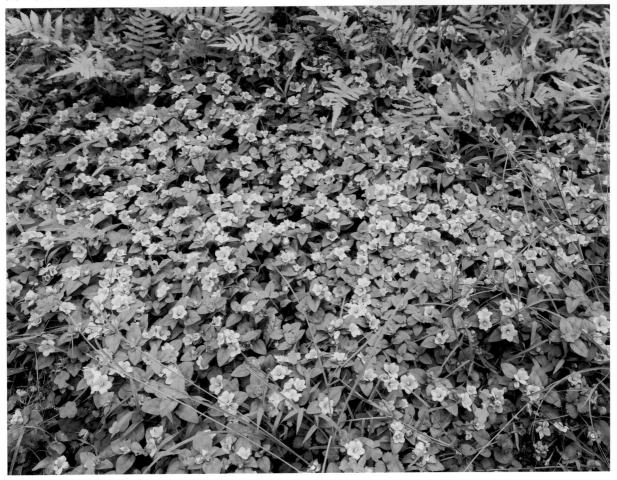

追风伞

【基原】为报春花科狭叶落地梅*Lysimachia paridiformis* Franch. var. *stenophylla* Franch. 的全草、根。

【别名】破凉伞、惊风伞、一把伞。

【形态特征】多年生草木根状茎粗短或呈块状；根簇生，密被黄褐色茸毛。茎通常2条至数条簇生，直立。叶6~18片轮生茎端；叶片披针形至线状披针形，无柄，两面散生黑色腺条。花集生于茎端成伞形花序，有时亦有少数花生于近茎端的1对鳞片状叶腋；花冠黄色。蒴果近球形。花期5~6月，果期7~9月。

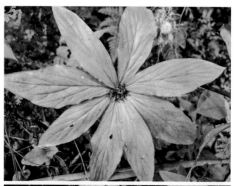
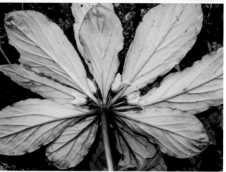

【分布】生于林下和阴湿沟边。产于广西、四川、贵州、湖北、湖南等地。

【性能主治】全草、根味辛，性温。具有祛风通络、活血止痛的功效。主治风湿痹痛，小儿惊风，半身不遂，跌打损伤，骨折。

【采收加工】全年均可采收，洗净，鲜用或晒干。

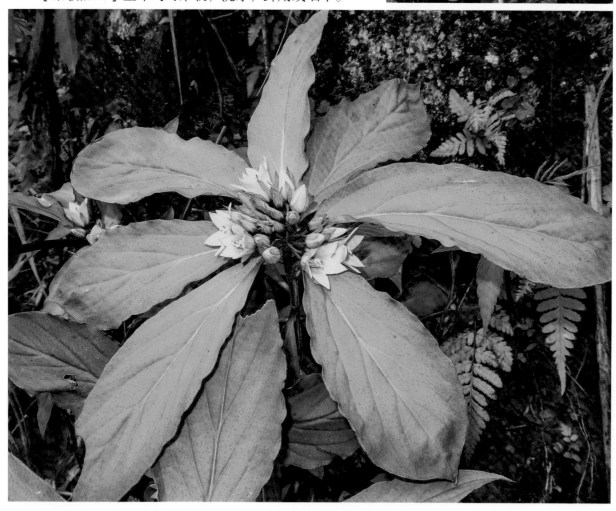

南沙参

【基原】为桔梗科轮叶沙参*Adenophora tetraphylla* (Thunb.) Fisch. 的根。

【别名】沙参、知母。

【形态特征】多年生草本。茎高大，不分枝。茎生叶3~6片轮生，卵圆形至条状披针形。花序狭圆锥状，花序分枝大多轮生，生数朵花或单花；花冠筒状细钟形，口部稍缢缩，蓝色、蓝紫色。蒴果球状圆锥形或卵圆状圆锥形。种子黄棕色，有1条棱，并由棱扩展成1条白带。花期7~9月。

【分布】生于草地和灌木丛中。产于广西、广东、云南、四川、贵州、山东等地。

【性能主治】根味甘，性微寒。具有养阴清肺、益胃生津、化痰、益气的功效。主治肺热燥咳，阴虚劳嗽，干咳痰黏，胃阴不足，食少呕吐，气阴不足，烦热口干。

【采收加工】春、秋季采收，除去须根，洗后趁鲜刮去粗皮，洗净，干燥。

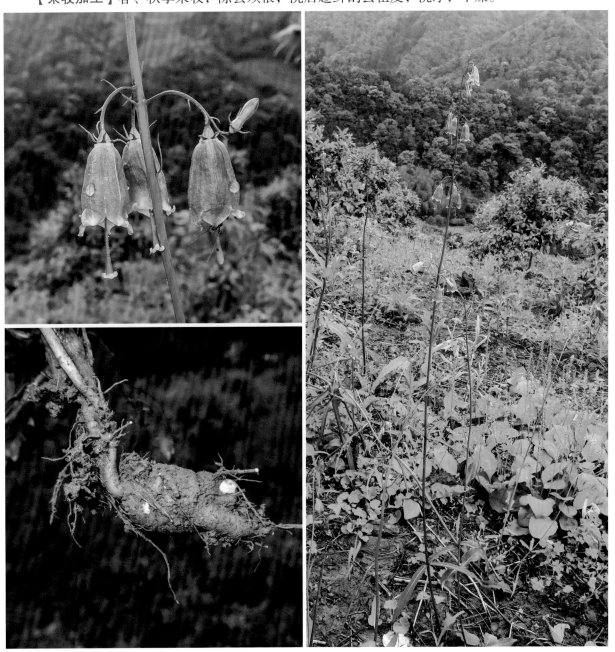

铜锤玉带草

【基原】为半边莲科铜锤玉带草 *Lobelia angulata* Forst. 的全草、果实。

【别名】小铜锤、扣子草、铜锤草。

【形态特征】多年生匍匐草本。有白色乳汁。茎平卧，被开展的柔毛，节上生根。叶互生；叶片卵形或心形，边缘具细齿，叶脉掌状至掌状羽脉。花单生于叶腋；花冠紫红色、淡紫色、绿色或黄白色。浆果紫红色，椭圆状球形。种子多数，近圆球状，稍扁压，表面有小疣突。花果期全年。

【分布】生于田边、路旁或疏林中潮湿处。产于广西、广东、湖南、湖北、四川等地。

【性能主治】全草味辛、苦，性平。具有祛风除湿、活血、解毒的功效。主治风湿疼痛，跌打损伤，月经不调，目赤肿痛，乳痈，无名肿毒。果实味苦、辛，性平。具有祛风除湿、理气散瘀的功效。主治风湿痹痛，疝气，跌打损伤，遗精，白带异常。

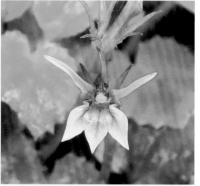

【采收加工】全年均可采收全草，洗净，鲜用或晒干。8~9月采收果实，鲜用或晒干。

【附注】《中华本草》记载铜锤玉带草以全草、果实入药的药材名分别为铜锤玉带草、地茄子。

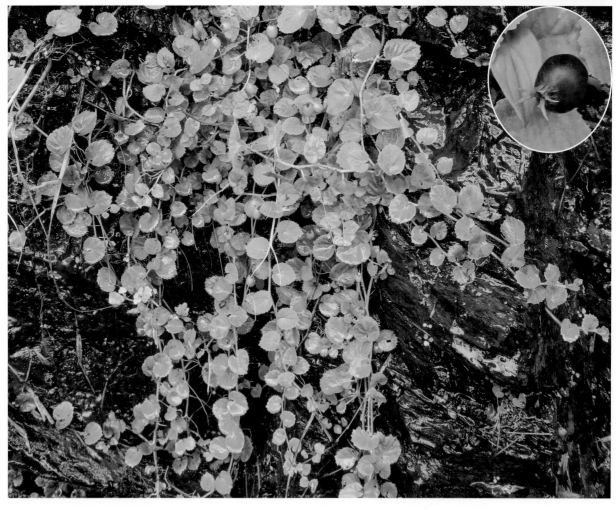

半边莲

【基原】为半边莲科半边莲*Lobelia chinensis* Lour.
的全草。

【别名】急救索、蛇利草。

【形态特征】多年生草本。茎细弱，匍匐，节
上生根。叶互生；叶片线形至披针形，全缘或顶部有
明显的齿，无毛。花单生于分枝的上部叶腋；花冠粉
红色或白色，喉部以下生白色柔毛，裂片全部平展于
下方，呈一个平面。蒴果倒锥形。种子椭圆状，稍扁
压，近肉色。花果期5~10月。

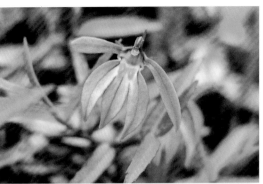

【分布】生于水田边、沟边及草地。产于我国长
江中下游及以南各地区。

【性能主治】全草味辛，性平。具有利尿消肿、
清热解毒的功效。主治痈肿疔疮，蛇虫咬伤，臌胀水
肿，湿热黄疸，湿疹湿疮。

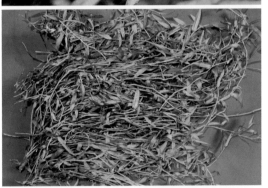

【采收加工】夏季采收，除去泥沙，洗净，晒干。

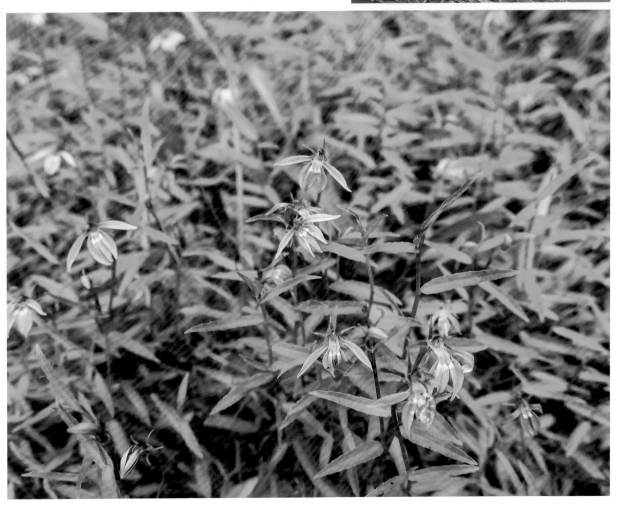

毛药

【基原】为茄科红丝线*Lycianthes biflora* (Lour.) Bitter 的全株。

【别名】十萼茄、双花红丝线、红珠草。

【形态特征】亚灌木。小枝、叶背、叶柄、花梗及萼的外面均密被淡黄色毛。叶常假双生，大小不相等；大叶片椭圆状卵形；小叶片宽卵形。花2~5朵生于叶腋；花冠淡紫色或白色，星形；萼齿10枚，钻状线形。浆果球形，熟时绯红色。种子淡黄色，水平扁压。花期5~8月，果期7~11月。

【分布】生于山谷林下、路旁、水边。产于广西、广东、云南、四川、江西等地。

【性能主治】全株味苦，性凉。具有清热解毒、祛痰止咳的功效。主治热淋，狂犬咬伤，咳嗽，哮喘，外伤出血。

【采收加工】夏季采收，通常鲜用。

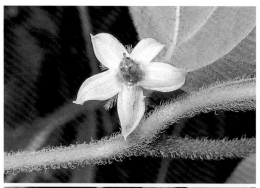

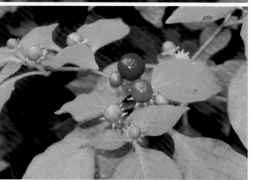

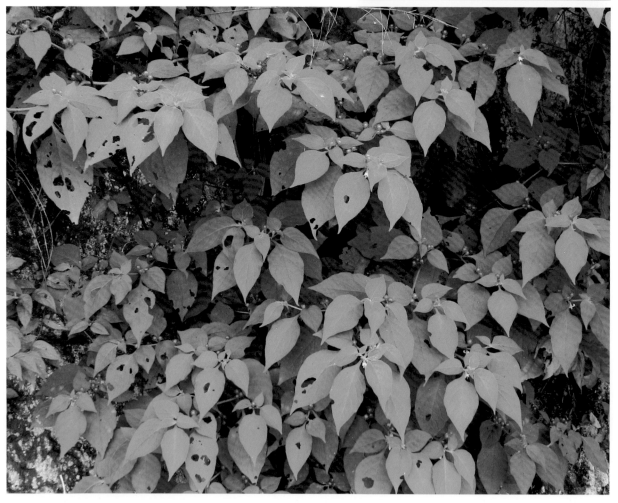

假酸浆

【基原】为茄科假酸浆*Nicandra physalodes* (L.) Gaertn. 的全草、果实和花。

【别名】蓝花天仙子、苦莪。

【形态特征】一年生直立草本。茎直立，有棱条，无毛，上部为交互不等的二歧分枝。叶互生，草质，卵形或椭圆形，边缘具圆缺的大齿或浅裂，两面有疏毛。花单生于枝腋而与叶对生，通常具较叶柄长的花梗，俯垂；花冠钟形，浅蓝色。浆果球形，黄色。种子淡褐色。花果期夏、秋季。

【分布】生于田边、荒地或住宅区。我国各地均有作药用或观赏栽培，河北、甘肃、四川、贵州、云南、西藏等地有逸为野生。

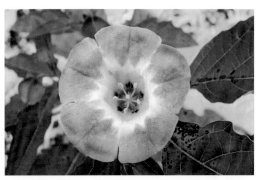

【性能主治】全草、果实和花味甘、微苦，性平；有小毒。具有清热解毒、利尿、镇静的功效。主治感冒发热，鼻渊，热淋，痈肿疮疖，癫痫。

【采收加工】秋季采收全草，分出果实，分别洗净，鲜用或晒干。夏、秋季采摘花，阴干。

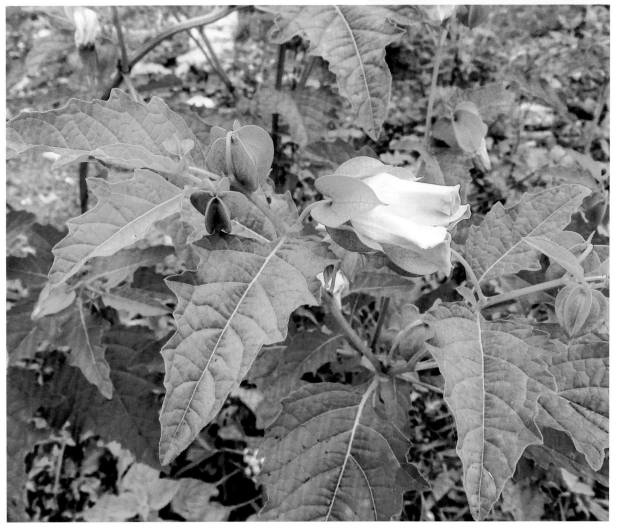

苦蘵

【基原】为茄科苦蘵 *Physalis angulata* L. 的全草。

【别名】蘵草、小苦耽、灯笼草。

【形态特征】一年生草本。被疏短柔毛或近无毛。茎多分枝，分枝纤细。叶片卵形至卵状椭圆形，顶端渐尖或急尖，基部阔楔形或楔形，全缘或有不等大的齿，两面近无毛。花单生于叶腋；花萼钟状；花淡黄色，喉部常有紫斑。果萼卵球状，薄纸质，浆果。种子圆盘状。花果期5~12月。

【分布】生于林下、路旁。产于我国华东、华中、华南及西南地区。

【性能主治】全草味苦、酸，性寒。具有清热利尿、解毒消肿的功效。主治感冒，肺热咳嗽，咽喉肿痛，牙龈肿痛，湿热黄疸，痢疾，水肿，疔疮。

【采收加工】夏、秋季采收，鲜用或晒干。

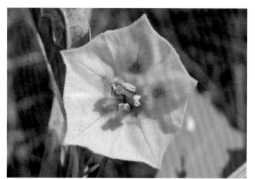

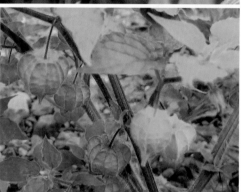

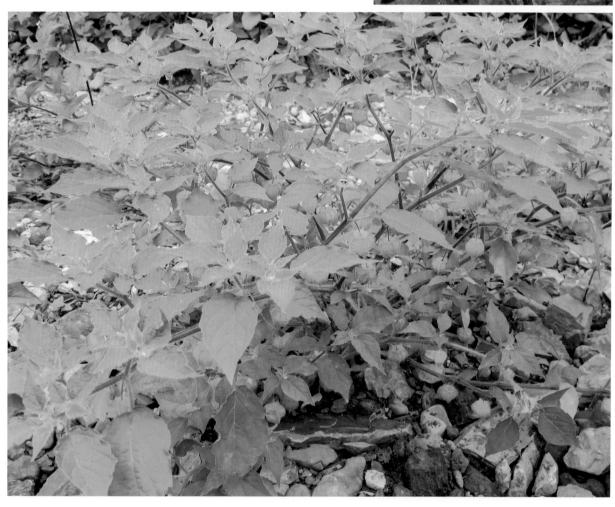

白毛藤

【基原】为茄科白英*Solanum lyratum* Thunb. 的全草。

【别名】千年不烂心、鬼目草、白草。

【形态特征】多年生草质藤本。茎、叶密生有节长柔毛。叶互生；叶片多数为琴形，基部常3~5深裂，裂片全缘，两面均被白色发亮的长柔毛。聚伞花序顶生或腋外生；花冠蓝色或白色，花冠筒隐于萼内。浆果球形，熟时红黑色。种子近盘状，扁平。花期夏、秋季，果期秋末。

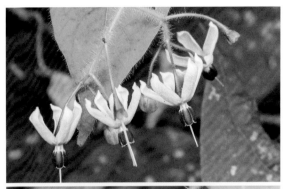

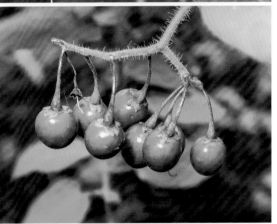

【分布】生于路旁、田边或山谷草地。产于广西、广东、湖南、湖北、云南、四川、福建、江西、甘肃、陕西等地。

【性能主治】全草味甘、苦，性寒；有小毒。具有清热利湿、解毒消肿的功效。主治湿热黄疸，胆囊炎，胆石症，肾炎水肿，风湿关节痛，湿热带下，小儿高热惊搐，湿疹瘙痒，带状疱疹。

【采收加工】夏、秋季采收，鲜用或晒干。

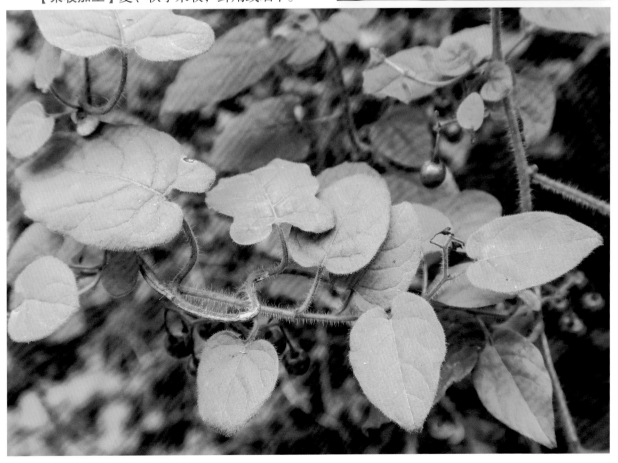

龙葵

【基原】为茄科龙葵*Solanum nigrum* L. 的全草。

【别名】苦菜、苦葵、老鸦眼睛草。

【形态特征】一年生草本。茎直立，多分枝。叶互生；叶片卵形，基部楔形至阔楔形下延至叶柄，全缘或有不规则的波状齿。花序短蝎尾状，腋外生，有3~10朵花；花萼杯状；花冠白色，筒部隐于萼内。浆果球形，熟时紫黑色。种子多数，近卵形，两侧扁压。花期5~8月，果期7~11月。

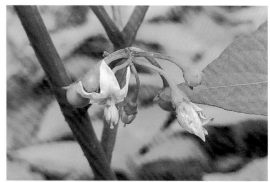

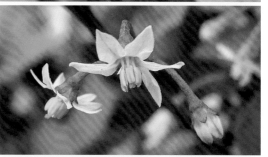

【分布】生于田边、荒地及村庄附近。我国各地均有分布。

【性能主治】全草味苦，性寒。具有清热解毒、活血消肿的功效。主治疔疮，痈肿，丹毒，跌打扭伤，慢性气管炎，肾炎水肿。

【采收加工】夏、秋季采收，鲜用或晒干。

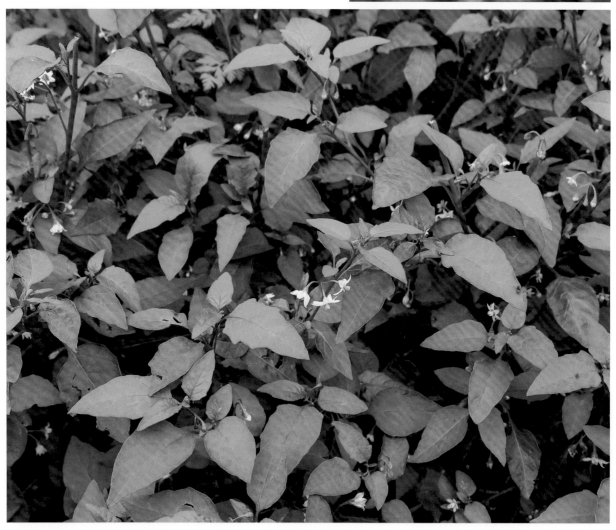

菟丝

【基原】为旋花科金灯藤*Cuscuta japonica* Choisy 的全草。

【别名】雾水藤、红无根藤、金丝草。

【形态特征】一年生寄生缠绕草本。茎较粗壮，肉质，黄色，常带紫黑色瘤状斑点。无叶。穗状花序，基部常多分枝；苞片及小苞片鳞片状，卵圆形；花冠钟形，淡红色或绿白色，顶端5浅裂；裂片卵状三角形。蒴果卵圆形，近基部周裂。种子光滑，褐色。花期8月，果期9月。

【分布】寄生于草本植物或灌木丛中。分布于我国南北各地。

【性能主治】全草味甘、苦，性平。具有清热解毒、凉血止血、健脾利湿的功效。主治吐血，衄血，便血，血崩，淋浊，带下，痢疾，黄疸，便溏，目赤肿痛，咽喉肿痛，痈疽肿毒，痱子。

【采收加工】秋季采收，鲜用或晒干。

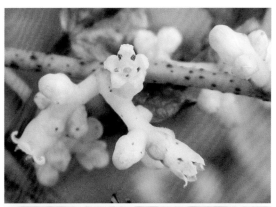

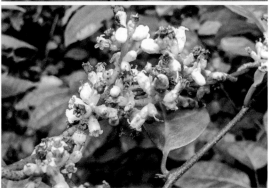

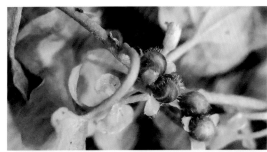

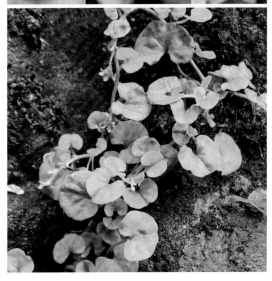

小金钱草

【基原】为旋花科马蹄金*Dichondra micrantha* Urb. 的全草。

【别名】荷包草、黄疸草、金挖耳。

【形态特征】多年生匍匐小草本。茎细长，被灰色短柔毛，节上生根。叶片先端宽圆形或微缺，基部阔心形，腹面微被毛，背面被贴生短柔毛，全缘；具长的叶柄。花单生于叶腋；花冠钟状，较短至稍长于萼，黄色，深5裂，裂片长圆状披针形，无毛。蒴果近球形，膜质。花果期7~11月。

【分布】生于山坡草地、路旁或沟边。产于我国长江以南各地及台湾。

【性能主治】全草味辛，性凉。具有清热利湿、解毒的功效。主治黄疸，痢疾，砂淋，白浊，水肿，疔疮肿毒，跌打损伤，毒蛇咬伤。

【采收加工】全年均可采收，鲜用或洗净晒干。

旱田草

【基原】为玄参科旱田草 *Lindernia ruellioides* (Colsm.) Pennell 的全草。

【别名】锯齿草、白花仔、双头镇。

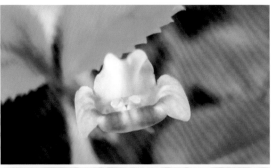

【形态特征】一年生草本。常分枝而长蔓，节上生根，近于无毛。叶片矩圆形至圆形，边缘除基部外密生整齐而急尖的细齿，但无芒刺，两面有粗涩的短毛或近于无毛。总状花序顶生，有花2~10朵，花冠紫红色。蒴果圆柱形。种子椭圆形，褐色。花期6~9月，果期7~11月。

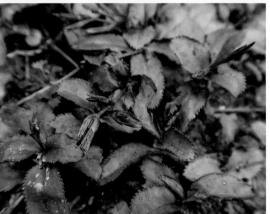

【分布】生于草地、平原、山谷及林下。产于广西、广东、云南、湖南、贵州、江西、福建、台湾、湖北、四川、西藏等地。

【性能主治】全草味甘、淡，性平。具有理气活血、消肿止痛的功效。主治月经不调，痛经，闭经，胃痛，乳痈，瘰疬，跌打损伤，蛇犬咬伤。

【采收加工】夏、秋季采收，鲜用或晒干。

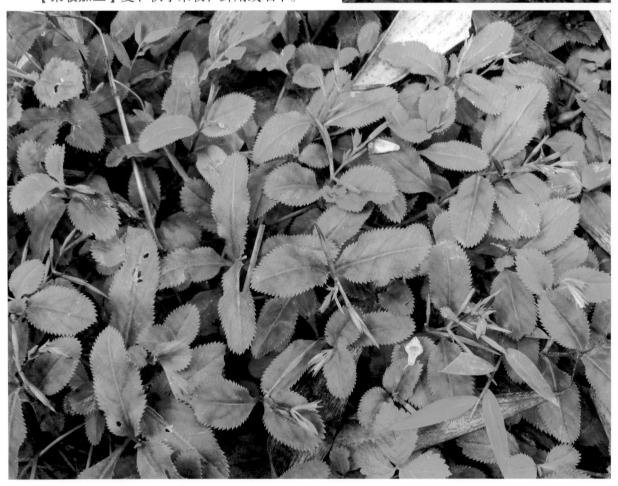

阴行草

【基原】为玄参科阴行草*Siphonostegia chinensis* Benth. 的全草。

【别名】黄花茵陈、吊钟草、灵茵陈。

【形态特征】一年生直立草本。干时变为黑色，密被锈色短毛。叶对生；叶片厚纸质，广卵形，羽状分裂，两面皆密被短毛。花单朵腋生及顶生，排列成总状花序，二唇形，上唇红紫色，下唇黄色，外面密被长纤毛，内面被短毛。蒴果披针状长圆形，被包于宿存的萼内。花期6~8月。

【分布】生于山坡与草地。在我国分布甚广，产于西南、华南、华中、华北、东北地区及内蒙古。

【性能主治】全草味苦，性凉。具有清热利湿、凉血止血、祛瘀止痛的功效。主治湿热黄疸，肠炎痢疾，淋浊，痈疽丹毒，尿血，便血，外伤出血，痛经，瘀血闭经，跌打损伤，关节炎。

【采收加工】8~9月采收，鲜用或晒干。

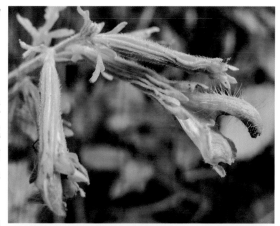
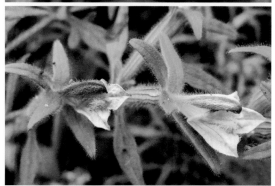
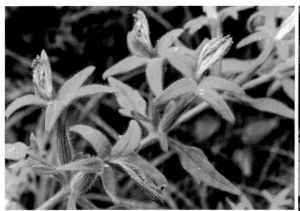
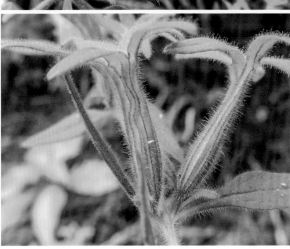
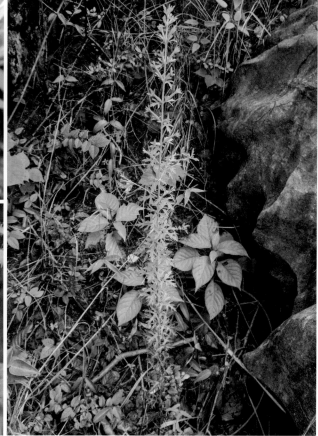

四方麻

【基原】为玄参科四方麻Veronicastrum caulopterum (Hance) T. Yamaz. 的全草。

【别名】山练草、四角草、青鱼胆。

【形态特征】直立草本。无毛。茎多分枝，有宽达1 mm的翅。叶互生，从几乎无柄至有长达4 mm的柄；叶片矩圆形、卵形至披针形。花萼裂片钻状披针形，花冠血红色、紫红色或暗紫色，筒部约占一半长，后方裂片卵圆形至前方裂片披针形。蒴果卵状或卵圆状。花期8~11月。

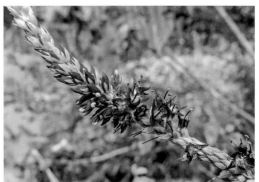

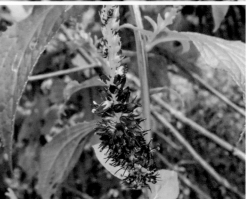

【分布】生于山谷草地、沟边及疏林下。产于广西、广东、云南、贵州、湖南、湖北、江西等地。

【性能主治】全草味苦，性寒。具有清热解毒、消肿止痛的功效。主治痄腮，咽喉肿痛，肠炎，痢疾，淋巴结核，痈疽肿毒，湿疹，烧烫伤，跌打损伤。

【采收加工】秋季采收，鲜用或晒干。

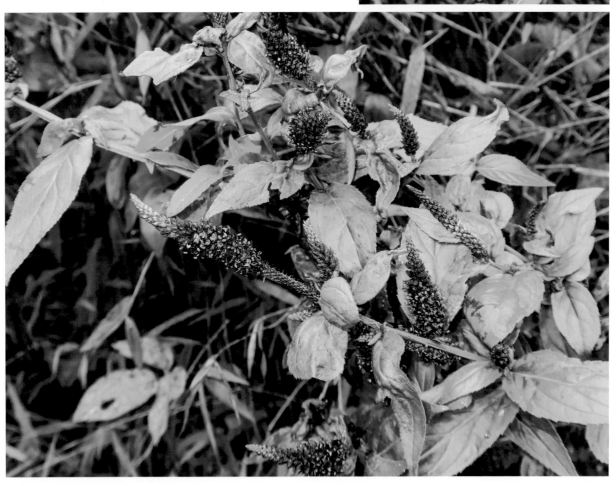

牛耳岩白菜

【基原】为苦苣苔科牛耳朵Primulina eburnea (Hance) Yin Z. Wang 的根状茎及全草。

【别名】呆白菜、矮白菜、石三七。

【形态特征】多年生草本。叶均基生，肉质；叶片卵形或狭卵形，边全缘，两面均被贴伏的短柔毛。聚伞花序，被短柔毛；苞片2片，对生，卵形、宽卵形或圆卵形；花冠紫色或淡紫色，有时白色，喉部黄色，两面疏被短柔毛。蒴果被短柔毛。花期4~7月。

【分布】生于石灰山林中石上或沟边林下。产于广西、广东、贵州、湖南、四川、湖北等地。

【性能主治】根状茎及全草味甘、微苦，性凉。具有清肺止咳、凉血止血、解毒消肿的功效。主治阴虚肺热，咳嗽咯血，崩漏带下，痈肿疮毒，外伤出血。

【采收加工】全年均可采收，鲜用或晒干。

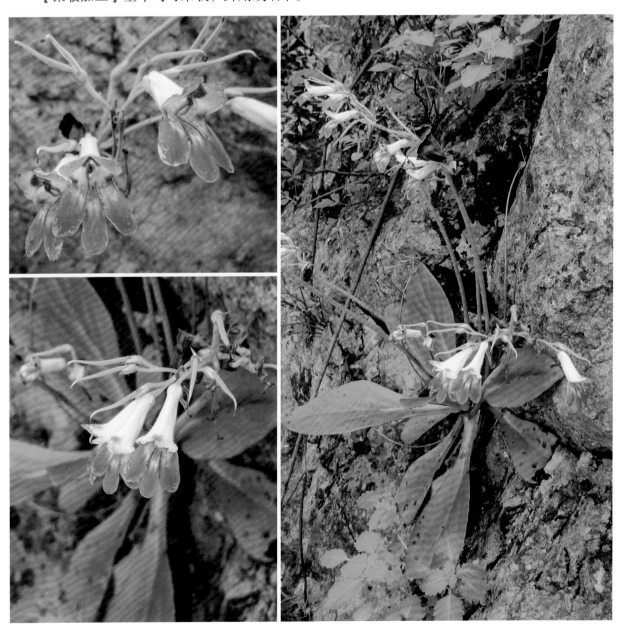

石蜈蚣

【基原】为苦苣苔科蚂蟥七 *Primulina fimbrisepala* (Hand.-Mazz.) Yin Z. Wang 的根状茎、全草。

【别名】石螃蟹、红蚂蟥七、石棉。

【形态特征】多年生草本。具粗根状茎。叶均基生；叶片草质，两侧不对称，卵形、宽卵形或近圆形，边缘有小或粗牙齿，腹面密被短柔毛并散生长糙毛，背面疏被短柔毛。聚伞花序1~7条，有1~5朵花，花淡紫色或紫色。蒴果长6~8 cm，被短柔毛。种子纺锤形，长6~8 mm。花期3~4月。

【分布】生于山地林中石上、石崖上或山谷溪边。产于广西、广东、贵州、湖南、福建等地。

【性能主治】根状茎、全草味苦、微辛，性凉。具有清热利湿、行滞消积、止血活血、解毒消肿的功效。主治痢疾，肝炎，小儿疳积，胃痛，咯血，外伤出血，跌打损伤，痈肿疮毒。

【采收加工】全年均可采收，鲜用或晒干。

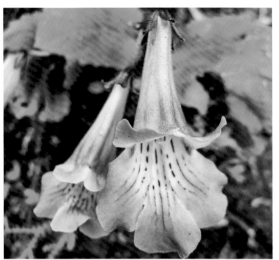

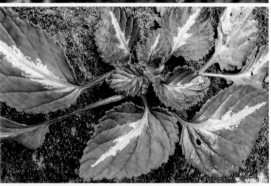

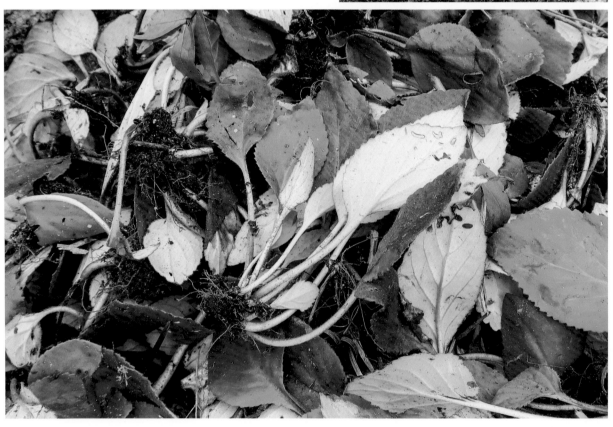

降龙草

【基原】为苦苣苔科半蒴苣苔*Hemiboea subcapitata* C. B. Clarke 的全草。

【别名】马拐、牛耳朵、水泡菜。

【形态特征】多年生草本。茎肉质，散生紫斑。叶对生；叶片稍肉质，干时草质，椭圆形或倒卵状椭圆形，全缘或有波状浅钝齿；叶柄具合生成船形的翅。聚伞花序近顶生或腋生；花冠白色，具紫色斑点；总苞球形，开放后呈船形。蒴果线状披针形。花期9~10月，果期10~12月。

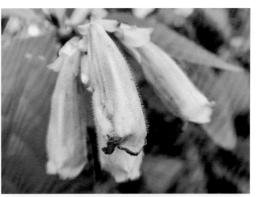

【分布】生于山谷林下石上或沟边阴湿处。产于广西、广东、云南东南部、贵州、四川、湖南、湖北、江西、浙江南部、陕西南部、甘肃南部等地。

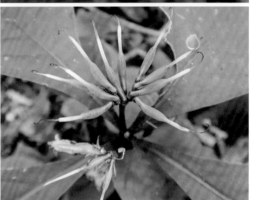

【性能主治】全草味甘，性寒。具有清暑、利湿、解毒的功效。主治外感暑湿，痈肿疮疖，虫蛇咬伤。

【采收加工】秋季采收，鲜用或晒干。

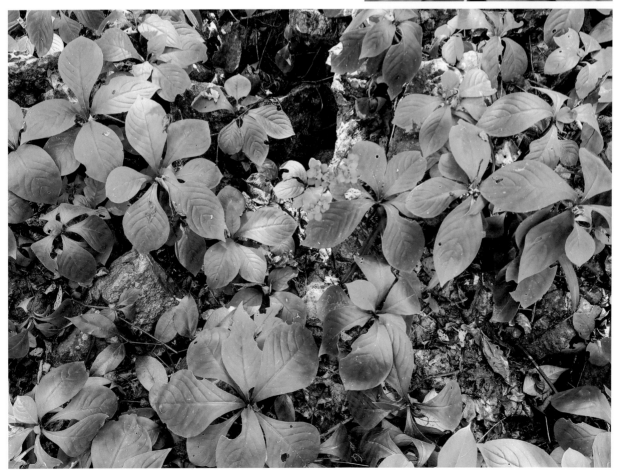

石吊兰

【基原】为苦苣苔科吊石苣苔*Lysionotus pauciflorus* Maxim. 的全草。

【别名】黑乌骨、石豇豆、石泽兰。

【形态特征】小灌木。茎分枝或不分枝，无毛或上部疏被短毛。叶3片轮生，有时对生或4片轮生；叶片革质，线形、线状倒披针形、狭长圆形或倒卵状长圆形。花序有1~2朵花；花冠筒漏斗状，白色带紫色。蒴果线形，无毛。种子纺锤形。花期7~10月，果期9~11月。

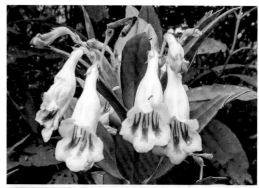

【分布】生于丘陵或山地林中或阴处石崖上、树上。产于广西、广东、云南、贵州、四川、江西、福建、台湾、湖南、湖北、安徽、浙江、江苏、陕西等地。

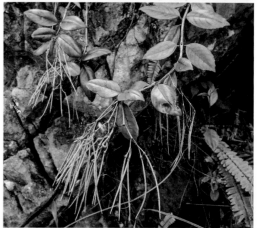

【性能主治】全草味苦，性凉。具有祛风除湿、化痰止咳、祛瘀通经的功效。主治风湿痹痛，咳喘痰多，月经不调，痛经，跌打损伤。

【采收加工】8~9月采收，鲜用或晒干。

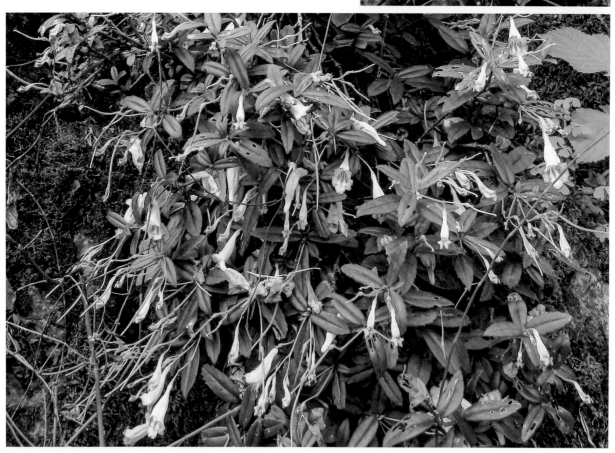

凌霄花

【基原】为紫葳科凌霄*Campsis grandiflora* (Thunb.) K. Schum. 的花。

【别名】紫葳、五爪龙、红花倒水莲。

【形态特征】攀缘藤本。茎木质，枯褐色，表皮脱落，以气生根攀附于他物上。叶对生，奇数羽状复叶；小叶7~9片，卵形至卵状披针形，两面无毛，边缘有粗齿。顶生疏散的短圆锥花序；花序梗长15~20 cm；花萼钟状，分裂至中部；花冠内面鲜红色，外面橙黄色。蒴果顶端钝。花期5~8月。

【分布】生于山谷、溪边、疏林下。产于广西、广东、福建、山东、河南、陕西等地。

【性能主治】花味甘、酸，性寒。具有活血通经、凉血祛风的功效。主治月经不调，闭经癥瘕，产后乳肿，风疹发红，皮肤瘙痒，痤疮。

【采收加工】夏、秋季盛花期采收，干燥。

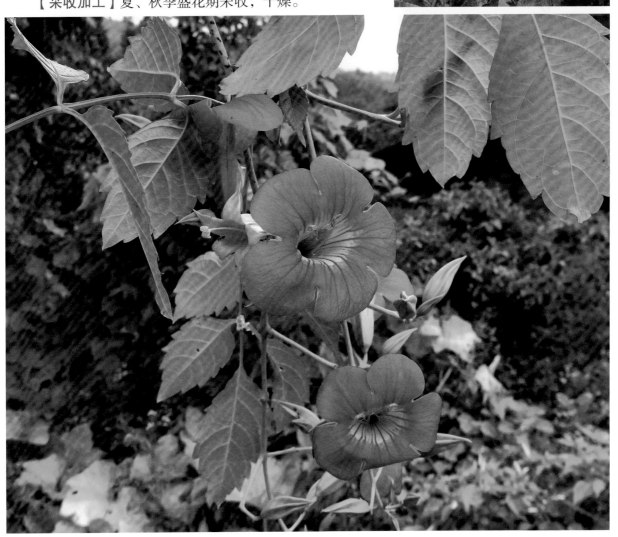

白接骨

【基原】为爵床科白接骨*Asystasiella neesiana* (Wall.) Lindau 的全草。

【别名】玉龙盘、玉接骨、蛀木虫。

【形态特征】草本。叶片纸质，顶端尖至渐尖，边缘微波状至具浅齿，基部下延成柄，两面突起，疏被微毛。总状花序或基部有分枝，顶生；花单生或对生；花冠淡紫红色，漏斗状，外面疏生腺毛，花冠筒细长。蒴果长18~22 mm，上部具4粒种子，下部实心细长似柄。花期7~8月，果期10~11月。

【分布】生于林下或溪边。产于广西、广东、云南、贵州、四川、重庆、湖南、湖北、江西、福建、台湾、安徽、浙江、江苏等地。

【性能主治】全草味苦、淡，性凉。具有化瘀止血、续筋接骨、利尿消肿、清热解毒的功效。主治吐血，便血，外伤出血，跌打瘀肿，扭伤骨折，风湿肢肿，腹水，疮疡溃烂，咽喉肿痛。

【采收加工】夏、秋季采收，鲜用或晒干。

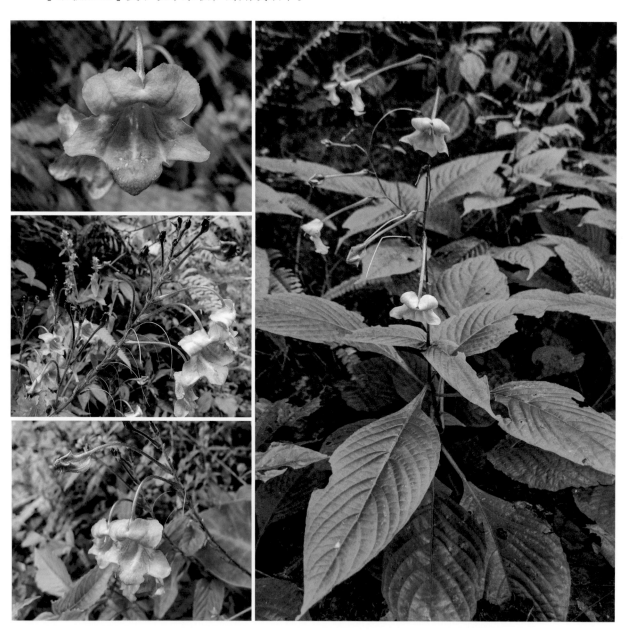

爵床

【基原】为爵床科爵床*Justicia procumbens* L. 的全草。

【别名】爵卿、香苏、赤眼。

【形态特征】一年生草本。茎基部匍匐，高20~50 cm。叶片椭圆形至椭圆状长圆形，长1.5~3.5 cm，宽1.3~2 cm。穗状花序顶生或生于上部叶腋；花冠粉红色。蒴果长约5 mm。种子表面有瘤状皱纹。花期8~11月，果期10~11月。

【分布】生于山坡林间草丛中和路旁阴湿处。产于广西、广东、云南、江苏、江西、湖北、四川、福建、山东、浙江等地。

【性能主治】全草味苦、咸、辛，性寒。具有清热解毒、利湿消积、活血止痛的功效。主治感冒发热，咳嗽，咽喉肿痛，目赤肿痛，疳积，湿热泻痢，疟疾，黄疸，浮肿，淋浊，筋肌疼痛，跌打损伤，痈疽疔疮，湿疹。

【采收加工】8~9月盛花期采收，割取地上部分，晒干。

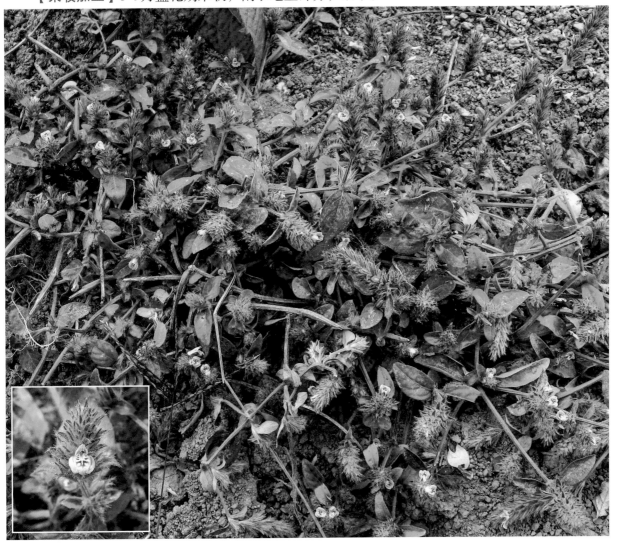

温大青

【基原】为爵床科球花马蓝*Strobilanthes dimorphotricha* Hance 的地上部分、根。

【别名】马蓝、野蓝靛、大青草。

【形态特征】草本。叶片不等大，椭圆形、椭圆状披针形，先端长渐尖，基部楔形渐狭，边缘有齿或柔软胼胝狭齿，上部各对一大一小，两面有不明显的钟乳体，无毛。花序头状，近球形，为苞片所包覆；花冠紫红色，顶端微凹。蒴果长圆状棒形，有腺毛。种子4粒，有毛。花期9~10月。

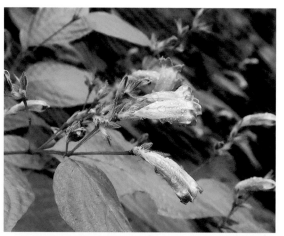

【分布】生于山坡、沟谷林下阴湿处。产于我国长江以南地区，西至西藏，东达浙江、台湾。

【性能主治】地上部分、根味苦、辛，性微寒。具有清热解毒、凉血消斑的功效。主治温病烦渴，发斑，吐衄，肺热咳嗽，咽喉肿痛，口疮，丹毒，疟腮，痈肿，疮毒，湿热泻痢，夏季热，热痹，肝炎，钩端螺旋体病，虫蛇咬伤。

【采收加工】夏、秋季采收地上部分或挖取根部，洗净，鲜用或晒干。

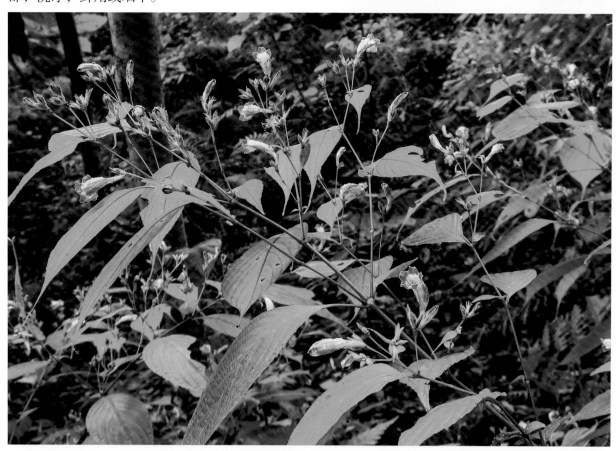

臭牡丹

【基原】为马鞭草科臭牡丹*Clerodendrum bungei* Steud. 的茎叶。

【别名】臭枫根、大红袍、臭梧桐。

【形态特征】灌木，高1~2 m。植株有臭味，花序轴、叶柄均密被褐色或紫色脱落性的柔毛，小枝皮孔显著。叶片宽卵形或卵形，基部脉腋有数个盘状腺体。伞房状聚伞花序顶生，密集；花淡红色、红色或紫红色，花萼裂片三角形，长约1.8 cm。核果近球形，熟时蓝黑色。花果期5~11月。

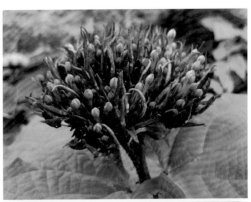

【分布】生于山坡、林缘、沟谷、路旁等湿润处。产于华北、华西北和华西南地区及广西、江苏、安徽、浙江、江西、湖南、湖北等地。

【性能主治】茎叶味苦、辛，性平。具有解毒消肿、祛风除湿、降血压的功效。主治痈疽，疔疮，发背，乳痈，痔疮，湿疹，丹毒，风湿痹痛，高血压病。

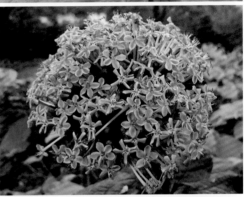

【采收加工】夏季采收，鲜用或切段晒干。

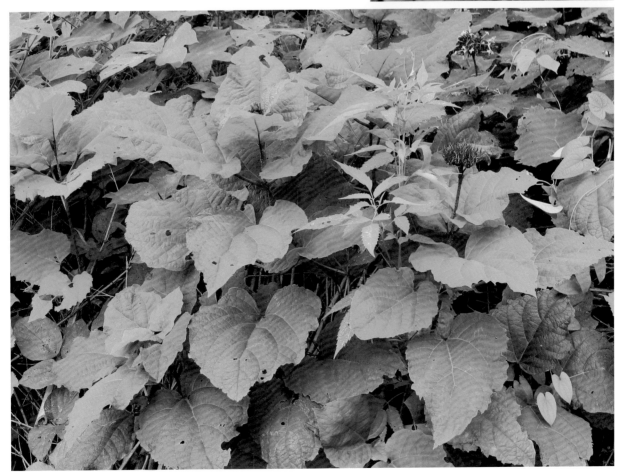

大叶白花灯笼

【基原】为马鞭草科灰毛大青*Clerodendrum canescens* Wall. ex Walp. 的全株。

【别名】人瘦木、六灯笼、毛赪桐。

【形态特征】灌木，高1~3.5 m。全体密被平展或倒向灰褐色长柔毛。叶片心形或宽卵形，少为卵形，基部心形至近截形，两面均有柔毛。聚伞花序密集成头状，通常2~5个生于枝顶；花萼由绿色变红色，钟状；花冠白色或淡红色。核果近球形，熟时深蓝色或黑色，藏于红色增大的宿萼内。花果期4~10月。

【分布】生于山坡路边或疏林中。产于广西、广东、台湾、福建、浙江、江西、湖南、贵州、四川、云南等地。

【性能主治】全株味甘、淡，性凉。具有清热解毒、凉血止血的功效。主治赤白痢疾，肺痨咯血，感冒发热，疮疡。

【采收加工】夏、秋季采收，洗净，切段，晒干。

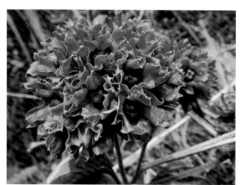

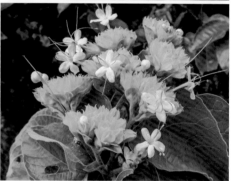

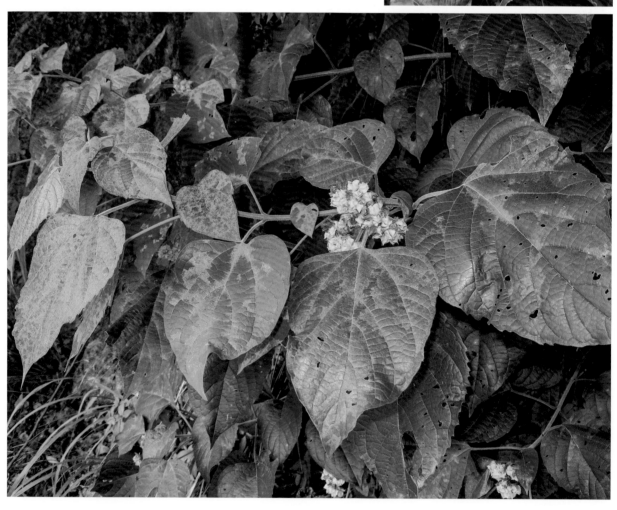

大青

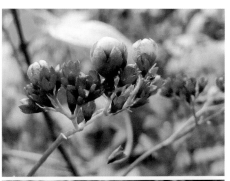

【基原】为马鞭草科大青*Clerodendrum cyrtophyllum* Turcz.的茎、叶。

【别名】路边青、猪屎青、鬼点灯。

【形态特征】灌木或小乔木。叶片椭圆形至长圆状披针形，全缘，两面无毛或沿脉疏生短柔毛，背面常有腺点，侧脉6~10对。伞房状聚伞花序；花小，白色，有橘香味；萼杯状且果后增大；雄蕊与花柱同伸出花冠外。果实近球形，熟时蓝紫色，为红色的宿萼所托。花果期6月至翌年2月。

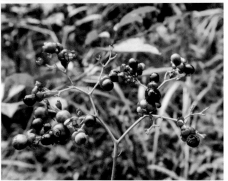

【分布】生于丘陵、山地林下或溪谷旁。产于我国西南、中南、华东地区。

【性能主治】茎、叶味苦，性寒。具有清热解毒、凉血止血的功效。主治外感热病，热盛烦渴，咽喉肿痛，黄疸，热毒痢疾，急性肠炎，痈疽肿毒，外伤出血。

【采收加工】夏、秋季采收，洗净，鲜用或切段晒干。

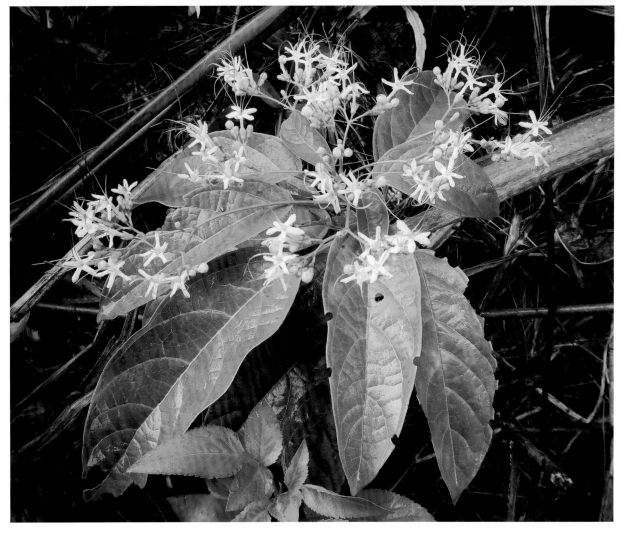

断血流

【基原】为唇形科风轮菜*Clinopodium chinense* (Benth.) Kuntze 的全草。

【别名】野凉粉藤、苦刀草、九层塔。

【形态特征】多年生草本。茎基部匍匐生根，多分枝，四棱形，具细条纹，密被短柔毛及腺微柔毛。叶片卵形，基部圆形或宽楔形，边缘具圆齿状齿，腹面密被平伏短硬毛，背面灰白色，被疏柔毛，侧脉5~7对。轮伞花序具多花，半球形，花紫红色。小坚果倒卵球形，黄褐色。花期5~8月，果期8~10月。

【分布】生于山坡、路边、灌木丛中或林下。产于广西、广东、云南、湖南、湖北等地。

【性能主治】全草味微苦、涩，性凉。具有收敛止血的功效。主治崩漏，尿血，鼻出血，牙龈出血，创伤出血。

【采收加工】夏季开花前采收，除去泥沙，晒干。

【附注】据《中国药典》（2020年版）记载，本种及灯笼草*Clinopodium polycephalum*均可作中药材"断血流"用。

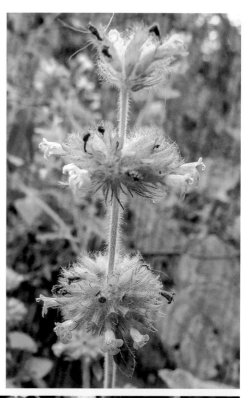

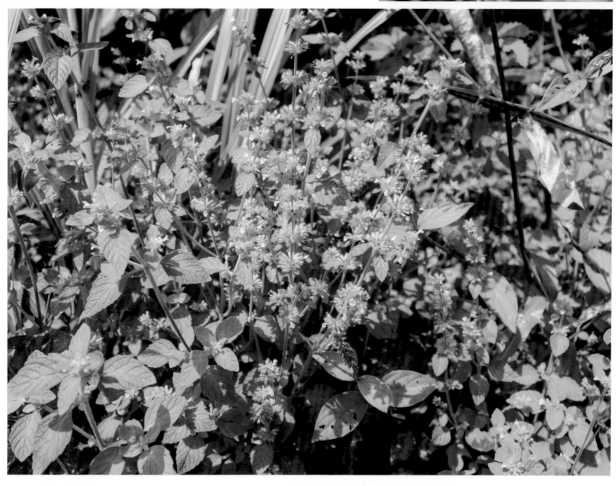

香茶菜

【基原】为唇形科香茶菜*Isodon amethystoides* (Benth.) H. Hara 的地上部分。

【别名】山薄荷、蛇总管、母猪花头、盘龙七。

【形态特征】多年生直立草本。茎高0.3~1.5 m，四棱形，具槽，密被向下贴生疏柔毛或短柔毛。叶片卵状圆形、卵形至披针形，边缘除基部全缘外具圆齿。花序为由聚伞花序组成的顶生圆锥花序，聚伞花序多花；花冠白色、蓝白色或紫色。成熟小坚果卵形，被黄色及白色腺点。花期6~10月，果期9~11月。

【分布】生于林下或草丛中的阴湿处。产于广西、广东、台湾、福建、安徽、浙江、江苏、江西、贵州等地。

【性能主治】地上部分味辛、苦，性凉。具有清热利湿、活血散瘀、解毒消肿的功效。主治湿热黄疸，淋证，水肿，咽喉肿痛，关节痹痛，闭经，乳痈，痔疮，跌打损伤，毒蛇咬伤。

【采收加工】6~10月开花时采收，晒干或随采随用。

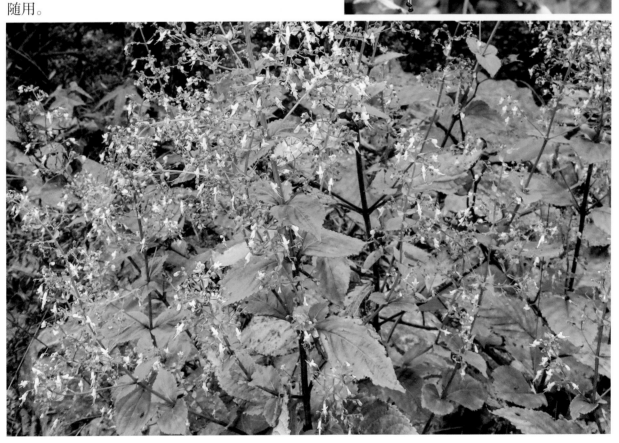

益母草

【基原】为唇形科益母草*Leonurus japonicus* Houtt. 的地上部分。

【别名】益母艾、红花艾、燕艾。

【形态特征】一年生或二年生草本。茎四棱形，有倒向糙伏毛。叶对生；茎下部叶片掌状3裂，小裂片再不规则分裂；茎上部叶片亦为3裂，小裂片呈条形。轮伞花序腋生；花冠粉红色至淡紫红色。小坚果长圆状三棱形，长2.5 mm，顶端截平而略宽大，基部楔形，光滑。花期6~9月，果期9~10月。

【分布】生于荒地、草地、路边、林缘或村边。产于我国大部分地区。

【性能主治】地上部分味辛、苦，性微寒。具有活血调经、利尿消肿、清热解毒的功效。主治月经不调，痛经闭经，恶露不尽，水肿尿少，疮疡肿毒。

【采收加工】春季幼苗期至初夏花前期采收鲜品；夏季茎叶茂盛、花未开或初开时采收，晒干或切段晒干制成干品。

【附注】本种为《中国药典》（2020年版）收录，其成熟果实称为"茺蔚子"，具有活血调经、清肝明目的功效。

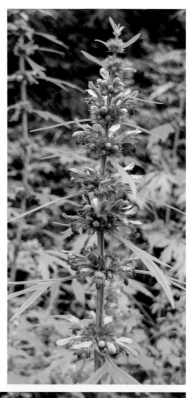

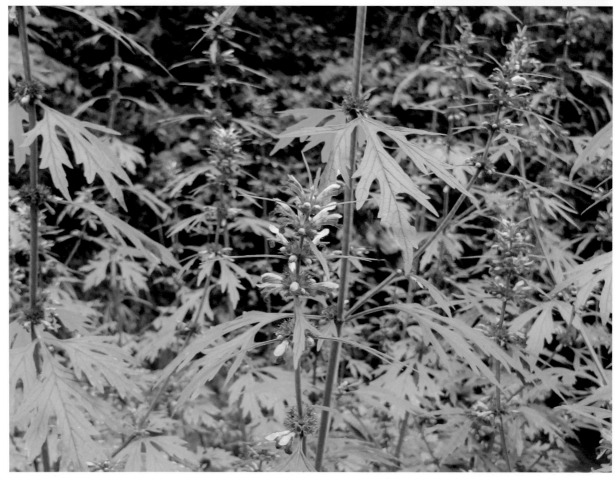

连钱草

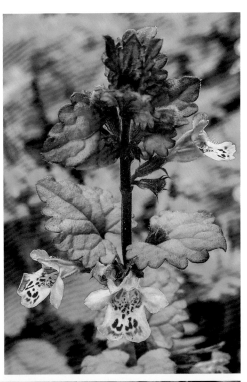

【基原】为唇形科活血丹*Glechoma longituba* (Nakai) Kuprian的地上部分。

【别名】风灯盏、透骨消、驳骨消。

【形态特征】多年生草本。具匍匐茎，上升，逐节生根。叶片草质，心形或近肾形，叶柄长为叶片的1~2倍，边缘具圆齿或粗齿状圆齿，腹面被疏粗伏毛或微柔毛，叶脉不明显，背面常带紫色。轮伞花序具花2朵，稀4~6朵；花冠淡蓝色、蓝色至紫色，下唇具深色斑点。花期4~5月，果期6~7月。

【分布】生于林缘、疏林下、草地、溪边等阴湿处。产于我国除甘肃、青海、新疆及西藏外的大部分地区。

【性能主治】地上部分味辛、微苦，性微寒。具有利湿通淋、清热解毒、散瘀消肿的功效。主治热淋，石淋，湿热黄疸，疮痈肿痛，跌打损伤。

【采收加工】春季至秋季采收，除去杂质，晒干。

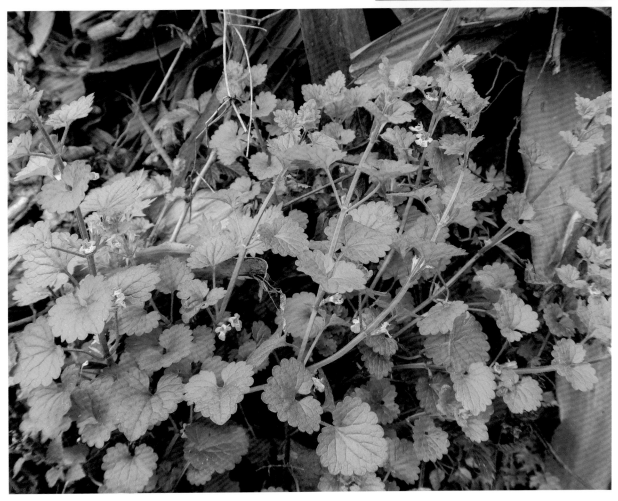

香薷

【基原】为唇形科石香薷 *Mosla chinensis* Maxim. 的地上部分。

【别名】香茹草、种芥、七星剑。

【形态特征】直立草本。茎高9~40 cm，纤细，被白色疏柔毛。叶片线状长圆形至线状披针形，先端渐尖或急尖，基部渐狭或楔形，边缘具疏浅齿，两面均被疏短柔毛及棕色腺点。总状花序头状；花紫红色、淡红色至白色，外面被微柔毛。小坚果球形，灰褐色，具深雕纹。花期6~9月，果期7~11月。

【分布】生于草坡或林下。产于广西、广东、湖南、福建、台湾、山东、江苏、浙江、安徽、江西、贵州、四川等地。

【性能主治】地上部分味辛，性微温。具有发汗解表、和中利湿的功效。主治暑湿感冒，恶寒发热，头痛无汗，腹痛吐泻，小便不利。

【采收加工】夏季茎叶茂盛、花盛时择晴天采收，除去杂质，阴干。

【附注】本品为《中国药典》（2020年版）收录，除石香薷外，还包括江香薷 *Moda chinensis* 'Jiangxiangru'，前者习称"青香薷"，后者习称"江香薷"。

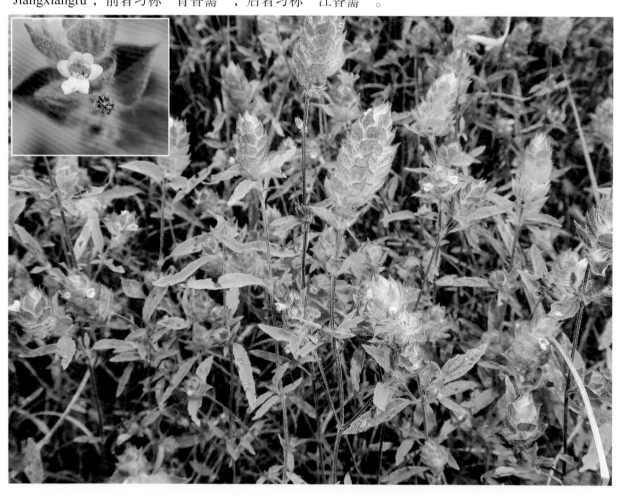

石荠苎

【基原】为唇形科石荠苎*Mosla scabra* (Thunb.) C. Y. Wu et H. W. Li 的全草。

【别名】土荆芥、野荆芥、野芥菜。

【形态特征】一年生草本。茎四棱形，多纤细分枝。叶片卵形或卵状披针形，先端急尖或钝，基部圆形或宽楔形，边缘近基部全缘，自基部以上为齿状，腹面被灰色微柔毛，背面灰白，密布凹陷腺点，近无毛或被极疏短柔毛。总状花序生于主茎及侧枝上，花粉红色。小坚果球形。花期5~11月，果期9~11月。

【分布】生于山坡、路旁或灌木丛中。产于广西、广东、福建、台湾、江苏、浙江、湖南、湖北、四川、江西、陕西、甘肃、辽宁等地。

【性能主治】全草味辛、苦，性凉。具有疏风解表、清暑降温、解毒止痒的功效。主治感冒头痛，咳嗽，中暑，风疹，热痱，湿疹，肢癣，蛇虫咬伤。

【采收加工】7~8月采收，鲜用或晒干。

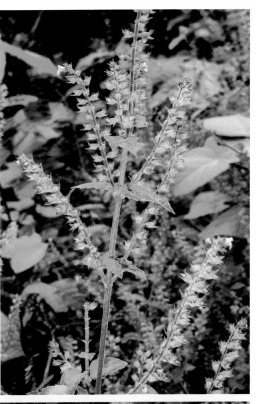

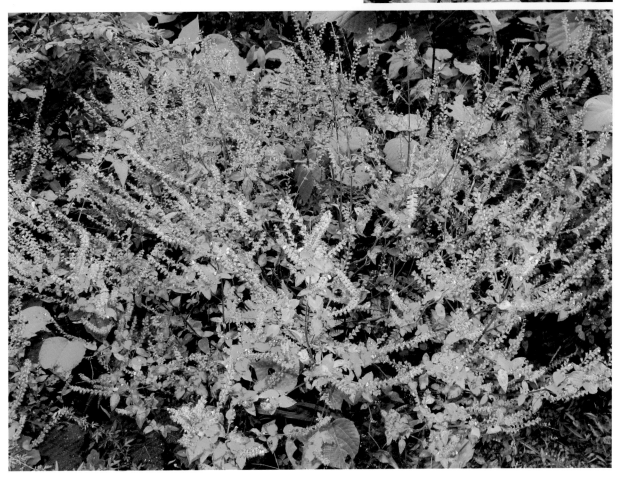

紫苏

【基原】为唇形科紫苏*Perilla frutescens* (L.) Britton 的果实、叶、茎。

【别名】假紫苏、红苏、臭苏。

【形态特征】一年生直立草本。茎钝四棱形，具四槽，密被长柔毛。叶片阔卵形或圆形，长7~13 cm，宽4.5~10 cm。轮伞花序具2朵花，组成长1.5~15 cm、偏向一侧的顶生及腋生总状花序；花白色至紫红色，冠檐近二唇形，上唇微缺，下唇3裂。小坚果近球形，灰褐色，直径约1.5 mm。花期8~11月，果期8~12月。

【分布】生于山地、路旁、村边。栽培于全国各地。

【性能主治】果实、叶及茎味辛，性温。果实具有降气化痰、止咳平喘、润肠通便的功效。主治痰壅气逆，咳嗽气喘，肠燥便秘。叶具有解表散寒、行气和胃的功效。主治风寒感冒，咳嗽呕恶，妊娠呕吐，鱼蟹中毒。茎具有理气宽中、止痛、安胎的功效。主治胸膈痞闷，胃脘疼痛，嗳气呕吐，胎动不安。

【采收加工】秋季果实成熟后采收果实，除去杂质，晒干。夏季枝叶茂盛时采收叶，除去杂质，晒干。秋季果实成熟后采收茎，除去杂质，晒干或趁鲜切段晒干。

【附注】本品为《中国药典》（2020年版）收录，其成熟果实称为紫苏子，叶（或带嫩枝）称为紫苏叶，茎称为紫苏梗。

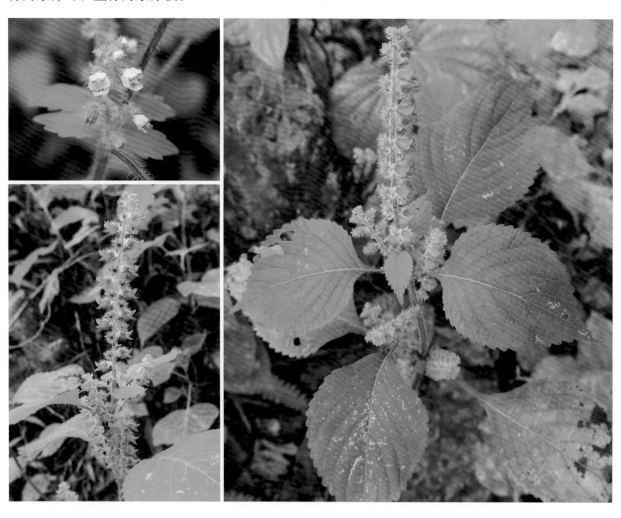

夏枯草

【基原】为唇形科夏枯草 *Prunella vulgaris* L. 的果穗。

【别名】铁色草、紫花草、毛虫药。

【形态特征】草本。具匍匐根状茎，多为紫红色，茎被糙毛。茎生叶长圆形，大小不等，基部下延至叶柄成狭翅。轮伞花序密集组成顶生长2~4 cm的穗状花序，每轮伞花序下承托有浅紫红色、宽心形的叶状苞片；花冠紫色、蓝紫色或红紫色，外面无毛。小坚果黄褐色，长圆状卵珠形。花期4~6月，果期7~10月。

【分布】生于草地、沟边、路旁湿润处。产于广西、广东、贵州、湖南、湖北、福建、台湾、浙江、江西、河南、甘肃、新疆等地。

【性能主治】果穗味辛、苦，性寒。具有清肝泻火、明目、散结消肿的功效。主治目赤肿痛，目珠夜痛，头痛眩晕，瘰疬，瘿瘤，乳痈，乳癣，乳房胀痛。

【采收加工】夏季果穗棕红色时采收，除去杂质，晒干。

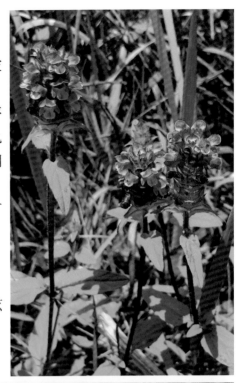

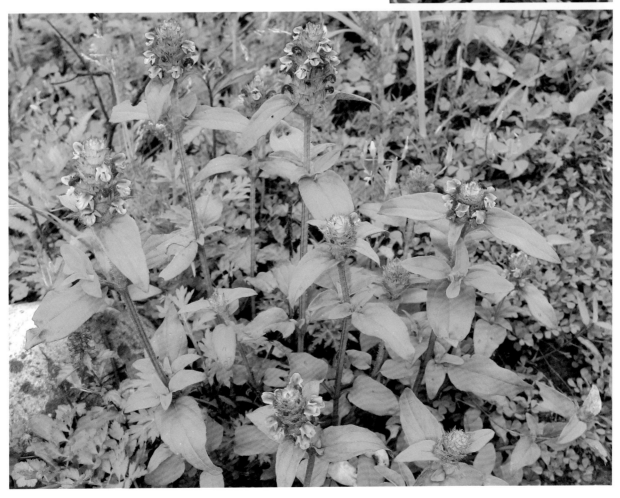

荔枝草

【基原】为唇形科荔枝草*Salvia plebeia* R. Br. 的全草。

【别名】野芥菜、癞子草、大塔花。

【形态特征】一年生或二年生草本。茎多分枝，被向下疏柔毛。叶片椭圆状卵圆形或椭圆状披针形，边缘具齿，腹面被稀疏的微硬毛，背面被短疏柔毛。轮伞花序花6朵，在茎、枝顶端密集成总状或总状圆锥花序；花冠淡红色、淡紫色、紫色、蓝紫色至蓝色，稀白色。小坚果倒卵圆形。花期4~5月，果期6~7月。

【分布】生于山坡、沟边、田野潮湿处。产于除新疆、甘肃、青海及西藏外的大部分地区。

【性能主治】全草味苦、辛，性凉。具有清热解毒、利水消肿的功效。主治感冒发热，肺热咳嗽，咳血，肾炎水肿，白浊，痢疾，痈肿疮毒，湿疹瘙痒。

【采收加工】6~7月割取地上部分，除去泥土，扎成小把，鲜用或晒干。

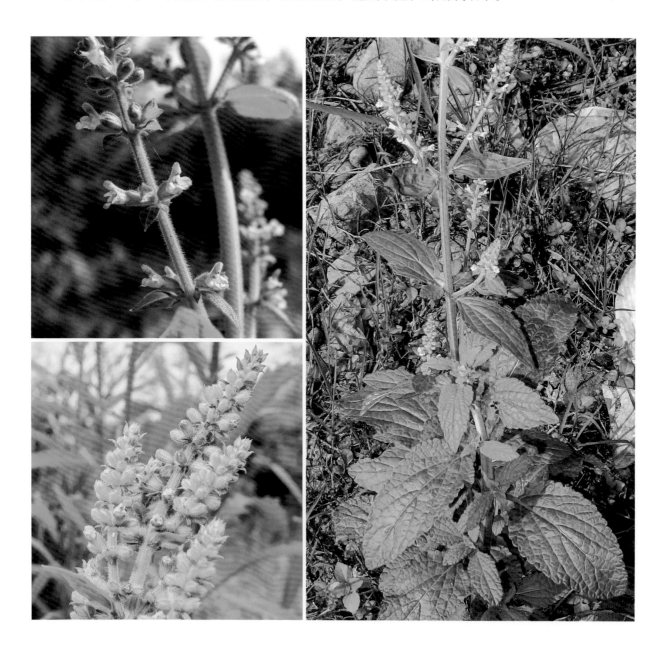

半枝莲

【基原】为唇形科半枝莲*Scutellaria barbata* D. Don 的全草。

【别名】耳挖草、小韩信草。

【形态特征】直立草本。茎四棱形。叶对生；叶片三角状卵形或卵状披针形，边缘具圆齿。花对生，偏向一侧，排成4~10列的顶生或腋生的总状花序；花冠二唇形，棕黄色或浅蓝紫色，长约1.2 cm，外被短柔毛，内在喉部被疏柔毛。小坚果褐色，扁球形，具小疣状突起。花期4~10月，果期10~11月。

【分布】生于水田边、溪边或湿润草地。产于广西、广东、云南、贵州、四川、湖南、湖北、江西、福建、台湾、江苏、浙江、河南、河北、山东、陕西南部等地。

【性能主治】全草味辛、苦，性寒。具有清热解毒、散瘀止血、利尿消肿的功效。主治热毒痈肿，咽喉疼痛，肺痈，肠痈，瘰疬，毒蛇咬伤，跌打损伤，吐血，衄血，血淋，水肿，腹水，癌症。

【采收加工】夏、秋季茎叶茂盛时采收，洗净，晒干。

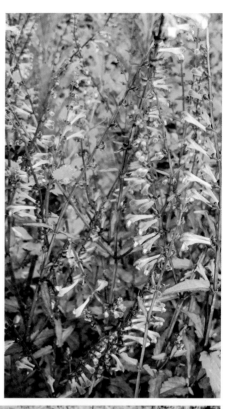

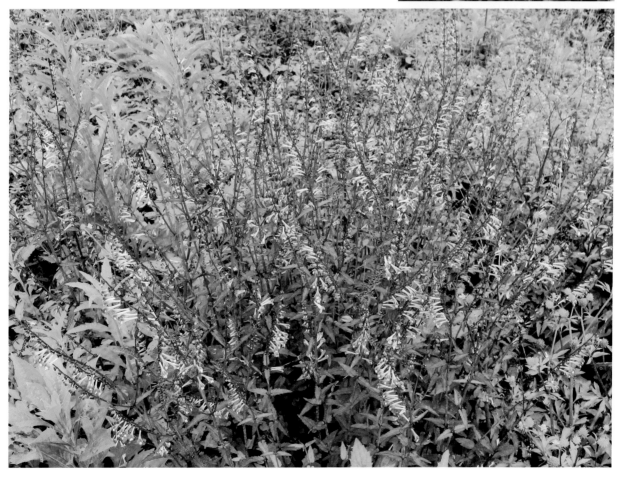

韩信草

【基原】为唇形科韩信草 *Scutellaria indica* L. 的全草。

【别名】耳挖草、大力草、钩头线。

【形态特征】多年生草本。茎四棱柱形，暗紫色，被微柔毛。叶对生；叶片卵圆形至椭圆形，边缘密生整齐圆齿，两面被微柔毛或糙伏毛；叶柄长 0.4~2.8 cm，密被微柔毛。花对生于枝端成总状花序；花冠蓝紫色，二唇形，下唇具深紫色斑点。小坚果熟时暗褐色，卵形，具瘤。花期 4~8 月，果期 6~9 月。

【分布】生于山坡、路边、田边及草地上。产于广西、广东、湖南、贵州、河南、陕西、江苏、浙江、福建、四川等地。

【性能主治】全草味辛、苦，性平。具有祛风活血、解毒止痛的功效。主治吐血，咳血，痈肿，疔毒，喉风，牙痛，跌打损伤。

【采收加工】春、夏季采收，洗净，鲜用或晒干。

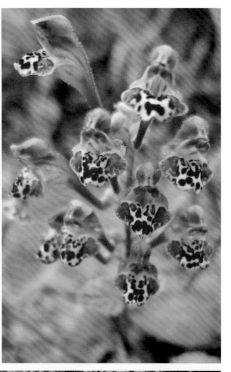

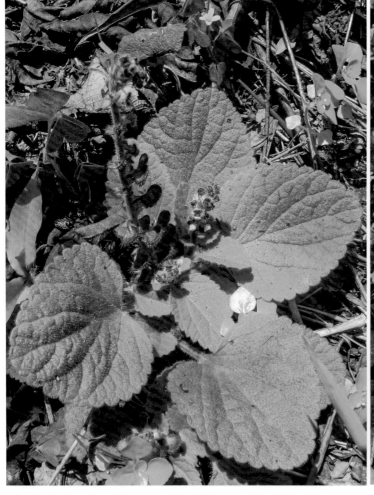

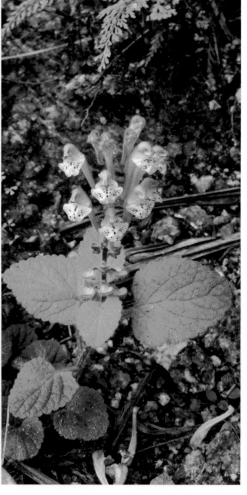

鸭跖草

【基原】为鸭跖草科鸭跖草*Commelina communis* L. 的地上部分。

【别名】耳环草、蓝花菜、蓝花水竹草。

【形态特征】一年生披散草本。茎匍匐生根，下部无毛，上部被短毛。叶片披针形至卵状披针形。总苞片佛焰苞状，有长1.5~4 cm的柄，与叶对生，折叠状，边缘常有硬毛；聚伞花序，下面一枝仅有花1朵，不孕，上面一枝具花3~4朵，具短梗，几乎不伸出佛焰苞；花瓣深蓝色。蒴果椭圆形，2片裂。花果期6~10月。

【分布】生于路旁、荒地、林缘灌草丛中。产于云南、四川、甘肃以东的南北各地。

【性能主治】地上部分味甘、淡，性寒。具有清热泻火、解毒、利水消肿的功效。主治感冒发热，热病烦渴，咽喉肿痛，水肿尿少，热淋涩痛，痈肿疔毒。

【采收加工】夏、秋季采收，晒干。

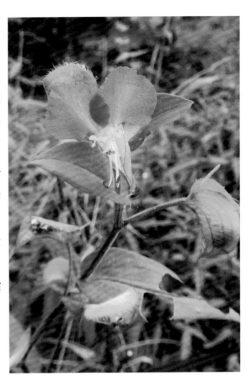

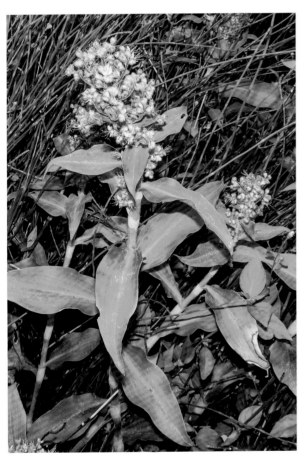

聚花草

【基原】为鸭跖草科聚花草*Floscopa scandens* Lour. 的全草。

【别名】塘壳菜、过江竹。

【形态特征】多年生草本。根状茎节上密生须根。茎高20~70 cm，不分枝。叶片椭圆形至披针形，腹面有鳞片状突起，无柄或有带翅短柄。圆锥花序多个，顶生并兼有腋生，组成长达8 cm、宽达4 cm的扫帚状复圆锥花序；花蓝色或紫色，少白色。蒴果卵圆状，长宽约2 mm，侧扁。花果期7~11月。

【分布】生于水边、沟边草地及林中。产于广西、广东、海南、浙江、台湾、湖南等地。

【性能主治】全草味苦，性凉。具有清热解毒、利水的功效。主治肺热咳嗽，目赤肿痛，疮疖肿毒，水肿，淋证。

【采收加工】夏、秋季采收，洗净，鲜用或晒干。

竹叶莲

【基原】为鸭跖草科杜若*Pollia japonica* Thunb. 的根状茎、全草。

【别名】水芭蕉、竹叶菜、山竹壳菜、包谷七。

【形态特征】多年生草本。茎不分枝，高30~80 cm，被短柔毛。叶鞘无毛；叶片长椭圆形，近无毛。蝎尾状聚伞花序长2~4 cm，常多个成轮排列，也有不成轮的，集成圆锥花序；花序梗长15~30 cm，花序远远地伸出叶子，各级花序轴和花梗被相当密的钩状毛；花瓣白色。果球状。花期7~9月，果期9~10月。

【分布】生于山谷疏林或密林下、林缘。产于广西、广东、台湾、福建、浙江、安徽、江西、贵州、四川等地。

【性能主治】根状茎、全草味微苦，性凉。具有清热利尿、解毒消肿的功效。主治小便黄赤，热淋，疔痈疮肿，蛇虫咬伤。

【采收加工】夏、秋季采收，洗净，鲜用或晒干。

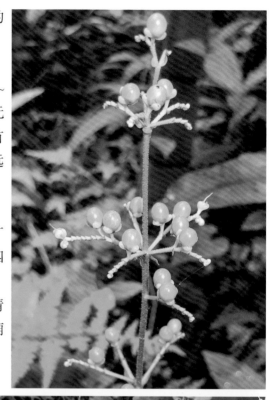

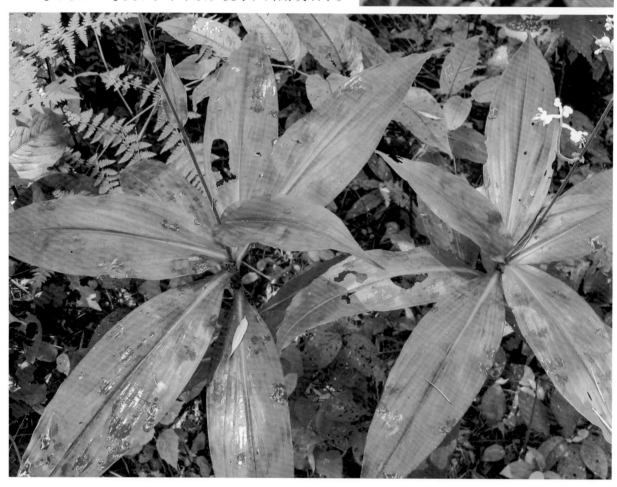

山姜

【基原】为姜科山姜*Alpinia japonica* (Thunb.) Miq. 的根状茎。

【别名】九姜连、九龙盘、鸡爪莲。

【形态特征】草本，高35~70 cm。具横生、分枝的根状茎。叶片披针形或狭长椭圆形，长25~40 cm，宽4~7 cm，两面特别是背面密被短柔毛；叶舌2裂，被短柔毛。总状花序顶生，长10~30 cm，花序轴密被短柔毛；花冠红色。果实近球形，直径1~1.5 cm，橙红色。花期4~8月，果期7~12月。

【分布】生于林下阴湿处。产于我国东南部、南部至西南部地区。

【性能主治】根状茎味辛，性温。具有温中散寒、祛风活血的功效。主治脘腹冷痛，肺寒咳嗽，风湿痹痛，跌打损伤，月经不调，痨伤吐血。

【采收加工】3~4月采收，洗净，晒干。

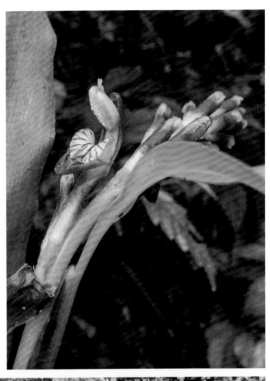

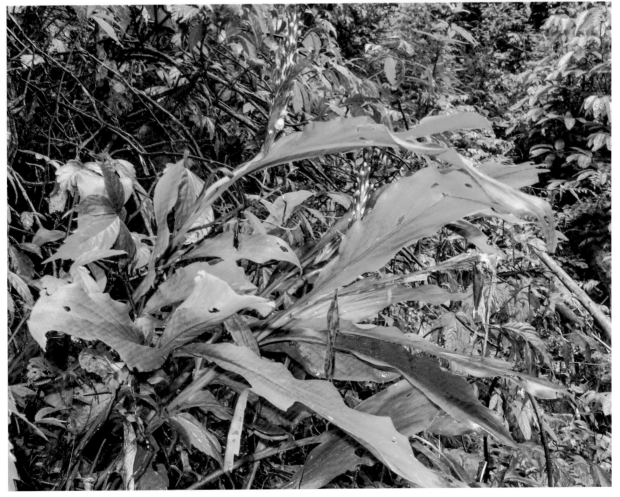

开口箭

【基原】为百合科开口箭*Campylandra chinensis* (Baker) M. N. Tamura, S. Y. Liang et Turland 的根状茎。

【别名】万年青、开喉剑、竹根参。

【形态特征】多年生草本。根状茎长圆柱形，多节，绿色至黄色。叶基生，4~8片，倒披针形至条形；鞘叶2片，披针形或矩圆形，长2.5~10 cm。穗状花序直立，密生多花，长2.5~9 cm，花被短钟状，黄色或黄绿色，肉质。浆果球形，熟时紫红色，具1~3粒种子。花期4~6月，果期9~11月。

【分布】生于路旁、石山林中。产于广西、广东、台湾、福建、安徽、浙江、江西、四川、云南、陕西等地。

【性能主治】根状茎味苦、辛，性寒；有毒。具有清热解毒、祛风除湿、散瘀止痛的功效。主治白喉，咽喉肿痛，风湿痹痛，跌打损伤，胃痛，痈肿疮毒，毒蛇咬伤，狂犬咬伤。

【采收加工】全年均可采收，除去叶及须根，洗净，鲜用或切片晒干。

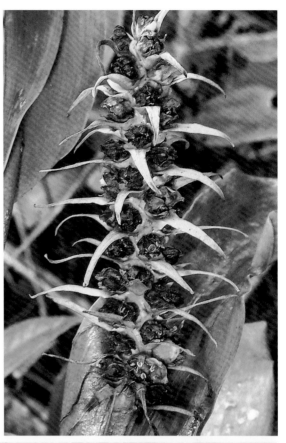

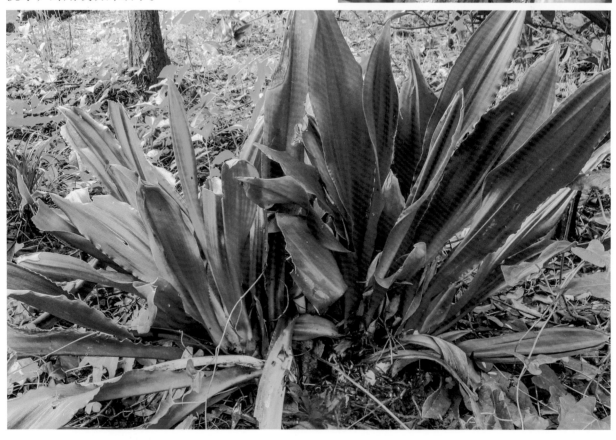

心叶百合

【基原】为百合科大百合*Cardiocrinum giganteum* (Wall.) Makino 的鳞茎。

【别名】水草蒙、荞麦叶大百合。

【形态特征】多年生草本。小鳞茎卵形。茎直立，中空。基生叶卵状心形或近宽矩圆状心形；茎生叶卵状心形，向上渐小，靠近花序的几片为船形。总状花序有花10~16朵，无苞片；花狭喇叭形，白色，内具淡紫红色条纹；花被片条状倒披针形。蒴果近球形，红褐色。花期6~7月，果期9~10月。

【分布】生于林下草丛中。产于广西、湖南、四川、陕西等地。

【性能主治】鳞茎味甘、淡，性凉。具有清肺止咳、解毒的功效。主治肺结核咯血，中耳炎，鼻窦炎。

【采收加工】夏季采收，洗净，晒干。

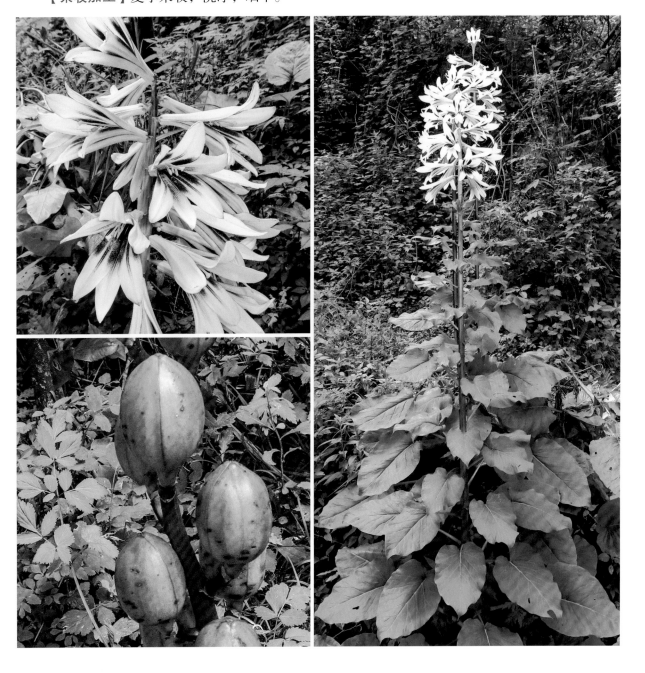

山猫儿

【基原】为百合科山菅*Dianella ensifolia* (L.) DC. 的根状茎、全草。

【别名】山交剪、天蒜、较剪草、较剪兰。

【形态特征】多年生常绿草本。根状茎圆柱形，横走。叶片狭条状披针形，长30~80 cm，宽1~2.5 cm，基部稍收狭呈鞘状，套迭或抱茎，边缘和背面中脉具齿。顶生圆锥花序长10~40 cm；花常多朵生于侧枝上端；花梗长7~20 mm，常稍弯曲；花绿白色、淡黄色至青紫色。浆果近球形，蓝紫色。花期3~8月。

【分布】生于林下、草坡。产于广西、广东、云南、贵州、四川、江西等地。

【性能主治】根状茎、全草味辛，性温；有毒。具有拔毒消肿、散瘀止痛的功效。主治瘰疬，痈疽疮癣，跌打损伤。

【采收加工】全年均可采收，洗净，鲜用或根去皮晒干。

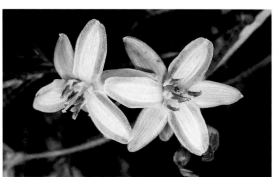

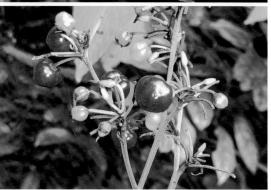

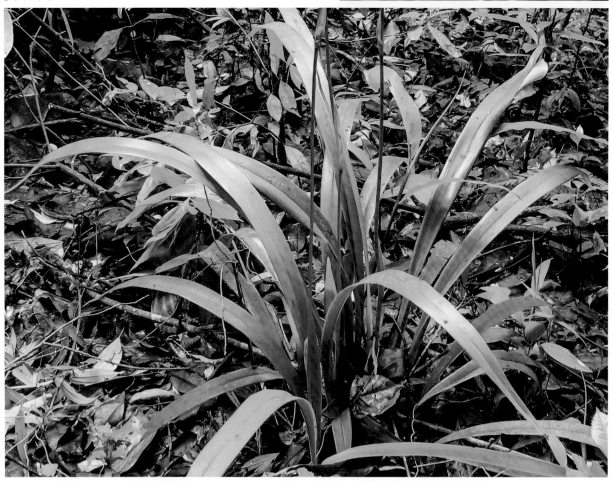

竹叶参

【基原】为百合科万寿竹*Disporum cantoniense* (Lour.) Merr. 的根及根状茎。

【别名】竹叶七、竹节参、竹根七。

【形态特征】多年生草本。茎高0.5~1.5 m，上部有较多的叉状分枝。根状茎横出，质地硬，呈结节状。叶片纸质，披针形至狭椭圆状披针形，有明显的3~7脉，背面脉上和边缘有乳头状突起。伞形花序有花3~10朵，着生在与上部叶对生的短枝顶端，花紫色。浆果直径约1 cm。花期5~7月，果期8~10月。

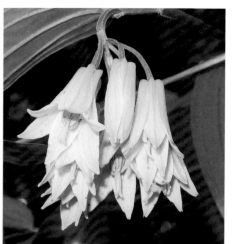

【分布】生于灌木丛中或林下。产于广西、广东、贵州、台湾、福建、湖南、湖北、安徽等地。

【性能主治】根及根状茎味苦、辛，性凉。具有祛风除湿、舒筋活血、清热、祛痰止咳的功效。主治风湿痹症，关节腰腿痛，跌打损伤，骨折，虚劳，骨蒸潮热，肺结核咯血，肺热咳嗽，烧烫伤。

【采收加工】夏、秋季采收，洗净，鲜用或晒干。

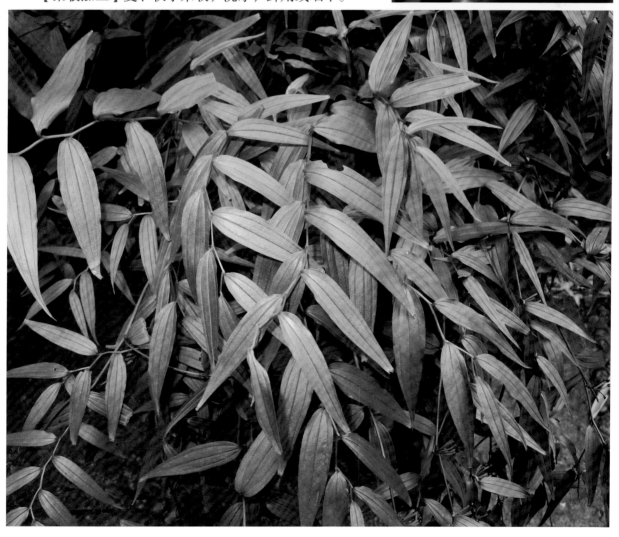

竹林霄

【基原】为百合科宝铎草*Disporum sessile* D. Don 的根及根状茎。

【别名】遍地姜、石竹根、竹叶三七。

【形态特征】多年生草本。茎高30~80 cm，上部具叉状分枝。根状茎肉质，横出。叶片矩圆形、卵形至披针形，具横脉，有短柄或近无柄。花1~5朵，着生于分枝顶端，黄色、绿黄色或白色；花梗长1~2 cm；花被片倒卵状披针形。浆果椭圆形或球形，直径约1 cm。花期3~6月，果期6~11月。

【分布】生于林下或灌木丛中。产于广西、广东、云南、贵州、四川、湖南、江西、江苏、浙江、山东、陕西等地。

【性能主治】根及根状茎味甘、淡，性平。具有清热解毒、润肺止咳、健脾消食、舒筋活络的功效。主治肺热咳嗽，肺痨咯血，食积胀满，腰腿痛，风湿痹痛，骨折，烧烫伤。

【采收加工】夏、秋季采收，洗净，鲜用或晒干。

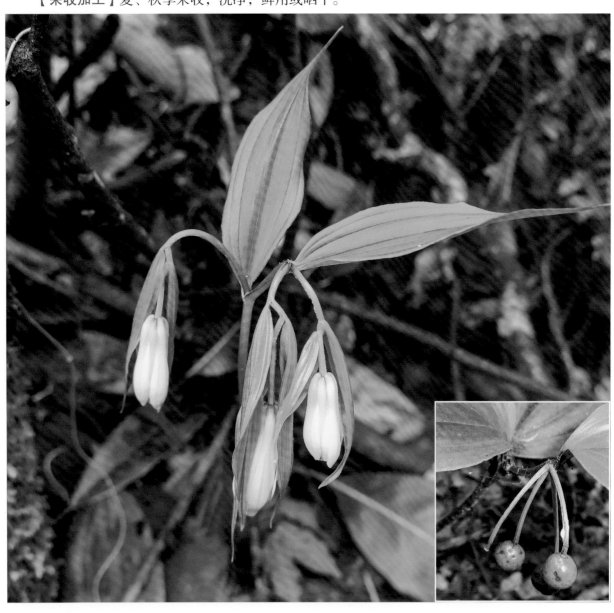

萱草根

【基原】为百合科萱草*Hemerocallis fulva* (L.) L. 的根。

【别名】忘萱草、黄花菜根、地人参。

【形态特征】多年生宿根草本。根近肉质，中下部有纺锤形膨大。叶基生；叶片一般较宽，条形，长40~80 cm，宽1.5~3.5 cm，背面呈龙骨状突起。蝎尾状聚伞花序复组成圆锥状，顶生，着花6~10朵，每花仅开一天，花橘红色至橘黄色，无香味，具短花梗。蒴果长圆形。花果期5~7月。

【分布】生于草丛、荒坡或灌木丛中，全国各地常见栽培。产于我国秦岭以南地区。

【性能主治】根味甘，性凉。具有清热利尿、凉血止血的功效。主治黄疸，水肿，淋浊，带下，衄血，便血，崩漏，乳痈，乳汁不通。

【采收加工】夏、秋季采收，除去残茎、须根，洗净，晒干。

【附注】萱草在我国有悠久的栽培历史，早在2000多年前的《诗经·魏风》中就有记载。不同土质栽培的萱草，花的质地、色泽深浅和花期长短均有差异。

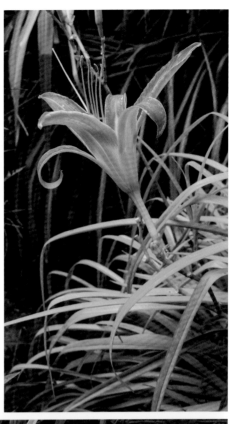

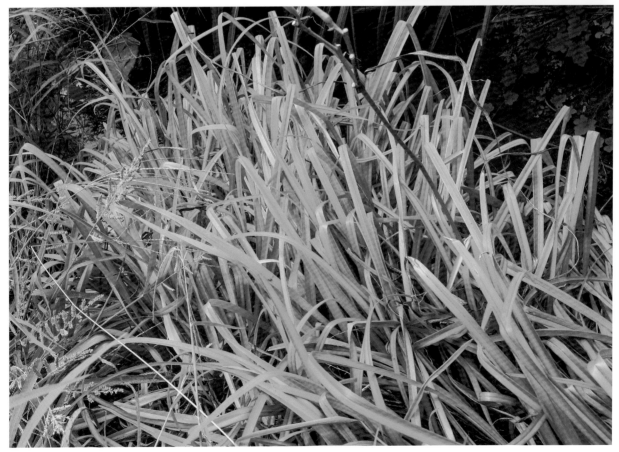

玉簪

【基原】为百合科玉簪 *Hosta plantaginea* (Lam.) Aschers. 的叶、全草。

【别名】白玉簪、白鹤花、玉簪花。

【形态特征】多年生草本。根状茎粗厚。叶片卵状心形、卵形或卵圆形，基部心形，具6~10对侧脉；叶柄长20~40 cm。花葶高40~80 cm，具几朵至十几朵花；花的外苞片卵形或披针形；花单生或2~3朵簇生，白色，芬香。蒴果圆柱状，有3棱，长约6 cm，直径约1 cm。花果期8~10月。

【分布】生于林下、草坡或岩石边。产于广西、广东、四川、湖北、湖南、江苏、安徽、浙江、福建等地。

【性能主治】叶、全草味苦、辛，性寒；有毒。具有清热解毒、散结消肿的功效。主治乳痈，痈肿疮疡，瘰疬，毒蛇咬伤。

【采收加工】夏、秋季采收，洗净，鲜用或晾干。

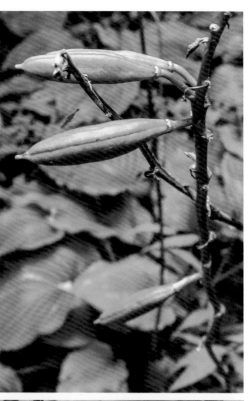

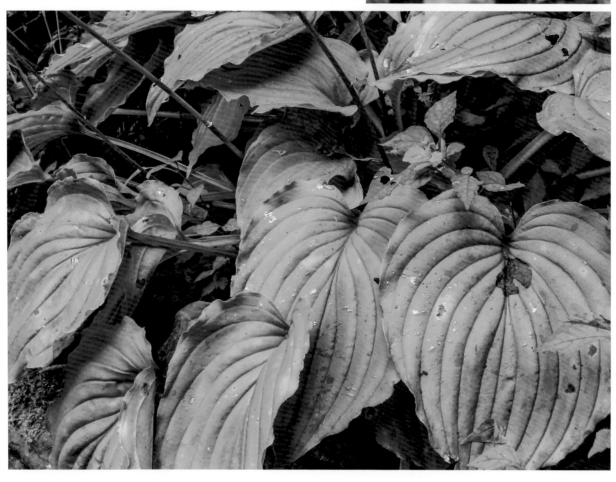

紫玉簪

【基原】为百合科紫萼*Hosta ventricosa* (Salisb.) Stearn 的全草、根、花。

【别名】紫鹤、鸡骨丹、红玉簪、石玉簪。

【形态特征】多年生草本。叶片卵状心形至卵圆形，长8~19 cm，宽4~17 cm，先端通常近短尾状或骤尖，基部心形或近截形，侧脉7~11对；叶柄长6~30 cm。花葶高0.6~1 m，具10~30朵花；花单生，长4~5.8 cm，盛开时近漏斗状扩大，紫红色。蒴果圆柱状，有3棱。花期6~7月，果期7~9月。

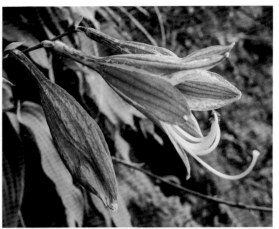

【分布】生于林下、草坡或路旁。产于广西、广东、贵州、云南、四川、湖北、湖南、陕西、江苏、安徽、浙江、福建、江西等地。

【性能主治】全草、根味微甘，性凉。具有散瘀止痛、解毒的功效。主治胃痛，跌打损伤；外用治虫蛇咬伤，痛肿疔疮。花味甘、苦，性平。具有凉血止血、解毒的功效。主治崩漏，湿热带下，咽喉肿痛。

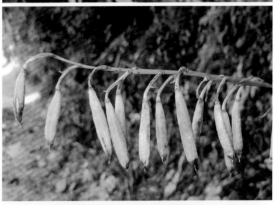

【采收加工】全草全年均可采收，一般鲜用。根秋后采收，洗净，鲜用或晒干。花夏、秋季采收，晾干。

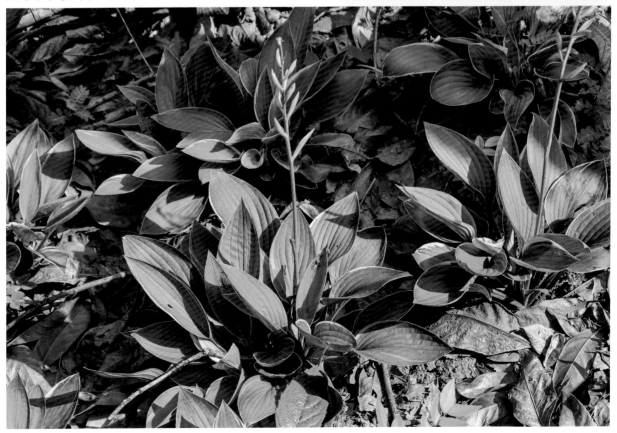

百合

【基原】为百合科野百合*Lilium brownii* F. E. Brown ex Miellez 的肉质鳞茎。

【别名】山百合、药百合、家百合。

【形态特征】多年生草本。鳞茎球形，鳞片卵状披针形，白色。叶散生；叶片披针形或线形，具5~7条脉，全缘，两面无毛。花单生或2~3朵排成顶生的伞形花序；花梗长3~10 cm；花大，芳香，喇叭形，乳白色，外面稍紫红色；花柱长8.5~11 cm，柱头3裂。蒴果圆柱形，具6棱。花期5~6月，果期9~10月。

【分布】生于山坡草地。产于广西、广东、贵州、湖南、江苏、江西、湖北、山东等地。

【性能主治】肉质鳞茎味甘，性寒。具有清心安神、养阴润肺的功效。主治虚烦惊悸，失眠多梦，精神恍惚，阴虚久咳，痨嗽咳血，痰中带血。

【采收加工】秋季采收，洗净，除去杂质，剥取鳞叶，置于沸水中略烫，干燥。

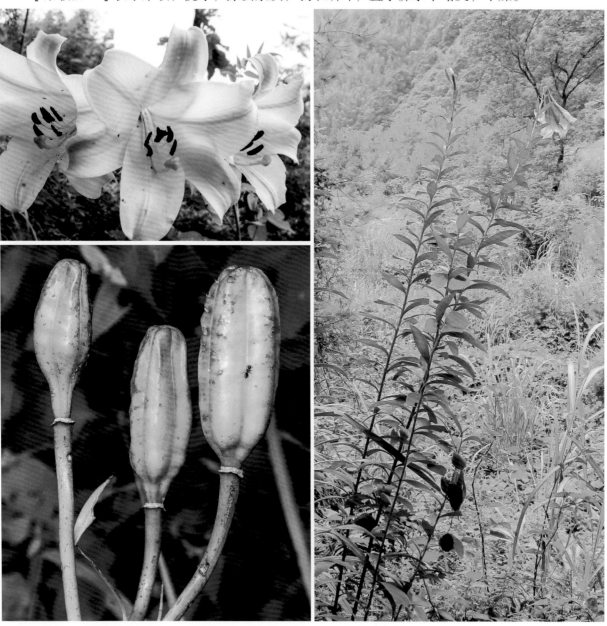

黄精

【基原】为百合科多花黄精*Polygonatum cyrtonema* Hua 的根状茎。

【别名】野仙姜、鸡头参、玉竹黄精。

【形态特征】多年生草本。根状茎连珠状或块状，每个结节上茎痕明显，圆盘状。茎高50~100 cm，通常具10~15片叶。叶互生；叶片卵状披针形或长圆状披针形，长10~18 cm，宽2~7 cm。伞形花序常有花3~14朵；花序长1~4 cm；花被筒状，黄绿色。浆果紫黑色，直径约1 cm。花期5~6月，果期7~9月。

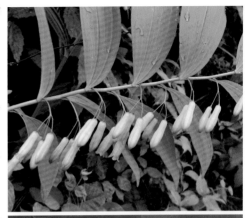

【分布】生于林下、沟谷或山坡阴处。产于广西、广东、湖南、贵州、湖北、江西、安徽、江苏等地。

【性能主治】根状茎味甘，性平。具有补气养阴、健脾润肺、益肾的功效。主治口干食少，肺虚燥咳，脾胃虚弱，体倦乏力，精血不足，须发早白，内热消渴。

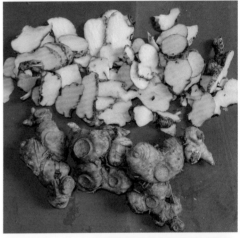

【采收加工】春、秋季采收，除去须根，洗净，置于沸水中略烫或蒸至透心，干燥。

【附注】本品为《中国药典》（2020年版）收录，炮制成饮片，呈不规则厚片，质较柔软，味甜，微有酒香气。

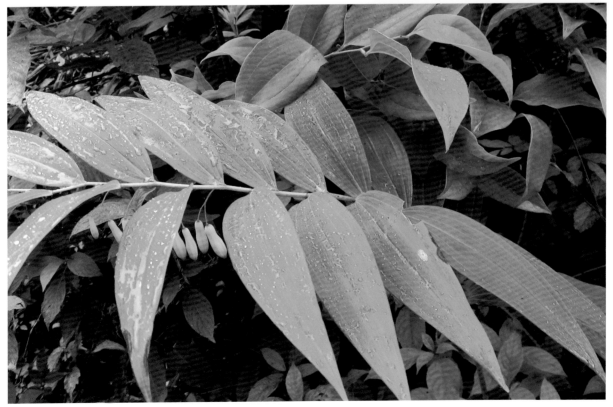

玉竹

【基原】为百合科玉竹*Polygonatum odoratum* (Mill.) Druce 的根状茎。

【别名】尾参、甜草根、靠山竹。

【形态特征】多年生草本。根状茎圆柱形，直径为5~14 mm。茎高20~50 cm，具7~12片叶。叶互生；叶片椭圆形至卵状矩圆形，先端尖，腹面带灰白色，背面脉上平滑至呈乳头状粗糙。花序具1~4朵花；花黄绿色至白色；花丝丝状，近平滑至具乳头状突起。浆果蓝黑色，直径7~10 mm。花期5~6月，果期7~9月。

【分布】生于林下或山野阴坡。产于广西、广东、湖南、浙江、江西、河南等地。

【性能主治】根状茎味甘，性微寒。具有养阴润燥、生津止渴的功效。主治肺胃阴伤，燥热咳嗽，内热消渴，咽干口渴。

【采收加工】秋季采收，除去须根，洗净，晒至柔软后，反复揉搓、晾晒至无硬心，晒干，切厚片或切段；或蒸透后，揉搓至半透明，晒干，切厚片或切段。

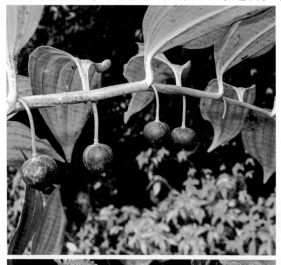

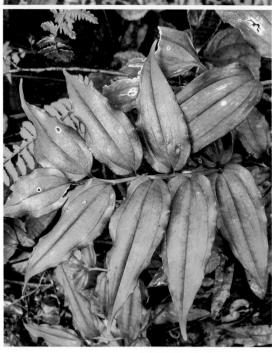

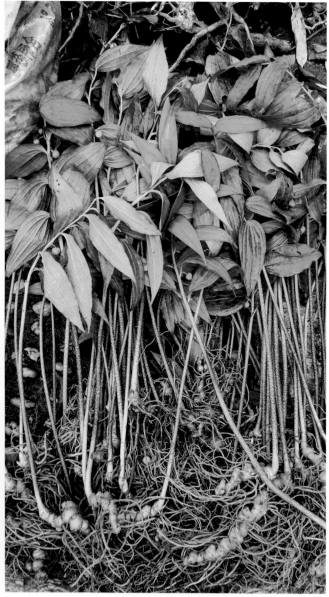

蛾眉石凤丹

【基原】为百合科丫蕊花 *Ypsilandra thibetica* Franch 的全草。

【别名】一枝花、石凤丹、小瓢儿菜。

【形态特征】草本。叶片宽0.6~4.8 cm，连柄长6~27 cm。花葶通常比叶长；总状花序具几朵至二十几朵花，花梗比花被稍长；花被片白色、淡红色至紫色，近匙状倒披针形；子房上部3裂；花柱稍高于雄蕊，果期则明显高出雄蕊之上，柱头头状，稍3裂。蒴果。花期3~4月，果期5~6月。

【分布】生于林下、路旁湿地或沟边。产于广西东北部、四川中部至东南部和湖南南部。

【性能主治】全草味苦，性微寒。具有清热解毒、散结、利小便的功效。主治瘰疬，小便不利，水肿。

【采收加工】夏季采收，洗净，鲜用或晾干。

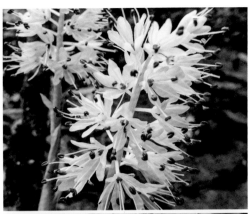

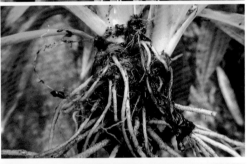

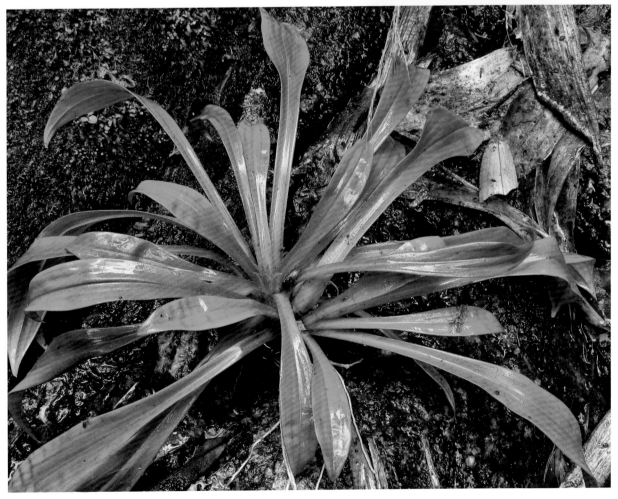

菝葜

【基原】为菝葜科菝葜 *Smilax china* L. 的根状茎。

【别名】金刚兜、金刚头、红金刚藤。

【形态特征】攀缘灌木。根状茎粗厚，坚硬，为不规则的块状，直径2~3 cm。茎疏生刺。叶片干后通常红褐色或古铜色，圆形、卵形或其他形状；叶柄脱落点位于靠近卷须处。伞形花序生于叶尚幼嫩的小枝上，具十几朵或更多的花，常呈球形；花绿黄色。浆果熟时红色，有粉霜。花期2~5月，果期9~11月。

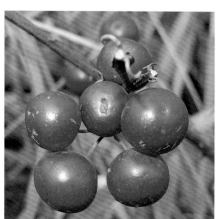

【分布】生于山坡、灌木丛中、林下、路旁。产于广西、广东、云南、贵州、四川、湖南、湖北、江苏、浙江、福建、山东等地。

【性能主治】根状茎味甘、微苦、涩，性平。具有利湿去浊、祛风除痹、解毒散瘀的功效。主治淋浊，带下量多，风湿痹痛，疔疮痈肿。

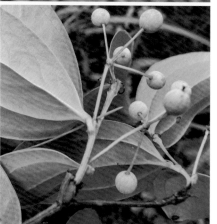

【采收加工】秋末至翌年春季采收，除去须根，洗净，晒干或趁鲜切片，干燥。

【附注】本品为《中国药典》（2020年版）收录，炮制成饮片，呈不规则形，切面棕黄色或红棕色，可见点状维管束，质硬，折断时有粉尘飞扬。

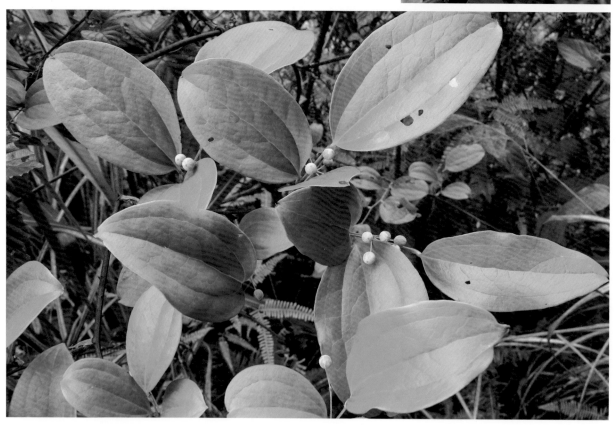

牛尾菜

【基原】为菝葜科牛尾菜 *Smilax riparia* A. DC. 的根及根状茎。

【别名】白须公、软叶菝葜、牛尾草。

【形态特征】多年生草质藤本。具密结节状根状茎；根细长弯曲，密生于节上，长15~40 cm，质坚韧不易折断。叶片长圆状卵形或披针形，长7~15 cm，宽2.5~11 cm，无毛，主脉5条；叶柄具卷须。伞形花序有花多朵，总花梗纤细。浆果，直径7~9 mm，熟时黑色。花期6~7月，果期8~10月。

【分布】生于山坡林下、灌木丛中或草丛中。产于广西、广东、贵州、陕西、浙江、江苏、江西等地。

【性能主治】根及根状茎味甘、苦，性平。具有祛痰止咳、祛风活络的功效。主治支气管炎，肺结核咳嗽咯血，风湿性关节炎，筋骨疼痛，腰肌劳损，跌打损伤等。

【采收加工】夏、秋季采收，洗净，晾干。

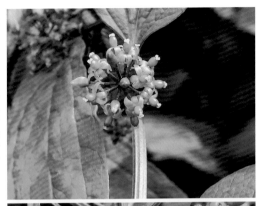

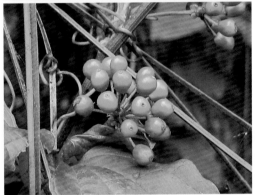

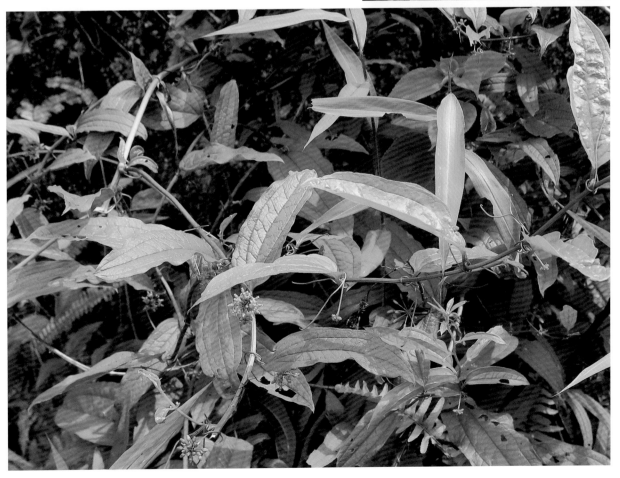

天南星

【基原】为天南星科一把伞南星*Arisaema erubescens* (Wall.) Schott 的块茎。

【别名】七托莲、土南星。

【形态特征】多年生草本。块茎呈扁球形，直径可达6 cm。叶片放射状分裂，裂片3~20片不等，披针形、长圆形至椭圆形。佛焰苞绿色，背面有白色或淡紫色条纹；肉穗花序单性，雄花序长2~2.5 cm，雌花序长约2 cm，雄花淡绿色、紫色至暗褐色，各附属器棒状、圆柱形。浆果熟时红色。花期5~7月，果期9月。

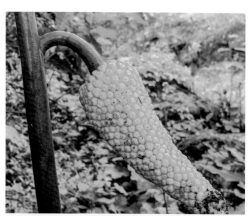

【分布】生于林下、草坡、灌木丛中。产于除山东、江苏、东北、内蒙古和新疆外的大部分地区。

【性能主治】块茎味辛、苦，性温；有毒。具有散结消肿的功效。主治痈肿，蛇虫咬伤。

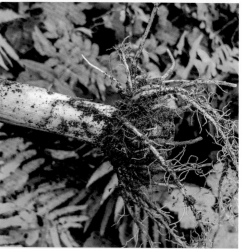

【采收加工】秋、冬季茎叶枯萎时采收，除去须根及外皮，干燥。

【附注】据《中国药典》（2020年版）记载，本种及天南星*Arisaema heterophyllum*、东北南星*Arisaema amurense*均可作中药材"天南星"用。

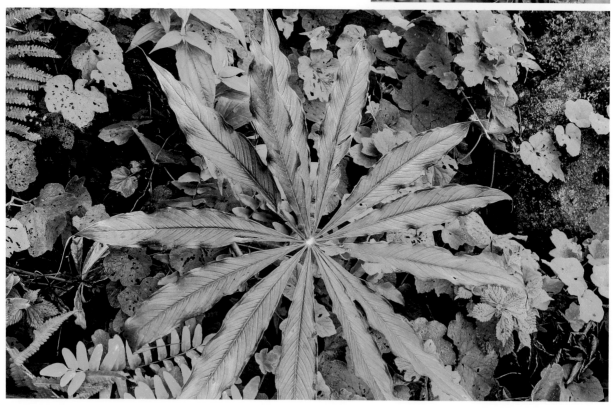

半夏

【基原】为天南星科半夏*Pinellia ternata* (Thunb.) Breitenb. 的块茎。

【别名】珠半夏、地茨菇、地雷公。

【形态特征】多年生草本。块茎圆球形，直径1~2 cm。一年生珠芽或块茎仅生1片卵状心形至戟形的全缘叶，多年生块茎生2~5片叶；叶片3全裂，裂片长圆椭圆形或披针形。雌雄同株；花序柄长25~35 cm，长于叶柄；佛焰苞绿色或绿白色。浆果卵圆形，黄绿色，先端渐狭为明显的花柱。花期5~7月，果期8月。

【分布】生于山坡、田边或疏林下。产于除青海、西藏、内蒙古和新疆外的大部分地区。

【性能主治】块茎味辛，性温；有毒。具有燥湿化痰、健脾和胃、消肿消结的功效。主治咳喘痰多，呕吐反胃，胸脘痞满，头痛眩晕，夜卧不安，痰核瘰疬，痈疽肿毒。

【采收加工】夏、秋季采收，洗净，除去外皮及须根，晒干或烘干。

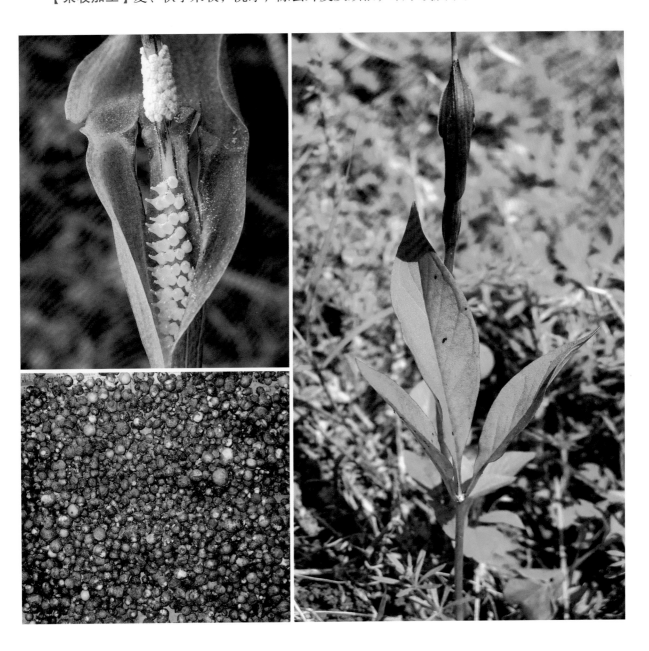

石柑子

【基原】为天南星科石柑子*Pothos chinensis* (Raf.) Merr. 的全草。

【别名】石葫芦、上树葫芦、爬石蜈蚣。

【形态特征】附生藤本。茎亚木质，节上常束生气生根。叶片纸质，椭圆形、披针状卵形至披针状长圆形，先端渐尖至长渐尖，常有芒状尖头；叶柄倒卵状长圆形或楔形，长1~4 cm，宽0.5~1.2 cm。花序腋生，佛焰苞卵状，肉穗花序短。浆果黄绿色至红色，卵形或长圆形，长约1 cm。花果期全年。

【分布】生于阴湿密林中，常匍匐于石上或附生于树干上。产于广西、广东、台湾、四川、贵州、湖北等地。

【性能主治】全草味辛、苦，性平；有小毒。具有行气止痛、消积、祛风除湿、散瘀解毒的功效。主治心、胃气痛，食积胀满，疝气，小儿疳积，血吸虫晚期肝脾肿大，风湿痹痛，脚气，跌打损伤，骨折，中耳炎，耳疮，鼻窦炎。

【采收加工】春、夏季采收，洗净，鲜用或切段晒干。

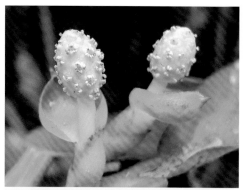

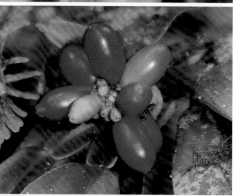

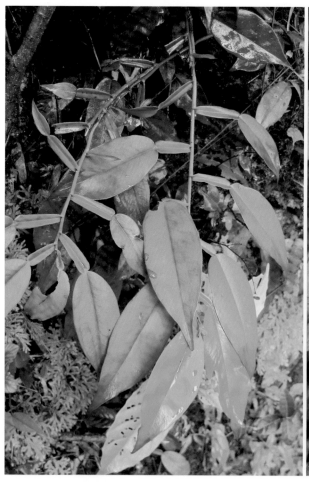

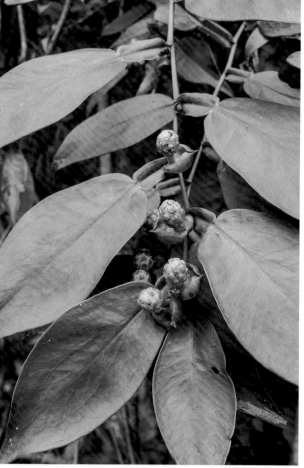

石蒜

【基原】为石蒜科石蒜*Lycoris radiata* (L'Hér.) Herb. 的鳞茎。

【别名】老鸦蒜、乌蒜、银锁匙。

【形态特征】多年生草本。鳞茎近球形，直径1~3 cm，外皮紫褐色。秋季出叶，叶片狭带状，长约15 cm，宽1 cm以下，顶端钝，深绿色。花葶先叶抽出，花茎高约30 cm；伞形花序具花4~7朵，花瓣广展而强烈反卷，鲜红色；花被裂片狭倒披针形；雄蕊显著伸出于花被外，比花被长1倍左右。花期8~9月，果期10月。

【分布】生于山地阴湿处、路边或石灰岩缝隙中。产于广西、广东、湖南、四川、贵州、云南、山东、江苏、浙江、湖北等地。

【性能主治】鳞茎味辛、甘，性温；有毒。具有祛痰催吐、解毒散结的功效。主治咽喉肿痛，痰涎壅盛，食物中毒，胸腹积水，恶疮肿毒，跌打损伤，风湿关节痛，烧烫伤，蛇咬伤。

【采收加工】栽培品秋季采收，洗净，晒干。野生品全年均可采收，鲜用或晒干。

【附注】野生资源少见，常栽培于庭园或药圃。

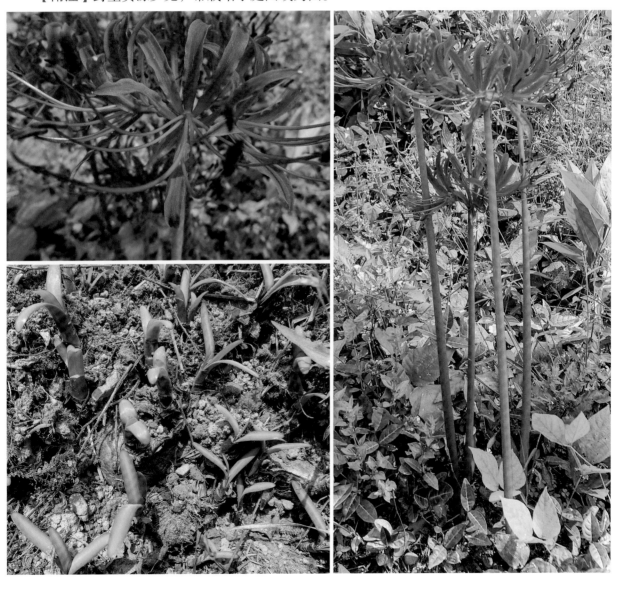

射干

【基原】为鸢尾科射干*Belamcanda chinensis* (L.) DC. 的根状茎。

【别名】蒿蓄、较剪兰、扇把草。

【形态特征】多年生草本。根状茎呈不规则块状，表面和断面均黄色。叶互生，嵌迭状排列；叶片剑形，基部鞘状抱茎，无中脉。二歧聚伞花序顶生，每分枝的顶端聚生有数朵花；花橙红色，散生暗红色斑点。蒴果倒卵形，顶端无喙，常残存有凋萎的花被，熟时室背开裂。花期5~7月，果期6~9月。

【分布】生于低海拔的山谷、山脚路边及林下阴湿草地，或栽培于庭园。产于广西、广东、台湾、福建、河南、江苏、安徽、湖北、湖南、浙江、贵州、云南等地。

【性能主治】根状茎味苦，性寒。具有清热解毒、消痰利咽的功效。主治咽喉肿痛，咳嗽气喘，热毒痰火郁结，痰涎壅盛。

【采收加工】春季刚发芽或秋季茎叶枯萎时采收，除去须根，干燥。

【附注】本品为《中国药典》（2020年版）收录。

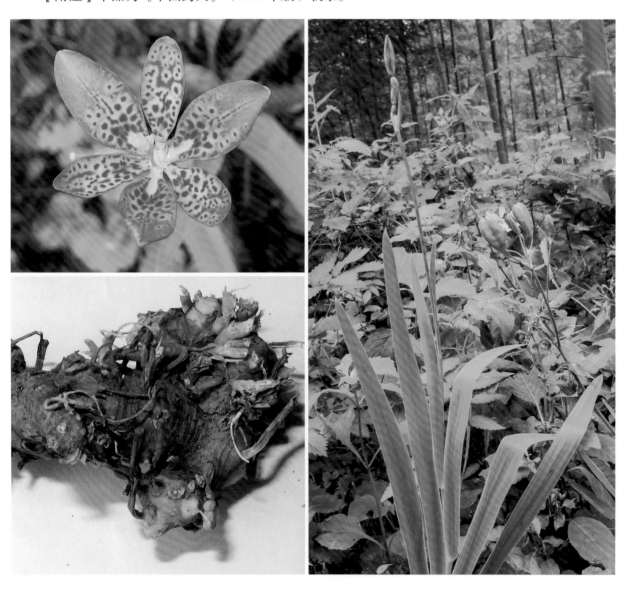

小花鸢尾

【基原】为鸢尾科小花鸢尾*Iris speculatrix* Hance 的根状茎及根。

【别名】六棱麻根、华鸢尾、亮紫鸢尾。

【形态特征】多年生草本。根状茎二歧状分枝。叶片略弯曲，剑形或条形，基部鞘状，有3~5条纵脉。花茎光滑，不分枝或偶有侧枝，高20~25 cm，有1~2片茎生叶；苞片2~3片，狭披针形，包含有1~2朵花；花蓝紫色或淡蓝色，直径约6 cm。蒴果椭圆形，顶端有细长而尖的喙。花期5月，果期7~8月。

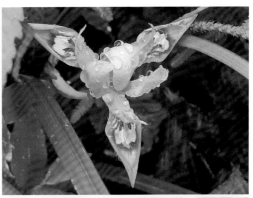

【分布】生于山地、路旁、林缘或疏林下。产于广西、广东、安徽、浙江、福建、湖北、湖南、江西、四川、贵州等地。

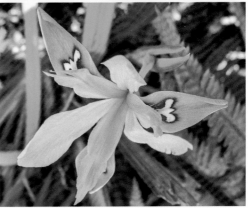

【性能主治】根状茎及根味辛，性温；有小毒。具有活血镇痛、祛风除湿的功效。主治跌打损伤，风寒湿痹，狂犬咬伤，蛇咬伤。

【采收加工】根状茎秋季采收，洗净，切段，鲜用或晒干。

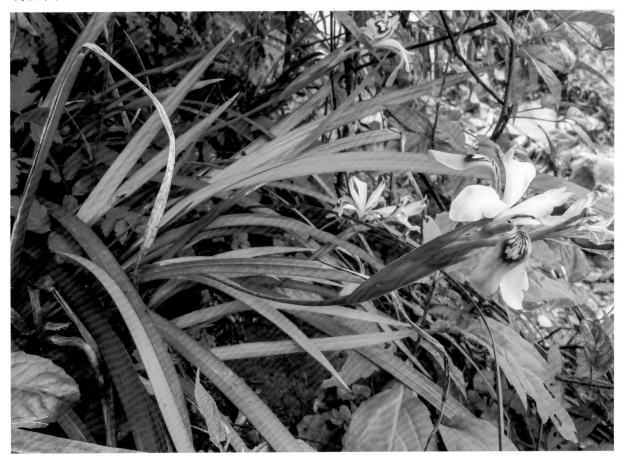

黄药子

【基原】为薯蓣科黄独*Dioscorea bulbifera* L. 的块茎。

【别名】零余薯、黄药根、雷公薯。

【形态特征】缠绕草质藤本。块茎卵圆形至梨形，浮于地面，外皮黑色并具多数须根，断面淡黄色。茎左旋，略带紫红色，光滑无毛，在叶腋内有大小不等的珠芽。单叶互生；叶片卵状心形，两面无毛。雌花序与雄花序相似，常2至数个丛生于叶腋，花鲜时紫色。蒴果三棱状长圆形，无毛。花期7~10月，果期8~11月。

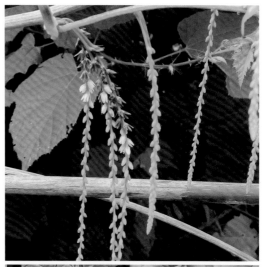

【分布】生于山谷、河岸或杂木林边缘。产于广西、广东、云南、湖南、贵州、四川、河北、山东、湖北、浙江、安徽、江苏等地。

【性能主治】块茎味苦，性寒；有小毒。具有散结消瘿、清热解毒、凉血止血的功效。主治瘿瘤，喉痹，痈肿疮毒，毒蛇咬伤，肿瘤，吐血，衄血，咯血，百日咳，肺热咳喘。

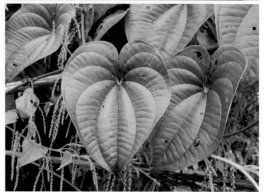

【采收加工】冬季采收，洗去泥土，剪去须根后，横切成厚1 cm的片，晒干、烘干或鲜用。

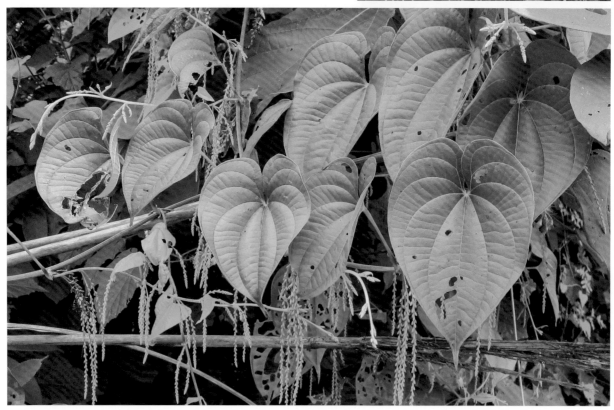

薯莨

【基原】为薯蓣科薯莨*Dioscorea cirrhosa* Lour. 的块茎。

【别名】红孩儿、牛血莲、染布薯。

【形态特征】多年生藤本。块茎生于表土层或几乎全露于地面，形状多样，外皮黑褐色，有疣状突起，断面新鲜时黄红色，干后变紫黑色；茎下部具刺。叶片卵形至狭披针形，单叶，在茎下部的互生，中部以上的对生。雌花序单生于叶腋，长达12 cm。蒴果近三棱状扁圆形，具3枚翅。花期4~6月，果期9~11月。

【分布】生于山坡、路旁、河谷边的杂木林、阔叶林下、灌木丛中或林边。产于广西、广东、福建、台湾、湖南、江西、贵州、四川、云南及西藏等地。

【性能主治】块茎味苦、微酸、涩，性平；有毒。具有活血补血、收敛固涩的功效。主治咳血，咯血，呕血，衄血，尿血，便血，崩漏，月经不调。

【采收加工】5~8月采收，洗净，捣碎鲜用或切片晒干。

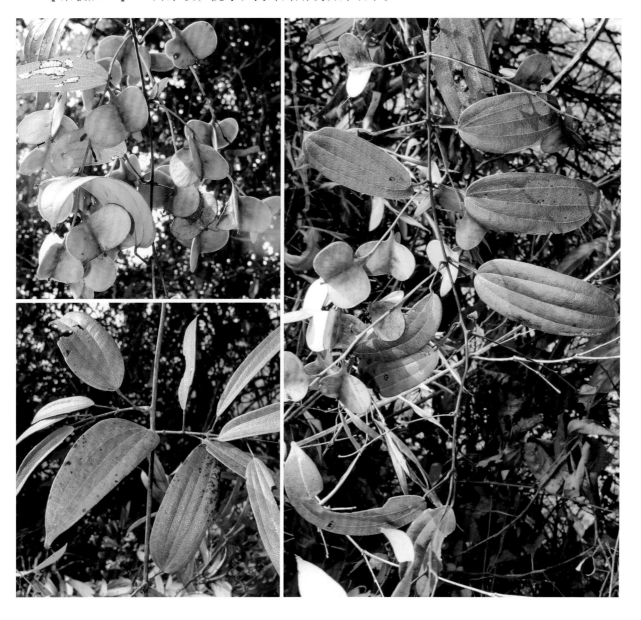

山药

【基原】为薯蓣科日本薯蓣*Dioscorea japonica* Thunb. 的根状茎。

【别名】肥儿薯、光山药、山薯。

【形态特征】缠绕草质藤本。块状茎断面白色或有时带黄白色。叶片三角状披针形、长椭圆状窄三角形或长卵形，在茎下部的互生，中部以上的对生。雄花序为穗状花序，长2~8 cm，雄花绿白色或淡黄色，花被片有紫色斑纹；雌花序为穗状花序，长6~20 cm。蒴果三棱状扁圆形。花期5~10月，果期7~11月。

【分布】生于山坡、路旁的杂木林下或草丛中。产于广西、广东、贵州、湖南、湖北、安徽、江苏、浙江、江西等地。

【性能主治】根状茎味甘，性平。具有生津益肺、补肾涩精、补脾养胃的功效。主治肺虚喘咳，脾虚食少，肾虚遗精，带下，尿频，虚热消渴，久泻不止。

【采收加工】冬季采收，切去根头，洗净，除去外皮及须根，用硫黄熏后干燥。也可选择肥大顺直的干燥山药，置于清水中，浸至无干心，闷透，用硫黄熏后切两端，用木板搓成圆柱状，晒干，打光，制成光山药。

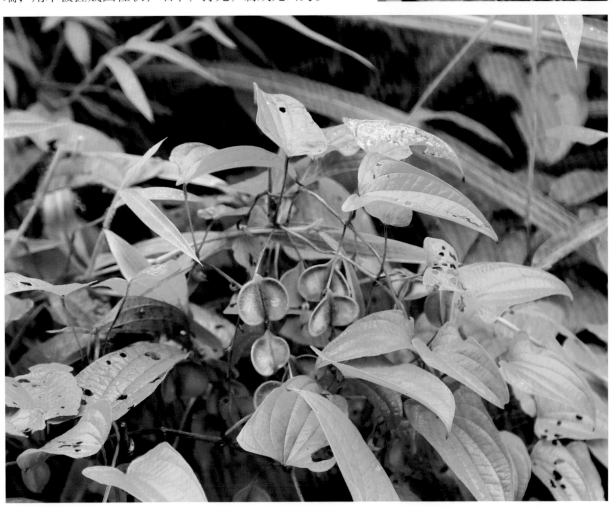

独脚仙茅

【基原】为仙茅科仙茅*Curculigo orchioides* Gaertn. 的根状茎。

【别名】黄茅参、独脚黄茅、仙茅参。

【形态特征】多年生草本。根状茎近圆柱状，直立。叶较窄，线形、线状披针形，大小变化甚大，长10~45 (90) cm，宽5~25 mm，两面散生疏柔毛或无毛；叶柄短或近无柄。花葶长2~7 cm；总状花序多少呈伞房状，通常具4~6朵花；花黄色。浆果近纺锤形，顶端具长喙。花果期4~9月。

【分布】生于林中、草地或荒坡上。产于广西、广东、云南、贵州、湖南、四川、福建、台湾、浙江、江西等地。

【性能主治】根状茎味辛，性温；有毒。具有补肾壮阳、祛除寒湿的功效。主治阳痿精冷，小便失禁，脘腹冷痛，腰膝酸痛，筋骨软弱，下肢拘挛，更年期综合征。

【采收加工】秋、冬季采收，除去根头和须根，洗净，干燥。

【附注】野生资源少见，有少量栽培，通常在移栽后生长2年，在10月倒苗后至春季末发芽前采收。

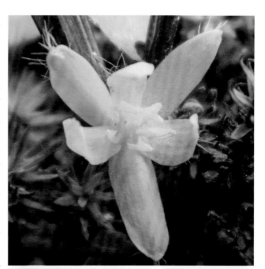

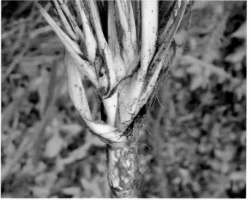

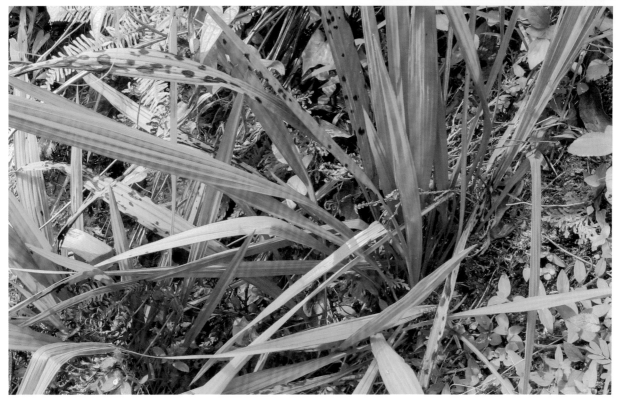

水田七

【基原】为蒟蒻薯科裂果薯*Schizocapsa plantaginea* Hance 的块根、叶。

【别名】水鸡仔、屈头鸡、长须果。

【形态特征】多年生草本。根状茎块状粗短，常弯曲。叶基生；叶片狭椭圆形，长10~25 cm，宽4~8 cm，基部下延，沿叶柄两侧有狭翅。花葶长6~13 cm，总苞片4片，卵形或三角状卵形；伞形花序有花10多朵；花被裂片6枚，2轮，外面淡绿色，内面淡紫色。蒴果近倒卵形，3片开裂。花果期4~11月。

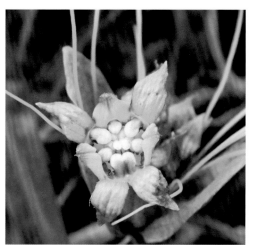

【分布】生于海拔200~600 m的沟边、山谷、林下、路边潮湿处。产于广西、广东、湖南、江西、贵州、云南等地。

【性能主治】块根味甘、苦，性凉；有小毒。具有清热解毒、止咳祛痰、理气止痛、散瘀止血的功效。主治感冒发热，痰热咳嗽，百日咳，脘腹胀痛，泻痢腹痛，消化不良，小儿疳积，肝炎，咽喉肿痛，牙痛，痄腮，瘰疬，疮肿，烧烫伤，带状疱疹，跌打损伤，外伤出血。叶味苦，性寒。具有清热解毒的功效。主治疮疖，无名肿毒。

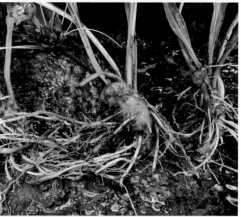

【采收加工】春、夏季采收，洗净，鲜用或切片晒干。

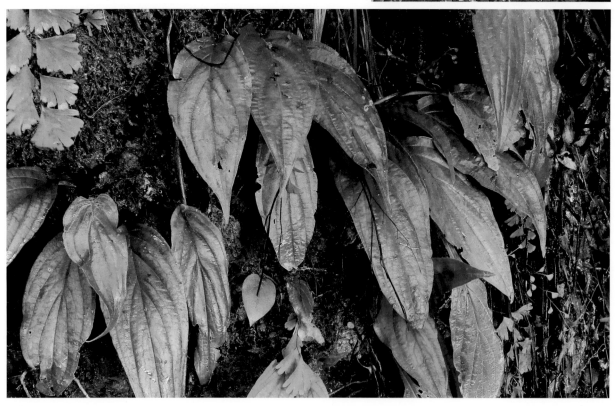

牛角三七

【基原】为兰科多花兰*Cymbidium floribundum* Lind. 的全草。

【别名】夏兰、羊角七、鹿角七。

【形态特征】附生植物。假鳞茎近卵球形。叶通常5~6片，带形。花葶自假鳞茎基部穿鞘而出，近直立或外弯；花序通常具10~40朵花，无香气；萼片与花瓣红褐色，或偶见绿黄色，极罕灰褐色；唇瓣近卵形，长1.6~1.8 cm，3裂；唇盘上有2条纵褶片，褶片末端靠合。蒴果近长圆形。花期4~8月。

【分布】生于林中或林缘树上、溪谷旁透光的岩石上或岩壁上。产于广西、广东、台湾、浙江、福建、湖南、江西、四川、贵州、云南、湖北等地。

【性能主治】全草味辛、甘、淡，性平。具有清热化痰、补肾健脑的功效。主治肺结核咯血，百日咳，肾虚腰痛，神经衰弱，头晕头痛。

【采收加工】全年均可采收，割取地上部分，洗净，切段，鲜用或晾干。

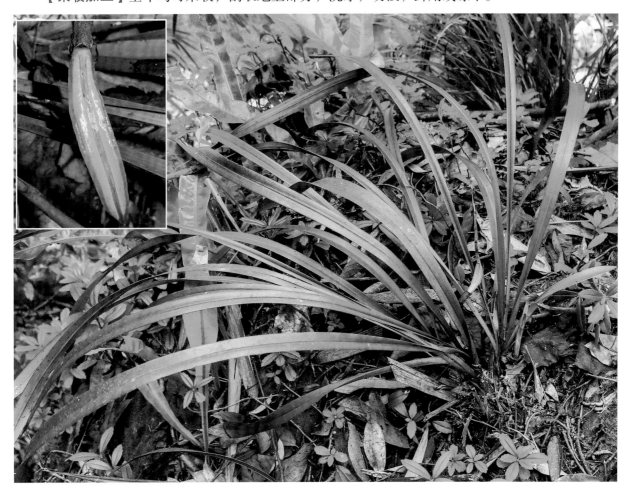

石斛

【基原】为兰科重唇石斛*Dendrobium hercoglossum* Rchb. f. 的茎。

【别名】网脉唇石斛、吊兰花。

【形态特征】附生兰。茎通常较短，除圆柱形外，有时上部变粗且稍扁。叶片狭长圆形或长圆状披针形，宽5~13 mm，先端钝且不等侧2裂。总状花序通常数个，从落叶的老茎上发出，常具2~3朵花；花开展，萼片和花瓣淡粉红色，唇瓣的后部半球形，内侧密布短毛。花期5~6月。

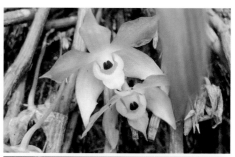

【分布】生于山地树干上和山谷岩石上。产于广西、广东、海南、安徽、江西、湖南、贵州、云南等地。

【性能主治】茎味甘、淡，性寒。具有生津益胃、清热养阴的功效。主治热病伤津，口干烦渴，病后虚热，阴伤目暗。

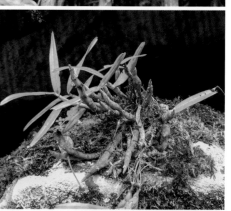

【采收加工】全年均可采收，以秋后采收者质量好。干石斛一般是将鲜石斛剪去须根，洗净，晒干或烘干而成。

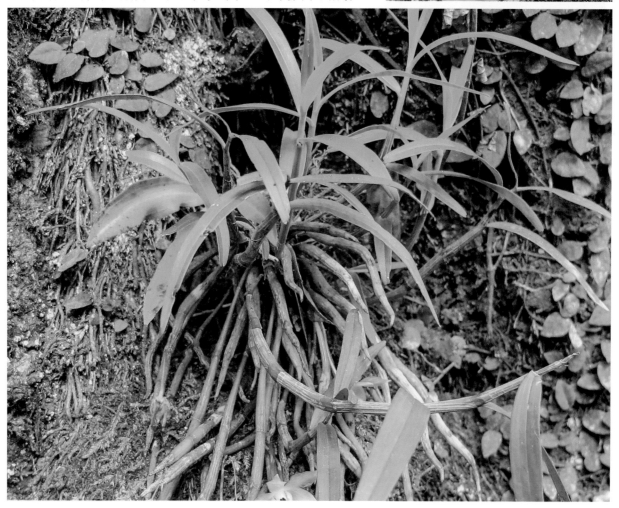

铁皮石斛

【基原】为兰科铁皮石斛*Dendrobium officinale* Kimura et Migo 的茎。

【别名】铁皮兰、黑节草。

【形态特征】附生兰。茎圆柱形，长9~35 cm，粗2~4 mm，不分枝，具多节，表皮呈铁绿色，因此得名。叶2列；叶片长圆状披针形，基部下延为抱茎的鞘，边缘和中肋常带淡紫色；叶鞘常具紫斑。总状花序常从落叶的老茎上部发出，具2~3朵花；花黄绿色，唇瓣白色，基部具1个绿色或黄色的胼胝体。花期3~6月。

【分布】生于山地半阴湿的岩石上。产于广西、安徽、浙江、四川、云南等地。

【性能主治】茎味甘，性微寒。具有生津益胃、滋阴清热、润肺益肾、明目强腰的功效。主治热病伤津，口干烦渴，胃阴不足，胃痛干呕，肺燥干咳，虚热不退，阴伤目暗，腰膝酸软。

【采收加工】全年均可采收。鲜用者，除去须根及杂质，另行保存。干用者，去根洗净，除去薄膜状叶鞘，晒干或烘干；也可先将石斛置于开水中略烫，再晒干或烘干。此外，还可进行特殊加工，即将长8 cm左右的石斛茎洗净，晾干，用文火均匀炒至柔软，搓去叶鞘，趁热将茎扭成螺旋状或弹簧状，反复数次，最后晒干，制成商品耳环石斛，又名枫斗。

【附注】铁皮石斛为石斛中的极品，因过度采收，野生资源已近枯竭，现多以人工栽培为主。

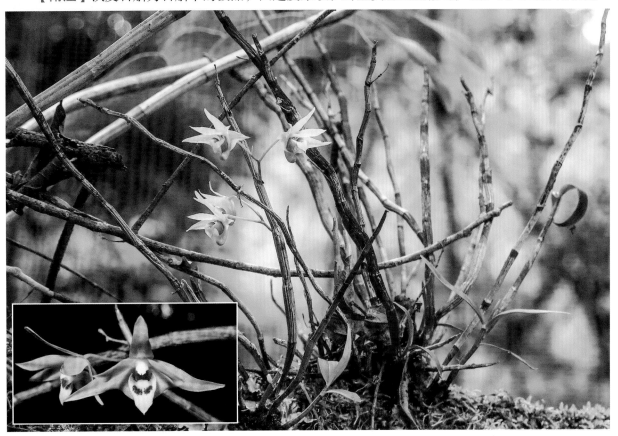

斑叶兰

【基原】为兰科斑叶兰 *Goodyera schlechtendaliana* Rchb. f. 的全草。

【别名】小叶青、盘蛇莲、银耳环。

【形态特征】地生兰，高15~35 cm。基部有肉质匍匐根状茎。叶4~6片，互生于茎下部；叶片狭卵形或卵形，腹面具白色或黄白色不规则的点状斑纹。花茎直立，长10~28 cm，被长柔毛，具3~5片鞘状苞片；总状花序具花5~12朵，偏于一侧，花白色或带粉红色；唇瓣卵形，基部凹陷呈囊状，内面具多数腺毛。花期8~10月。

【分布】生于山坡或沟谷阔叶林下阴处。产于广西、广东、海南、福建、台湾、湖南、湖北、安徽、江苏、浙江、四川、贵州、云南、江西、山西、河南、陕西、甘肃、西藏等地。

【性能主治】全草味甘、辛，性平。具有润肺止咳、补肾益气、行气活血、解毒消肿的功效。主治肺痨咳嗽，气管炎，头晕乏力，神经衰弱，阳痿，跌打损伤，关节疼痛，咽喉肿痛，乳痈，疮疖，瘰疬，毒蛇咬伤。

【采收加工】夏、秋季采收，洗净，鲜用或晒干。

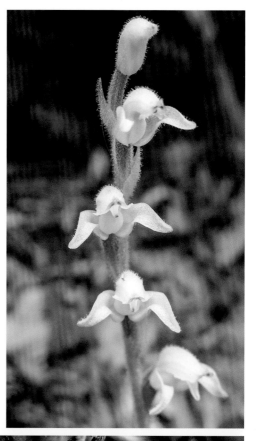

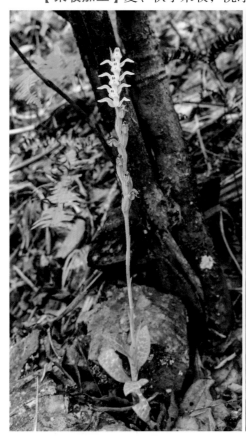

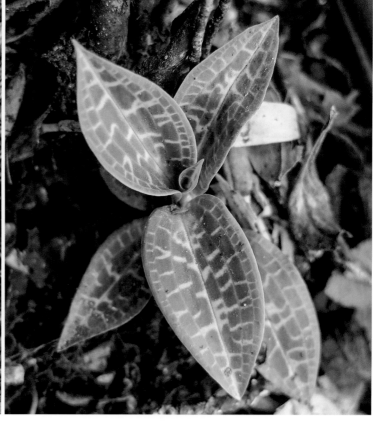

橙黄玉凤花

【基原】为兰科橙黄玉凤花*Habenaria rhodocheila* Hance 的块茎。

【别名】龙虎草、飞花羊、鸡母虫草。

【形态特征】地生兰高8~35 cm。具肉质的块茎。茎直立粗壮，下部具4~6片叶。叶片线状披针形至近长圆形，长10~15 cm，宽1.5~2 cm，基部抱茎。总状花序具2~10朵花，花橙黄色，唇瓣4裂，形似飞机而易于识别。蒴果纺锤形，长约1.5 cm，先端具喙。花期7~8月，果期10~11月。

【分布】生于山坡或沟谷林下阴处和岩石上。产于广西、广东、香港、海南、江西、福建、湖南、贵州等地。

【性能主治】块茎味甘，性平。具有清热解毒、活血止痛的功效。主治肺热咳嗽，疮疡肿毒，跌打损伤。

【采收加工】全年均可采收，洗净，鲜用或晒干。

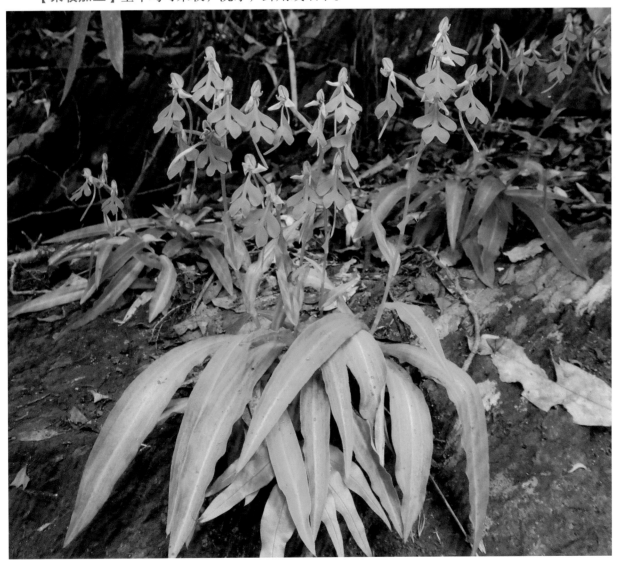

盘龙参

【基原】为兰科绶草*Spiranthes sinensis* (Pers.) Ames 的根、全草。

【别名】猪牙参、龙抱柱、扭兰、胜杖草。

【形态特征】植株高13~30 cm。根数条，指状，肉质，簇生于茎基部。茎较短，近基部生2~5片叶。叶片宽线形或宽线状披针形。花茎直立，长10~25 cm；总状花序具多数密生的花，长4~10 cm，呈螺旋状扭转；花苞片卵状披针形；花小，紫红色、粉红色或白色，在花序轴上呈螺旋状排列。花期7~8月。

【分布】生于山坡林下、灌木丛中、草地或沟边草丛中。产于全国各地。

【性能主治】根、全草味甘、苦，性平。具有滋阴益气、清热解毒的功效。主治病后虚弱，阴虚内热，咳嗽吐血，头晕，腰痛酸软，糖尿病，遗精，淋浊带下，咽喉肿痛，毒蛇咬伤，烧烫伤，疮疡肿痛。

【采收加工】秋季采收根，除去茎叶，洗净，晒干。春、夏季采收全草，洗净，晒干。

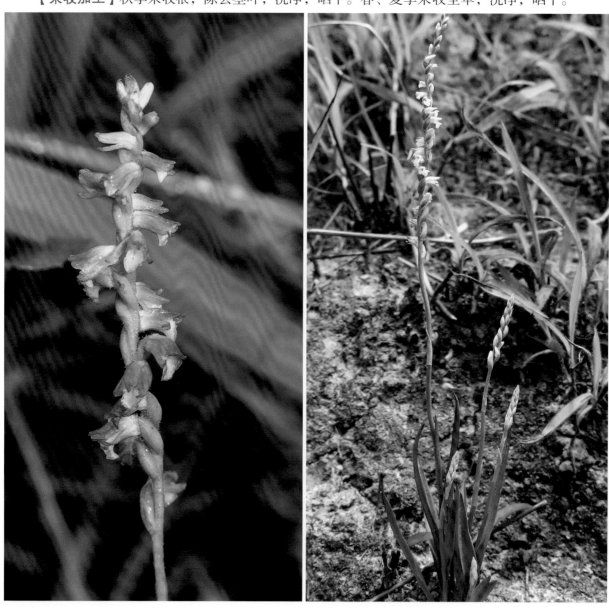

白茅根

【基原】为禾亚科大白茅 *Imperata cylindrica* (L.) Raeuschel var. *major* (Nees) C. E. Hubb. 的根状茎。

【别名】茅针、黄茅、茅根。

【形态特征】多年生草本。具横走多节被鳞片的长根状茎。秆高25~90 cm，节具长白柔毛。叶片线形或线状披针形，长15~60 cm。圆锥花序长5~20 cm；小穗圆柱状，基部生长约1.5 cm的白色丝状毛，成对着生；颖长圆状披针形，第一颖有脉3~4条，第二颖有脉4~6条；雄蕊2枚，柱头紫黑色。花果期5~8月。

【分布】生于低山带平原河岸草地、山坡、疏林下。产于广西、海南、安徽、浙江、四川、西藏、河北、河南等地。

【性能主治】根状茎味甘，性寒。具有凉血止血、清热利尿的功效。主治血热吐血，衄血，尿血，热病烦渴，湿热黄疸，水肿尿少，热淋涩痛。

【采收加工】春、秋季采收，洗净，晒干，除去须根和膜质叶鞘，捆成小把。

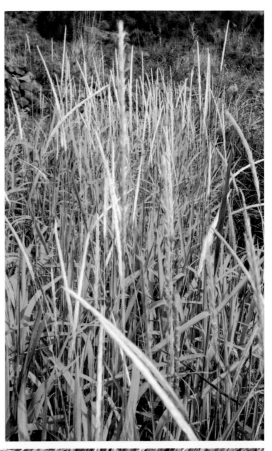

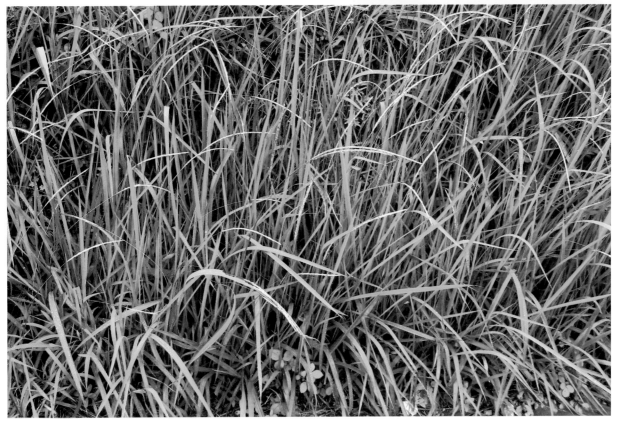

淡竹叶

【基原】为禾亚科淡竹叶*Lophatherum gracile* Brongn. 的茎叶、根。

【别名】山鸡米、山冬、金竹叶。

【形态特征】多年生草本。具木质缩短的根状茎，须根中部可膨大为纺锤形小块根。秆高0.4~1 m，具5~6节。叶片披针形，有明显小横脉，有时被柔毛或疣基小刺毛，基部狭缩呈柄状；叶鞘平滑或外侧边缘具纤毛。圆锥花序长12~25 cm；小穗线状披针形，具极短的柄。颖果长椭圆形。花果期5~11月。

【分布】生于山坡、林地或林缘、道路旁荫蔽处。产于广西、广东、云南、四川、江西、福建、台湾、湖南、江苏等地。

【性能主治】茎叶味甘、淡，性寒。具有清热泻火、除烦止渴、利尿通淋的功效。主治热病烦渴，小便短赤涩痛，口舌生疮。

【采收加工】夏季未抽花穗前采收，晒干。

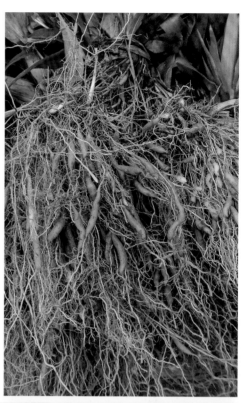

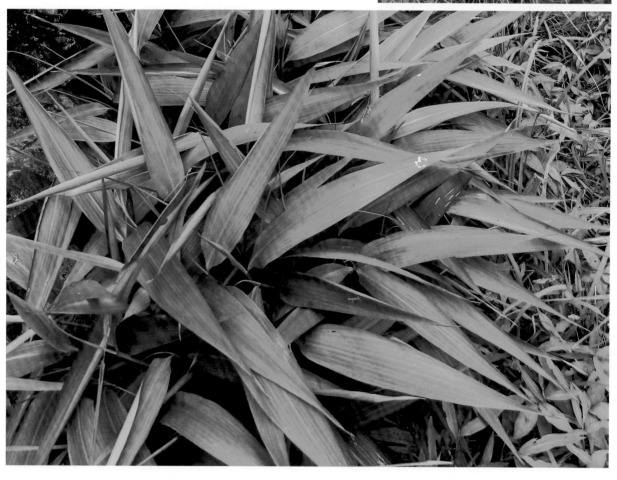

总名录

兴安县药用植物名录

真菌门 Eumycota
霜霉科 Peronosporaceae
禾生指梗菌

Sclerospora graminicola (Sacc.) Schroet.

功效来源：《广西中药资源名录》

肉座菌科 Hypocreaceae
藤仓赤霉

Gibberella fujikuroi (Saw.) Wollenw.

功效来源：《广西中药资源名录》

黑粉菌科 Ustilaginaceae
菰黑粉菌

Ustilago esculenta P. Henn.

功效来源：《广西中药资源名录》

木耳科 Auriculariaceae
毛木耳

Auricularia polytricha (Mont.) Sacc.

功效来源：《广西中药资源名录》

裂褶菌科 Schizophyllaceae
裂褶菌

Schizophyllum commune Fr.

功效来源：《广西中药资源名录》

猴头菌科 Hericiaceae
猴头菌

Hericium erinaceus (Bull. ex Fr.) Pers.

功效来源：《广西中药资源名录》

多孔菌科 Polyporaceae
云芝

Polystictus versicolor (L.) Fr.

功效来源：《广西中药资源名录》

茯苓

Poria cocos (Schw.) Wolf

功效来源：《广西中药资源名录》

血朱栓菌

Trametes cinnabarina (Jacq.) Fr. var. *sanguinea* (L. ex Fr.) Pilat

功效来源：《广西中药资源名录》

紫芝

Ganoderma sinense Zhao. Xu et Zhang

功效来源：《广西中药资源名录》

口蘑科 Tricholomataceae
香菇

Lentinus edodes (Berk.) Sing.

功效来源：《广西中药资源名录》

侧耳

Pleurotus ostreatus (Jacq. ex Fr.) Quel.

功效来源：《广西中药资源名录》

光柄菇科 Pluteaceae
草菇

Volvariella volvacea (Bull.) Singer

功效来源：《广西中药资源名录》

伞菌科 Agaricaceae
双孢蘑菇

Agaricus brunnescens Peck

功效来源：《广西中药资源名录》

地衣门 Lichenes
肺衣科 Lobariaceae
裂芽肺衣

Lobaria isidiosa (Müll. Arg.) Vain.

功效来源：《广西中药资源名录》

网脊肺衣

Lobaria retigera (Bory) Trev.

功效来源：《广西中药资源名录》

平滑牛皮叶

Sticta nylanderiana Zahlbr.

功效来源：《广西中药资源名录》

苔藓植物门 Bryophyta
泥炭藓科 Sphagnaceae
泥炭藓

Sphagnum cymbifolium (Ehrh.) Hedw.

功效来源：《广西中药资源名录》

葫芦藓科 Funariaceae
葫芦藓

Funaria hygrometrica Hedw.

功效来源：《广西中药资源名录》

真藓科 Bryaceae

真藓

Bryum argenteum Hedw.

功效来源：《广西中药资源名录》

暖地大叶藓

Rhodobryum giganteum (Schwaegr.) Paris

功效来源：《广西中药资源名录》

提灯藓科 Mniaceae

匍灯藓

Mnium cuspidatum Hedw.

功效来源：《广西中药资源名录》

卷柏藓科 Racopilaceae

毛尖卷柏藓

Racopilum aristatun Mitt.

功效来源：《广西中药资源名录》

灰藓科 Hypnaceae

大灰藓

Hypnum plumaeforme Wils.

功效来源：《广西中药资源名录》

金发藓科 Polytrichaceae

东亚小金发藓

Pogonatum inflexum (Lindb.) Sande Lac.

功效来源：《广西中药资源名录》

疣冠苔科 Grimaldiaceae

石地钱

Reboulia hemisphaerica (L.) Raddi

功效来源：《广西中药资源名录》

蛇苔科 Conocephalaceae

蛇苔

Conocephalum conicum (Linn.) Dum.

功效来源：《广西中药资源名录》

小蛇苔

Conocephalum supradecompositum (Lindb.) Steph.

功效来源：《广西中药资源名录》

地钱科 Marchantiaceae

地钱

Marchantia polymorpha Linn.

功效来源：《广西中药资源名录》

蕨类植物门 Pteridophyta

F.02. 石杉科 Huperziaceae

石杉属 *Huperzia* Bernh.

蛇足石杉 千层塔

Huperzia serrata (Thunb.) Trevis.

凭证标本：猫儿山水源林树种调查队 桂0004（IBK）

功效：全草，散瘀消肿、解毒、止痛。

功效来源：《全国中草药汇编》

马尾杉属 *Phlegmariurus* (Herter) Holub

华南马尾杉

Phlegmariurus austrosinicus (Ching) L. B. Zhang

凭证标本：兴安调查队 6-4506（GXMI）

功效：全草，消肿止痛、祛风止血、清热解毒、止咳、生肌。

功效来源：《药用植物辞典》

龙骨马尾杉 大伸筋草

Phlegmariurus carinatus (Desv. ex Poir.) Ching

凭证标本：钟树权 55（IBK）

功效：全草，祛风除湿、舒筋活络、消肿止痛。

功效来源：《中华本草》

金丝条马尾杉 马尾千金草

Phlegmariurus fargesii (Herter) Ching

功效：全草，舒筋活络、祛风除湿。

功效来源：《中华本草》

注：《广西植物名录》有记载。

福氏马尾杉 麂子草

Phlegmariurus fordii (Baker) Ching

凭证标本：兴安调查队 6-4506（GXMI）

功效：全草，祛风通络、消肿止痛、清热解毒。

功效来源：《中华本草》

粗糙马尾杉

Phlegmariurus squarrosus (Forst.) L. Love et D. Love

凭证标本：钟树权 56（IBK）

功效：全草，祛风除湿、消肿止痛。

功效来源：《广西药用植物名录》

F.03. 石松科 Lycopodiaceae

扁枝石松属 *Diphasiastrum* Holub

扁枝石松 过江龙

Diphasicstrum complanatum L.

凭证标本：钟济新 809017（IBK）

功效：全草、孢子，祛风除湿、舒筋活络、散瘀止痛、利尿。

功效来源：《中华本草》

石松属 Lycopodium L.

石松 伸筋草

Lycopodium japonicum Thunb.

凭证标本：兴安县普查队450325140723006LY（GCMG、CMMI）

功效：干燥全草，祛风除湿、舒筋活络。

功效来源：《中国药典》（2020年版）

垂穗石松属 *Palhinhaea* Franco et Vasc. ex Vasc. et Franco

垂穗石松 伸筋草

Palhinhaea cernua (L.) Franco et Vasc.

凭证标本：兴安县普查队450325130721011LY（GCMG、CMMI）

功效：全草，祛风除湿、舒筋活络。

功效来源：《中国药典》（2020年版）

F.04. 卷柏科 Selaginellaceae

卷柏属 *Selaginella* P. Beauv.

澜沧卷柏

Selaginella davidii Franch. subsp. *gebaueriana* (Hand.-Mazz.) X. C. Zhang

凭证标本：兴安县普查队450325160826006LY（GCMG、CMMI）

功效：全草，用于肺热咳嗽、外伤出血。

功效来源：《广西中药资源名录》

薄叶卷柏

Selaginella delicatula (Desv.) Alston

凭证标本：兴安县普查队450325131026013LY（GCMG、CMMI）

功效：全草，活血调血、清热解毒。

功效来源：《全国中草药汇编》

深绿卷柏 石上柏

Selaginella doederleinii Hieron.

凭证标本：兴安县普查队450325131208003LY（GCMG、CMMI）

功效：全草，清热解毒、抗癌、止血。

功效来源：《广西壮族自治区壮药质量标准 第二卷》（2011年版）

疏松卷柏

Selaginella effusa Alston

凭证标本：兴安县普查队450325140924004LY（GCMG、CMMI）

功效：全草，清热利湿、解毒。

功效来源：《中华本草》

江南卷柏

Selaginella moellendorffii Hieron.

凭证标本：兴安县普查队450325140702006LY（GCMG、CMMI）

功效：全草，清热利尿、活血消肿。

功效来源：《中药大辞典》

翠云草

Selaginella uncinata (Desv.) Spring

凭证标本：兴安县普查队450325140630002LY（GCMG、CMMI）

功效：全草，清热利湿、解毒、止血。

功效来源：《广西壮族自治区壮药质量标准 第一卷》（2008年版）

F.06. 木贼科 Equisetaceae

木贼属 *Equisetum* L.

披散木贼 密枝问荆

Equisetum diffusum D. Don

凭证标本：李光照 11794（IBK）

功效：全草，清热利尿、明目退翳、接骨。

功效来源：《中华本草》

节节草 笔筒草

Equisetum ramosissimum (Desf.) Boerner

凭证标本：兴安县普查队450325140904004LY（GCMG、CMMI）

功效：全草，祛风清热、除湿利尿。

功效来源：《中药大辞典》

笔管草 笔筒草

Equisetum ramosissimum (Desf.) Boerner subsp. *debile* (Roxb. ex Vauch.) Hauke

凭证标本：陈照宙 51724（WUK）

功效：地上部分，疏风散热、明目退翳、止血。

功效来源：《广西壮族自治区壮药质量标准 第二卷》（2011年版）

F.08. 阴地蕨科 Botrychiaceae

阴地蕨属 *Botrychium* Sw.

华东阴地蕨

Botrychium japonicum (Prantl) Underw.

凭证标本：余少林 900406（WUK）

功效：全草，清热解毒、镇惊、平肝润肺、消肿散瘀。

功效来源：《药用植物辞典》

阴地蕨

Botrychium ternatum (Thunb.) Sw.

凭证标本：兴安县普查队450325140929016LY（GCMG、CMMI）

功效：全草，平肝、清热、镇咳。

功效来源：《中药大辞典》

F.09. 瓶尔小草科 Ophioglossaceae
瓶尔小草属 *Ophioglossum* L.
瓶尔小草

Ophioglossum vulgatum L.

凭证标本：李光照 10333（IBK）

功效：全草，清热解毒、消肿止痛。

功效来源：《全国中草药汇编》

F.11. 观音座莲科 Angiopteridaceae
观音座莲属 *Angiopteris* Hoffm.
福建观音座莲 马蹄蕨

Angiopteris fokiensis Hieron.

凭证标本：兴安县普查队450325140927025LY（GCMG、CMMI）

功效：干燥根状茎，清热凉血、祛瘀止血、镇痛安神。

功效来源：《广西壮族自治区壮药质量标准 第三卷》（2017年版）

F.13. 紫萁科 Osmundaceae
紫萁属 *Osmunda* L.
紫萁 紫萁贯众

Osmunda japonica Thunb.

凭证标本：兴安县普查队450325140906029LY（GCMG、CMMI）

功效：干燥根状茎、叶柄残基，清热解毒、止血、杀虫。

功效来源：《中国药典》（2020年版）

华南紫萁

Osmunda vachellii Hook.

凭证标本：兴安县普查队450325140929012LY（GCMG、CMMI）

功效：根状茎、叶柄的髓部，祛湿舒筋、清热解毒、驱虫。

功效来源：《中华本草》

F.14. 瘤足蕨科 Plagiogyriaceae
瘤足蕨属 *Plagiogyria* Mett.
瘤足蕨 镰叶瘤足蕨

Plagiogyria adnata (Blume) Bedd.

凭证标本：余少林 900430（IBK）

功效：全草、根状茎，发表清热、祛风止痒、透疹。

功效来源：《中华本草》

华东瘤足蕨

Plagiogyria japonica Nakai

凭证标本：兴安县普查队450325140709004LY（GCMG、CMMI）

功效：根状茎，清热解毒。

功效来源：《广西药用植物名录》

F.15. 里白科 Gleicheniaceae
芒萁属 *Dicranopteris* Bernh.
芒萁

Dicranopteris pedata (Houttuyn) Nakaike

功效：叶柄、根状茎，化瘀止血、清热利尿、解毒消肿。

功效来源：《中华本草》

注：《广西植物名录》有记载。

里白属 *Diplopterygium* (Diels) Nakai
中华里白

Diplopterygium chinense (Rosenst.) De Vol

凭证标本：李光照 10978（IBK）

功效：根状茎，止血、接骨。

功效来源：《中华本草》

光里白

Diplopterygium laevissimum (Christ) Nakai

凭证标本：兴安县普查队450325140928039LY（GCMG、CMMI）

功效：根状茎，行气、止血、接骨。

功效来源：《中华本草》

F.17. 海金沙科 Lygodiaceae
海金沙属 *Lygodium* Sw.
曲轴海金沙 金沙藤

Lygodium flexuosum (L.) Sw.

凭证标本：兴安县普查队450325140914007LY（GCMG、CMMI）

功效：干燥地上部分，清热解毒、利尿通淋。

功效来源：《广西壮族自治区壮药质量标准 第三卷》（2017年版）

海金沙

Lygodium japonicum (Thunb.) Sw.

凭证标本：兴安县普查队450325121024007LY（GCMG、CMMI）

功效：干燥成熟孢子，清热利湿、通淋、止痛。

功效来源：《中国药典》（2020年版）

小叶海金沙 金沙藤

Lygodium microphyllum (Cav.) R. Br.

凭证标本：兴安县普查队450325140702012LY（GCMG、CMMI）

功效：干燥地上部分，清热解毒、利尿通淋。

功效来源：《广西壮族自治区壮药质量标准 第三卷》（2017年版）

F.18. 膜蕨科 Hymenophyllaceae

膜蕨属 *Hymenophyllum* Sm.

华东膜蕨

Hymenophyllum barbatum (Bosch) Copel.

凭证标本：兴安县普查队450325140930010LY（GCMG、CMMI）

功效：全草，止血。

功效来源：《广西药用植物名录》

顶果膜蕨

Hymenophyllum khasyanum Hook. et Baker

凭证标本：兴安县普查队450325140930015LY（GCMG、CMMI）

功效：全草，止血生肌。

功效来源：《药用植物辞典》

蔗蕨

Hymenophyllum badium Hook. et Grev.

凭证标本：李光照 16878（IBK）

功效：全草，清热解毒、止血生肌。

功效来源：《中华本草》

瓶蕨属 *Vandenboschia* Copel.

瓶蕨

Vandenboschia auriculata (Blume) Copel.

凭证标本：兴安县普查队450325140712019LY（GCMG、CMMI）

功效：全草，止血生肌。

功效来源：《中华本草》

F.19. 蚌壳蕨科 Dicksoniaceae

金毛狗属 *Cibotium* Kaulf.

金毛狗 狗脊

Cibotium barometz (L.) J. Sm.

凭证标本：兴安县普查队450325121129026LY（GCMG、CMMI）

功效：根状茎，祛风除湿、补肝肾、强腰膝。

功效来源：《中国药典》（2020年版）

F.20. 桫椤科 Cyatheaceae

桫椤属 *Alsophila* R. Br.

桫椤 龙骨风

Alsophila spinulosa (Wall. ex Hook.)R. M. Tryon

凭证标本：兴安县普查队450325140630014LY（GCMG、CMMI）

功效：茎，清肺热胃热、祛风除湿。

功效来源：《中华本草》

F.21. 稀子蕨科 Monachosoraceae

稀子蕨属 *Monachosorum* Kunze

稀子蕨

Monachosorum henryi Chirst

凭证标本：兴安县普查队450325140905012LY（GCMG、CMMI）

功效：全草，水煎剂内服用于风湿骨痛。

功效来源：《药用植物辞典》

F.22. 碗蕨科 Dennstaedtiaceae

碗蕨属 *Dennstaedtia* Bernh.

碗蕨

Dennstaedtia scabra (Wall. ex Hook.) T. Moore

凭证标本：李光照 11395（IBK）

功效：全草，祛风、清热解表。

功效来源：《中华本草》

鳞盖蕨属 *Microlepia* Presl

边缘鳞盖蕨

Microlepia marginata (Houtt.) C. Chr.

凭证标本：兴安县普查队450325140907014LY（GCMG、CMMI）

功效：全草，清热解毒、祛风除湿。

功效来源：《药用植物辞典》

F.23. 鳞始蕨科 Lindsaeaceae

乌蕨属 *Odontosoria* Fée

乌蕨 金花草

Odontosoria chinensis (L.) J. Sm.

功效：全草，清热解毒、利湿。

功效来源：《全国中草药汇编》

注：《广西植物名录》有记载。

香鳞始蕨属 *Osmolindseae* (K. U. Kramer) Lehtonen et Christenh.

香鳞始蕨

Osmolindseae odorata Roxb.

凭证标本：兴安县普查队450325140929002LY（GCMG、CMMI）

功效：全草，止血、利尿。

功效来源：《中华本草》

F.25. 姬蕨科 Hypolepidaceae

姬蕨属 *Hypolepis* Bernh.

姬蕨

Hypolepis punctata (Thunb.) Mett.

凭证标本：兴安县普查队450325141009007LY（GCMG、CMMI）

功效：全草、叶，清热解毒、收敛止痛。

功效来源：《全国中草药汇编》

F.26. 蕨科 Pteridiaceae
蕨属 *Pteridium* Scopoli
蕨

Pteridium aquilinum (L.) Kuhn var. *latiusculum* (Desv.) Underw. ex A. Heller

凭证标本：李光照等 88（IBK）

功效：根状茎、全草，清热利湿、消肿、安神。

功效来源：《全国中草药汇编》

F.27. 凤尾蕨科 Pteridaceae
凤尾蕨属 *Pteris* L.
凤尾蕨 大叶井口边草

Pteris cretica L. var. *nervosa* (Thunb.) Ching et S. H. Wu

凭证标本：兴安县普查队450325140712007LY（GCMG、CMMI）

功效：全草，清热利湿、止血生肌、解毒消肿。

功效来源：《中华本草》

岩凤尾蕨

Pteris deltodon Baker

凭证标本：兴安县普查队450325140825025LY（GCMG、CMMI）

功效：全草，清热利湿、敛肺止咳、定惊、解毒。

功效来源：《中华本草》

刺齿半边旗 刺齿凤尾蕨

Pteris dispar Kunze

凭证标本：兴安县普查队450325140913019LY（GCMG、CMMI）

功效：全草，清热解毒、祛瘀凉血。

功效来源：《中华本草》

溪边凤尾蕨

Pteris excelsa Gaud.

凭证标本：兴安县普查队450325140707005LY（GCMG、CMMI）

功效：全草，清热解毒、祛风解痉。

功效来源：《药用植物辞典》

傅氏凤尾蕨

Pteris fauriei Hieron.

凭证标本：兴安县普查队450325140906008LY（GCMG、CMMI）

功效：全草、叶，收敛、止血。

功效来源：《药用植物辞典》

全缘凤尾蕨

Pteris insignis Mett. ex Kuhn

凭证标本：兴安县普查队450325150720012LY（GCMG、CMMI）

功效：全草，清热利湿、活血消肿。

功效来源：《中华本草》

井栏凤尾蕨 凤尾草

Pteris multifida Poir.

凭证标本：兴安县普查队450325140705002LY（GCMG、CMMI）

功效：全草，清热利湿、凉血止血、解毒止痢。

功效来源：《全国中草药汇编》

栗柄凤尾蕨 五齿剑

Pteris plumbea Christ

凭证标本：兴安县普查队450325140816037LY（GCMG、CMMI）

功效：全草，清热利湿、活血止血。

功效来源：《中华本草》

半边旗

Pteris semipinnata L.

功效：全草，清热解毒、消肿止痛。

功效来源：《广西壮族自治区壮药质量标准 第二卷》（2011年版）

注：《广西植物名录》有记载。

蜈蚣草

Pteris vittata (L.) Merr.

凭证标本：兴安县普查队450325121202039LY（GCMG、CMMI）

功效：全草、根状茎，祛风活血、解毒、杀虫。

功效来源：《全国中草药汇编》

西南凤尾蕨 开三叉凤尾蕨

Pteris wallichiana Agardh

凭证标本：李光照 11084（IBK）

功效：全草，清热止痢、定惊、止血。

功效来源：《中华本草》

F.30. 中国蕨科 Sinopteridaceae
粉背蕨属 *Aleuritopteris* Fée
多鳞粉背蕨

Aleuritopteris anceps (Blanford) Panigrahi

凭证标本：兴安县普查队450325140708002LY（GCMG、CMMI）

功效：全草，止咳化痰、健脾补虚、舒筋活络、活血祛瘀、利湿止痛。

功效来源：《药用植物辞典》

银粉背蕨 通经草

Aleuritopteris argentea (Gmél.) Fée

凭证标本：兴安县普查队450325140705004LY（GCMG、CMMI）

功效：全草，解毒消肿、活血通经、利湿、化痰止咳。

功效来源：《中华本草》

碎米蕨属 *Cheilanthes* Sw.
毛轴碎米蕨 川层草

Cheilosoria chusana (Hook.) Ching et K. H. Shing

凭证标本：兴安县普查队450325140705005LY（GCMG、CMMI）

功效：全草，清热利湿、解毒。

功效来源：《中华本草》

中华隐囊蕨

Cheilanthes chinensis (Baker) Domin

凭证标本：兴安县普查队450325140923002LY（GCMG、CMMI）

功效：全草，用于痢疾。

功效来源：《药用植物辞典》

金粉蕨属 *Onychium* Kaulf.
野雉尾金粉蕨 小野鸡尾

Onychium japonicum (Thunb.) Kunze

凭证标本：兴安县普查队450325140816039LY（GCMG、CMMI）

功效：全草，清热解毒、利湿、止血。

功效来源：《中华本草》

F.31. 铁线蕨科 Adiantaceae
铁线蕨属 *Adiantum* L.
团羽铁线蕨 猪毛针

Adiantum capillus-junonis Rupr.

凭证标本：兴安县普查队450325140825026LY（GCMG、CMMI）

功效：全草、根，清热利尿、舒筋活络、补肾、止咳。

功效来源：《全国中草药汇编》

鞭叶铁线蕨

Adiantum caudatum L.

凭证标本：兴安县普查队450325150805008LY（GCMG、CMMI）

功效：全草，清热解毒、利湿消肿。

功效来源：《中华本草》

扇叶铁线蕨 铁线草

Adiantum flabellulatum L.

功效：全草，清热解毒、利湿消肿。

功效来源：《广西中药材标准　第一册》（1990年版）

注：《广西植物名录》有记载。

假鞭叶铁线蕨 岩风子

Adiantum malesianum Ghatak

凭证标本：兴安县普查队450325150719002LY（GCMG、CMMI）

功效：全草，利尿通淋、清热解毒。

功效来源：《中华本草》

F.33. 裸子蕨科 Hemionitidaceae
凤丫蕨属 *Coniogramme* Fée
凤丫蕨 凤丫草

Coniogramme japonica (Thunb.) Diels

凭证标本：兴安县普查队450325140711004LY（GCMG、CMMI）

功效：根状茎、全草，祛风除湿、活血止痛、清热解毒。

功效来源：《全国中草药汇编》

F.35. 书带蕨科 Vittariaceae
书带蕨属 *Haplopteris* C. Presl
书带蕨

Haplopteris flexuosa (Fée) E. H. Crane

凭证标本：兴安县普查队450325140701004LY（GCMG、CMMI）

功效：全草，疏风清热、舒筋止痛、健脾消疳、止血。

功效来源：《中华本草》

F.36. 蹄盖蕨科 Athyriaceae
短肠蕨属 *Allantodia* R. Br. emend. Ching
毛柄短肠蕨

Allantodia dilatata (Blume) Ching

凭证标本：兴安县普查队450325140930012LY（GCMG、CMMI）

功效：根状茎，清热解毒、除湿、驱虫。

功效来源：《药用植物辞典》

假蹄盖蕨属 *Athyriopsis* Ching
假蹄盖蕨 小叶凤凰尾巴草

Athyriopsis japonica (Thunb.) Ching

凭证标本：兴安县普查队450325140928057LY（GCMG、CMMI）

功效：根状茎、全草，清热解毒。

功效来源：《中药大辞典》

菜蕨属 *Callipteris* Bory
菜蕨

Callipteris esculenta (Retz.) J. Sm. ex T. Moore et Houlst.

凭证标本：陈照宙51759（IBK）

功效：嫩叶，解热。

功效来源：《药用植物辞典》

双盖蕨属 *Diplazium* Sw.
厚叶双盖蕨
Diplazium crassiusculum Ching
凭证标本：兴安县普查队450325140707012LY（GCMG、CMMI）
功效：全株，清热凉血、利尿通淋。
功效来源：《药用植物辞典》

双盖蕨 梳篦叶
Diplazium donianum (Mett.) Tardieu
凭证标本：李光照12899（IBK）
功效：全草，清热利湿、凉血解毒。
功效来源：《中华本草》

单叶双盖蕨
Diplazium subsinuatum (Wall. ex Hook. et Grev.) Tagawa
凭证标本：兴安县普查队450325140702016LY（GCMG、CMMI）
功效：全草，凉血止血、利尿通淋。
功效来源：《广西中药材标准 第一册》（1990年版）

介蕨属 *Dryoathyrium* Ching
介蕨
Dryoathyrium boryanum (Willd.) Ching
凭证标本：李光照10975（IBK）
功效：根状茎，清热凉血、解毒、杀虫。
功效来源：《药用植物辞典》

F.38. 金星蕨科 Thelypteridaceae
毛蕨属 *Cyclosorus* Link
渐尖毛蕨
Cyclosorus acuminatus (Houtt.) Nakai
凭证标本：兴安县普查队450325151016002LY（GCMG、CMMI）
功效：根状茎，清热解毒、祛风除湿、健脾。
功效来源：《中华本草》

华南毛蕨
Cyclosorus parasiticus (L.) Farwell
凭证标本：兴安县普查队450325140913015LY（GCMG、CMMI）
功效：全草，祛风除湿。
功效来源：《中华本草》

圣蕨属 *Dictyocline* Moore
羽裂圣蕨
Dictyocline wilfordii (Hook.) J. Sm.
凭证标本：李光照11964（IBK）
功效：根状茎，用于虚痨内伤、小儿惊风。

功效来源：《药用植物辞典》

戟叶圣蕨
Dictyocline sagittifolia Ching
凭证标本：兴安县普查队450325140906015LY（GCMG、CMMI）
功效：根状茎，用于小儿惊风、蛇咬伤。
功效来源：《广西中药资源名录》

金星蕨属 *Parathelypteris* (H. Ito) Ching
金星蕨
Parathelypteris glanduligera (Kunze) Ching
凭证标本：兴安县普查队450325131208004LY（GCMG、CMMI）
功效：全草，清热解毒、利尿、止血。
功效来源：《中华本草》

卵果蕨属 *Phegopteris* Fée
延羽卵果蕨
Phegopteris decursive-pinnata (H. C. Hall) Fée
功效：根状茎，利湿消肿、收敛解毒。
功效来源：《全国中草药汇编》
注：《广西植物名录》有记载。

新月蕨属 *Pronephrium* Presl
披针新月蕨 鸡血莲
Pronephrium penangianum (Hook.) Holttum
凭证标本：兴安县普查队450325141017009LY（GCMG、CMMI）
功效：根茎、叶，活血调经、散瘀止痛、除湿。
功效来源：《中华本草》

假毛蕨属 *Pseudocyclosorus* Ching
西南假毛蕨
Pseudocyclosorus esquirolii (Christ) Ching
凭证标本：兴安县普查队450325140702013LY（GCMG、CMMI）
功效：全株，清热解毒。
功效来源：《药用植物辞典》

F.39. 铁角蕨科 Aspleniaceae
铁角蕨属 *Asplenium* L.
线裂铁角蕨
Asplenium coenobiale Hance
凭证标本：兴安县普查队450325150720019LY（GCMG、CMMI）
功效：全草，用于风湿痹痛、小儿麻痹、月经不调。
功效来源：《广西中药资源名录》

毛轴铁角蕨
Asplenium crinicaule Hance

凭证标本：兴安县普查队450325140701008LY（GCMG、CMMI）

功效：全草，清热解毒、透疹。

功效来源：《中华本草》

剑叶铁角蕨

Asplenium ensiforme Wall. ex Hook. et Grev.

凭证标本：兴安县普查队450325140929013LY（GCMG、CMMI）

功效：全草，活血祛瘀、舒筋止痛。

功效来源：《中华本草》

倒挂铁角蕨 倒挂草

Asplenium normale D. Don

凭证标本：兴安县普查队450325121203052LY（GCMG、CMMI）

功效：全草，清热解毒、止血。

功效来源：《中华本草》

北京铁角蕨 铁杆地柏枝

Asplenium pekinense Hance

凭证标本：兴安县普查队450325140915025LY（GCMG、CMMI）

功效：全草，化痰止咳、清热解毒、止血。

功效来源：《中华本草》

长叶铁角蕨 倒生根

Asplenium prolongatum Hook.

凭证标本：兴安县普查队450325140929005LY（GCMG、CMMI）

功效：干燥全草，活血化瘀、祛风除湿、通关节。

功效来源：《广西壮族自治区瑶药材质量标准 第一卷》（2014年版）

石生铁角蕨 石上铁角蕨

Asplenium saxicola Rosenst.

功效：全草，清热润肺、解毒消肿。

功效来源：《中华本草》

铁角蕨

Asplenium trichomanes L. Sp.

凭证标本：兴安县普查队450325140524019LY（GCMG、CMMI）

功效：全草，清热解毒、收敛止血、补肾调经、散瘀利湿。

功效来源：《药用植物辞典》

三翅铁角蕨

Asplenium tripteropus Nakai

凭证标本：兴安县普查队450325140926009LY（GCMG、CMMI）

功效：全草，舒筋活络。

功效来源：《药用植物辞典》

变异铁角蕨 九倒生

Asplenium varians Wall. ex Hook. et Grev.

凭证标本：兴安县普查队450325150805009LY（GCMG、CMMI）

功效：全草，止血生肌。

功效来源：《全国中草药汇编》

狭翅铁角蕨

Asplenium wrightii Eaton ex Hook.

凭证标本：兴安县普查队450325140701007LY（GCMG、CMMI）

功效：根状茎，外用治伤口不收。

功效来源：《广西中药资源名录》

胎生铁角蕨

Asplenium indicum Sledge

凭证标本：兴安县普查队450325150721021LY（GCMG、CMMI）

功效：全草，舒筋通络、活血止痛。

功效来源：《中华本草》

巢蕨属 *Neottopteris* J. Sm.

狭翅巢蕨 斩妖剑

Neottopteris antrophyoides (Christ) Ching

凭证标本：兴安调查队 6–4539（GXMI）

功效：全草，利尿通淋、解毒消肿。

功效来源：《中华本草》

F.41. 球子蕨科 Onocleaceae

东方荚果蕨属 *Pentarhizidium* Hayata

东方荚果蕨

Pentarhizidium orientale Hayata

凭证标本：兴安县普查队450325140928011LY（GCMG、CMMI）

功效：根状茎、全草，祛风除湿、凉血止血。

功效来源：《药用植物辞典》

F.42. 乌毛蕨科 Blechnaceae

乌毛蕨属 *Blechnum* L.

乌毛蕨 贯众

Blechnum orientale L.

凭证标本：兴安县普查队450325141008011LY（GCMG、CMMI）

功效：根状茎，清热解毒、凉血止血、杀虫。

功效来源：《广西中药材标准 第一册》（1990年版）

狗脊属 *Woodwardia* Smith

狗脊

Woodwardia japonica (L. f.) Sm.

凭证标本：猫儿山水源林树种调查队 桂0023（IBK）

功效：根状茎，用于虫积腹痛、流行性感冒、风湿痹痛、蛇咬伤。

功效来源：《广西中药资源名录》

顶芽狗脊

Woodwardia unigemmata (Makino) Nakai

功效：根状茎，清热解毒、散瘀、强腰膝、祛风除湿、杀虫。

功效来源：《药用植物辞典》

注：《广西植物名录》有记载。

F.45. 鳞毛蕨科 Dryopteridaceae

复叶耳蕨属 *Arachniodes* Blume

中华复叶耳蕨

Arachniodes chinensis (Rosenst.) Ching

凭证标本：兴安采集队 231（IBK）

功效：根状茎、全草，清热解毒、消肿散瘀、止血。

功效来源：《药用植物辞典》

刺头复叶耳蕨 复叶耳蕨

Arachniodes exilis (Hance) Ching

凭证标本：李光照等 10842（IBK）

功效：根状茎，清热解毒、敛疮。

功效来源：《中华本草》

斜方复叶耳蕨

Arachniodes rhomboidea (Wall. ex Mett.) Ching

凭证标本：兴安县普查队450325150720007LY（GCMG、CMMI）

功效：根状茎，祛风散寒。

功效来源：《药用植物辞典》

贯众属 *Cyrtomium* Presl

镰羽贯众

Cyrtomium balansae (Christ) C. Chr. f. *balansae*

凭证标本：兴安县普查队450325121203053LY（GCMG、CMMI）

功效：根状茎，清热解毒、驱虫。

功效来源：《中华本草》

贯众 小贯众

Cyrtomium fortunei J. Sm.

凭证标本：兴安县普查队450325150719003LY（GCMG、CMMI）

功效：根状茎、叶柄残基，清热平肝、解毒、杀虫、止血。

功效来源：《全国中草药汇编》

鳞毛蕨属 *Dryopteris* Adans.

阔鳞鳞毛蕨 润鳞鳞毛蕨

Dryopteris championii (Benth.) C. Chr.

凭证标本：李光照等 10675（IBK）

功效：根状茎，敛疮、解毒。

功效来源：《全国中草药汇编》

无盖鳞毛蕨

Dryopteris scottii (Bedd.) Ching ex C. Chr.

凭证标本：兴安县普查队450325141008017LY（GCMG、CMMI）

功效：根状茎，消炎。

功效来源：《药用植物辞典》

变异鳞毛蕨

Dryopteris varia (L.) O. Ktze.

凭证标本：兴安县普查队450325141008009LY（GCMG、CMMI）

功效：根状茎，清热、止痛。

功效来源：《中华本草》

黔蕨属 *Phanerophlebiopsis* Ching

粗齿黔蕨

Phanerophlebiopsis blinii (H. Lév.) Ching

凭证标本：兴安县普查队450325140906020LY（GCMG、CMMI）

功效：根状茎，用于腰痛、瘰疬。

功效来源：《广西药用植物名录》

耳蕨属 *Polystichum* Roth

小戟叶耳蕨 小三叶耳蕨

Polystichum hancockii (Hance) Diels

凭证标本：兴安县普查队450325140930013LY（GCMG、CMMI）

功效：全草，解毒消肿。

功效来源：《中华本草》

戟叶耳蕨

Polystichum tripteron (Kunze) C. Presl

凭证标本：兴安县普查队450325140913021LY（GCMG、CMMI）

功效：根状茎，清热解毒、利尿通淋、活血调经、止痛、补肾。

功效来源：《药用植物辞典》

对马耳蕨

Polystichum tsus-simense (Hook.) J. Sm.

凭证标本：兴安县普查队450325150719013LY（GCMG、CMMI）

功效：全草、根状茎，清热解毒。

功效来源：《药用植物辞典》

F.50. 肾蕨科 Nephrolepidaceae

肾蕨属 *Nephrolepis* Schott

肾蕨

Nephrolepis cordifolia (L.) C. Presl

凭证标本：兴安县普查队450325121206063LY（GCMG、CMMI）

功效：根状茎，清热止咳、利湿通淋、解毒消肿。

功效来源：《广西壮族自治区壮药质量标准　第二卷》（2011年版）

F.52. 骨碎补科 Davalliaceae

阴石蕨属 *Humata* Cav.

杯盖阴石蕨 白毛蛇

Humata tyermanii T. Moore

凭证标本：兴安县普查队450325150926018LY（GCMG、CMMI）

功效：根状茎，祛风除湿、止血、利尿。

功效来源：《全国中草药汇编》

F.56. 水龙骨科 Polypodiaceae

线蕨属 *Colysis* C. Presl

线蕨 羊七莲

Colysis elliptica (Thunb.) Ching

凭证标本：兴安县普查队450325140711001LY（GCMG、CMMI）

功效：全草，活血散瘀、清热利尿。

功效来源：《中华本草》

绿叶线蕨 狭绿叶线蕨

Colysis leveillei (Christ) Ching

凭证标本：钟济新 81813（IBK）

功效：全草，活血通络、清热利湿。

功效来源：《中华本草》

骨牌蕨属 *Lepidogrammitis* Ching

披针骨牌蕨

Lepidogrammitis diversa (Rosenst.) Ching

功效：全草，清热利湿、止痛止血。

功效来源：《药用植物辞典》

注：《广西植物名录》有记载。

抱石莲 鱼鳖金星

Lepidogrammitis drymoglossoides (Baker) Ching

凭证标本：兴安县普查队450325140707007LY（GCMG、CMMI）

功效：全草，清热解毒、祛风化痰、凉血散瘀。

功效来源：《全国中草药汇编》

骨牌蕨 上树咳

Lepidogrammitis rostrata (Bedd.) Ching

凭证标本：兴安县普查队450325140929017LY（GCMG、CMMI）

功效：全草，清热利尿、止咳、除烦、解毒消肿。

功效来源：《中华本草》

瓦韦属 *Lepisorus* (J. Sm.) Ching

黄瓦韦

Lepisorus asterolepis (Baker) Ching

凭证标本：兴安县普查队450325150721007LY（GCMG、CMMI）

功效：全草，清热解毒、消炎、利尿、止血。

功效来源：《药用植物辞典》

扭瓦韦 一皮草

Lepisorus contortus (Christ) Ching

凭证标本：兴安县普查队450325140702017LY（GCMG、CMMI）

功效：全草，活血止痛、清热解毒。

功效来源：《中华本草》

粤瓦韦

Lepisorus obscurevenulosus (Hayata) Ching

凭证标本：李光照等 108（IBK）

功效：全草，清热解毒、利尿消肿、止咳、止血、通淋。

功效来源：《药用植物辞典》

瓦韦

Lepisorus thunbergianus (Kaulf.) Ching

凭证标本：兴安县普查队450325150926001LY（GCMG、CMMI）

功效：全草，清热解毒、利尿消肿、止血、止咳。

功效来源：《全国中草药汇编》

星蕨属 *Microsorum* Link

江南星蕨 大叶骨牌草

Microsorum fortunei (T. Moore) Ching

功效：全草，清热利湿、凉血解毒。

功效来源：《中华本草》

注：《广西植物名录》有记载。

盾蕨属 *Neolepisorus* Ching

盾蕨 大金刀

Neolepisorus ovatus (Bedd.) Ching

凭证标本：兴安县普查队450325140707014LY（GCMG、CMMI）

功效：全草、叶，清热利湿、凉血止血。

功效来源：《全国中草药汇编》

假瘤蕨属 *Phymatopteris* Pic. Serm.

大果假瘤蕨 金星草

Phymatopteris griffithiana (Hook.) Pic. Serm.

功效：全草，清热凉血、解毒消肿。

功效来源：《中华本草》

注：《广西植物名录》有记载。

喙叶假瘤蕨

Phymatopteris rhynchophylla (Hook.) Pic. Serm.

凭证标本：兴安县普查队450325140913036LY（GCMG、CMMI）

功效：全草，清热利尿。

功效来源：《药用植物辞典》

水龙骨属 *Polypodiodes* Ching

友水龙骨

Polypodiodes amoena (Wall. ex Mett.) Ching.

凭证标本：兴安县普查队450325140701009LY（GCMG、CMMI）

功效：根状茎，清热解毒、祛风除湿。

功效来源：《全国中草药汇编》

日本水龙骨 水龙骨

Polypodiodes niponica (Mett.) Ching

功效：全草，祛湿清热、祛风通络、平肝明目。

功效来源：《云南中药资源名录》

注：《广西植物名录》有记载。

石韦属 *Pyrrosia* Mirbel

石蕨

Pyrrosia angustissima (Gies. ex Diels) Tagawa et K. Iwats.

凭证标本：李光照 12046（IBK）

功效：全草，清热利湿、凉血止血。

功效来源：《全国中草药汇编》

相近石韦

Pyrrosia assimilis (Baker) Ching

凭证标本：兴安县普查队450325140705003LY（GCMG、CMMI）

功效：全草、根、地上部分，镇静、镇痛、利尿、止血、止咳、调经。

功效来源：《药用植物辞典》

石韦

Pyrrosia lingua (Thunb.) Farwell

凭证标本：兴安县普查队450325121203046LY（GCMG、CMMI）

功效：干燥叶，利尿通淋、清肺止咳、凉血止血。

功效来源：《中国药典》（2020年版）

庐山石韦 石韦

Pyrrosia sheareri (Baker) Ching

凭证标本：兴安县普查队450325140928063LY（GCMG、CMMI）

功效：干燥叶，利尿通淋、清肺止咳、凉血止血。

功效来源：《中国药典》（2020年版）

F.57. 槲蕨科 Drynariaceae

槲蕨属 *Drynaria* (Bory) J. Sm.

槲蕨 骨碎补

Drynaria roosii Nakaike

凭证标本：兴安县普查队450325121201031LY（GCMG、CMMI）

功效：干燥根状茎，疗伤止痛、补肾强骨、消风祛斑。

功效来源：《中国药典》（2020年版）

F.61. 蘋科 Marsileaceae

蘋属 *Marsilea* L.

蘋

Marsilea quadrifolia L. Sp.

凭证标本：李光照 11849（IBK）

功效：全草，清热解毒、消肿利湿、止血、安神。

功效来源：《新华本草纲要》

F.62. 槐叶蘋科 Salviniaceae

槐叶蘋属 *Salvinia* Adans.

槐叶蘋

Salvinia natans (L.) All.

功效：全草，用于虚劳发热，外用治湿疹、丹毒、疔疮。

功效来源：《广西中药资源名录》

注：《广西植物名录》有记载。

F.63. 满江红科 Azollaceae

满江红属 *Azolla* Lam.

满江红 满江红根

Azolla pinnata R. Brown subsp. *asiatica* R. M. K. Saunders et K. Fowler

功效：根，润肺止咳。

功效来源：《中华本草》

注：《广西植物名录》有记载。

裸子植物门 Gymnospermae

G.01. 苏铁科 Cycadaceae

苏铁属 *Cycas* L.

苏铁

Cycas revoluta Thunb.

功效：叶、根、大孢子叶、种子，收敛止血、解毒止痛。

功效来源：《全国中草药汇编》

注：常见栽培物种。

G.02. 银杏科 Ginkgoaceae

银杏属 *Ginkgo* L.

银杏

Ginkgo biloba L.

凭证标本：兴安县普查队450325140817013LY（GCMG、CMMI）

功效：干燥叶、成熟种子，活血化瘀、通络止痛、敛肺平喘、化浊降脂。

功效来源：《中国药典》（2020年版）

G.04. 松科 Pinaceae

松属 *Pinus* L.

马尾松 油松节

Pinus massoniana Lamb.

凭证标本：兴安县普查队450325141122003LY（GCMG、CMMI）

功效：分支节、瘤状节，祛风除湿、通络止痛。花粉，收敛止血、燥湿敛疮。

功效来源：《中国药典》（2020年版）

金钱松属 *Pseudolarix* Gord.

金钱松

Pseudolarix amabilis (J. Nelson) Rehder

凭证标本：兴安县普查队450325140928062LY（GCMG、CMMI）

功效：树皮、根皮，杀虫、止痒。

功效来源：《药用植物辞典》

铁杉属 *Tsuga* (Endl.) Carrière

铁杉

Tsuga chinensis (Franch.) Pritz.

凭证标本：李光照 11417（IBK）

功效：根、叶，祛风除湿。

功效来源：《药用植物辞典》

G.05. 杉科 Taxodiaceae

柳杉属 *Cryptomeria* D. Don.

日本柳杉 柳杉

Cryptomeria japonica (Thunb. ex L. f.) D. Don

凭证标本：兴安县普查队450325140723003LY（GCMG、CMMI）

功效：根皮、树皮，解毒、杀虫、止痒。叶，清热解毒。

功效来源：《中华本草》

杉木属 *Cunninghamia* R. Br.

杉木 杉木叶

Cunninghamia lanceolata (Lamb.) Hook.

凭证标本：兴安县普查队450325140701012LY（GCMG、CMMI）

功效：干燥叶、带叶嫩枝，祛风止痛、散瘀止血。

功效来源：《广西中药材标准 第一册》（1990年版）

水杉属 *Metasequoia* Hu et W. C. Cheng

水杉

Metasequoia glyptostroboides Hu et W. C. Cheng

功效：叶、果实，清热解毒、消炎止痛。

功效来源：《药用植物辞典》

注：常见栽培物种。

G.06. 柏科 Cupressaceae

柏木属 *Cupressus* L.

柏木 柏树

Cupressus funebris Endl.

功效：种子，祛风清热、安神、止血。叶，止血生肌。树脂，解发热、燥湿、镇痛。

功效来源：《全国中草药汇编》

注：常见栽培物种。

刺柏属 *Juniperus* L.

圆柏

Juniperus chinensis L.

功效：枝、叶、树皮，祛风散寒、活血消肿、解毒利尿。

功效来源：《全国中草药汇编》

注：常见栽培物种。

侧柏属 *Platycladus* Spach

侧柏

Platycladus orientalis (L.) Franco

功效：干燥枝梢、叶、成熟种仁，凉血止血、化痰止咳、生发乌发。

功效来源：《中国药典》（2020年版）

注：常见栽培物种。

G.07. 罗汉松科 Podocarpaceae

竹柏属 *Nageia* Gaertn.

竹柏

Nageia nagi (Thunb.) Kuntze

凭证标本：兴安县普查队450325140915024LY（GCMG、CMMI）

功效：叶，止血、接骨、消肿。树皮、根，祛风除湿。

功效来源：《药用植物辞典》

G.08. 三尖杉科 Cephalotaxaceae

三尖杉属 *Cephalotaxus* Sieb. et Zucc.

三尖杉

Cephalotaxus fortunei Hook. f.

凭证标本：兴安县普查队450325131005016LY（GCMG、CMMI）

功效：种子、枝、叶，驱虫、消积。

功效来源：《全国中草药汇编》

宽叶粗榧

Cephalotaxus latifolia W. C. Cheng et L. K. Fu ex L. K. Fu et al.

凭证标本：兴安县普查队450325140630008LY（GCMG、CMMI）

功效：根皮、枝叶，祛风除湿、抗癌。种子，润肺止咳、驱虫、消积。

功效来源：《药用植物辞典》

G.09. 红豆杉科 Taxaceae

红豆杉属 *Taxus* L.

南方红豆杉

Taxus wallichiana Zucc. var. *mairei* (Lemée et H. Lév.) L. K. Fu et Nan Li

凭证标本：兴安县普查队450325140915004LY（GCMG、CMMI）

功效：叶，用于扁桃体炎。种子，用于食滞虫积。

功效来源：《广西中药资源名录》

G.10. 买麻藤科 Gnetaceae

买麻藤属 *Gnetum* L.

小叶买麻藤 买麻藤

Gnetum parvifolium (Warb.) C. Y. Cheng ex Chun

凭证标本：兴安县普查队450325140708001LY（GCMG、CMMI）

功效：干燥藤茎，祛风活血、消肿止痛、化痰止咳。

功效来源：《广西中药材标准 第一册》（1990年版）

被子植物门 Angiospermae

1. 木兰科 Magnoliaceae

厚朴属 *Houpoea* N. H. Xia et C. Y. Wu

厚朴

Houpoea officinalis (Rehder et E. H. Wilson) N. H. Xia et C. Y. Wu

凭证标本：兴安县普查队450325160605003LY（GCMG、CMMI）

功效：干燥茎皮、根皮、枝皮、花蕾，燥湿化痰、下气除满。

功效来源：《中国药典》（2020年版）

鹅掌楸属 *Liriodendron* L.

鹅掌楸 凹朴皮

Liriodendron chinense (Hemsl.) Sarg.

凭证标本：兴安县普查队450325140723005LY（GCMG、CMMI）

功效：树皮，祛风除湿、散寒止咳。

功效来源：《中华本草》

木莲属 *Manglietia* Blume

桂南木莲

Manglietia conifera Dandy

凭证标本：李光照 桂0040（IBK）

功效：树皮，消积、下气。

功效来源：《药用植物辞典》

木莲 木莲果

Manglietia fordiana Oliver

凭证标本：兴安县普查队450325140906010LY（GCMG、CMMI）

功效：果实，通便、止咳。

功效来源：《中华本草》

含笑属 *Michelia* L.

白兰 白兰花

Michelia × *alba* DC.

功效：根、叶、花，芳香化湿、利尿、止咳化痰。

功效来源：《全国中草药汇编》

注：常见栽培物种。

乐昌含笑

Michelia chapensis Dandy

凭证标本：兴安县普查队450325140927009LY（GCMG、CMMI）

功效：树皮、叶，清热解毒。

功效来源：《药用植物辞典》

含笑花

Michelia figo (Lour.) Spreng.

凭证标本：李光照 12099（IBK）

功效：花，用于月经不调。叶，用于跌打损伤。

功效来源：《药用植物辞典》

金叶含笑

Michelia foveolata Merr. ex Dandy

凭证标本：兴安县普查队450325140826021LY（GCMG、CMMI）

功效：树皮，解毒、散热。

功效来源：《药用植物辞典》

深山含笑

Michelia maudiae Dunn

凭证标本：兴安县普查队450325131204002LY（GCMG、CMMI）

功效：花，散风寒、通鼻窍、行气止痛。根，清热解毒、行气化浊、止咳、凉血、消炎。

功效来源：《药用植物辞典》

观光木属 *Tsoongiodendron* Chun

观光木

Tsoongiodendron odora Chun

凭证标本：兴安县普查队450325140913003LY（GCMG、CMMI）

功效：树皮，用于胃脘痛、咳嗽、支气管哮喘。

功效来源：《广西中药资源名录》

玉兰属 *Yulania* Spach

紫玉兰

Yulania liliiflora (Desr.) D. C. Fu

凭证标本：兴安县普查队450325140711006LY（GCMG、CMMI）

功效：花蕾，祛风散寒、镇痛消炎、通鼻窍。

功效来源：《药用植物辞典》

2a. 八角科 Illiciaceae

八角属 *Illicium* L.

假地枫皮

Illicium jiadifengpi B. N. Chang

凭证标本：兴安县普查队450325140928016LY（GCMG、CMMI）

功效：树皮，祛风除湿、行气止痛。

功效来源：《中华本草》

大八角

Illicium majus Hook. f. et Thomson

凭证标本：兴安县普查队450325141018009LY（GCMG、CMMI）

功效：根、树皮，消肿止痛。

功效来源：《药用植物辞典》

八角 八角茴香

Illicium verum Hook. f.

凭证标本：兴安县普查队450325140824014LY（GCMG、CMMI）

功效：果实，温阳散寒、理气止痛。

功效来源：《中国药典》（2020年版）

3. 五味子科 Schisandraceae

南五味子属 *Kadsura* Juss.

黑老虎 大钻

Kadsura coccinea (Lem.) A. C. Sm.

凭证标本：兴安县普查队450325140630006LY（GCMG、CMMI）

功效：干燥根，行气活血、祛风止痛。

功效来源：《广西壮族自治区壮药质量标准 第二卷》（2011年版）

异形南五味子 海风藤

Kadsura heteroclita (Roxb.) Craib

凭证标本：李光照 11024（IBK）

功效：干燥藤茎，祛风散寒、行气止痛、舒筋活络。

功效来源：《广西壮族自治区壮药质量标准 第一卷》（2008年版）

日本南五味子

Kadsura japonica (L.) Dunal

凭证标本：陈照宙 51716（WUK）

功效：果实，行气止痛、活血化瘀、祛风通络。

功效来源：《药用植物辞典》

南五味子

Kadsura longipedunculata Finet et Gagnep.

凭证标本：兴安县普查队450325131001034LY（GCMG、CMMI）

功效：根、根皮、茎，活血理气、祛风活络、消肿止痛。

功效来源：《全国中草药汇编》

冷饭藤 水灯盏

Kadsura oblongifolia Merr.

凭证标本：兴安县普查队450325131026009LY（GCMG、CMMI）

功效：根、茎，祛风除湿、壮骨强筋、补肾健脾、散寒、行气止痛。

功效来源：《广西壮族自治区瑶药材质量标准 第一卷》（2014年版）

五味子属 *Schisandra* Michx.

绿叶五味子

Schisandra arisanensis subsp. *viridis* (A. C. Sm.) R. M. K. Saunders

凭证标本：兴安县普查队450325130717004LY（GCMG、CMMI）

功效：藤茎、根，祛风活血、行气止痛。

功效来源：《中华本草》

东亚五味子

Schisandra elongata (Blume) Baill.

凭证标本：高成芝等 42285（GXMI）

功效：叶、果实，用于婴儿便秘、胃功能失调。

功效来源：《药用植物辞典》

翼梗五味子 紫金血藤

Schisandra henryi Clarke

凭证标本：陈照宙 51617（IBK）

功效：藤茎、根，祛风除湿、行气止痛、活血止血。

功效来源：《中华本草》

毛叶五味子
Schisandra pubescens Hemsl. et E. H. Wilson
凭证标本：陈照宙 51617（KUN）
功效：果实，敛肺、滋肾、生津、涩精。
功效来源：《药用植物辞典》

8. 番荔枝科 Annonaceae

瓜馥木属 *Fissistigma* Griff.

瓜馥木 钻山风
Fissistigma oldhamii (Hemsl.) Merr.
凭证标本：兴安县普查队450325140824017LY（GCMG、CMMI）
功效：干燥根、藤茎，祛风镇痛、活血化瘀。
功效来源：《广西壮族自治区瑶药材质量标准 第一卷》（2014年版）

11. 樟科 Lauraceae

樟属 *Cinnamomum* Schaeff.

毛桂 山桂皮
Cinnamomum appelianum Schewe
凭证标本：李光照 10964（IBK）
功效：树皮，温中理气、发汗解肌。
功效来源：《中华本草》

华南桂 野桂皮
Cinnamomum austrosinense H. T. Chang
凭证标本：3–173（IBK）
功效：树皮，散寒、温中止痛。
功效来源：《中华本草》

阴香
Cinnamomum burmannii (Nees et T. Nees) Blume
功效：树皮、根，温中止痛、祛风散寒、解毒消肿、止血。
功效来源：《广西壮族自治区壮药质量标准 第二卷》（2011年版）

樟 香樟
Cinnamomum camphora (L.) Presl
凭证标本：兴安县普查队450325140817005LY（GCMG、CMMI）
功效：干燥根、茎基，祛风散寒、行气止痛。
功效来源：《广西壮族自治区壮药质量标准 第一卷》（2008年版）

肉桂
Cinnamomum cassia (L.) D. Don
凭证标本：兴安县普查队450325140712015LY（GCMG、CMMI）
功效：干燥树皮、嫩枝，补火助阳、引火归元、散寒止痛、温通经脉。
功效来源：《中国药典》（2020年版）

野黄桂 山玉桂
Cinnamomum jensenianum Hand.-Mazz.
凭证标本：郑学忠等 217（GXMI）
功效：树皮、叶，行气活血、散寒止痛。
功效来源：《中药大辞典》

川桂 柴桂
Cinnamomum wilsonii Gamble
凭证标本：猫儿山水源林树种调查队 桂0138（IBK）
功效：树皮，散风寒、止呕吐、除湿痹、通经脉。
功效来源：《全国中草药汇编》

厚壳桂属 *Cryptocarya* R. Br.

硬壳桂
Cryptocarya chingii W. C. Cheng
凭证标本：兴安县普查队450325130720003LY（GCMG、CMMI）
功效：全草、根，清热解毒、消炎、消肿、杀虫。
功效来源：《药用植物辞典》

山胡椒属 *Lindera* Thunb.

香叶树
Lindera communis Hemsl.
凭证标本：李光照 62987（IBK）
功效：枝叶、茎皮，解毒消肿、散瘀止痛。
功效来源：《中华本草》

山胡椒
Lindera glauca (Sieb. et Zucc.) Blume
凭证标本：兴安县普查队450325131005007LY（GCMG、CMMI）
功效：果实、根，温中散寒、行气止痛、平喘。
功效来源：《中华本草》

黑壳楠
Lindera megaphylla Hemsl.
凭证标本：陈照宙 51629（IBK）
功效：根、枝、树皮，祛风除湿、消肿止痛。
功效来源：《全国中草药汇编》

香粉叶
Lindera pulcherrima (Wall) Benth. var. *attenuata* Allen
凭证标本：猫儿山水源林树种调查队桂0145（IBK）
功效：树皮，清热消食。
功效来源：《药用植物辞典》

山橿
Lindera reflexa Hemsl.
凭证标本：兴安县普查队450325140524002LY（GCMG、CMMI）
功效：根，祛风理气、止血、杀虫。
功效来源：《全国中草药汇编》

木姜子属 *Litsea* Lam.
山鸡椒 荜澄茄
Litsea cubeba (Lour.) Pers.
凭证标本：兴安县普查队450325130718004LY（GCMG、CMMI）
功效：果实，温中散寒、行气止痛。
功效来源：《中国药典》（2020年版）

黄丹木姜子
Litsea elongata (Wall. ex Nees) Hook. f.
凭证标本：兴安县普查队450325140930027LY（GCMG、CMMI）
功效：根，祛风除湿。
功效来源：《药用植物辞典》

毛叶木姜子
Litsea mollis Hemsl.
凭证标本：兴安县普查队450325140723002LY（GCMG、CMMI）
功效：根，祛风消肿。
功效来源：《广西药用植物名录》

润楠属 *Machilus* Nees
薄叶润楠 大叶楠
Machilus leptophylla Hand.-Mazz.
凭证标本：李光照等 10659（IBK）
功效：根，解毒消肿。
功效来源：《全国中草药汇编》

建润楠
Machilus oreophila Hance
凭证标本：李光照 63369（IBK）
功效：树皮，有的地区混作厚朴药用。
功效来源：《药用植物辞典》

茸毛润楠
Machilus velutina Champ. ex Benth.
功效：根、叶，化痰止咳、消肿止痛、收敛止血。
功效来源：《药用植物辞典》
注：《广西植物名录》有记载。

新木姜子属 *Neolitsea* Merr.
新木姜子
Neolitsea aurata (Hay.) Koidz.
凭证标本：兴安县普查队450325140826029LY（GCMG、CMMI）
功效：根、树皮，行气止痛、利尿消肿。
功效来源：《中华本草》

锈叶新木姜子 大叶樟
Neolitsea cambodiana Lecomte
凭证标本：广西调查队 456（KUN）
功效：叶，清热解毒、祛湿止痒。
功效来源：《中华本草》

鸭公树 鸭公树子
Neolitsea chui Merr.
凭证标本：兴安县普查队450325130715001LY（GCMG、CMMI）
功效：种子，行气止痛、利尿消肿。
功效来源：《中华本草》

簇叶新木姜子
Neolitsea confertifolia (Hemsl.) Merr.
凭证标本：广西调查队 513（KUN）
功效：枝、叶，祛风除湿、消肿止痛。
功效来源：《药用植物辞典》

大叶新木姜子 土玉桂
Neolitsea levinei Merr.
凭证标本：兴安县普查队450325140930025LY（GCMG、CMMI）
功效：树皮，祛风除湿。
功效来源：《中华本草》

鳄梨属 *Persea* Mill.
鳄梨 樟梨
Persea americana Mill.
功效：果实，生津止渴。
功效来源：《中华本草》
注：常见栽培物种。

楠属 *Phoebe* Nees
闽楠
Phoebe bournei (Hemsl.) Yang
凭证标本：周远瑞 24（IBK）
功效：茎枝、叶、树皮，用于吐泻，外用治转筋、水肿。
功效来源：《药用植物辞典》

石山楠
Phoebe calcarea S. K. Lee et F. N. Wei
功效：枝叶，用于风湿痹痛。
功效来源：《广西中药资源名录》
注：《广西植物名录》有记载。

紫楠 紫楠叶

Phoebe sheareri (Hemsl.) Gamble

凭证标本：兴安县普查队450325140524011LY（GCMG、CMMI）

功效：叶，顺气、暖胃、祛湿、散瘀。

功效来源：《中华本草》

檫木属 *Sassafras* J. Presl

檫木 檫树

Sassafras tzumu (Hemsl.) Hemsl.

凭证标本：陈照宙 51859（IBK）

功效：根、树皮、叶，祛风除湿、活血散瘀。

功效来源：《全国中草药汇编》

15. 毛茛科 Ranunculaceae

银莲花属 *Anemone* L.

打破碗花花

Anemone hupehensis Lem.

凭证标本：兴安县普查队450325140920017LY（GCMG、CMMI）

功效：根、全草，清热利湿、解毒杀虫、消肿散瘀。

功效来源：《中华本草》

秋牡丹

Anemone hupehensis (Lemoine) Lemoine var. *japonica* (Thunb.) Bowles et Stearn

凭证标本：李光照 11991（IBK）

功效：根状茎、全草，有毒。清热利湿、理气祛瘀、驱虫、杀虫。

功效来源：《药用植物辞典》

星果草属 *Asteropyrum* J. R. Drumm. et Hutch.

裂叶星果草 鸭脚黄边

Asteropyrum peltatum (Franch.) Drumm. et Hutch. subsp. *cavaleriei* (H. Lév. et Vaniot) Q. Yuan et Q. E. Yang

凭证标本：粟传遵 42218（GXMI）

功效：根、根状茎，清热解毒、利湿。

功效来源：《中华本草》

铁线莲属 *Clematis* L.

钝齿铁线莲 川木通

Clematis apiifolia var. *argentilucida* (H. Lév. et Vaniot) W. T. Wang

凭证标本：兴安县普查队450325121129022LY（GCMG、CMMI）

功效：藤茎，消食止痢、利尿消肿、通经下乳。

功效来源：《广西中药材标准 第一册》（1990年版）

威灵仙

Clematis chinensis Osbeck

凭证标本：兴安县普查队450325130821007LY（GCMG、CMMI）

功效：干燥根、根状茎，祛风除湿、通经络。

功效来源：《中国药典》（2020年版）

两广铁线莲

Clematis chingii W. T. Wang

凭证标本：兴安县普查队450325141017007LY（GCMG、CMMI）

功效：根、茎，用于风湿痹痛。

功效来源：《广西中药资源名录》

厚叶铁线莲

Clematis crassifolia Benth.

凭证标本：兴安县普查队450325131029023LY（GCMG、CMMI）

功效：根，用于小儿惊风、咽喉肿痛、风湿痹痛。

功效来源：《广西中药资源名录》

山木通

Clematis finetiana H. Lév. et Vaniot

凭证标本：兴安县普查队450325130511176LY（GCMG、CMMI）

功效：根、茎、叶，祛风活血、利尿通淋。

功效来源：《中药大辞典》

小蓑衣藤

Clematis gouriana Roxb. ex DC.

凭证标本：兴安县普查队450325131006004LY（GCMG、CMMI）

功效：藤茎、根，行气活血、利尿通淋、祛风除湿、通经止痛。

功效来源：《药用植物辞典》

单叶铁线莲

Clematis henryi Oliv.

凭证标本：兴安县普查队450325131027008LY（GCMG、CMMI）

功效：膨大的根，行气止痛、活血消肿。

功效来源：《全国中草药汇编》

毛蕊铁线莲 小木通

Clematis lasiandra Maxim.

凭证标本：兴安县普查队450325131026015LY（GCMG、CMMI）

功效：藤茎，舒筋活血、祛湿止痛、解毒利尿。

功效来源：《全国中草药汇编》

毛柱铁线莲 威灵仙

Clematis meyeniana Walp.

凭证标本：兴安县普查队450325140723012LY（GCMG、CMMI）

功效：根、根状茎，祛风除湿、通经络。
功效来源：《中国药典》（2020年版）

绣球藤 川木通
Clematis montana Buch.-Ham. ex DC.
凭证标本：兴安县普查队450325140928035LY（GCMG、CMMI）
功效：藤茎，利尿通淋、清心除烦、通经下乳。
功效来源：《中国药典》（2020年版）

裂叶铁线莲
Clematis parviloba Gardner et Champ.
凭证标本：兴安县普查队450325140722003LY（GCMG、CMMI）
功效：藤、根，利尿消肿、通经下乳。茎、叶，行气活血。
功效来源：《药用植物辞典》

柱果铁线莲
Clematis uncinata Champ. ex Benth.
功效：根、叶，祛风除湿、舒筋活络、镇痛。
功效来源：《全国中草药汇编》
注：《广西植物名录》有记载。

黄连属 *Coptis* Salisb.
短萼黄连 黄连
Coptis chinensis var. *brevisepala* W. T. Wang et P. G. Xiao
凭证标本：余少林 900404（IBK）
功效：根状茎，清热解毒、燥湿、泻火。
功效来源：《中国药典》（2020年版）

翠雀属 *Delphinium* L.
还亮草
Delphinium anthriscifolium Hance
凭证标本：兴安县普查队450325140425011LY（GCMG、CMMI）
功效：全草，祛风除湿、通络止痛、化食、解毒。
功效来源：《中华本草》

卵瓣还亮草
Delphinium anthriscifolium Hance var. *savatieri* (Franch.) Munz
凭证标本：郑学忠 202（GXMI）
功效：全草，用于风湿痹痛，外用治痈疮。
功效来源：《广西中药资源名录》

人字果属 *Dichocarpum* W. T. Wang et Hsiao
蕨叶人字果 岩节连
Dichocarpum dalzielii (J. R. Drumm. et Hutch.) W. T. Wang et Hsiao

功效：根状茎、根，清热解毒、消肿止痛。
功效来源：《中华本草》
注：《广西中药资源名录》有记载。

毛茛属 *Ranunculus* L.
禺毛茛 自扣草
Ranunculus cantoniensis DC.
凭证标本：兴安县普查队450325140525008LY（GCMG、CMMI）
功效：全草，清肝明目、除湿解毒、截疟。
功效来源：《中华本草》

毛茛
Ranunculus japonicus Thunb.
凭证标本：兴安县普查队450325130418113LY（GCMG、CMMI）
功效：全草，利湿、消肿、止痛、退翳、截疟、杀虫。
功效来源：《全国中草药汇编》

扬子毛茛 鸭脚板草
Ranunculus sieboldii Miq.
凭证标本：兴安县普查队450325130418098LY（GCMG、CMMI）
功效：全草，化痰截疟、解毒消肿。
功效来源：《中华本草》

猫爪草
Ranunculus ternatus Thunb.
凭证标本：梁乃宽等 42183（GXMI）
功效：块根，化痰散结、解毒消肿。
功效来源：《中国药典》（2020年版）

天葵属 *Semiaquilegia* Makino
天葵 天葵子
Semiaquilegia adoxoides (DC.) Makino
凭证标本：兴安县普查队450325140425005LY（GCMG、CMMI）
功效：干燥块根，清热解毒、消肿散结。
功效来源：《中国药典》（2020年版）

唐松草属 *Thalictrum* L.
尖叶唐松草
Thalictrum acutifolium (Hand.-Mazz.) Boivin
凭证标本：兴安县普查队450325130422170LY（GCMG、CMMI）
功效：全草，清热解毒。
功效来源：《全国中草药汇编》

盾叶唐松草
Thalictrum ichangense Lecoy. ex Oliv.

凭证标本：兴安县普查队450325140825024LY（GCMG、CMMI）

功效：全草、根，清热解毒、除湿、通经、活血。

功效来源：《全国中草药汇编》

18. 睡莲科 Nymphaeaceae

莲属 *Nelumbo* Adans.

莲 藕节

Nelumbo nucifera Gaertn.

功效：根状茎，收敛止血、化瘀。

功效来源：《中国药典》（2020年版）

注：常见栽培物种。

萍蓬草属 *Nuphar* J. E. Smith

萍蓬草

Nuphar pumila (Timm) DC.

凭证标本：兴安县普查队450325130511199LY（GCMG、CMMI）

功效：种子、根状茎，健脾胃、活血调经。

功效来源：《中华本草》

睡莲属 *Nymphaea* L.

睡莲

Nymphaea tetragona Georgi

功效：花，消暑、解酒毒、定惊。

功效来源：《中华本草》

注：常见栽培物种。

19. 小檗科 Berberidaceae

小檗属 *Berberis* L.

南岭小檗

Berberis impedita C. K. Schneid.

凭证标本：李光照等 109（IBK）

功效：根、茎，用于上呼吸道感染、支气管肺炎、黄疸、消化不良、痢疾、肠胃炎、副伤寒、肝硬化腹水、尿路感染、急性肾炎。

功效来源：《广西中药资源名录》

豪猪刺 小檗

Berberis julianae C. K. Schneid.

凭证标本：兴安县普查队450325121224065LY（GCMG、CMMI）

功效：根、根皮、茎，清热燥湿、泻火解毒。

功效来源：《全国中草药汇编》

庐山小檗 黄疸树

Berberis virgetorum C. K. Schneid.

功效：茎、根，清热解毒。

功效来源：《中华本草》

注：《广西植物名录》有记载。

鬼臼属 *Dysosma* Woodson

八角莲 八角莲叶

Dysosma versipellis (Hance) M. Cheng ex Ying

凭证标本：兴安县普查队450325140707010LY（GCMG、CMMI）

功效：叶，清热解毒、止咳平喘。

功效来源：《中华本草》

淫羊藿属 *Epimedium* L.

三枝九叶草 淫羊藿

Epimedium sagittatum (Sieb. et Zucc.) Maxim.

凭证标本：猫儿山水源林树种调查队 桂0160（IBK）

功效：干燥叶，补肾阳、强筋骨、祛风除湿。

功效来源：《中国药典》（2020年版）

十大功劳属 *Mahonia* Nutt.

阔叶十大功劳 十大功劳

Mahonia bealei (Fortune) Carrière

凭证标本：兴安县普查队450325130822010LY（GCMG、CMMI）

功效：根、茎、叶，清热解毒。

功效来源：《全国中草药汇编》

小果十大功劳

Mahonia bodinieri Gagnep.

凭证标本：兴安县普查队450325140907003LY（GCMG、CMMI）

功效：根，清热解毒、活血消肿。

功效来源：《药用植物辞典》

短序十大功劳

Mahonia breviracema Y. S. Wang et Hsiao

凭证标本：兴安县普查队450325140906018LY（GCMG、CMMI）

功效：根、茎，用于肺结核潮热、骨蒸、腰膝酸痛、头晕耳鸣、痢疾、湿热腹泻、黄疸、妇科炎症、久咳、目赤肿痛。

功效来源：《广西中药资源名录》

北江十大功劳

Mahonia fordii Schneid.

凭证标本：森调队 53（IBK）

功效：根、茎，清热解毒、燥湿。

功效来源：《药用植物辞典》

细叶十大功劳 十大功劳根

Mahonia fortunei (Lindl.) Fedde

凭证标本：兴安县普查队450325140905031LY（GCMG、CMMI）

功效：根，清热、燥湿、消肿、解毒。

功效来源：《中华本草》

21. 木通科 Lardizabalaceae

木通属 *Akebia* Decne.

白木通 八月炸

Akebia trifoliata (Thunb.) Koidz. subsp. *australis* (Diels) T. Shimizu

功效：果实、根，疏肝、补肾、止痛。

功效来源：《全国中草药汇编》

注：《广西植物名录》有记载。

三叶木通 八月炸

Akebia trifoliata (Thunb.) Koidz.

凭证标本：邓先福 10843（IBK）

功效：果实、根，疏肝、补肾、止痛。

功效来源：《全国中草药汇编》

八月瓜属 *Holboellia* Wall.

五月瓜藤 牛腰子果

Holboellia angustifolia Wall.

凭证标本：兴安县普查队450325140723013LY（GCMG、CMMI）

功效：藤茎、成熟果实，利湿、通乳、解毒、止痛。

功效来源：《全国中草药汇编》

野木瓜属 *Stauntonia* DC.

西南野木瓜 六月瓜

Stauntonia cavalerieana Gagnep.

凭证标本：兴安县普查队450325130721006LY（GCMG、CMMI）

功效：根、藤、果实，调气补虚、止痛、止痢。

功效来源：《全国中草药汇编》

野木瓜 野木瓜果

Stauntonia chinensis DC.

凭证标本：钟济新 83527（IBK）

功效：果实，敛肠益胃。

功效来源：《中华本草》

尾叶那藤 五指那藤

Stauntonia obovatifoliola Hayata subsp. *urophylla* (Hand.-Mazz.) H. N. Qin

功效：干燥藤茎，祛风止痛、舒筋活络、消肿散毒、清热利尿。

功效来源：《广西壮族自治区壮药质量标准 第二卷》（2011年版）

注：《广西植物名录》有记载。

22. 大血藤科 Sargentodoxaceae

大血藤属 *Sargentodoxa* Rehd. et Wils.

大血藤

Sargentodoxa cuneata (Oliv.) Rehder et E. H. Wilson

凭证标本：兴安县普查队450325140907010LY（GCMG、CMMI）

功效：干燥藤茎，清热解毒、活血、祛风止痛。

功效来源：《中国药典》（2020年版）

23. 防己科 Menispermaceae

木防己属 *Cocculus* DC.

樟叶木防己 衡州乌药

Cocculus laurifolius DC.

凭证标本：兴安县普查队450325151026010LY（GCMG、CMMI）

功效：根，顺气宽胸、祛风止痛。

功效来源：《中华本草》

轮环藤属 *Cyclea* Arn. ex Wight

粉叶轮环藤 百解藤

Cyclea hypoglauca (Schauer) Diels

凭证标本：兴安县普查队450325131001025LY（GCMG、CMMI）

功效：根、藤茎，清热解毒、祛风止痛、利尿通淋。

功效来源：《广西壮族自治区壮药质量标准 第一卷》（2008年版）

四川轮环藤 良藤

Cyclea sutchuenensis Gagnep.

凭证标本：李光照 11776（IBK）

功效：根，清热解毒、散瘀止痛、利尿通淋。

功效来源：《中华本草》

秤钩风属 *Diploclisia* Miers

秤钩风

Diploclisia affinis (Oliv.) Diels

凭证标本：钟济新 81783（IBK）

功效：根、茎，祛风除湿、活血止痛、利尿解毒。

功效来源：《中华本草》

粉绿藤属 *Pachygone* Miers

粉绿藤

Pachygone sinica Diels

凭证标本：兴安采集队 159（IBK）

功效：根、茎，祛风除湿、止痛。

功效来源：《中华本草》

细圆藤属 *Pericampylus* Miers

细圆藤 黑风散

Pericampylus glaucus (Lam.) Merr.

凭证标本：兴安县普查队450325160516004LY（GCMG、CMMI）

功效：藤茎、叶，清热解毒、息风止痉、扶除风湿。

功效来源：《中华本草》

风龙属 *Sinomenium* Diels

风龙 青风藤

Sinomenium acutum (Thunb.) Rehder et E. H. Wilson

凭证标本：兴安县普查队450325151016001LY（GCMG、CMMI）

功效：藤茎，祛风除湿、通经络、利尿。

功效来源：《中国药典》（2020年版）

千金藤属 *Stephania* Lour.

金线吊乌龟 白药子

Stephania cephalantha Hayata

凭证标本：李光照 12884（IBK）

功效：块根，清热解毒、祛风止痛、凉血止血。

功效来源：《中华本草》

血散薯

Stephania dielsiana Y. C. Wu

凭证标本：兴安县普查队450325140630010LY（GCMG、CMMI）

功效：块根，清热解毒、散瘀止痛。

功效来源：《中华本草》

粪箕笃

Stephania longa Lour.

凭证标本：李光照 10337（IBK）

功效：茎、叶，清热解毒、利湿消肿、祛风活络。

功效来源：《广西壮族自治区壮药质量标准 第二卷》（2011年版）

青牛胆属 *Tinospora* Miers

青牛胆 金果榄

Tinospora sagittata (Oliv.) Gagnep.

凭证标本：兴安县普查队450325131027004LY（GCMG、CMMI）

功效：块根，清热解毒、利咽、止痛。

功效来源：《中国药典》（2020年版）

中华青牛胆 宽筋藤

Tinospora sinensis (Lour.) Merr.

凭证标本：兴安县普查队450325140706002LY（GCMG、CMMI）

功效：藤茎，祛风止痛、舒筋活络。

功效来源：《广西壮族自治区壮药质量标准 第一卷》（2008年版）

24. 马兜铃科 Aristolochiaceae

马兜铃属 *Aristolochia* L.

马兜铃

Aristolochia debilis Sieb. et Zucc.

凭证标本：兴安县普查队450325130719026LY（GCMG、CMMI）

功效：果实，清肺降气、止咳平喘、清肠消痔。

功效来源：《中国药典》（2020年版）

管花马兜铃 鼻血雷

Aristolochia tubiflora Dunn

凭证标本：兴安县普查队450325140630012LY（GCMG、CMMI）

功效：根、全草，清热解毒、行气止痛。

功效来源：《中华本草》

细辛属 *Asarum* L.

尾花细辛

Asarum caudigerum Hance

凭证标本：兴安县普查队450325140702014LY（GCMG、CMMI）

功效：全草，温经散寒、消肿止痛、化痰止咳。

功效来源：《中华本草》

小叶马蹄香 杜衡

Asarum ichangense C. Y. Cheng et C. S. Yang

功效：根状茎、根、全草，疏风散寒、化痰利尿、活血止痛。

功效来源：《中华本草》

注：《广西植物名录》有记载。

金耳环

Asarum insigne Diels

凭证标本：兴安县普查队450325140906037LY（GCMG、CMMI）

功效：全草，温经散寒、化痰止咳、散瘀消肿、行气止痛。

功效来源：《中华本草》

五岭细辛 倒插花

Asarum wulingense C. F. Liang

凭证标本：桂林药材公司 42834（IBK）

功效：根、根状茎、全草，温经散寒、化痰止咳、消肿止痛。

功效来源：《中华本草》

28. 胡椒科 Piperaceae

草胡椒属 *Peperomia* Ruiz et Pavón

草胡椒

Peperomia pellucida (L.) Kunth

功效：全草，散瘀止痛、清热解毒。

功效来源：《中华本草》

注：《广西植物名录》有记载。

胡椒属 *Piper* L.

蒌叶

Piper betle L.

功效：全株、茎、叶，祛风散寒、行气化痰、消肿止痒。

功效来源：《中华本草》

注：《广西植物名录》有记载。

山蒟

Piper hancei Maxim.

凭证标本：余少林 900475（IBK）

功效：藤茎，祛风除湿、强腰膝、止喘咳。

功效来源：《广西中药材标准 第一册》（1990年版）

荜菝 荜芨

Piper longum L.

功效：干燥近成熟或成熟果穗，温中散寒、下气止痛。

功效来源：《中国药典》（2020年版）

注：《广西植物名录》有记载。

假蒟

Piper sarmentosum Roxb.

功效：干燥地上部分，温中散寒、祛风除湿、消肿止痛。

功效来源：《广西壮族自治区壮药质量标准 第二卷》（2011年版）

小叶爬崖香

Piper sintenense Hatus.

功效：全株，祛风除湿、散寒止痛、活血舒筋。

功效来源：《中华本草》

注：《广西植物名录》有记载。

石南藤

Piper wallichii (Miq.) Hand.-Mazz.

凭证标本：兴安县普查队450325140524014LY（GCMG、CMMI）

功效：干燥带叶茎枝，祛风除湿、强腰膝、止咳、止痛。

功效来源：《广西中药材标准 第一册》（1990年版）

29. 三白草科 Saururaceae

蕺菜属 *Houttuynia* Thunb.

蕺菜 鱼腥草

Houttuynia cordata Thunb.

凭证标本：李光照等 63264（IBK）

功效：新鲜全草、干燥地上部分，清热解毒、消痈排脓、利尿通淋。

功效来源：《中国药典》（2020年版）

三白草属 *Saururus* L.

三白草

Saururus chinensis (Lour.) Baill.

凭证标本：兴安县普查队450325130511200LY（GCMG、CMMI）

功效：干燥地上部分，利尿消肿、清热解毒。

功效来源：《中国药典》（2020年版）

30. 金粟兰科 Chloranthaceae

金粟兰属 *Chloranthus* Sw.

丝穗金粟兰 剪草

Chloranthus fortunei (A. Gray) Solms-Laub.

凭证标本：兴安县普查队450325160421004LY（GCMG、CMMI）

功效：全草，祛风活血、解毒消肿。

功效来源：《中华本草》

宽叶金粟兰 四大天王

Chloranthus henryi Hemsl.

凭证标本：钟济新 81743（IBSC）

功效：根、全草，祛风除湿、活血散瘀、解毒。

功效来源：《中华本草》

多穗金粟兰 四叶细辛

Chloranthus multistachys S. J. Pei

凭证标本：兴安县普查队450325140907005LY（GCMG、CMMI）

功效：根、全草、根状茎，活血散瘀、解毒消肿。

功效来源：《中华本草》

草珊瑚属 *Sarcandra* Gardn.

草珊瑚 肿节风

Sarcandra glabra (Thunb.) Nakai

凭证标本：兴安县普查队450325121129025LY（GCMG、CMMI）

功效：全株，清热凉血、活血祛斑、祛风通络。

功效来源：《中国药典》（2020年版）

32. 罂粟科 Papaveraceae

血水草属 *Eomecon* Hance

血水草 血水草根

Eomecon chionantha Hance

功效：根、根状茎，清热解毒、散瘀止痛。

功效来源：《中华本草》

注：《广西植物名录》有记载。

博落回属 *Macleaya* R. Br.

博落回

Macleaya cordata (Willd.) R. Br.

凭证标本：李光照 63321（IBK）

功效：根、全草，散瘀、祛风、解毒、止痛、杀虫。

功效来源：《中华本草》

33. 紫堇科 Fumariaceae

紫堇属 *Corydalis* DC.

北越紫堇

Corydalis balansae Prain

凭证标本：兴安县普查队450325130418104LY（GCMG、CMMI）

功效：全草，清热解毒、消肿拔毒。

功效来源：《药用植物辞典》

珠芽地锦苗

Corydalis sheareri S. Moore f. *bulbillifera* Hand.-Mazz.

功效：块根，镇痛。

功效来源：《药用植物辞典》

注：《广西植物名录》有记载。

护心胆

Corydalis sheareri Hand.-Mazz. f. *sheareri*

凭证标本：兴安县普查队450325130419138LY（GCMG、CMMI）

功效：全草、块茎，活血止痛、清热解毒。

功效来源：《中华本草》

36A. 白花菜科 Cleomaceae

黄花草属 *Arivela* Raf.

黄花草

Arivela viscosa (Linnaeus) Raf.

凭证标本：兴安县普查队450325160829001LY（GCMG、CMMI）

功效：全草，散瘀消肿、去腐生肌。

功效来源：《药用植物辞典》

山柑属 *Capparis* Tourn. ex L.

小绿刺 尾叶山柑

Capparis urophylla F. Chun

凭证标本：兴安县普查队450325131209002LY（GCMG、CMMI）

功效：叶，解毒消肿。

功效来源：《全国中草药汇编》

39. 十字花科 Brassicaceae

芸薹属 *Brassica* L.

芥菜 芥子

Brassica juncea (L.) Czern. et Coss.

功效：成熟种子，温肺祛痰、理气散结、通络止痛。

功效来源：《中国药典》（2020年版）

注：常见栽培物种。

白花甘蓝

Brassica oleracea L. var. *albiflora* Kuntze

功效：叶，清热、止痛。

功效来源：《全国中草药汇编》

注：常见栽培物种。

甘蓝

Brassica oleracea L. var. *capitata* L.

功效：叶，清热、止痛。

功效来源：《全国中草药汇编》

注：常见栽培物种。

擘蓝

Brassica oleracea L. var. *gongylodes* L.

功效：球茎，蜜渍嚼服用于胃及十二指肠溃疡、消化不良、食欲不振。

功效来源：《广西中药资源名录》

注：常见栽培物种。

白菜

Brassica rapa L. var. *glabra* Regel

功效：叶，消食下气、利肠胃、利尿。

功效来源：《药用植物辞典》

注：常见栽培物种。

芸薹

Brassica rapa L. var. *oleifera* de Candolle

功效：种子，行血散瘀、消肿散结。茎、叶，散血消肿。

功效来源：《药用植物辞典》

注：常见栽培物种。

荠属 *Capsella* Medik.

荠

Capsella bursa-pastoris (L.) Medik.

凭证标本：兴安县普查队450325130418078LY（GCMG、CMMI）

功效：全草、花序、种子，凉肝止血、平肝明目、清热利湿。

功效来源：《中华本草》

碎米荠属 *Cardamine* L.

弯曲碎米荠 碎米荠

Cardamine flexuosa With.

凭证标本：兴安县普查队450325130418077LY（GCMG、CMMI）

功效：全草，清热利湿。

功效来源：《全国中草药汇编》

碎米荠 白带草

Cardamine hirsuta L.

功效：全草，清热利湿、安神、止血。

功效来源：《中华本草》

注：《广西植物名录》有记载。

独行菜属 *Lepidium* L.

北美独行菜 葶苈子
Lepidium virginicum L.
凭证标本：兴安县普查队450325130419149LY（GCMG、CMMI）
功效：种子，泻肺降气、化痰平喘、利尿消肿、泄热逐邪。全草，清热解毒、利尿通淋。
功效来源：《中华本草》

萝卜属 *Raphanus* L.

萝卜 莱菔子
Raphanus sativus L.
凭证标本：兴安县普查队450325130418087LY（GCMG、CMMI）
功效：种子，消食除胀、降气化痰。全草，消食止渴、清热解毒。
功效来源：《中国药典》（2020年版）

蔊菜属 *Rorippa* Scop.

广州蔊菜
Rorippa cantoniensis (Lour.) Ohwi
凭证标本：李光照 12787（IBK）
功效：全草，清热解毒、镇咳。
功效来源：《药用植物辞典》

蔊菜
Rorippa indica (L.) Hiern
凭证标本：兴安县普查队450325130419148LY（GCMG、CMMI）
功效：全草，化痰止咳、解表散寒、活血解毒、利湿退黄。
功效来源：《中华本草》

40. 堇菜科 Violaceae

堇菜属 *Viola* L.

如意草
Viola arcuata Blume
凭证标本：兴安县普查队450325130419133LY（GCMG、CMMI）
功效：全草，清热解毒、散瘀止血。
功效来源：《中华本草》

球果堇菜 地核桃
Viola collina Bess.
功效：全草，清热解毒、散瘀消肿。
功效来源：《中华本草》
注：《广西植物名录》有记载。

深圆齿堇菜
Viola davidii Franch.
凭证标本：兴安县普查队450325140928051LY（GCMG、CMMI）
功效：全草，清热解毒、散瘀消肿。
功效来源：《药用植物辞典》

七星莲 地白草
Viola diffusa Ging.
凭证标本：兴安县普查队450325140712009LY（GCMG、CMMI）
功效：全草，清热解毒、散瘀消肿。
功效来源：《中华本草》

柔毛堇菜
Viola fargesii H. Boissieu
凭证标本：李光照 12785（IBK）
功效：全草，清热解毒、散结、祛瘀生新。
功效来源：《药用植物辞典》

紫花堇菜
Viola grypoceras A. Gray
功效：全草，清热解毒、止血、化瘀消肿。
功效来源：《全国中草药汇编》
注：《广西植物名录》有记载。

长萼堇菜
Viola inconspicua Blume
凭证标本：兴安县普查队450325140906001LY（GCMG、CMMI）
功效：全草，清热解毒、散瘀消肿。
功效来源：《药用植物辞典》

福建堇菜 江西堇菜
Viola kosanensis Hayata
凭证标本：兴安县普查队450325141009011LY（GCMG、CMMI）
功效：全草、根，外用治疗疮、跌打损伤。
功效来源：《广西中药资源名录》

萱
Viola moupinensis Franch.
凭证标本：兴安县普查队450325140906025LY（GCMG、CMMI）
功效：全草、根状茎，清热解毒、活血止痛、止血。
功效来源：《中华本草》

紫花地丁
Viola philippica Cav.
功效：全草，清热解毒、凉血消肿。
功效来源：《中国药典》（2020年版）

三角叶堇菜
Viola triangulifolia W. Becker
凭证标本：兴安县普查队450325130418088LY（GCMG、

CMMI）

功效：全草，清热解毒、利湿。

功效来源：《药用植物辞典》

42. 远志科 Polygalaceae

远志属 *Polygala* L.

黄花倒水莲

Polygala fallax Hemsl.

凭证标本：兴安县普查队450325130716001LY（GCMG、CMMI）

功效：干燥根，补益、强壮、祛湿、散瘀。

功效来源：《广西壮族自治区瑶药材质量标准 第一卷》（2014年版）

香港远志

Polygala hongkongensis Hemsl.

凭证标本：李光照 11574（IBK）

功效：全草，活血化痰、解毒。根、根皮，化痰、安神。

功效来源：《药用植物辞典》

瓜子金

Polygala japonica Houtt.

凭证标本：白石组 6–4580（GXMI）

功效：干燥全草，镇咳、化痰、活血、止血、安神、解毒。

功效来源：《广西壮族自治区瑶药材质量标准 第一卷》（2014年版）

曲江远志 一包花

Polygala koi Merr.

凭证标本：李光照 12070（IBK）

功效：全草，化痰止咳、活血调经。

功效来源：《中华本草》

齿果草属 *Salomonia* Lour.

齿果草 吹云草

Salomonia cantoniensis Lour.

凭证标本：兴安县普查队450325140824019LY（GCMG、CMMI）

功效：全草，解毒消肿、散瘀止痛。

功效来源：《中华本草》

45. 景天科 Crassulaceae

落地生根属 *Bryophyllum* Salisb.

落地生根

Bryophyllum pinnatum (L. f.) Oken

功效：根、全草，解毒消肿、活血止痛、拔毒。

功效来源：《中华本草》

注：常见栽培物种。

伽蓝菜属 *Kalanchoe* Adans.

伽蓝菜

Kalanchoe ceratophylla Haw.

功效：全草，清热解毒、消肿止痛、散瘀。

功效来源：《药用植物辞典》

注：常见栽培物种。

景天属 *Sedum* L.

珠芽景天 珠芽半枝

Sedum bulbiferum Makino

凭证标本：兴安县普查队450325130511186LY（GCMG、CMMI）

功效：全草，散寒、理气、止痛、截疟。

功效来源：《全国中草药汇编》

凹叶景天 马芽半枝

Sedum emarginatum Migo

凭证标本：兴安县普查队450325130419144LY（GCMG、CMMI）

功效：全草，清热解毒、凉血止血、利湿。

功效来源：《中华本草》

佛甲草

Sedum lineare Thunb.

功效：茎、叶，清热解毒、利湿、止血。

功效来源：《中华本草》

垂盆草

Sedum sarmentosum Bunge

凭证标本：李光照 11563（IBK）

功效：全草，利湿退黄、清热解毒。

功效来源：《中国药典》（2020年版）

47. 虎耳草科 Saxifragaceae

落新妇属 *Astilbe* Buch.-Ham. ex D. Don

大落新妇 落新妇

Astilbe grandis Stapf ex E. H. Wilson

凭证标本：兴安县普查队450325140913032LY（GCMG、CMMI）

功效：全草，祛风、清热、止咳。

功效来源：《中药大辞典》

梅花草属 *Parnassia* L.

龙胜梅花草

Parnassia longshengensis T. C. Ku

功效：全草，用于淋浊、白带异常。

功效来源：《广西中药资源名录》

注：《广西植物名录》有记载。

鸡肫梅花草

Parnassia wightiana Wall. ex Wight et Arn.

凭证标本：兴安县普查队450325140912002LY（GCMG、CMMI）

功效：全草，清肺止咳、利尿祛湿。

功效来源：《全国中草药汇编》

扯根菜属 *Penthorum* L.

扯根菜 赶黄草

Penthorum chinense Pursh

凭证标本：兴安县普查队450325140825007LY（GCMG、CMMI）

功效：全草，利尿除湿、祛瘀止痛。

功效来源：《全国中草药汇编》

虎耳草属 *Saxifraga* Tour. ex L.

虎耳草

Saxifraga stolonifera Curti

凭证标本：兴安县普查队450325140524017LY（GCMG、CMMI）

功效：全草，疏风、清热、凉血解毒。

功效来源：《中华本草》

48. 茅膏菜科 Droseraceae

茅膏菜属 *Drosera* L.

茅膏菜

Drosera peltata Sm. ex Willd.

凭证标本：钟济新 81807（IBK）

功效：全草，祛风活络、活血止痛。

功效来源：《全国中草药汇编》

52. 沟繁缕科 Elatinaceae

田繁缕属 *Bergia* L.

倍蕊田繁缕

Bergia serrata Blanco

功效：全草，用于毒蛇咬伤。

功效来源：《广西中药资源名录》

注：《广西植物名录》有记载。

53. 石竹科 Caryophyllaceae

卷耳属 *Cerastium* L.

球序卷耳 婆婆指甲菜

Cerastium glomeratum Thuill.

功效：全草，清热解毒、利湿、凉血。

功效来源：《中华本草》

荷莲豆草属 *Drymaria* Willd. ex Schult.

荷莲豆草 荷莲豆菜

Drymaria cordata (L.) Willd. ex Schult.

功效：全草，清热解毒、利湿、消食化痰。

功效来源：《广西壮族自治区壮药质量标准 第二卷》（2011年版）

注：《广西植物名录》有记载。

鹅肠菜属 *Myosoton* Moench

鹅肠菜 鹅肠草

Myosoton aquaticum (L.) Moench

凭证标本：兴安县普查队450325130419145LY（GCMG、CMMI）

功效：全草，清热解毒、散瘀消肿。

功效来源：《中华本草》

漆姑草属 *Sagina* L.

漆姑草

Sagina japonica (Sw.) Ohwi

凭证标本：兴安县普查队450325130419129LY（GCMG、CMMI）

功效：全草，凉血解毒、杀虫止痒。

功效来源：《中华本草》

繁缕属 *Stellaria* L.

繁缕

Stellaria media (L.) Vill.

凭证标本：兴安县普查队450325151119005LY（GCMG、CMMI）

功效：全草，清热解毒、化瘀止痛、下乳。

功效来源：《全国中草药汇编》

巫山繁缕

Stellaria wushanensis F. N. Williams

凭证标本：兴安县普查队450325130418081LY（GCMG、CMMI）

功效：全草，用于小儿疳积。

功效来源：《药用植物辞典》

麦蓝菜属 *Vaccaria* N. M. Wolf

麦蓝菜 王不留行

Vaccaria hispanica (Mill.) Rauschert

凭证标本：郑学忠 212（GXMI）

功效：种子，活血通经、下乳消肿。

功效来源：《广西中药资源名录》

54. 粟米草科 Molluginaceae

粟米草属 *Mollugo* L.

粟米草

Mollugo stricta L.

凭证标本：兴安县普查队450325140817010LY（GCMG、CMMI）

功效：全草，清热化湿、解毒消肿。

功效来源：《中华本草》

56. 马齿苋科 Portulacaceae
马齿苋属 *Portulaca* L.
半支莲 午时花
Portulaca grandiflora Hook.
功效：全草，散瘀止痛、解毒消肿。
功效来源：《全国中草药汇编》
注：《广西植物名录》有记载。

马齿苋
Portulaca oleracea L.
功效：全草，清热解毒、凉血止痢、除湿通淋。
功效来源：《广西壮族自治区壮药质量标准 第二卷》（2011年版）
注：《广西植物名录》有记载。

土人参属 *Talinum* Adans.
土人参
Talinum paniculatum (Jacq.) Gaertn.
凭证标本：兴安县普查队450325140702015LY（GCMG、CMMI）
功效：根，补气润肺、止咳、调经。
功效来源：《中华本草》

57. 蓼科 Polygonaceae
金线草属 *Antenoron* Raf.
金线草
Antenoron filiforme (Thunb.) Roberty et Vautier
凭证标本：兴安县普查队450325131002033LY（GCMG、CMMI）
功效：全草，凉血止血、清热利湿、散瘀止痛。
功效来源：《中华本草》

荞麦属 *Fagopyrum* Mill.
金荞麦
Fagopyrum dibotrys (D. Don) Hara
凭证标本：兴安县普查队450325131001018LY（GCMG、CMMI）
功效：干燥根状茎，清热解毒、排脓祛瘀。
功效来源：《中国药典》（2020年版）

荞麦
Fagopyrum esculentum Moench
凭证标本：钟济新 83601（IBK）
功效：茎、叶，降血压、止血。种子，健胃、收敛。
功效来源：《全国中草药汇编》

何首乌属 *Fallopia* Adans.
何首乌
Fallopia multiflora (Thunb.) Haraldson
凭证标本：兴安县普查队450325131002025LY（GCMG、CMMI）

功效：干燥块根，解毒、消痈、截疟、润肠通便。
功效来源：《中国药典》（2020年版）

蓼属 *Polygonum* L.
褐鞘蓼 萹蓄
Polygonum aviculare L. var. *fuso-ochreatum* (Kom.) A. J. Li
凭证标本：兴安县普查队450325141129001LY（GCMG、CMMI）
功效：干燥地上部分，利尿通淋、杀虫止痒。
功效来源：《中国药典》（2020年版）

头花蓼 石莽草
Polygonum capitatum Buch.-Ham. ex D. Don
凭证标本：兴安县普查队450325140904001LY（GCMG、CMMI）
功效：全草，清热利湿、活血止痛。
功效来源：《中华本草》

火炭母
Polygonum chinense L.
凭证标本：兴安县普查队450325140905010LY（GCMG、CMMI）
功效：干燥全草，清热解毒、利湿止痒、明目退翳。
功效来源：《广西壮族自治区壮药质量标准 第一卷》（2008年版）

蓼子草
Polygonum criopolitanum Hance
凭证标本：兴安县普查队450325131003005LY（GCMG、CMMI）
功效：全草，祛风解表、清热解毒。
功效来源：《中华本草》

大箭叶蓼
Polygonum darrisii H. Lév.
凭证标本：李光照 11766（IBK）
功效：全草，清热解毒、祛风除湿。
功效来源：《药用植物辞典》

长箭叶蓼
Polygonum hastatosagittatum Makino
凭证标本：兴安县普查队450325130717008LY（GCMG、CMMI）
功效：全草，清热解毒、祛风除湿、活血止痛。
功效来源：《药用植物辞典》

水蓼 辣蓼
Polygonum hydropiper L.
凭证标本：兴安县普查队450325140907018LY（GCMG、CMMI）
功效：全草，除湿、化滞。

功效来源：《广西壮族自治区壮药质量标准 第二卷》（2011年版）

蚕茧草
Polygonum japonicum Meisn.
凭证标本：赵善欢 H80（IBSC）
功效：全草，解毒、止痛、透疹。
功效来源：《中华本草》

愉悦蓼
Polygonum jucundum Meisn.
凭证标本：兴安县普查队450325140925011LY（GCMG、CMMI）
功效：全草，外用治风湿肿痛、跌打、扭挫伤肿痛。
功效来源：《广西中药资源名录》

酸模叶蓼 大马蓼
Polygonum lapathifolium L.
凭证标本：兴安县普查队450325131002003LY（GCMG、CMMI）
功效：全草，清热解毒、利湿止痒。
功效来源：《全国中草药汇编》

尼泊尔蓼 猫儿眼睛
Polygonum nepalense Meisn.
凭证标本：兴安县普查队450325130419137LY（GCMG、CMMI）
功效：全草，收敛固肠。
功效来源：《全国中草药汇编》

红蓼 水红花子
Polygonum orientale L.
功效：果实，散血消癥、消积止痛、利尿消肿。
功效来源：《中国药典》（2020年版）
注：《广西植物名录》有记载。

杠板归 扛板归
Polygonum perfoliatum L.
凭证标本：兴安县普查队450325121025007LY（GCMG、CMMI）
功效：全草，清热解毒、利湿消肿、散瘀止血。
功效来源：《广西壮族自治区壮药质量标准 第一卷》（2008年版）

习见蓼 小萹蓄
Polygonum plebeium R. Br.
凭证标本：5642（GXMI）
功效：全草，清热解毒、利尿通淋、祛湿、杀虫。
功效来源：《中华本草》

丛枝蓼
Polygonum posumbu Buch.-Ham. ex D. Don

凭证标本：兴安县普查队450325121203045LY（GCMG、CMMI）
功效：全草，用于腹痛、泄泻、痢疾。
功效来源：《中药大辞典》

伏毛蓼
Polygonum pubescens Blume
凭证标本：兴安县普查队450325130525206LY（GCMG、CMMI）
功效：全草，清热解毒、祛风除湿。
功效来源：《药用植物辞典》

羽叶蓼
Polygonum runcinatum Buch.-Ham. ex D. Don
功效：全草，用于腹泻、痢疾、乳痈、臁疮、跌打损伤、毒蛇咬伤。
功效来源：《广西中药资源名录》
注：《广西植物名录》有记载。

赤胫散
Polygonum runcinatum Buch.-Ham. ex D. Don var. *sinense* Hemsl.
凭证标本：兴安县普查队450325131029006LY（GCMG、CMMI）
功效：全草，清热解毒、活血舒筋。
功效来源：《中华本草》

戟叶蓼
Polygonum thunbergii Sieb. et Zucc.
凭证标本：兴安县普查队450325140701014LY（GCMG、CMMI）
功效：全草，祛风、清热、活血、止痛。
功效来源：《桂本草 第二卷上》

虎杖属 *Reynoutria* Houtt.
虎杖
Reynoutria japonica Houtt.
凭证标本：兴安县普查队450325131005018LY（GCMG、CMMI）
功效：干燥根状茎、根，化痰、软坚散结、利尿消肿。
功效来源：《中国药典》（2020年版）

酸模属 *Rumex* L.
羊蹄
Rumex japonicus Houtt.
凭证标本：兴安县普查队450325130419120LY（GCMG、CMMI）
功效：根、全草，清热解毒、止血、通便、杀虫。
功效来源：《全国中草药汇编》

59. 商陆科 Phytolaccaceae
商陆属 *Phytolacca* L.
商陆

Phytolacca acinosa Roxb.

凭证标本：兴安县普查队450325131002002LY（GCMG、CMMI）

功效：干燥根，逐水消肿、通利二便。

功效来源：《中国药典》（2020年版）

垂序商陆 商陆

Phytolacca americana L.

凭证标本：兴安县普查队450325130525203LY（GCMG、CMMI）

功效：干燥根，逐水消肿、通利二便。

功效来源：《中国药典》（2020年版）

61. 藜科 Chenopodiaceae
甜菜属 *Beta* L.
莙荙菜 莙荙子

Beta vulgaris L. var. *cicla* L.

功效：果实，清热解毒、凉血止血。

功效来源：《中华本草》

注：常见栽培物种。

藜属 *Chenopodium* L.
藜

Chenopodium album L.

功效：全草、果实、种子，清热祛湿、解毒消肿、杀虫止痒。

功效来源：《中华本草》

注：《广西植物名录》有记载。

地肤属 *Kochia* Roth
地肤 地肤子

Kochia scoparia (L.) Schrad.

凭证标本：兴安县普查队450325140817007LY（GCMG、CMMI）

功效：果实，清热利湿、祛风止痒。

功效来源：《中国药典》（2020年版）

菠菜属 *Spinacia* L.
菠菜

Spinacia oleracea L.

功效：全草，滋阴平肝、止咳润肠。

功效来源：《全国中草药汇编》

注：常见栽培物种。

63. 苋科 Amaranthaceae
腺毛藜属 *Dysphania* R. Br.
土荆芥

Dysphania ambrosioides (L.) Mosyakin et Clemants

凭证标本：兴安县普查队450325140816033LY（GCMG、CMMI）

功效：全草，杀虫、祛风、通经、止痛。

功效来源：《广西壮族自治区壮药质量标准　第三卷》（2017年版）

牛膝属 *Achyranthes* L.
土牛膝 倒扣草

Achyranthes aspera L.

凭证标本：兴安县普查队450325140922007LY（GCMG、CMMI）

功效：干燥全草，解表清热、利湿。

功效来源：《广西壮族自治区壮药质量标准　第一卷》（2008年版）

牛膝

Achyranthes bidentata Blume

凭证标本：兴安县普查队450325140907008LY（GCMG、CMMI）

功效：干燥根，逐瘀通经、补肝肾、强筋骨、引血下行。

功效来源：《中国药典》（2020年版）

柳叶牛膝 土牛膝

Achyranthes longifolia (Makino) Makino

凭证标本：兴安县普查队450325140905007LY（GCMG、CMMI）

功效：根、根状茎，活血化瘀、泻火解毒、利尿通淋。

功效来源：《中华本草》

莲子草属 *Alternanthera* Forssk.
喜旱莲子草 空心苋

Alternanthera philoxeroides (Mart.) Griseb.

凭证标本：兴安县普查队450325140927006LY（GCMG、CMMI）

功效：干燥全草，清热利尿、凉血解毒。

功效来源：《广西壮族自治区壮药质量标准　第三卷》（2017年版）

莲子草 节节花

Alternanthera sessilis (L.) R. Br. ex DC.

凭证标本：兴安县普查队450325140702002LY（GCMG、CMMI）

功效：全草，凉血散瘀、清热解毒、除湿通淋。

功效来源：《中华本草》

苋属 *Amaranthus* L.
刺苋

Amaranthus spinosus L.

凭证标本：李光照 63468（IBK）

功效：干燥全草，清热利湿、解毒消肿、凉血止血。

功效来源：《广西壮族自治区壮药质量标准 第三卷》（2017年版）

苋

Amaranthus tricolor L.

凭证标本：兴安县普查队450325140907026LY（GCMG、CMMI）

功效：茎、叶，清肝明目、通利二便。

功效来源：《中华本草》

皱果苋 野苋菜

Amaranthus viridis L.

凭证标本：兴安县普查队450325140817002LY（GCMG、CMMI）

功效：全草，清热利湿。

功效来源：《全国中草药汇编》

青葙属 *Celosia* L.

青葙 青葙子

Celosia argentea L.

凭证标本：兴安县普查队450325121024013LY（GCMG、CMMI）

功效：干燥成熟种子，清虚热、除骨蒸、解暑热、截疟、退黄。

功效来源：《中国药典》（2020年版）

鸡冠花

Celosia cristata L.

凭证标本：兴安县普查队450325140825027LY（GCMG、CMMI）

功效：花序，收敛止血、止带、止痢。

功效来源：《中国药典》（2020年版）

千日红属 *Gomphrena* L.

千日红

Gomphrena globosa L.

功效：花序，止咳平喘、平肝明目。

功效来源：《全国中草药汇编》

注：常见栽培物种。

64. 落葵科 Basellaceae

落葵薯属 *Anredera* Juss.

落葵薯 藤三七

Anredera cordifolia (Ten.) Steenis

凭证标本：兴安县普查队450325140907024LY（GCMG、CMMI）

功效：珠芽，补肾强腰、散瘀消肿。

功效来源：《中华本草》

65. 亚麻科 Linaceae

亚麻属 *Linum* L.

亚麻 亚麻子

Linum usitatissimum L.

功效：种子，润肠通便、养血祛风。

功效来源：《全国中草药汇编》

注：常见栽培物种。

青篱柴属 *Tirpitzia* Hallier f.

青篱柴

Tirpitzia sinensis (Hemsl.) Hallier

凭证标本：兴安县普查队450325140825006LY（GCMG、CMMI）

功效：根，用于风湿骨痛、跌打扭伤。叶，用于白带异常，外用治骨折、跌打肿痛。

功效来源：《广西中药资源名录》

67. 牻牛儿苗科 Geraniaceae

老鹳草属 *Geranium* L.

野老鹳草 老鹳草

Geranium carolinianum L.

功效：干燥地上部分，祛风除湿、通经络、止泻痢。

功效来源：《中国药典》（2020年版）

尼泊尔老鹳草 老鹳草

Geranium nepalense Sweet

凭证标本：兴安县普查队450325150805006LY（GCMG、CMMI）

功效：全草，祛风通络、活血、清热利湿。

功效来源：《中华本草》

鼠掌老鹳草 老鹳草

Geranium sibiricum L.

凭证标本：兴安县普查队450325130419127LY（GCMG、CMMI）

功效：全草，祛风通络、活血、清热利湿。

功效来源：《中华本草》

天竺葵属 *Pelargonium* L'Her.

天竺葵 石蜡红

Pelargonium ×*hortorum* L. H. Bailey

功效：花，清热消炎。

功效来源：《全国中草药汇编》

注：常见栽培物种。

69. 酢浆草科 Oxalidaceae

酢浆草属 *Oxalis* L.

酢浆草

Oxalis corniculata L.

凭证标本：兴安县普查队450325130418089LY（GCMG、

CMMI）

功效：全草，清热利湿、解毒消肿。

功效来源：《广西壮族自治区壮药质量标准　第二卷》（2011年版）

红花酢浆草 铜锤草

Oxalis corymbosa DC.

凭证标本：兴安县普查队450325150425023LY（GCMG、CMMI）

功效：全草，散瘀消肿、清热利湿、解毒。

功效来源：《中华本草》

山酢浆草 麦穗七

Oxalis griffithii Edgeworth et Hook. f.

功效：根、全草，清热解毒、消肿止痛。

功效来源：《全国中草药汇编》

注：《广西植物名录》有记载。

70. 金莲花科 Tropaeolaceae
旱金莲属 *Tropaeolum* L.

旱金莲 旱莲花

Tropaeolum majus L.

功效：全草，清热解毒、凉血止血。

功效来源：《中华本草》

注：常见栽培物种。

71. 凤仙花科 Balsaminaceae
凤仙花属 *Impatiens* L.

凤仙花

Impatiens balsamina L.

凭证标本：兴安县普查队450325140816042LY（GCMG、CMMI）

功效：花，祛风除湿、活血止痛、解毒、杀虫。

功效来源：《中华本草》

黄金凤

Impatiens siculifer Hook. f.

凭证标本：兴安县普查队450325130419142LY（GCMG、CMMI）

功效：根、全草、种子，祛瘀消肿、清热解毒、祛风、活血止痛。

功效来源：《药用植物辞典》

72. 千屈菜科 Lythraceae
水苋菜属 *Ammannia* L.

水苋菜

Ammannia baccifera L.

凭证标本：兴安县普查队450325140922011LY（GCMG、CMMI）

功效：全草，散瘀止血、除湿解毒。

功效来源：《中华本草》

紫薇属 *Lagerstroemia* L.

紫薇

Lagerstroemia indica L.

凭证标本：兴安县普查队450325140907025LY（GCMG、CMMI）

功效：根、树皮，活血、止血、解毒、消肿。

功效来源：《全国中草药汇编》

千屈菜属 *Lythrum* L.

千屈菜 千屈草

Lythrum salicaria L.

凭证标本：兴安县普查队450325140825030LY（GCMG、CMMI）

功效：全草，清热解毒、凉血止血。

功效来源：《全国中草药汇编》

节节菜属 *Rotala* L.

节节菜 水马齿苋

Rotala indica (Willd.) Koehne

功效：全草，清热解毒、止泻。

功效来源：《中华本草》

注：《广西植物名录》有记载。

圆叶节节菜 水苋菜

Rotala rotundifolia (Buch.-Ham. ex Roxb.) Koehne

凭证标本：兴安县普查队450325130419135LY（GCMG、CMMI）

功效：全草，清热利湿、解毒。

功效来源：《全国中草药汇编》

75. 安石榴科 Punicaceae
石榴属 *Punica* L.

石榴 石榴皮

Punica granatum L.

凭证标本：兴安县普查队450325140827008LY（GCMG、CMMI）

功效：果皮，涩肠止泻、止血、驱虫。

功效来源：《中国药典》（2020年版）

77. 柳叶菜科 Onagraceae
露珠草属 *Circaea* L.

南方露珠草

Circaea mollis Sieb. et Zucc.

凭证标本：兴安县普查队450325140906004LY（GCMG、CMMI）

功效：全草、根，祛风除湿、活血消肿、清热解毒。

功效来源：《中华本草》

柳叶菜属 *Epilobium* L.

柳叶菜

Epilobium hirsutum L.

凭证标本：兴安县普查队450325140825031LY（GCMG、CMMI）

功效：花，清热消炎、调经止带、止痛。根，理气活血、止血。根、全草，用于骨折、跌打损伤、疔疮痈肿、外伤出血。

功效来源：《全国中草药汇编》

丁香蓼属 *Ludwigia* L.

水龙 过塘蛇

Ludwigia adscendens (L.) Hara

功效：全草，清热解毒、利湿消肿。

功效来源：《广西中药材标准　第一册》（1990年版）

注：《广西植物名录》有记载。

丁香蓼

Ludwigia prostrata Roxb.

凭证标本：兴安采集队 219（IBK）

功效：全草，清热解毒、利湿消肿。

功效来源：《全国中草药汇编》

假柳叶菜

Ludwigia epilobioides Maxim.

凭证标本：兴安采集队 19（IBSC）

功效：全草，清热解毒、利湿消肿。

功效来源：《药用植物辞典》

草龙

Ludwigia hyssopifolia (G. Don) Exell

凭证标本：兴安县普查队450325130822011LY（GCMG、CMMI）

功效：干燥全草，清热解毒、利湿消肿。

功效来源：《广西壮族自治区壮药质量标准　第三卷》（2017年版）

毛草龙

Ludwigia octovalvis (Jacq.) P. H. Raven

功效：全草，清热解毒、利湿消肿。

功效来源：《中华本草》

注：《广西植物名录》有记载。

78. 小二仙草科 Haloragaceae

狐尾藻属 *Myriophyllum* L.

穗状狐尾藻

Myriophyllum spicatum L.

功效：全草，用于痢疾，外用治烧伤、烫伤。

功效来源：《广西中药资源名录》

注：《广西植物名录》有记载。

81. 瑞香科 Thymelaeaceae

结香属 *Edgeworthia* Meisn.

结香 黄瑞香

Edgeworthia chrysantha Lindl.

凭证标本：李光照 62991（IBK）

功效：干燥全株，舒筋络、益肝肾。

功效来源：《广西壮族自治区瑶药材质量标准　第一卷》（2014年版）

荛花属 *Wikstroemia* Endl.

了哥王

Wikstroemia indica (L.) C. A. Mey.

凭证标本：兴安县普查队450325130525210LY（GCMG、CMMI）

功效：茎、叶，消热解毒、化痰散结、消肿止痛。

功效来源：《广西壮族自治区壮药质量标准　第一卷》（2008年版）

北江荛花

Wikstroemia monnula Hance

凭证标本：李光照等 140（IBK）

功效：根，散结散瘀、清热消肿、通经逐水。

功效来源：《药用植物辞典》

83. 紫茉莉科 Nyctaginaceae

叶子花属 *Bougainvillea* Comm. ex Juss.

光叶子花 紫三角

Bougainvillea glabra Choisy

功效：花，调和气血。

功效来源：《全国中草药汇编》

注：常见栽培物种。

紫茉莉属 *Mirabilis* L.

紫茉莉

Mirabilis jalapa L.

凭证标本：兴安县普查队450325140816002LY（GCMG、CMMI）

功效：叶、果实，清热解毒、祛风除湿、活血。

功效来源：《中华本草》

84. 山龙眼科 Proteaceae

山龙眼属 *Helicia* Lour.

小果山龙眼

Helicia cochinchinensis Lour.

凭证标本：猫儿山水源林树种调查队 桂0199（IBK）

功效：根、叶，行气活血、祛瘀止痛。

功效来源：《药用植物辞典》

网脉山龙眼

Helicia reticulata W. T. Wang

凭证标本：李光照等 10666（IBK）

功效：枝、叶，止血。

功效来源：《中华本草》

88. 海桐花科 Pittosporaceae

海桐花属 *Pittosporum* Banks ex Sol.

光叶海桐

Pittosporum glabratum Lindl.

凭证标本：猫儿山水源林树种调查队 桂0202（IBK）

功效：叶，解毒消肿、止血。根、根皮，祛风除湿、活血通络、止咳、涩精。种子，清热利咽、止泻。

功效来源：《中华本草》

海金子 海桐树

Pittosporum illicioides Makino

凭证标本：李光照等 10947（IBK）

功效：根、种子，祛风活络、散瘀止痛。

功效来源：《全国中草药汇编》

卵果海桐

Pittosporum lenticellatum Chun ex H. Peng et Y. F. Deng

凭证标本：广西队 406（IBSC）

功效：叶，止血。

功效来源：《药用植物辞典》

薄萼海桐

Pittosporum leptosepalum Gowda

凭证标本：兴安县普查队450325140816038LY（GCMG、CMMI）

功效：根皮，祛风除湿。叶，止血。

功效来源：《药用植物辞典》

少花海桐 海金子

Pittosporum pauciflorum Hook. et Arn.

凭证标本：兴安县普查队450325130421161LY（GCMG、CMMI）

功效：干燥茎、枝，祛风活络、散寒止痛、镇静。

功效来源：《广西壮族自治区瑶药材质量标准 第一卷》（2014年版）

海桐 海桐花

Pittosporum tobira (Thunb.) W. T. Aiton

凭证标本：兴安县普查队450325140927004LY（GCMG、CMMI）

功效：枝、叶，杀虫，外用煎水洗疥疮。

功效来源：《全国中草药汇编》

棱果海桐

Pittosporum trigonocarpum Lévl.

凭证标本：李树刚等 3-20（IBK）

功效：叶、果实，祛风除湿、活血止血、生津止渴、

消炎、解毒。

功效来源：《药用植物辞典》

崖花子

Pittosporum truncatum Pritzel

凭证标本：广西队 167（CDBI）

功效：全株，用于肝痛、风湿骨痛。

功效来源：《广西中药资源名录》

93. 大风子科 Flacourtiaceae

山桂花属 *Bennettiodendron* Merr.

山桂花

Bennettiodendron leprosipes (Clos) Merr.

凭证标本：兴安县普查队450325140824020LY（GCMG、CMMI）

功效：树皮、叶，清热解毒、消炎、止血生肌。

功效来源：《药用植物辞典》

山桐子属 *Idesia* Maxim.

山桐子

Idesia polycarpa Maxim.

凭证标本：兴安县普查队450325141018007LY（GCMG、CMMI）

功效：叶，清热凉血、散瘀消肿。种子油，杀虫。

功效来源：《药用植物辞典》

94. 天料木科 Samydaceae

天料木属 *Homalium* Jacq.

天料木

Homalium cochinchinense (Lour.) Druce

功效：根，收敛。

功效来源：《药用植物辞典》

注：《广西植物名录》有记载。

103. 葫芦科 Cucurbitaceae

盒子草属 *Actinostemma* Griff.

盒子草

Actinostemma tenerum Griff.

凭证标本：兴安县普查队450325130821001LY（GCMG、CMMI）

功效：全草、种子，利尿消肿、清热解毒。

功效来源：《中华本草》

冬瓜属 *Benincasa* Savi

冬瓜 冬瓜皮

Benincasa hispida (Thunb.) Cogn.

凭证标本：兴安县普查队450325140817021LY（GCMG、CMMI）

功效：果皮，利尿消肿。

功效来源：《中国药典》（2020年版）

西瓜属 *Citrullus* Schrad.

西瓜 西瓜霜

Citrullus lanatus (Thunb.) Matsum. et Nakai

凭证标本：兴安县普查队450325140927003LY（GCMG、CMMI）

功效：果实、芒硝，清热泻火、消肿止痛。

功效来源：《中国药典》（2020年版）

黄瓜属 *Cucumis* L.

菜瓜

Cucumis melo L. var. *conomon* (Thunb.) Makino

功效：果实，除烦热、生津、利尿。果实腌制品，健胃和中、生津止渴。

功效来源：《中华本草》

注：常见栽培物种。

甜瓜 甜瓜子

Cucumis melo L.

凭证标本：兴安县普查队450325140914017LY（GCMG、CMMI）

功效：种子，清肺、润肠、化瘀、排脓、疗伤止痛。

功效来源：《中国药典》（2020年版）

黄瓜

Cucumis sativus L.

凭证标本：兴安采集队 119（IBSC）

功效：果实，清热利尿。藤，消炎、化痰、镇痉。

功效来源：《全国中草药汇编》

南瓜属 *Cucurbita* L.

南瓜 南瓜干

Cucurbita moschata (Duch. ex Lam.) Duch. ex Poir.

凭证标本：兴安县普查队450325140914005LY（GCMG、CMMI）

功效：成熟果实，补中益气、消炎止痛、解毒杀虫。

功效来源：《广西中药材标准 第一册》（1990年版）

西葫芦 桃南瓜

Cucurbita pepo L.

功效：果实，平喘、宁嗽。

功效来源：《全国中草药汇编》

注：常见栽培物种。

金瓜属 *Gymnopetalum* Arn.

金瓜

Gymnopetalum chinense (Lour.) Merr.

功效：根、全草，活血调经、舒筋通络、化痰消瘰。

功效来源：《中华本草》

注：《广西植物名录》有记载。

绞股蓝属 *Gynostemma* Blume

光叶绞股蓝

Gynostemma laxum (Wall.) Cogn.

凭证标本：兴安县普查队450325131029021LY（GCMG、CMMI）

功效：全草，清热解毒、消炎、止咳化痰。

功效来源：《药用植物辞典》

绞股蓝

Gynostemma pentaphyllum (Thunb.) Makino

凭证标本：兴安县普查队450325121024009LY（GCMG、CMMI）

功效：干燥全草，清热解毒、止咳化痰、益气养阴、延缓衰老。

功效来源：《广西壮族自治区壮药质量标准 第三卷》（2017年版）

雪胆属 *Hemsleya* Cogn. ex F. B. Forbes et Hemsl.

蛇莲

Hemsleya sphaerocarpa Kuang et A. M. Lu

凭证标本：陈照宙 51303（IBK）

功效：块根，清热解毒、消肿止痛、利湿、健胃。

功效来源：《药用植物辞典》

葫芦属 *Lagenaria* Ser.

葫芦

Lagenaria siceraria (Molina) Standl.

功效：果皮、种子，利尿、消肿、散结。

功效来源：《全国中草药汇编》

注：常见栽培物种。

丝瓜属 *Luffa* Mill.

广东丝瓜 丝瓜络

Luffa acutangula (L.) Roxb.

凭证标本：兴安县普查队450325140818002LY（GCMG、CMMI）

功效：果实的维管束，通络、活血、祛风。

功效来源：《广西中药材标准 第一册》（1990年版）

丝瓜 丝瓜络

Luffa aegyptiaca Miller

凭证标本：兴安县普查队450325140907029LY（GCMG、CMMI）

功效：果实的维管束，祛风、通络、活血、下乳。

功效来源：《中国药典》（2020年版）

苦瓜属 *Momordica* L.

苦瓜 苦瓜干

Momordica charantia L.

凭证标本：兴安县普查队450325140816032LY（GCMG、CMMI）

功效：果实，清暑涤热、明目、解毒。

功效来源：《广西壮族自治区壮药质量标准　第二卷》（2011年版）

木鳖子

Momordica cochinchinensis (Lour.) Spreng.

凭证标本：兴安县普查队450325140927001LY（GCMG、CMMI）

功效：干燥成熟种子，散结消肿、攻毒疗疮。

功效来源：《中国药典》（2020年版）

佛手瓜属 *Sechium* P. Browne

佛手瓜

Sechium edule (Jacq.) Sw.

功效：叶，清热消肿。

功效来源：《药用植物辞典》

注：常见栽培物种。

罗汉果属 *Siraitia* Merr.

罗汉果

Siraitia grosvenorii (Swingle) C. Jeffrey ex A. M. Lu et Z. Y. Zhang

凭证标本：兴安县普查队450325140702011LY（GCMG、CMMI）

功效：干燥果实，清热润肺、利咽开音、滑肠通便。

功效来源：《中国药典》（2020年版）

赤瓟属 *Thladiantha* Bunge

球果赤瓟

Thladiantha globicarpa A. M. Lu et Z. Y. Zhang

凭证标本：兴安县普查队450325131003004LY（GCMG、CMMI）

功效：全草，用于深部脓肿、化脓性感染、骨髓炎。

功效来源：《广西中药资源名录》

栝楼属 *Trichosanthes* L.

王瓜

Trichosanthes cucumeroides (Ser.) Maxim. var. *cucumeroides*

凭证标本：兴安县普查队450325131026010LY（GCMG、CMMI）

功效：种子、果实，清热利湿、凉血止血。

功效来源：《中华本草》

波叶栝楼

Trichosanthes cucumeroides (Ser.) Maxim. (C. B. Clarke) S. K. Chen

凭证标本：李光照 62943（IBK）

功效：果实，清热、生津、消瘀、通乳。种子，清热、凉血。

功效来源：《药用植物辞典》

栝楼

Trichosanthes kirilowii Maxim.

凭证标本：兴安县普查队450325140816025LY（GCMG、CMMI）

功效：根，清热泻火、生津止渴、消肿排脓。果实，清热涤痰、宽胸散结、润燥滑肠。种子，润肺化痰、滑肠通便。

功效来源：《中国药典》（2020年版）

长萼栝楼

Trichosanthes laceribractea Hayata

凭证标本：兴安县普查队450325140723001LY（GCMG、CMMI）

功效：果实，润肺、化痰、散结、滑肠。种子，润肺、化痰、滑肠。

功效来源：《药用植物辞典》

全缘栝楼 实葫芦根

Trichosanthes ovigera Bl.

凭证标本：兴安县普查队450325140906011LY（GCMG、CMMI）

功效：根，散瘀消肿、清热解毒。

功效来源：《中华本草》

趾叶栝楼 石蟾蜍

Trichosanthes pedata Merr. et Chun

凭证标本：兴安县普查队450325141010001LY（GCMG、CMMI）

功效：全草，清热解毒。

功效来源：《中华本草》

中华栝楼

Trichosanthes rosthornii Harms

凭证标本：兴安县普查队450325140923019LY（GCMG、CMMI）

功效：干燥根、干燥成熟果实、干燥成熟种子，清热泻火、生津止渴、消肿排脓。

功效来源：《中国药典》（2020年版）

马㼎儿属 *Zehneria* Endl.

马㼎儿 马交儿

Zehneria indica (Lour.) Keraudren

功效：根、叶，清热解毒、消肿散结。

功效来源：《全国中草药汇编》

注：《广西植物名录》有记载。

钮子瓜

Zehneria maysorensis (Wight et Arn.) Arn.

凭证标本：兴安县普查队450325121025008LY（GCMG、CMMI）

功效：全草、根，清热解毒、通淋。

功效来源：《中华本草》

104. 秋海棠科 Begoniaceae

秋海棠属 *Begonia* L.

周裂秋海棠

Begonia circumlobata Hance

凭证标本：猫儿山水源林树种调查队 桂0210（IBK）

功效：全草，散瘀消肿、消炎止咳。

功效来源：《中华本草》

紫背天葵 红天葵

Begonia fimbristipula Hance

凭证标本：兴安县普查队450325130715019LY（GCMG、CMMI）

功效：块茎、全草，清热凉血、散瘀消肿、止咳化痰。

功效来源：《广西中药材标准 第一册》（1990年版）

中华秋海棠

Begonia grandis Dryand. subsp. *sinensis* (A. DC.) Irmsch.

凭证标本：兴安县普查队450325150720016LY（GCMG、CMMI）

功效：块茎，活血散瘀、清热、止痛、止血。

功效来源：《药用植物辞典》

独牛

Begonia henryi Hemsl.

凭证标本：兴安县普查队450325140525012LY（GCMG、CMMI）

功效：块茎，解毒、散瘀、止血。

功效来源：《全国中草药汇编》

癞叶秋海棠 团扇秋海棠

Begonia leprosa Hance

功效：全草，用于咳血、吐血、跌打损伤。

功效来源：《广西中药资源名录》

注：《广西植物名录》有记载。

粗喙秋海棠 大半边莲

Begonia longifolia Blume

功效：根状茎，清热解毒、消肿止痛。

功效来源：《广西壮族自治区壮药质量标准 第二卷》（2011年版）

注：《广西植物名录》有记载。

红孩儿

Begonia palmata D. Don var. *bowringiana* (Champion ex Bentham) Golding et Kareg.

凭证标本：兴安县普查队450325130715014LY（GCMG、CMMI）

功效：根状茎，清热解毒、凉血润肺。

功效来源：《药用植物辞典》

裂叶秋海棠 红孩儿

Begonia palmata D. Don

凭证标本：李光照 63410（IBK）

功效：全草，清热解毒、化瘀消肿。

功效来源：《广西壮族自治区壮药质量标准 第二卷》（2011年版）

107. 仙人掌科 Cactaceae

昙花属 *Epiphyllum* Haw.

昙花

Epiphyllum oxypetalum (DC.) Haw.

功效：花，清肺止咳、凉血止血、养心安神。茎，清热解毒。

功效来源：《中华本草》

注：常见栽培物种。

量天尺属 *Hylocereus* (A. Berger) Britton et Rose

量天尺

Hylocereus undatus (Haw.) Britton et Rose

功效：茎，舒筋活络、解毒消肿。

功效来源：《中华本草》

注：常见栽培物种。

仙人掌属 *Opuntia* Mill.

单刺仙人掌

Opuntia monacantha (Willd.) Haw.

凭证标本：兴安县普查队450325140925007LY（GCMG、CMMI）

功效：全草、肉质茎、根，清热解毒、散结祛瘀、消肿、健胃止痛、镇咳。

功效来源：《药用植物辞典》

仙人掌

Opuntia stricta (Haw.) Haw. var. *dillenii* (Ker-Gawl.) Benson

功效：干燥地上部分，行气活血、清热解毒。

功效来源：《广西壮族自治区壮药质量标准 第二卷》（2011年版）

注：常见栽培物种。

108. 山茶科 Theaceae

杨桐属 *Adinandra* Jack

尖叶川杨桐 尖叶川黄瑞木

Adinandra bockiana Prtizel ex Diels var. *acutifolia* (Hand.-Mazz.) Kobuski

凭证标本：兴安县普查队450325140906039LY（GCMG、CMMI）

功效：全株，祛风解表、行气止痛。

功效来源：《中华本草》

川杨桐

Adinandra bockiana E. Pritz. ex Diels

凭证标本：兴安县普查队450325140826023LY（GCMG、CMMI）

功效：叶，消炎、止血。

功效来源：《药用植物辞典》

杨桐

Adinandra millettii (Hook. et Arn.) Benth. et Hook. f. ex Hance

凭证标本：李光照 11573（IBK）

功效：根、嫩叶，凉血止血、解毒消肿。

功效来源：《药用植物辞典》

山茶属 *Camellia* L.

长尾毛蕊茶

Camellia caudata Wall.

凭证标本：兴安县普查队450325140930024LY（GCMG、CMMI）

功效：茎、叶、花，活血止血、祛腐生新。

功效来源：《药用植物辞典》

心叶毛蕊茶

Camellia cordifolia (F. P. Metcalf) Nakai

凭证标本：兴安县普查队450325140701006LY（GCMG、CMMI）

功效：根、花，收敛、凉血、止血。

功效来源：《药用植物辞典》

尖连蕊茶 尖连蕊茶根

Camellia cuspidata (Kochs) Wright ex Gard

凭证标本：邓先福 11312（IBK）

功效：根，健脾消食、补虚。

功效来源：《中华本草》

毛柄连蕊茶

Camellia fraterna Hance

凭证标本：兴安县普查队450325140826028LY（GCMG、CMMI）

功效：根、叶、花，消肿、活血、清热解毒、生肌散瘀。

功效来源：《药用植物辞典》

山茶 山茶花

Camellia japonica L.

功效：根、花，收敛、凉血、止血。

功效来源：《全国中草药汇编》

注：常见栽培物种。

油茶

Camellia oleifera Abel.

凭证标本：兴安县普查队450325131001029LY（GCMG、CMMI）

功效：根、茶籽饼，清热解毒、活血散瘀、止痛。

功效来源：《全国中草药汇编》

西南红山茶

Camellia pitardii Cohen-Stuart

凭证标本：兴安县普查队450325121222066LY（GCMG、CMMI）

功效：花、叶、根，消炎、止痢、调经。

功效来源：《全国中草药汇编》

茶梅

Camellia sasanqua Thunb.

凭证标本：兴安采集队 278（IBK）

功效：种子油，用作茶油代用品。

功效来源：《药用植物辞典》

普洱茶

Camellia sinensis (L.) O. Kuntze var. *assamica* (J. W. Mast.) Kitamura

凭证标本：李光照 14126（IBK）

功效：嫩叶加工品，清热利尿、消食醒神。

功效来源：《全国中草药汇编》

白毛茶

Camellia sinensis (L.) O. Kuntze var. *pubilimba* H. T. Chang

功效：根，用于崩漏。

功效来源：《广西中药资源名录》

注：《广西植物名录》有记载。

茶 茶叶

Camellia sinensis (L.) O. Kuntze

凭证标本：兴安县普查队450325131004023LY（GCMG、CMMI）

功效：干燥嫩叶、嫩芽，清头目、除烦渴、消食化痰、利尿止泻。

功效来源：《广西壮族自治区壮药质量标准 第三卷》（2017年版）

柃木属 *Eurya* Thunb.

尖萼毛柃

Eurya acutisepala Hu et L. K. Ling

凭证标本：李光照等 63220（IBK）

功效：叶、果实，祛风除湿、活血祛瘀，用于风湿痛、跌打损伤。

功效来源：《药用植物辞典》

翅柃

Eurya alata Kobuski

凭证标本：猫儿山水源林树种调查队 桂0246（IBK）

功效：根皮，理气活血、消瘀止痛。枝叶，清热消肿。

功效来源：《药用植物辞典》

米碎花

Eurya chinensis R. Br.

凭证标本：兴安县普查队450325140824021LY（GCMG、CMMI）

功效：根、全株，清热解毒、除湿敛疮。

功效来源：《全国中草药汇编》

岗枸

Eurya groffii Merr.

凭证标本：李光照62925（IBK）

功效：叶，豁痰镇咳、消肿止痛。

功效来源：《全国中草药汇编》

微毛枸

Eurya hebeclados Ling

凭证标本：李光照63351（IBK）

功效：根、茎、果实、枝叶，截疟、祛风、消肿、止血、解毒。

功效来源：《药用植物辞典》

凹脉枸 苦白蜡

Eurya impressinervis Kobuski

凭证标本：兴安县普查队450325141009006LY（GCMG、CMMI）

功效：叶、果实，祛风、消肿、止血。

功效来源：《中华本草》

细枝枸

Eurya loquaiana Dunn

凭证标本：兴安县普查队450325140905022LY（GCMG、CMMI）

功效：茎、叶，祛风通络、活血止痛。

功效来源：《中华本草》

细齿叶枸

Eurya nitida Korth.

凭证标本：兴安县普查队450325131001023LY（GCMG、CMMI）

功效：全株，祛风除湿、解毒敛疮、止血。

功效来源：《中华本草》

金叶枸 野茶子

Eurya obtusifolia H. T. Chang var. *aurea* (H. Lév.) T. L. Ming

凭证标本：猫儿山水源林树种调查队 桂0243（IBK）

功效：果实，清热解毒、利尿、提神。

功效来源：《中华本草》

长毛枸 长毛枸叶

Eurya patentipila Chun

凭证标本：兴安县普查队450325140929024LY（GCMG、CMMI）

功效：叶，清热解毒、消肿止痛。

功效来源：《全国中草药汇编》

窄叶枸

Eurya stenophylla Merr.

凭证标本：兴安县普查队450325140929021LY（GCMG、CMMI）

功效：根、枝、叶，清热、补虚。

功效来源：《药用植物辞典》

木荷属 *Schima* Reinw. ex Blume

银木荷 银木荷皮

Schima argentea E. Pritz.

功效：茎皮、根皮，清热止痢、驱虫。

功效来源：《中华本草》

注：《广西植物名录》有记载。

木荷 木荷叶

Schima superba Gardner et Champ.

凭证标本：兴安县普查队450325131005010LY（GCMG、CMMI）

功效：叶，解毒疗疮。

功效来源：《中华本草》

厚皮香属 *Ternstroemia* Mutis ex L. f.

厚皮香

Ternstroemia gymnanthera (Wight et Arn.) Bedd.

凭证标本：李光照63371（IBK）

功效：叶、花、果实，清热解毒、消痈肿。

功效来源：《药用植物辞典》

尖萼厚皮香

Ternstroemia luteoflora L. K. Ling

凭证标本：兴安县普查队450325140913035LY（GCMG、CMMI）

功效：根、叶，清热解毒、舒筋活络、消肿止痛、止泻。

功效来源：《药用植物辞典》

112. 猕猴桃科 Actinidiaceae

猕猴桃属 *Actinidia* Lindl.

异色猕猴桃

Actinidia callosa Lindl. var. *discolor* C. F. Liang

凭证标本：兴安县普查队450325140915018LY（GCMG、CMMI）

功效：根皮，清热、消肿。

功效来源：《药用植物辞典》

京梨猕猴桃 水梨藤

Actinidia callosa Lindl. var. *henryi* Maxim.

功效：根皮，清热消肿、利湿止痛。

功效来源：《中华本草》

注：《广西植物名录》有记载。

中华猕猴桃

Actinidia chinensis Planch.

凭证标本：兴安县普查队450325140907015LY（GCMG、CMMI）

功效：枝叶、藤、藤中的汁液、果实，清热解毒、散瘀、止血。

功效来源：《中华本草》

金花猕猴桃

Actinidia chrysantha C. F. Liang

凭证标本：李光照62864（IBK）

功效：根，清热利湿。

功效来源：《药用植物辞典》

毛花猕猴桃 毛冬瓜

Actinidia eriantha Benth.

凭证标本：兴安县普查队450325141018004LY（GCMG、CMMI）

功效：根、根皮、叶，抗癌、解毒消肿、清热利湿。

功效来源：《全国中草药汇编》

条叶猕猴桃

Actinidia fortunatii Finet et Gagnep.

凭证标本：兴安县普查队450325140924008LY（GCMG、CMMI）

功效：根，用于跌打损伤。

功效来源：《药用植物辞典》

黄毛猕猴桃

Actinidia fulvicoma Hance

凭证标本：兴安县普查队450325131029014LY（GCMG、CMMI）

功效：根、叶、果实，清热止渴、除烦下气、和中利尿。

功效来源：《药用植物辞典》

糙毛猕猴桃

Actinidia fulvicoma Hance var. *hirsuta* Finet et Gagnep.

凭证标本：高成芝等42303（GXMI）

功效：根，消积、消疮。果实，滋补强壮。

功效来源：《药用植物辞典》

蒙自猕猴桃

Actinidia henryi Dunn

功效：茎，用于口腔炎。

功效来源：《广西中药资源名录》

注：《广西植物名录》有记载。

阔叶猕猴桃 多花猕猴桃

Actinidia latifolia (Gardn. et Champ.) Merr.

凭证标本：兴安县普查队450325141017019LY（GCMG、CMMI）

功效：茎、叶，清热解毒、消肿止痛、除湿。

功效来源：《中华本草》

118. 桃金娘科 Myrtaceae

红千层属 *Callistemon* R. Br.

红千层

Callistemon rigidus R. Br.

凭证标本：兴安县普查队450325151026001LY（GCMG、CMMI）

功效：枝、叶，化痰泻热。

功效来源：《药用植物辞典》

桃金娘属 *Rhodomyrtus* (DC.) Rchb.

桃金娘

Rhodomyrtus tomentosa (Aiton) Hassk.

凭证标本：兴安县普查队450325151017005LY（GCMG、CMMI）

功效：果实，补血滋养、涩肠固精。根，理气止痛、利湿止泻、化瘀止血、益肾养血。

功效来源：《广西壮族自治区壮药质量标准 第一卷》（2008年版）

蒲桃属 *Syzygium* R. Br. ex Gaertn.

赤楠

Syzygium buxifolium Hook. et Arn.

凭证标本：兴安县普查队450325140915026LY（GCMG、CMMI）

功效：根、根皮，健脾利湿、平喘、散瘀消肿。叶，清热解毒。

功效来源：《中华本草》

120. 野牡丹科 Melastomataceae

柏拉木属 *Blastus* Lour.

长瓣金花树

Blastus apricus (Hand.-Mazz.) H. L. Li var. *longiflorus* (Hand.-Mazz.) C. Chen

凭证标本：兴安县普查队450325140824010LY（GCMG、CMMI）

功效：全株，外用治疮疖。

功效来源：《广西中药资源名录》

匙萼柏拉木

Blastus cavaleriei H. Lév. et Vaniot

功效：叶，用于白带多。

功效来源：《广西中药资源名录》

注：《广西植物名录》有记载。

金花树
Blastus dunnianus H. Lév.
凭证标本：兴安县普查队450325140723010LY（GCMG、CMMI）
功效：全株，祛风除湿、止血。
功效来源：《药用植物辞典》

野海棠属 *Bredia* Blume
叶底红
Bredia fordii (Hance) Diels
凭证标本：兴安县普查队450325130715018LY（GCMG、CMMI）
功效：全株，养血调经。
功效来源：《中华本草》

异药花属 *Fordiophyton* Stapf
肥肉草
Fordiophyton fordii (Oliv.) Krasser
凭证标本：李光照 11814（IBK）
功效：全草，清热利湿、凉血消肿。
功效来源：《中华本草》

野牡丹属 *Melastoma* L.
地菍
Melastoma dodecandrum Lour.
凭证标本：兴安县普查队450325140927008LY（GCMG、CMMI）
功效：全株，清热解毒、活血止血。
功效来源：《广西壮族自治区壮药质量标准 第三卷》（2017年版）

野牡丹
Melastoma malabathricum L.
凭证标本：兴安县普查队450325130525207LY（GCMG、CMMI）
功效：干燥根、茎，收敛止血、消食、清热解毒。
功效来源：《广西壮族自治区瑶药材质量标准 第一卷》（2014年版）

金锦香属 *Osbeckia* L.
朝天罐
Osbeckia opipara C. Y. Wu et C. Chen
凭证标本：兴安县普查队450325140826017LY（GCMG、CMMI）
功效：根、枝叶，止血、解毒。
功效来源：《广西壮族自治区壮药质量标准 第三卷》（2017年版）

星毛金锦香
Osbeckia stellata Buch.-Ham. ex Ker Gawl.
凭证标本：兴安采集队 122（IBSC）
功效：全株，收敛、清热、止血。
功效来源：《药用植物辞典》

尖子木属 *Oxyspora* DC.
尖子木
Oxyspora paniculata (D. Don) DC.
凭证标本：李光照 桂0315（IBK）
功效：全株，清热解毒、利湿。
功效来源：《全国中草药汇编》

锦香草属 *Phyllagathis* Blume
锦香草
Phyllagathis cavaleriei (Lévl. et Van.) Guillaumin
凭证标本：兴安县普查队450325140709001LY（GCMG、CMMI）
功效：全草，清热凉血、利湿。
功效来源：《中华本草》

短毛熊巴掌
Phyllagathis cavaleriei (H. Lév. et Vaniot) Guillaumin var. *tankahkeei* (Merr.) C. Y. Wu ex C. Chen
功效：全株，清热解毒、利湿消肿、清凉、滋补。
功效来源：《药用植物辞典》
注：《广西中药资源名录》有记载。

肉穗草属 *Sarcopyramis* Wall.
楮头红
Sarcopyramis nepalensis Wall.
凭证标本：兴安县普查队450325140709002LY（GCMG、CMMI）
功效：全草，清肺热、祛肝火。
功效来源：《药用植物辞典》

121. 使君子科 Combretaceae
风车子属 *Combretum* Loefl.
风车子 华风车子
Combretum alfredii Hance
凭证标本：吕清华 2032（IBK）
功效：根，清热、利胆。叶，驱虫。
功效来源：《全国中草药汇编》

使君子属 *Quisqualis* L.
使君子
Quisqualis indica L.
凭证标本：兴安县普查队450325141010014LY（GCMG、CMMI）
功效：干燥成熟果实，杀虫、消积。
功效来源：《中国药典》（2020年版）

123. 金丝桃科 Hypericaceae

金丝桃属 *Hypericum* L.

黄海棠

Hypericum ascyron L.

功效：全草、地上部分，清热解毒、平肝、止血凉血、消肿。

功效来源：《药用植物辞典》

注：《广西植物名录》有记载。

赶山鞭

Hypericum attenuatum Fisch. ex Choisy

凭证标本：李光照 14140（IBK）

功效：全草，止血、镇痛、通乳。

功效来源：《全国中草药汇编》

挺茎遍地金 遍地金

Hypericum elodeoides Choisy

凭证标本：兴安县普查队450325140928033LY（GCMG、CMMI）

功效：全草，清热解毒、通经活血。

功效来源：《全国中草药汇编》

扬子小连翘

Hypericum faberi R. Keller

凭证标本：陈照宙 51703（IBK）

功效：全株，凉血止血、消肿止痛。

功效来源：《药用植物辞典》

地耳草

Hypericum japonicum Thunb. ex Murray

凭证标本：兴安县普查队450325140702001LY（GCMG、CMMI）

功效：干燥全草，清热利湿、散瘀消肿。

功效来源：《广西壮族自治区壮药质量标准 第二卷》（2011年版）

金丝桃

Hypericum monogynum L.

凭证标本：钟济新 91821（IBSC）

功效：全株、果实，清热解毒、散瘀止痛。

功效来源：《中华本草》

元宝草

Hypericum sampsonii Hance

凭证标本：兴安县普查队450325130511185LY（GCMG、CMMI）

功效：全草，凉血止血、清热解毒、活血调经、祛风通络。

功效来源：《中华本草》

密腺小连翘

Hypericum seniawinii Maxim.

凭证标本：兴安县普查队450325131003003LY（GCMG、CMMI）

功效：全草，收敛止血、镇痛、调经、解毒消肿。

功效来源：《药用植物辞典》

126. 藤黄科 Guttiferae

藤黄属 *Garcinia* L.

木竹子

Garcinia multiflora Champ. ex Benth.

凭证标本：兴安县普查队450325121129014LY（GCMG、CMMI）

功效：树皮、果实，清热解毒、收敛生肌。

功效来源：《中华本草》

128. 椴树科 Tiliaceae

田麻属 *Corchoropsis* Sieb. et Zucc.

田麻

Corchoropsis crenata Sieb. et Zucc.

凭证标本：兴安县普查队450325151017006LY（GCMG、CMMI）

功效：全草，平肝利湿、解毒、止血。

功效来源：《全国中草药汇编》

黄麻属 *Corchorus* L.

甜麻 野黄麻

Corchorus aestuans L.

凭证标本：兴安县普查队450325131004034LY（GCMG、CMMI）

功效：全草，清热利湿、消肿拔毒。

功效来源：《全国中草药汇编》

扁担杆属 *Grewia* L.

扁担杆

Grewia biloba G. Don

凭证标本：兴安县普查队450325131005017LY（GCMG、CMMI）

功效：根、全株，健脾益气、固精止带、祛风除湿。

功效来源：《全国中草药汇编》

椴树属 *Tilia* L.

椴树

Tilia tuan Szyszyl.

凭证标本：余少林 900133（LBG）

功效：根，祛风活血、镇痛。

功效来源：《药用植物辞典》

刺蒴麻属 *Triumfetta* L.

单毛刺蒴麻

Triumfetta annua L.

凭证标本：兴安县普查队450325131001017LY（GCMG、CMMI）

（GCMG、CMMI）

功效：叶，解毒、止血。根，祛风、活血、镇痛。
功效来源：《药用植物辞典》

长勾刺蒴麻 金纳香
Triumfetta pilosa Roth
凭证标本：李光照 12002（IBK）
功效：根、叶，活血行气、散瘀消肿。
功效来源：《中华本草》

128a. 杜英科 Elaeocarpaceae
杜英属 *Elaeocarpus* L.
中华杜英 高山望
Elaeocarpus chinensis (Gardn. et Champ.) Hook. f. ex Benth.
凭证标本：李光照 11806（IBK）
功效：根，散瘀消肿。
功效来源：《中华本草》

山杜英
Elaeocarpus sylvestris (Lour.) Poir.
凭证标本：李光照 63413（IBK）
功效：根皮，散瘀消肿。
功效来源：《药用植物辞典》

猴欢喜属 *Sloanea* L.
薄果猴欢喜
Sloanea leptocarpa Diels
凭证标本：钟济新 81785（IBK）
功效：根，消肿止痛、祛风除湿。
功效来源：《药用植物辞典》

猴欢喜
Sloanea sinensis (Hance) Hemsl.
凭证标本：兴安县普查队450325140824012LY（GCMG、CMMI）
功效：根，健脾和胃、祛风、益肾、壮腰。
功效来源：《药用植物辞典》

130. 梧桐科 Sterculiaceae
梧桐属 *Firmiana* Marsili
梧桐
Firmiana simplex (L.) W. Wight
凭证标本：兴安县普查队450325150925002LY（GCMG、CMMI）
功效：树皮、花、种子，祛风除湿、调经止血、解毒疗疮。
功效来源：《中华本草》

马松子属 *Melochia* L.
马松子 木达地黄
Melochia corchorifolia L.

凭证标本：兴安县普查队450325131001021LY（GCMG、CMMI）
功效：茎、叶，清热利湿。
功效来源：《全国中草药汇编》

132. 锦葵科 Malvaceae
秋葵属 *Abelmoschus* Medicus
黄蜀葵
Abelmoschus manihot (L.) Medik.
凭证标本：兴安县普查队450325131001032LY（GCMG、CMMI）
功效：根、茎、茎皮、叶、花、种子，利尿、通经、解毒。
功效来源：《中华本草》

黄葵
Abelmoschus moschatus Medicus.
功效：根、叶、花，清热利湿、拔毒排脓。
功效来源：《全国中草药汇编》
注：《广西植物名录》有记载。

蜀葵属 *Alcea* L.
蜀葵
Alcea rosea L.
功效：种子，利尿通淋。花，利尿、解毒散结。根，清热利湿、解毒排脓。
功效来源：《中华本草》
注：常见栽培物种。

棉属 *Gossypium* L.
海岛棉
Gossypium barbadense L.
凭证标本：兴安县普查队450325140825029LY（GCMG、CMMI）
功效：种毛，止血。
功效来源：《药用植物辞典》

陆地棉 棉花根
Gossypium hirsutum L.
凭证标本：兴安县普查队450325140907027LY（GCMG、CMMI）
功效：根，补气、止咳、平喘。种子，温肾、通乳、活血止血。
功效来源：《全国中草药汇编》

木槿属 *Hibiscus* L.
木芙蓉 芙蓉叶
Hibiscus mutabilis L.
凭证标本：兴安县普查队450325140825011LY（GCMG、CMMI）
功效：干燥叶，清肺凉血、解毒、消肿排脓。

功效来源：《广西壮族自治区壮药质量标准 第一卷》（2008年版）

华木槿
Hibiscus sinosyriacus L. H. Bailey
凭证标本：钟济新 81825（IBK）
功效：根皮、叶、种子，清热解毒、祛湿利尿。
功效来源：《药用植物辞典》

木槿 木槿花
Hibiscus syriacus L.
凭证标本：兴安县普查队450325140825028LY（GCMG、CMMI）
功效：花，清湿热、凉血。
功效来源：《广西壮族自治区壮药质量标准 第一卷》（2008年版）

锦葵属 *Malva* L.
野葵 冬葵根
Malva verticillata L.
功效：根，清热利尿、解毒。种子，利尿通淋、滑肠通便、下乳。
功效来源：《中华本草》
注：《广西植物名录》有记载。

黄花稔属 *Sida* L.
白背黄花稔 黄花稔
Sida rhombifolia L.
凭证标本：兴安县普查队450325131004026LY（GCMG、CMMI）
功效：全株，清热利湿、排脓止痛。
功效来源：《全国中草药汇编》

梵天花属 *Urena* L.
地桃花
Urena lobata L.
凭证标本：兴安县普查队450325131002012LY（GCMG、CMMI）
功效：根、全草，祛风除湿、消热解毒、活血消肿。
功效来源：《广西壮族自治区壮药质量标准 第一卷》（2008年版）

梵天花
Urena procumbens L.
凭证标本：兴安县普查队450325140905002LY（GCMG、CMMI）
功效：全草，祛风除湿、清热解毒。
功效来源：《中华本草》

135. 古柯科 Erythroxylaceae
古柯属 *Erythroxylum* P. Browne

东方古柯
Erythroxylum sinense Y. C. Wu
凭证标本：兴安县普查队450325160605001LY（GCMG、CMMI）
功效：叶，提神、强壮，用于局部麻醉。根，用于腹痛。
功效来源：《药用植物辞典》

136. 大戟科 Euphorbiaceae
铁苋菜属 *Acalypha* L.
铁苋菜 铁苋
Acalypha australis L.
凭证标本：兴安县普查队450325140816024LY（GCMG、CMMI）
功效：地上部分，清热解毒、利湿、收敛止血。
功效来源：《广西壮族自治区壮药质量标准 第二卷》（2011年版）

山麻秆属 *Alchornea* Sw.
绿背山麻秆
Alchornea trewioides (Benth.) Müll. Arg. var. *sinica* H. S. Kiu
凭证标本：钟济新 81809（IBK）
功效：根，用于肾炎水肿。枝叶，用于外伤出血、疮疡肿毒。
功效来源：《广西中药资源名录》

红背山麻秆 红背娘
Alchornea trewioides (Benth.) Müll. Arg.
凭证标本：兴安县普查队450325130418117LY（GCMG、CMMI）
功效：干燥全株，清热解毒、杀虫止痒。
功效来源：《广西壮族自治区壮药质量标准 第三卷》（2017年版）

五月茶属 *Antidesma* L.
日本五月茶
Antidesma japonicum Sieb. et Zucc.
凭证标本：兴安县普查队450325130715002LY（GCMG、CMMI）
功效：全株，祛风除湿、止泻、生津。
功效来源：《药用植物辞典》

秋枫属 *Bischofia* Blume
秋枫
Bischofia javanica Blume
功效：根、树皮、叶，行气活血、解毒消肿。
功效来源：《全国中草药汇编》

重阳木
Bischofia polycarpa (H. Lév.) Airy-Shaw

凭证标本：兴安县普查队450325151016003LY（GCMG、CMMI）

功效：根，用于风湿痹痛。树皮，用于痢疾。叶，用于肝炎、肝区疼痛。

功效来源：《广西中药资源名录》

巴豆属 *Croton* L.
毛果巴豆 小叶双眼龙

Croton lachnocarpus Benth.

凭证标本：兴安县普查队450325130511198LY（GCMG、CMMI）

功效：根、叶，散寒除湿、祛风活血。

功效来源：《中华本草》

巴豆

Croton tiglium L.

凭证标本：钟济新83613（IBK）

功效：种子，泻下祛积、逐水消肿。根，温中散寒、祛风活络。叶，外用治冻疮，并可杀孑孓、蝇蛆。

功效来源：《中国药典》（2020年版）

大戟属 *Euphorbia* L.
猩猩草

Euphorbia cyathophora Murray

功效：全草，调经、止血、止咳、接骨、消肿。

功效来源：《药用植物辞典》

注：常见栽培物种。

乳浆大戟 猫眼草

Euphorbia esula L.

凭证标本：兴安县普查队450325140928028LY（GCMG、CMMI）

功效：全草，利尿消肿、拔毒止痒。

功效来源：《全国中草药汇编》

飞扬草

Euphorbia hirta L.

凭证标本：兴安县普查队450325131004027LY（GCMG、CMMI）

功效：干燥全草，清热解毒、止痒、利湿、通乳。

功效来源：《中国药典》（2020年版）

地锦 地锦草

Euphorbia humifusa Willd. ex Schlecht

功效：干燥全草，清热解毒、凉血止血、利湿退黄。

功效来源：《中国药典》（2020年版）

通奶草

Euphorbia hypericifolia L.

凭证标本：兴安县普查队450325140816011LY（GCMG、CMMI）

功效：全草，清热解毒、利尿、健脾、通乳。

功效来源：《药用植物辞典》

续随子 千金子

Euphorbia lathyris L.

凭证标本：钟济新81707（IBSC）

功效：种子，泻下逐水、破血消癥。

功效来源：《中国药典》（2020年版）

铁海棠

Euphorbia milii Ch. Des Moul.

功效：花，止血。茎、叶，拔毒消肿。

功效来源：《全国中草药汇编》

注：常见栽培物种。

大戟 京大戟

Euphorbia pekinensis Rupr.

凭证标本：兴安县普查队450325130511202LY（GCMG、CMMI）

功效：干燥根，泻水逐饮、消肿散结。

功效来源：《中国药典》（2020年版）

一品红 猩猩木

Euphorbia pulcherrima Willd. ex Klotzsch

功效：全株，调经止血、接骨消肿。

功效来源：《全国中草药汇编》

注：常见栽培物种。

千根草 小飞扬草

Euphorbia thymifolia L.

凭证标本：兴安县普查队450325140922019LY（GCMG、CMMI）

功效：全草，清热利湿、收敛止痒。

功效来源：《全国中草药汇编》

白饭树属 *Flueggea* Willd.
一叶萩

Flueggea suffruticosa (Pall.) Baill.

凭证标本：兴安县普查队450325140816013LY（GCMG、CMMI）

功效：嫩枝叶、根，活血舒筋、健脾益肾。

功效来源：《药用植物辞典》

白饭树

Flueggea virosa (Roxb. ex Willd.) Voigt

凭证标本：兴安县普查队450325140524009LY（GCMG、CMMI）

功效：全株，清热解毒、消肿止痛、止痒止血。

功效来源：《广西壮族自治区壮药质量标准 第三卷》（2017年版）

算盘子属 *Glochidion* J. R. Forst. et G. Forst.
革叶算盘子
Glochidion daltonii (Müll. Arg.) Kurz
凭证标本：兴安采集队 163（IBSC）
功效：果实，止咳。
功效来源：《药用植物辞典》

毛果算盘子
Glochidion eriocarpum Champ. ex Benth.
功效：干燥地上部分，清热利湿、散瘀消肿、解毒止痒。
功效来源：《广西壮族自治区壮药质量标准 第一卷》（2008年版）
注：《广西植物名录》有记载。

算盘子
Glochidion puberum (L.) Hutch.
凭证标本：陈照宙 51657（IBK）
功效：干燥全株，清热利湿、解毒消肿。
功效来源：《广西壮族自治区壮药质量标准 第三卷》（2017年版）

野桐属 *Mallotus* Lour.
白背叶
Mallotus apelta (Lour.) Muell. Arg.
凭证标本：兴安县普查队450325121203043LY（GCMG、CMMI）
功效：根、叶，柔肝活血、健脾化湿、收敛固脱。
功效来源：《广西壮族自治区壮药质量标准 第一卷》（2008年版）

毛桐
Mallotus barbatus (Wall.) Muell. Arg.
功效：干燥根，清热利尿。
功效来源：《广西壮族自治区壮药质量标准 第三卷》（2017年版）

野梧桐
Mallotus japonicus (Thunb.) Muell. Arg.
凭证标本：兴安县普查队450325130721004LY（GCMG、CMMI）
功效：树皮、根、叶，清热解毒、收敛止血。
功效来源：《中华本草》

尼泊尔野桐 山桐子
Mallotus nepalensis Muell. Arg.
凭证标本：兴安县普查队450325131002008LY（GCMG、CMMI）
功效：根、皮，生新解毒。
功效来源：《全国中草药汇编》

茸毛野桐
Mallotus oreophilus Muell. Arg.
凭证标本：陈照宙 51731（IBK）
功效：根、叶，用于血尿。
功效来源：《广西中药资源名录》

白楸
Mallotus paniculatus (Lam.) Muell. Arg.
凭证标本：李光照 桂0345（IBK）
功效：全株，固脱、止痢、消炎。
功效来源：《药用植物辞典》

粗糠柴 粗糠柴根
Mallotus philippinensis (Lam.) Müell. Arg.
凭证标本：兴安县普查队450325140905019LY（GCMG、CMMI）
功效：根，清热利湿。
功效来源：《广西壮族自治区壮药质量标准 第一卷》（2008年版）

石岩枫 杠香藤
Mallotus repandus (Willd.) Müell. Arg.
凭证标本：兴安县普查队450325130511188LY（GCMG、CMMI）
功效：全株，祛风除湿、活血通络、解毒消肿、驱虫止痒。
功效来源：《中华本草》

野桐
Mallotus tenuifolius Pax
凭证标本：兴安县普查队450325130821006LY（GCMG、CMMI）
功效：根皮，收敛止血、散瘀止痛、解毒生新。
功效来源：《药用植物辞典》

木薯属 *Manihot* Mill.
木薯
Manihot esculenta Crantz
功效：叶、根，解毒消肿。
功效来源：《中华本草》
注：常见栽培物种。

叶下珠属 *Phyllanthus* L.
落萼叶下珠
Phyllanthus flexuosus (Sieb. et Zucc.) Muell. Arg.
凭证标本：陈照宙 51490（IBK）
功效：根，用于小儿疳积。茎、叶，用于风湿症。全株，用于过敏性皮疹、小儿夜啼。
功效来源：《药用植物辞典》

叶下珠

Phyllanthus urinaria L.

凭证标本：兴安县普查队450325140824025LY（GCMG、CMMI）

功效：全草，平肝清热、利尿解毒。

功效来源：《广西壮族自治区壮药质量标准　第二卷》（2011年版）

蜜柑草

Phyllanthus ussuriensis Rupr. et Maxim.

凭证标本：兴安县普查队450325151016004LY（GCMG、CMMI）

功效：全草，消食止泻、利胆。

功效来源：《全国中草药汇编》

黄珠子草

Phyllanthus virgatus Forst. F.

凭证标本：兴安县普查队450325140913004LY（GCMG、CMMI）

功效：全草，健脾消积、利尿通淋、清热解毒。

功效来源：《中华本草》

蓖麻属 *Ricinus* L.

蓖麻 蓖麻子

Ricinus communis L.

凭证标本：兴安县普查队450325140922004LY（GCMG、CMMI）

功效：干燥成熟种子，消肿拔毒、泻下通滞。

功效来源：《中国药典》（2020年版）

乌桕属 *Sapium* Jacq.

桂林乌桕

Sapium chihsinianum S. K. Lee

功效：根、树皮，用于水肿、大便燥结、小便急胀。叶、果实，用于湿疹、皮肤瘙痒、毒蛇咬伤。

功效来源：《广西中药资源名录》

注：《广西植物名录》有记载。

山乌桕

Sapium discolor (Champ. ex Benth.) Müell. Arg.

凭证标本：兴安县普查队450325131005005LY（GCMG、CMMI）

功效：根皮、树皮、叶，泻下逐水、消肿散瘀。

功效来源：《全国中草药汇编》

白木乌桕

Sapium japonicum (Sieb. et Zucc.) Pax et Hoffm.

凭证标本：兴安县普查队450325140826024LY（GCMG、CMMI）

功效：根皮，散瘀消肿、利尿。

功效来源：《药用植物辞典》

圆叶乌桕

Sapium rotundifolium Hemsl.

凭证标本：兴安县普查队450325130822003LY（GCMG、CMMI）

功效：叶、果实，解毒消肿、杀虫。

功效来源：《中华本草》

乌桕 乌桕根

Sapium sebiferum (L.) Roxb.

凭证标本：兴安县普查队450325130719022LY（GCMG、CMMI）

功效：干燥根，泻下逐水、消肿散结、解蛇虫毒。

功效来源：《广西壮族自治区壮药质量标准　第二卷》（2011年版）

地构叶属 *Speranskia* Baill.

广东地构叶 蛋不老

Speranskia cantonensis (Hance) Pax etk. Hoffm.

凭证标本：兴安县普查队450325130718010LY（GCMG、CMMI）

功效：全草，祛风除湿、通经络、化瘀止痛。

功效来源：《中华本草》

油桐属 *Vernicia* Lour.

油桐

Vernicia fordii (Hemsl.) Airy Shaw

凭证标本：兴安县普查队450325130717013LY（GCMG、CMMI）

功效：全株、种子所榨出的油，下气消积、利尿化痰、驱虫。

功效来源：《中华本草》

木油桐

Vernicia montana Lour.

凭证标本：兴安县普查队450325130717012LY（GCMG、CMMI）

功效：根、叶、果实，杀虫止痒、拔毒生肌。

功效来源：《药用植物辞典》

136a. 虎皮楠科 Daphniphyllaceae

虎皮楠属 *Daphniphyllum* Blume

牛耳枫

Daphniphyllum calycinum Benth.

凭证标本：兴安县普查队450325130419126LY（GCMG、CMMI）

功效：全株，清热解毒、活血化瘀。

功效来源：《广西壮族自治区壮药质量标准　第一卷》（2008年版）

交让木

Daphniphyllum macropodum Miq.

凭证标本：兴安县普查队450325140906033LY（GCMG、CMMI）

功效：种子、叶，消肿拔毒、杀虫。

功效来源：《全国中草药汇编》

虎皮楠

Daphniphyllum oldhamii (Hemsl.) Rosenthal

凭证标本：兴安县普查队450325130715005LY（GCMG、CMMI）

功效：根、叶，清热解毒、活血散瘀。

功效来源：《中华本草》

139a. 鼠刺科 Iteaceae

鼠刺属 *Itea* L.

鼠刺

Itea chinensis Hook. et Arn.

凭证标本：李光照63287（IBK）

功效：根、叶，活血、消肿、止痛。根、花，滋补强壮。

功效来源：《药用植物辞典》

厚叶鼠刺

Itea coriacea Y. C. Wu

凭证标本：兴安县普查队450325130418116LY（GCMG、CMMI）

功效：叶，用于刀伤出血。

功效来源：《药用植物辞典》

腺鼠刺

Itea glutinosa Hand.-Mazz.

凭证标本：兴安县普查队450325140925012LY（GCMG、CMMI）

功效：根、花，续筋接骨、滋补强壮、润肺止咳。

功效来源：《药用植物辞典》

142. 绣球花科 Hydrangeaceae

溲疏属 *Deutzia* Thunb.

四川溲疏

Deutzia setchuenensis Franch.

功效：枝叶，用于小儿疳积、风湿骨痛、蛇咬伤。果实，用于膀胱炎。

功效来源：《广西中药资源名录》

注：文献记载，猫儿山植物名录.广西植物.2001,21（增刊1）:74–144.

常山属 *Dichroa* Lour.

常山

Dichroa febrifuga Lour.

凭证标本：兴安县普查队450325121129027LY（GCMG、CMMI）

功效：干燥根，涌吐痰涎、截疟。

功效来源：《中国药典》（2020年版）

罗蒙常山

Dichroa yaoshanensis Y. C. Wu

凭证标本：兴安县普查队450325130715012LY（GCMG、CMMI）

功效：全株，用于喉痛、瘰疬。

功效来源：《广西中药资源名录》

绣球属 *Hydrangea* L.

马桑绣球

Hydrangea aspera D. Don

凭证标本：兴安县普查队450325131029015LY（GCMG、CMMI）

功效：根，消食积、健脾利湿、清热解毒、消暑止渴。树皮、枝，接筋骨、利湿、截疟。

功效来源：《药用植物辞典》

中国绣球

Hydrangea chinensis Maxim.

凭证标本：兴安县普查队450325131029020LY（GCMG、CMMI）

功效：根，利尿、抗疟、祛瘀止痛、活血生新。

功效来源：《药用植物辞典》

临桂绣球

Hydrangea linkweiensis Chun

凭证标本：兴安县普查队450325130422169LY（GCMG、CMMI）

功效：根、叶，祛风、解热、止痛、止咳、接骨、截疟。

功效来源：《药用植物辞典》

绣球

Hydrangea macrophylla (Thunb.) Ser.

凭证标本：兴安县普查队450325140914016LY（GCMG、CMMI）

功效：叶、花，用于疟疾、身热躁烦、咽喉痛。

功效来源：《广西中药资源名录》

圆锥绣球 土常山

Hydrangea paniculata Sieb.

凭证标本：兴安县普查队450325130715010LY（GCMG、CMMI）

功效：根，截疟退热、消积和中。

功效来源：《全国中草药汇编》

蜡莲绣球 土常山

Hydrangea strigosa Rehder

凭证标本：谢福惠等3–62（IBK）

功效：根，截疟、消食、清热解毒、祛痰散结。

功效来源：《中华本草》

冠盖藤属 *Pileostegia* Hook. f. et Thomson
星毛冠盖藤 青棉花藤
Pileostegia tomentella Hand.-Mazz.
凭证标本：兴安县普查队450325121201034LY（GCMG、CMMI）
功效：根、藤、叶，祛风除湿、散瘀止痛、接骨。
功效来源：《全国中草药汇编》

冠盖藤 青棉花藤叶
Pileostegia viburnoides Hook. f. et Thomson
凭证标本：兴安县普查队450325140712004LY（GCMG、CMMI）
功效：根，祛风除湿、散瘀止痛、解毒消肿。
功效来源：《中华本草》

钻地风属 *Schizophragma* Sieb. et Zucc.
钻地风
Schizophragma integrifolium Oliv.
凭证标本：兴安县普查队450325140928040LY（GCMG、CMMI）
功效：根、藤，舒筋活络、祛风活血。
功效来源：《全国中草药汇编》

143. 蔷薇科 Rosaceae
龙芽草属 *Agrimonia* L.
龙芽草 仙鹤草
Agrimonia pilosa Ledeb.
凭证标本：兴安县普查队450325130719004LY（GCMG、CMMI）
功效：地上部分，收敛止血、杀虫。
功效来源：《广西壮族自治区壮药质量标准 第二卷》（2011年版）

桃属 *Amygdalus* L.
桃 桃花
Amygdalus persica L.
凭证标本：兴安县普查队450325140525020LY（GCMG、CMMI）
功效：花，泻下通便、利尿消肿。
功效来源：《全国中草药汇编》

杏属 *Armeniaca* Mill.
梅 梅花
Armeniaca mume Sieb.
凭证标本：钟济新81824（IBSC）
功效：花蕾，疏肝和中、化痰散结。
功效来源：《中国药典》（2020年版）

木瓜属 *Chaenomeles* Lindl.
毛叶木瓜 榠楂
Chaenomeles cathayensis (Hemsl.) C. K. Schneid.
功效：果实，和胃化湿、舒筋活络。
功效来源：《中华本草》
注：《广西植物名录》有记载。

皱皮木瓜 木瓜
Chaenomeles speciosa (Sweet) Nakai
功效：果实，舒筋活络、和胃化湿。
功效来源：《中国药典》（2020年版）
注：《广西植物名录》有记载。

蛇莓属 *Duchesnea* J. E. Smith
蛇莓
Duchesnea indica (Andrews) Focke
凭证标本：兴安县普查队450325130418110LY（GCMG、CMMI）
功效：全草，清热解毒、散瘀消肿、凉血止血。
功效来源：《中华本草》

枇杷属 *Eriobotrya* Lindl.
大花枇杷
Eriobotrya cavaleriei (H. Lév.) Rehder
凭证标本：兴安县普查队450325140927024LY（GCMG、CMMI）
功效：叶，清肺止咳。花、叶、根皮，清肺止咳、平喘、消肿止痛。
功效来源：《药用植物辞典》

枇杷 枇杷叶
Eriobotrya japonica (Thunb.) Lindl.
凭证标本：兴安县普查队450325150425028LY（GCMG、CMMI）
功效：干燥叶，清肺止咳、降逆止呕。
功效来源：《中国药典》（2020年版）

路边青属 *Geum* L.
柔毛路边青 蓝布正
Geum japonicum Thunb. var. *chinense* F. Bolle
凭证标本：兴安县普查队450325121024006LY（GCMG、CMMI）
功效：干燥全草，益气健脾、补血养阴、润肺化痰。
功效来源：《中国药典》（2020年版）

桂樱属 *Laurocerasus* Tourn. ex Duham.
腺叶桂樱
Laurocerasus phaeosticta (Hance) C. K. Schneid. f. *phaeosticta*
凭证标本：兴安县普查队450325140701002LY（GCMG、CMMI）
功效：全株、种子，活血祛瘀、镇咳利尿、润燥滑肠。
功效来源：《药用植物辞典》

刺叶桂樱

Laurocerasus spinulosa (Sieb. et Zucc.) C. K. Schneid.

凭证标本：兴安县普查队450325140928047LY（GCMG、CMMI）

功效：果实、种子，祛风除湿、消肿止血。

功效来源：《药用植物辞典》

苹果属 *Malus* Mill.

台湾林檎 涩梨

Malus doumeri (Bois) Chev.

凭证标本：广西队 1160（CDBI）

功效：果实，消食导滞、理气健脾。

功效来源：《中华本草》

湖北海棠 湖北海棠根

Malus hupehensis (Pamp.) Rehder

凭证标本：徐月邦 10689（IBK）

功效：根，活血通络。

功效来源：《中华本草》

三叶海棠

Malus sieboldii (Regel) Rehder

凭证标本：兴安县普查队450325140723009LY（GCMG、CMMI）

功效：果实，消食健胃。

功效来源：《中华本草》

绣线梅属 *Neillia* D. Don

中华绣线梅

Neillia sinensis Oliv.

凭证标本：李光照等 63262（IBK）

功效：全株，祛风解表、和中止泻。

功效来源：《中华本草》

石楠属 *Photinia* Lindl.

中华石楠

Photinia beauverdiana C. K. Schneid.

凭证标本：李光照等 10432（IBK）

功效：果实，补肾强筋。根、叶，行气活血、祛风止痛。

功效来源：《中华本草》

光叶石楠

Photinia glabra (Thunb.) Maxim.

凭证标本：李光照 桂0422（IBK）

功效：果实，杀虫、止血、涩肠、生津、解酒。叶，清热利尿、消肿止痛。

功效来源：《中华本草》

小叶石楠

Photinia parvifolia (E. Pritz.) C. K. Schneid.

凭证标本：兴安县普查队450325131005009LY（GCMG、CMMI）

功效：根，清热解毒、活血止痛。

功效来源：《中华本草》

桃叶石楠

Photinia prunifolia (Hook. et Arn.) Lindl.

凭证标本：兴安县普查队450325140712006LY（GCMG、CMMI）

功效：叶，祛风、通络、益肾。

功效来源：《药用植物辞典》

茸毛石楠

Photinia schneideriana Rehder et E. H. Wilson

凭证标本：余少林 900423（IBK）

功效：叶，补肾、强腰膝、除风湿。

功效来源：《药用植物辞典》

石楠

Photinia serratifolia (Desf.) Kalkman

凭证标本：钟济新 83614（IBSC）

功效：根、叶，祛风止痛。

功效来源：《全国中草药汇编》

毛叶石楠

Photinia villosa (Thunb.) DC.

凭证标本：吕清华 2008（KUN）

功效：根、果实，除湿热、止吐泻。

功效来源：《全国中草药汇编》

委陵菜属 *Potentilla* L.

翻白草

Potentilla discolor Bunge

凭证标本：兴安县普查队450325130511190LY（GCMG、CMMI）

功效：干燥全草，清热解毒、止痢、止血。

功效来源：《中国药典》（2020年版）

三叶委陵菜 地蜂子

Potentilla freyniana Bornm.

凭证标本：李光照 11496（IBK）

功效：根、全草，清热解毒、止痛止血。

功效来源：《全国中草药汇编》

蛇含委陵菜 蛇含

Potentilla kleiniana Wight et Arn.

凭证标本：兴安县普查队450325130418111LY（GCMG、CMMI）

功效：全草，清热、定惊、截疟、止咳化痰、解毒活血。

功效来源：《中华本草》

李属 *Prunus* L.

李

Prunus salicina Lindl.

功效：根，清热解毒、利湿、止痛。种仁，活血祛瘀、滑肠、利尿。

功效来源：《全国中草药汇编》

注：常见栽培物种。

火棘属 *Pyracantha* M. Roem.

全缘火棘

Pyracantha atalantioides (Hance) Stapf

凭证标本：兴安县普查队450325131001042LY（GCMG、CMMI）

功效：叶、果实，清热解毒、止血。

功效来源：《中华本草》

火棘

Pyracantha fortuneana (Maxim.) H. L. Li

凭证标本：兴安县普查队450325151119004LY（GCMG、CMMI）

功效：叶、果实，清热解毒、止血。

功效来源：《中华本草》

梨属 *Pyrus* L.

豆梨

Pyrus calleryana Decne.

功效：根皮、果实，清热解毒、敛疮、健脾消食、涩肠止痢。

功效来源：《中华本草》

注：《广西植物名录》有记载。

楔叶豆梨 豆梨

Pyrus calleryana var. *koehnei* (C. K. Schneid.) T. T. Yu

凭证标本：陈照宙 51581（IBK）

功效：根、果实，止泻、止痢。

功效来源：《药用植物辞典》

沙梨

Pyrus pyrifolia (Burm. f.) Nakai

功效：果实，生津、润燥、清热、化痰。

功效来源：《广西壮族自治区壮药质量标准 第三卷》（2017年版）

注：常见栽培物种。

石斑木属 *Rhaphiolepis* Lindl.

石斑木

Rhaphiolepis indica (L.) Lindl.

凭证标本：猫儿山水源林树种调查队 桂0420（IBK）

功效：根、叶，活血祛风、止痛、解毒消肿。

功效来源：《药用植物辞典》

蔷薇属 *Rosa* L.

木香花

Rosa banksiae Aiton

凭证标本：陈照宙 51733（WUK）

功效：根、叶，收敛止痛、止血。

功效来源：《全国中草药汇编》

月季花

Rosa chinensis Jacq.

功效：花，活血调经、疏肝解郁。

功效来源：《中国药典》（2020年版）

注：常见栽培物种。

小果蔷薇 金樱根

Rosa cymosa Tratt.

凭证标本：兴安县普查队450325130511175LY（GCMG、CMMI）

功效：干燥根、根状茎，清热解毒、利湿消肿、收敛止血、活血散瘀、固涩益肾。

功效来源：《广西壮族自治区瑶药材质量标准 第一卷》（2014年版）

软条七蔷薇

Rosa henryi Boulenger

凭证标本：兴安县普查队450325130421162LY（GCMG、CMMI）

功效：根，祛风除湿、活血调经、化痰、止血。

功效来源：《药用植物辞典》

金樱子

Rosa laevigata Michx.

凭证标本：兴安县普查队450325121025005LY（GCMG、CMMI）

功效：干燥成熟果实，固精缩尿、固崩止带、涩肠止泻。

功效来源：《中国药典》（2020年版）

粉团蔷薇 金樱根

Rosa multiflora Thunb. var. *cathayensis* Rehder et E. H. Wilson

凭证标本：兴安县普查队450325130418082LY（GCMG、CMMI）

功效：根、根状茎，清热解毒、利湿消肿、收敛止血、活血散瘀、固涩益肾。

功效来源：《广西壮族自治区瑶药材质量标准 第一卷》（2014年版）

单瓣缫丝花

Rosa roxburghii Tratt. f. *normalis* Rehder et E. H. Wilson

凭证标本：朱国兴 158（IBK）

功效：果实，解暑、消食。

功效来源：《药用植物辞典》

悬钩子属 *Rubus* L.

腺毛莓 红牛毛刺
Rubus adenophorus Rolfe
凭证标本：广西队 822（IBSC）
功效：根、叶，和血调气、止痛、止痢。
功效来源：《全国中草药汇编》

粗叶悬钩子
Rubus alceifolius Poir.
凭证标本：兴安县普查队450325131001013LY（GCMG、CMMI）
功效：根、叶，清热利湿、止血、散瘀。
功效来源：《中华本草》

周毛悬钩子
Rubus amphidasys Focke ex Diels
功效：全草，祛风通络、活血调经、止痛。
功效来源：《药用植物辞典》
注：《广西植物名录》有记载。

寒莓 寒莓根
Rubus buergeri Miq.
凭证标本：兴安县普查队450325140524015LY（GCMG、CMMI）
功效：根，清热解毒、活血止痛。
功效来源：《中华本草》

毛萼莓
Rubus chroosepalus Focke
凭证标本：朱国兴 131（IBSC）
功效：根，清热解毒、活血祛瘀、止泻。
功效来源：《药用植物辞典》

小柱悬钩子
Rubus columellaris Tutcher
凭证标本：兴安县普查队450325130418108LY（GCMG、CMMI）
功效：根，外用治跌打损伤。
功效来源：《药用植物辞典》

山莓
Rubus corchorifolius L. f.
凭证标本：兴安县普查队450325130418118LY（GCMG、CMMI）
功效：根、叶，活血、止血、祛风除湿。
功效来源：《全国中草药汇编》

大红泡
Rubus eustephanos Focke
凭证标本：李光照等 152（IBK）
功效：根、叶，消肿、止痛、收敛。
功效来源：《药用植物辞典》

广西悬钩子
Rubus kwangsiensis H. L. Li
功效：根、叶，祛风止痛。
功效来源：《药用植物辞典》
注：《广西植物名录》有记载。

高粱泡 高粱泡叶
Rubus lambertianus Ser.
凭证标本：李光照 11995（IBK）
功效：叶，清热凉血、解毒疗疮。
功效来源：《中华本草》

红泡刺藤 紫泡
Rubus niveus Thunb.
凭证标本：兴安县普查队450325150425003LY（GCMG、CMMI）
功效：根、果实，止泻痢、祛风止痛、清热利湿、消炎。
功效来源：《全国中草药汇编》

茅莓
Rubus parvifolius L.
凭证标本：兴安县普查队450325130420154LY（GCMG、CMMI）
功效：地上部分、根，清热解毒、散瘀止血、杀虫疗疮。
功效来源：《广西壮族自治区壮药质量标准 第一卷》（2008年版）

浅裂锈毛莓
Rubus reflexus Ker Gawl. var. *hui* (Diels ex Hu) F. P. Metcalf
凭证标本：兴安县普查队450325130715009LY（GCMG、CMMI）
功效：根，用于细菌性痢疾、风湿痹痛。
功效来源：《广西中药资源名录》

深裂锈毛莓 七爪风
Rubus reflexus Ker Gawl. var. *lanceolobus* Metc.
功效：根，祛风除湿、活血通络。
功效来源：《全国中草药汇编》
注：《广西植物名录》有记载。

锈毛莓
Rubus reflexus Ker Gawl.
凭证标本：李光照 11095（IBK）
功效：根，用于风湿疼痛。
功效来源：《广西中药资源名录》

空心泡 倒触伞
Rubus rosifolius Sm.
凭证标本：兴安县普查队450325130418086LY（GCMG、

CMMI）

功效：根、嫩枝叶，清热解毒、止咳、收敛止血、接骨。

功效来源：《中华本草》

红腺悬钩子 牛奶莓

Rubus sumatranus Miq.

凭证标本：兴安县普查队450325130419146LY（GCMG、CMMI）

功效：根，清热解毒、开胃、利尿。

功效来源：《中华本草》

木莓

Rubus swinhoei Hance

凭证标本：兴安县普查队450325130422171LY（GCMG、CMMI）

功效：根、叶，凉血止血、活血调经、收敛解毒、消食积、止泻痢。

功效来源：《药用植物辞典》

灰白毛莓

Rubus tephrodes Hance

凭证标本：兴安县普查队450325130719006LY（GCMG、CMMI）

功效：果实、种子，补肝肾、缩小便、补气益精。叶，止血解毒。

功效来源：《药用植物辞典》

三花悬钩子

Rubus trianthus Focke

凭证标本：李光照等16（IBK）

功效：全草、根、叶，凉血止血、活血散瘀、调经、收敛、解毒。

功效来源：《药用植物辞典》

黄脉莓

Rubus xanthoneurus Focke var. *xanthoneurus*

凭证标本：兴安县普查队450325140920003LY（GCMG、CMMI）

功效：根，止血、消肿。

功效来源：《药用植物辞典》

地榆属 *Sanguisorba* L.

地榆

Sanguisorba officinalis L.

凭证标本：兴安县普查队450325131001039LY（GCMG、CMMI）

功效：干燥根，凉血止血、解毒敛疮。

功效来源：《中国药典》（2020年版）

花楸属 *Sorbus* L.

美脉花楸

Sorbus caloneura (Stapf) Rehder

凭证标本：兴安县普查队450325140928037LY（GCMG、CMMI）

功效：果实、根，消积健胃、助消化、收敛止泻。枝叶，消炎、止血。

功效来源：《药用植物辞典》

石灰花楸

Sorbus folgneri (C. K. Schneid.) Rehder

凭证标本：兴安县普查队450325160516002LY（GCMG、CMMI）

功效：果实、茎，祛风除湿、舒筋活络。

功效来源：《药用植物辞典》

毛序花楸

Sorbus keissleri (C. K. Schneid.) Rehder

凭证标本：李光照等63099（IBK）

功效：花、叶，健胃、助消化。果实，恢复体力，用于肌体疲乏无力。

功效来源：《药用植物辞典》

绣线菊属 *Spiraea* L.

中华绣线菊 笑靥花

Spiraea chinensis Maxim.

凭证标本：兴安县普查队450325130419143LY（GCMG、CMMI）

功效：根，利咽消肿、祛风止痛。

功效来源：《中华本草》

渐尖叶粉花绣线菊 吹火筒

Spiraea japonica L. f. var. *acuminata* Franch.

凭证标本：兴安县普查队450325130719019LY（GCMG、CMMI）

功效：全株，通经、通便、利尿。

功效来源：《全国中草药汇编》

光叶粉花绣线菊 绣线菊

Spiraea japonica L. f. var. *fortunei* (Planchon) Rehder

功效：根、嫩叶，清热解毒。

功效来源：《全国中草药汇编》

注：《广西植物名录》有记载。

野珠兰属 *Stephanandra* Sieb. et Zucc.

野珠兰

Stephanandra chinensis Hance

凭证标本：李光照等63263（IBK）

功效：根，清热解毒、调经。

功效来源：《药用植物辞典》

146. 含羞草科 Mimosaceae

猴耳环属 *Archidendron* F. Muell

围涎树

Archidendorn clypearia (Jack) I. C. Nielsen

功效：枝、叶，祛风消肿、凉血解毒、收敛生肌。

功效来源：《中华本草》

注：《广西植物名录》有记载。

亮叶猴耳环 尿桶弓

Archidendorn lucidum (Benth) I. C. Nielsen

功效：枝、叶，消肿、祛风除湿、凉血、消炎生肌。

功效来源：《药用植物辞典》

注：《广西植物名录》有记载。

相思树属 *Acacia* Mill.

藤金合欢

Acacia sinuata (Lour.) Merr.

凭证标本：李光照 11004（IBK）

功效：叶，解毒消肿。

功效来源：《全国中草药汇编》

合欢属 *Albizia* Durazz.

楹树

Albizia chinensis (Osbeck) Merr.

功效：树皮，固涩止泻、收敛生肌。

功效来源：《药用植物辞典》

注：《广西植物名录》有记载。

山槐

Albizia kalkora (Roxb.) Prain

凭证标本：兴安县普查队450325131006007LY（GCMG、CMMI）

功效：根、树皮、花，舒筋活络、活血、消肿止痛、解郁安神。

功效来源：《药用植物辞典》

含羞草属 *Mimosa* L.

含羞草

Mimosa pudica L.

功效：全草，凉血解毒、清热利湿、镇静安神。

功效来源：《中华本草》

注：《广西植物名录》有记载。

147. 苏木科 Caesalpiniaceae

羊蹄甲属 *Bauhinia* L.

龙须藤 九龙藤

Bauhinia championii (Benth.) Benth.

凭证标本：兴安县普查队450325131002009LY（GCMG、CMMI）

功效：干燥藤茎，祛风除湿、活血止痛、健脾理气。

功效来源：《广西壮族自治区壮药质量标准 第一卷》（2008年版）

首冠藤

Bauhinia corymbosa Roxb. ex DC.

凭证标本：猫儿山水源林树种调查队 桂0445（IBK）

功效：根，清热利湿、消肿止痛。全株，解毒、洗疮。

功效来源：《药用植物辞典》

粉叶羊蹄甲

Bauhinia glauca (Wall. ex Benth.) Benth.

凭证标本：李光照等 63274（IBK）

功效：根，清热利湿、消肿止痛、收敛止血。

功效来源：《药用植物辞典》

云实属 *Caesalpinia* L.

云实 云实根

Caesalpinia decapetala (Roth) Alston

凭证标本：兴安县普查队450325150425002LY（GCMG、CMMI）

功效：根、茎，解表散寒、祛风除湿。

功效来源：《广西中药材标准 第一册》（1990年版）

喙荚云实 南蛇簕

Caesalpinia minax Hance

功效：干燥茎，清热利湿、散瘀止痛。干燥成熟果实，泻火解毒、祛湿。

功效来源：《广西壮族自治区壮药质量标准 第二卷》（2011年版）

注：《广西植物名录》有记载。

紫荆属 *Cercis* L.

广西紫荆

Cercis chuniana Metc.

凭证标本：猫儿山水源林树种调查队 桂0456（IBK）

功效：树皮，活血通经、解毒消肿。

功效来源：《药用植物辞典》

山扁豆属 *Chamaecrista* Moench

含羞草决明

Chamaecrista mimosoides Standl.

凭证标本：兴安县普查队450325140923020LY（GCMG、CMMI）

功效：全草，清热解毒、散瘀化积、利尿通便。种子，利尿、健胃。

功效来源：《药用植物辞典》

皂荚属 *Gleditsia* L.

皂荚

Gleditsia sinensis Lam.

凭证标本：李光照12037（IBK）

功效：干燥棘刺、干燥不育果实，消肿、脱毒、排脓、杀虫。

功效来源：《中国药典》（2020年版）

肥皂荚属 *Gymnocladus* Lam.

肥皂荚

Gymnocladus chinensis Baill.

凭证标本：兴安采集队158（IBK）

功效：果实、种子、树皮、根，祛风除湿、活血消肿。

功效来源：《全国中草药汇编》

老虎刺属 *Pterolobium* R. Br. ex Wight et Arn.

老虎刺

Pterolobium punctatum Hemsl.

凭证标本：兴安县普查队450325140817016LY（GCMG、CMMI）

功效：根，消炎、解热、止痛。

功效来源：《全国中草药汇编》

决明属 *Senna* Mill.

望江南 望江南子

Senna occidentalis (L.) Link

功效：种子，清肝明目、健胃、通便、解毒。

功效来源：《广西中药材标准 第一册》（1990年版）

注：《广西植物名录》有记载。

决明 决明子

Senna tora (L.) Roxb.

凭证标本：兴安县普查队450325121025013LY（GCMG、CMMI）

功效：干燥成熟种子，清热明目、润肠通便。

功效来源：《中国药典》（2020年版）

148. 蝶形花科 Papilionaceae

合萌属 *Aeschynomene* L.

合萌 梗通草

Aeschynomene indica L.

凭证标本：兴安县普查队450325140816017LY（GCMG、CMMI）

功效：干燥去皮茎，清热、利尿、通乳、明目。根，清热利湿、消积、解毒。叶，解毒、消肿、止血。

功效来源：《中华本草》

土圞儿属 *Apios* Fabr.

土圞儿

Apios fortunei Maxim.

凭证标本：钟济新81795（IBK）

功效：块根、叶、种子，解毒消肿、化痰止咳。

功效来源：《药用植物辞典》

落花生属 *Arachis* L.

落花生 花生衣

Arachis hypogaea L.

凭证标本：兴安县普查队450325140922012LY（GCMG、CMMI）

功效：种皮，止血、散瘀、消肿。

功效来源：《全国中草药汇编》

黄芪属 *Astragalus* L.

紫云英 红花菜

Astragalus sinicus L.

凭证标本：兴安县普查队450325130418106LY（GCMG、CMMI）

功效：全草，清热解毒、祛风明目、凉血止血。

功效来源：《中华本草》

木豆属 *Cajanus* DC.

木豆

Cajanus cajan (L.) Millsp.

功效：根，利湿消肿、散瘀止痛。

功效来源：《全国中草药汇编》

注：《广西植物名录》有记载。

鸡血藤属 *Callerya* Endl.

喙果鸡血藤 喙果崖豆藤

Callerya tsui (F. P. Metcalf) Z. Wei et Pedley

凭证标本：兴安县普查队450325130720005LY（GCMG、CMMI）

功效：根、藤茎，行血、补气、祛风。茎，补血、祛风除湿、调经。

功效来源：《药用植物辞典》

雪峰山崖豆藤

Callerya dielsiana (Harms) P. K. Loc ex Z. Wei et Pedley var. *solida* T. C. Chen ex Z. Wei

凭证标本：兴安县普查队450325140816030LY（GCMG、CMMI）

功效：根，补血、行血。

功效来源：《药用植物辞典》

宽序鸡血藤 宽序崖豆藤

Callerya eurybotrya (Drake) Schot

功效：全株、藤茎，祛风除湿、解毒。

功效来源：《药用植物辞典》

注：《广西植物名录》有记载。

亮叶鸡血藤 亮叶崖豆藤

Callerya nitida (Benth.) R. Geesink

凭证标本：兴安县普查队450325130719025LY（GCMG、CMMI）

功效：根、藤茎，活血补血、通经活络、清热解毒、止痢。

功效来源：《药用植物辞典》

网络崖豆藤 鸡血藤

Callerya reticulata (Benth.) Schot

凭证标本：兴安县普查队450325130525208LY（GCMG、CMMI）

功效：藤茎，补血、活血、通络。

功效来源：《中国药典》（2020年版）

锦鸡儿属 *Caragana* Fabr.

锦鸡儿

Caragana sinica (Buc'hoz) Rehder

功效：根，滋补强壮、活血调经、祛风除湿。花，祛风活血、化痰止咳。

功效来源：《全国中草药汇编》

注：《广西植物名录》有记载。

蝙蝠草属 *Christia* Moench

铺地蝙蝠草 半边钱

Christia obcordata (Poir.) Bahn. f.

功效：全株，利尿通淋、散瘀止血、清热解毒。

功效来源：《中华本草》

注：《广西植物名录》有记载。

舞草属 *Codariocalyx* Hassk.

小叶三点金

Codariocalyx microphyllus (Thunb.) H. Ohashi

功效：根，清热利湿、止血、通络。

功效来源：《药用植物辞典》

注：《广西植物名录》有记载。

猪屎豆属 *Crotalaria* L.

响铃豆

Crotalaria albida B. Heyne ex Roth

凭证标本：兴安采集队 234（IBK）

功效：根、全草，清热解毒、止咳平喘。

功效来源：《全国中草药汇编》

猪屎豆

Crotalaria pallida Aiton

功效：全草，清热利湿、解毒散结。

功效来源：《中华本草》

注：《广西植物名录》有记载。

黄檀属 *Dalbergia* L. f.

南岭黄檀

Dalbergia balansae Prain

凭证标本：336（IBK）

功效：木材，行气止痛、解毒消肿。

功效来源：《中华本草》

两粤黄檀

Dalbergia benthamii Prain

凭证标本：兴安县普查队450325121203048LY（GCMG、CMMI）

功效：茎，活血通经。

功效来源：《药用植物辞典》

藤黄檀

Dalbergia hancei Benth.

凭证标本：李光照 11807（IBK）

功效：干燥根，理气止痛、舒筋活络、强壮筋骨。

功效来源：《广西壮族自治区壮药质量标准 第二卷》（2011年版）

黄檀 檀根

Dalbergia hupeana Hance

凭证标本：兴安县普查队450325151017009LY（GCMG、CMMI）

功效：根、根皮，清热解毒、止血消肿。

功效来源：《中华本草》

香港黄檀 香港藤黄檀

Dalbergia millettii Benth.

凭证标本：陈照宙 51800（IBK）

功效：茎，用于肌肉酸痛、风湿关节痛、月经不调、经期腰腹痛。

功效来源：《广西中药资源名录》

鱼藤属 *Derris* Lour.

中南鱼藤 毒鱼藤

Derris fordii Oliv.

功效：茎、叶，解毒杀虫。

功效来源：《中华本草》

山蚂蝗属 *Desmodium* Desv.

假地豆 山花生

Desmodium heterocarpon (L.) DC.

凭证标本：兴安采集队 228（IBK）

功效：全草，清热解毒、消肿止痛。

功效来源：《全国中草药汇编》

饿蚂蝗

Desmodium multiflorum DC.

凭证标本：兴安县普查队450325140913006LY（GCMG、CMMI）

功效：全株，活血止痛、解毒消肿。

功效来源：《中华本草》

长波叶山蚂蝗

Desmodium sequax Wall.

凭证标本：兴安县普查队450325140907023LY（GCMG、CMMI）

功效：根，润肺止咳、平喘、补虚、驱虫。果实，止血。全草，健脾补气。

功效来源：《药用植物辞典》

野扁豆属 *Dunbaria* Wight et Arn.

野扁豆

Dunbaria villosa (Thunb.) Makino

凭证标本：兴安县普查队450325160826008LY（GCMG、CMMI）

功效：全草、种子，清热解毒、消肿止带。

功效来源：《中华本草》

鸡头薯属 *Eriosema* (DC.) G. Don

鸡头薯 猪仔笠

Eriosema chinense Vogel

凭证标本：钟济新 81832（IBK）

功效：块根，清肺化痰、生津止渴、消肿。

功效来源：《中华本草》

千斤拔属 *Flemingia* Roxb. ex W. T. Aiton

大叶千斤拔 千斤拔

Flemingia macrophylla (Willd.) Kuntze ex Prain

功效：根，祛风除湿、强腰膝。

功效来源：《广西中药材标准 第一册》（1990年版）

注：《广西植物名录》有记载。

千斤拔

Flemingia prostrata Roxb. f. ex Roxb.

功效：根，祛风除湿、强腰膝。

功效来源：《广西壮族自治区壮药质量标准 第一卷》（2008年版）

注：《广西植物名录》有记载。

干花豆属 *Fordia* Hemsl.

干花豆 水罗伞

Fordia cauliflora Hemsl.

凭证标本：钟济新 81775（IBK）

功效：块根，活血通络、消肿止痛、化痰止咳。

功效来源：《广西壮族自治区壮药质量标准 第二卷》（2011年版）

大豆属 *Glycine* Willd.

大豆 淡豆豉

Glycine max (L.) Merr.

凭证标本：兴安县普查队450325140912009LY（GCMG、CMMI）

功效：种子，解表、除烦、宣发郁热。

功效来源：《中国药典》（2020年版）

野大豆

Glycine soja Sieb. et Zucc.

凭证标本：兴安县普查队450325130821003LY（GCMG、CMMI）

功效：种子，益肾、止汗。

功效来源：《全国中草药汇编》

长柄山蚂蝗属 *Hylodesmum* H. Ohashi et R. R. Mill

细柄山绿豆

Hylodesmum leptopus (A. Gray ex Benth.) H. Ohashi et R. R. Mill

凭证标本：兴安县普查队450325140929022LY（GCMG、CMMI）

功效：全草，用于肝炎、贫血，外用治蛇咬伤。

功效来源：《广西中药资源名录》

宽卵叶长柄山蚂蝗

Hylodesmum podocarpum (Candolle) H. Ohashi et R. R. Mill subsp. *fallax* (Schindl.) H. Ohashi et R. R. Mill

凭证标本：兴安县普查队450325140913005LY（GCMG、CMMI）

功效：全草，清热解表、祛风活血、止痢。

功效来源：《药用植物辞典》

尖叶长柄山蚂蝗

Hylodesmum podocarpum (Candolle) H. Ohashi et R. R. Mill subsp. *oxyphyllum* (Candolle) H. Ohashi et R. R. Mill

凭证标本：兴安县普查队450325140913030LY（GCMG、CMMI）

功效：根、全草，祛风活络、解毒消肿。

功效来源：《药用植物辞典》

木蓝属 *Indigofera* L.

深紫木蓝 野饭豆

Indigofera atropurpurea Buch.-Ham. ex Hornem.

凭证标本：兴安采集队 20（IBK）

功效：根，祛风、消炎、止痛、截疟。

功效来源：《全国中草药汇编》

宜昌木蓝

Indigofera decora Lindl. var. *ichangensis* (Craib) Y. Y. Fang et C. Z. Zheng

凭证标本：兴安县普查队450325140907013LY（GCMG、CMMI）

功效：根、根状茎，清热解毒、消肿、止痛。

功效来源：《药用植物辞典》

黑叶木蓝
Indigofera nigrescens Kurz ex King et Prain
凭证标本：余少林 900471（IBK）
功效：全株，用于痢疾。
功效来源：《广西中药资源名录》

马棘
Indigofera pseudotinctoria Matsum.
凭证标本：兴安县普查队450325130511179LY（GCMG、CMMI）
功效：根、全株，清热解毒、消肿散结。
功效来源：《全国中草药汇编》

野青树
Indigofera suffruticosa Mill.
凭证标本：李光照等 10379（IBK）
功效：全株，凉血解毒、消炎止痛。茎、叶、种子，清热解毒、凉血定惊、透疹。
功效来源：《药用植物辞典》

鸡眼草属 *Kummerowia* (A. K.) Schindl.
鸡眼草
Kummerowia striata (Thunb.) Schindl.
凭证标本：兴安县普查队450325130822017LY（GCMG、CMMI）
功效：全草，清热解毒、健脾利湿、活血止血。
功效来源：《中华本草》

扁豆属 *Lablab* Adans.
扁豆 白扁豆
Lablab purpureus (L.) Sw.
凭证标本：兴安县普查队450325140904006LY（GCMG、CMMI）
功效：种子，健脾化湿、和中消暑。
功效来源：《中国药典》（2020年版）

胡枝子属 *Lespedeza* Michx.
截叶铁扫帚 铁扫帚
Lespedeza cuneata (Dum.-Cours.) G. Don
凭证标本：兴安县普查队450325140922020LY（GCMG、CMMI）
功效：干燥地上部分，补肝肾、益肺阴、散瘀消肿。
功效来源：《广西壮族自治区壮药质量标准　第一卷》（2008年版）

大叶胡枝子
Lespedeza davidii Franch.
凭证标本：兴安县普查队450325131005013LY（GCMG、CMMI）
功效：根、叶，宣开毛窍、通经活络。
功效来源：《全国中草药汇编》

美丽胡枝子 马扫帚
Lespedeza formosa (Vogel) Koehne
凭证标本：兴安县普查队450325130511192LY（GCMG、CMMI）
功效：根、全株，清热凉血、消肿止痛。
功效来源：《全国中草药汇编》

铁马鞭
Lespedeza pilosa (Thunb.) Sieb. et Zucc.
凭证标本：兴安县普查队450325131005003LY（GCMG、CMMI）
功效：根、全株，清热散结、活血止痛、行水消肿。
功效来源：《全国中草药汇编》

崖豆藤属 *Millettia* Wight et Arn.
厚果崖豆藤 苦檀子
Millettia pachycarpa Benth.
凭证标本：兴安县普查队450325160516005LY（GCMG、CMMI）
功效：根、叶、种子，散瘀消肿。
功效来源：《全国中草药汇编》

疏叶崖豆 玉郎伞
Millettia pulchra (Benth.) Kurz var. *laxior* (Dunn) Z. Wei
凭证标本：兴安县普查队450325130511201LY（GCMG、CMMI）
功效：块根，散瘀、消肿、止痛、宁神。
功效来源：《广西壮族自治区壮药质量标准　第一卷》（2008年版）

油麻藤属 *Mucuna* Adans.
褶皮黧豆
Mucuna lamellata Wilmot-Dear
凭证标本：兴安县普查队450325140824003LY（GCMG、CMMI）
功效：根，清热、活血散瘀、消肿止痛。
功效来源：《药用植物辞典》

小槐花属 *Ohwia* H. Ohashi
小槐花
Ohwia caudata (Thunb.) H. Ohashi
凭证标本：兴安县普查队450325140825017LY（GCMG、CMMI）
功效：根、全株，清热解毒、祛风除湿。
功效来源：《广西壮族自治区壮药质量标准　第一卷》（2008年版）

红豆属 *Ormosia* Jacks.
花榈木
Ormosia henryi Prain
凭证标本：李光照 11384（IBK）

功效：茎、叶，活血化瘀、祛风消肿。

功效来源：《全国中草药汇编》

木荚红豆

Ormosia xylocarpa Chun ex Merr. et L. Chen

凭证标本：兴安县普查队450325160826004LY（GCMG、CMMI）

功效：种子，理气、通经。根，清热解毒、消肿止痛。

功效来源：《药用植物辞典》

豆薯属 *Pachyrhizus* Rich. ex DC.

豆薯

Pachyrhizus erosus (L.) Urb.

凭证标本：S. F. Chiu et Sping Lin H77（IBSC）

功效：块根，用于暑热口渴、慢性酒精中毒。

功效来源：《广西中药资源名录》

菜豆属 *Phaseolus* L.

棉豆 金甲豆

Phaseolus lunatus L.

凭证标本：兴安县普查队450325140912013LY（GCMG、CMMI）

功效：种子，补血、活血、消肿。

功效来源：《中华本草》

排钱树属 *Phyllodium* Desv.

排钱树

Phyllodium pulchellum (L.) Desv.

功效：根、地上部分，清热利尿。

功效来源：《广西壮族自治区壮药质量标准　第一卷》（2008年版）

注：《广西植物名录》有记载。

豌豆属 *Pisum* L.

豌豆

Pisum sativum L.

功效：种子，和中下气、强壮、利小便、解疮毒。花、叶，清热除湿、清凉解暑、消肿散结。

功效来源：《药用植物辞典》

注：常见栽培种。

葛属 *Pueraria* DC.

葛 葛根

Pueraria montana (Lour.) Merr. var. *lobata* (Willd.) Maesen et S. M. Almeida ex Sanjappa et Predeep

凭证标本：兴安县普查队450325121129028LY（GCMG、CMMI）

功效：干燥根，解肌退热、生津止渴、透疹、升阳止泻、通经活络、解酒毒。

功效来源：《广西壮族自治区瑶药材质量标准　第一卷》（2014年版）

山葛藤

Pueraria montana (Loureiro) Merrill

凭证标本：兴安县普查队450325140929006LY（GCMG、CMMI）

功效：块根，用于感冒发热、头痛。

功效来源：《广西中药资源名录》

鹿藿属 *Rhynchosia* Lour.

鹿藿

Rhynchosia volubilis Lour.

凭证标本：兴安县普查队450325121025001LY（GCMG、CMMI）

功效：根、茎、叶，活血止痛、解毒、消积。

功效来源：《中华本草》

田菁属 *Sesbania* Scop.

田菁

Sesbania cannabina (Retz.) Poir.

功效：叶、种子，消炎、止痛。

功效来源：《全国中草药汇编》

注：常见栽培物种。

坡油甘属 *Smithia* Aiton

坡油甘 田唇乌蝇翼

Smithia sensitiva Aiton

凭证标本：兴安采集队220（IBK）

功效：全草，解毒消肿、止咳。

功效来源：《中华本草》

槐属 *Sophora* L.

槐

Sophora japonica L.

凭证标本：兴安县普查队450325140817006LY（GCMG、CMMI）

功效：干燥花、花蕾、干燥成熟果实，凉血止血、清肝泻火。

功效来源：《中国药典》（2020年版）

葫芦茶属 *Tadehagi* H. Ohashi

葫芦茶

Tadehagi triquetrum (L.) H. Ohashi

功效：根、枝、叶，清热止咳、拔毒散结。

功效来源：《广西壮族自治区壮药质量标准　第一卷》（2008年版）

注：《广西植物名录》有记载。

狸尾豆属 *Uraria* Desv.

狸尾豆 狸尾草

Uraria lagopodioides (L.) Desv. ex DC.

功效：全草，清热解毒、散结消肿。

功效来源：《全国中草药汇编》

注：《广西植物名录》有记载。

野豌豆属 *Vicia* L.

蚕豆

Vicia faba L.

凭证标本：兴安县普查队450325160409002LY（GCMG、CMMI）

功效：花，凉血止血、止带降压。种子，健脾利湿。

功效来源：《全国中草药汇编》

小巢菜 漂摇豆

Vicia hirsuta (L.) S. F. Gray

凭证标本：兴安县普查队450325150425017LY（GCMG、CMMI）

功效：全草，清热利湿、调经止血。种子，活血、明目。

功效来源：《中华本草》

豇豆属 *Vigna* Savi

赤豆 赤小豆

Vigna angularis (Willd.) Ohwi et H. Ohashi

功效：种子，利尿消肿、解毒排脓。

功效来源：《中国药典》（2020年版）

注：常见栽培物种。

贼小豆

Vigna minima (Roxb.) Ohwi et H. Ohashi

凭证标本：兴安县普查队450325140816027LY（GCMG、CMMI）

功效：种子，清热、利尿、消肿、行气、止痛。

功效来源：《药用植物辞典》

绿豆

Vigna radiata (L.) R. Wilczek

凭证标本：兴安县普查队450325140920007LY（GCMG、CMMI）

功效：种皮，清暑止渴、利尿解毒、退目翳。种子，清热解毒、利尿消暑。

功效来源：《中华本草》

赤小豆

Vigna umbellata (Thunb.) Ohwi et H. Ohashi

凭证标本：兴安县普查队450325140907019LY（GCMG、CMMI）

功效：种子，利尿消肿、解毒排脓。

功效来源：《中国药典》（2020年版）

短豇豆

Vigna unguiculata (L.) Walp. subsp. *cylindrica* (L.) Verdc.

功效：种子，调中益气、健脾益肾。

功效来源：《药用植物辞典》

注：常见栽培物种。

长豇豆

Vigna unguiculata (L.) Walp. subsp. *sesquipedalis* (L.) Verdc.

凭证标本：兴安县普查队450325140912012LY（GCMG、CMMI）

功效：种子，健胃、补气。

功效来源：《药用植物辞典》

豇豆

Vigna unguiculata (L.) Walp.

功效：种子、全株，健脾利湿、清热解毒、止血。

功效来源：《全国中草药汇编》

注：常见栽培物种。

云南野豇豆

Vigna vexillata (L.) Rich.

凭证标本：兴安县普查队450325131002036LY（GCMG、CMMI）

功效：根，清热解毒、消肿止痛、利咽。

功效来源：《药用植物辞典》

紫藤属 *Wisteria* Nutt.

紫藤

Wisteria sinensis (Sims) Sweet

功效：茎皮、花、种子，止痛、杀虫。

功效来源：《全国中草药汇编》

注：常见栽培物种。

150. 旌节花科 Stachyuraceae

旌节花属 *Stachyurus* Sieb. et Zucc.

中国旌节花 小通草

Stachyurus chinensis Franch.

凭证标本：兴安县普查队450325140524006LY（GCMG、CMMI）

功效：茎髓，清热、利尿、下乳。

功效来源：《中国药典》（2020年版）

151. 金缕梅科 Hamamelidaceae

蕈树属 *Altingia* Noronha

蕈树 半边风

Altingia chinensis (Champ. ex Benth.) Oliv. ex Hance

凭证标本：兴安县普查队450325140913007LY（GCMG、CMMI）

功效：根，祛风除湿、通经络。

功效来源：《中华本草》

蜡瓣花属 *Corylopsis* Sieb. et Zucc.

瑞木

Corylopsis multiflora Hance

凭证标本：兴安县普查队450325140930023LY（GCMG、CMMI）

功效：根皮、叶，用于恶性发热、呕逆、恶心呕吐、心悸不安、烦乱昏迷、白喉、内伤出血。

功效来源：《药用植物辞典》

蜡瓣花 蜡瓣花根

Corylopsis sinensis Hemsl.

凭证标本：兴安县普查队450325140826007LY（GCMG、CMMI）

功效：根、根皮，疏风和胃、宁心安神。

功效来源：《中华本草》

蚊母树属 *Distylium* Sieb. et Zucc.

杨梅叶蚊母树

Distylium myricoides Hemsl.

凭证标本：兴安县普查队450325140630017LY（GCMG、CMMI）

功效：根，通络、消肿。

功效来源：《药用植物辞典》

金缕梅属 *Hamamelis* Gronov. ex L.

金缕梅

Hamamelis mollis Oliv.

功效：根，益气。

功效来源：《中华本草》

注：《广西植物名录》有记载。

枫香树属 *Liquidambar* L.

枫香树 枫香脂

Liquidambar formosana Hance

凭证标本：兴安县普查队450325141008010LY（GCMG、CMMI）

功效：树脂，活血止痛、解毒生肌、凉血止血。

功效来源：《中国药典》（2020年版）

檵木属 *Loropetalum* R. Br.

檵木 檵花

Loropetalum chinense (R. Br.) Oliv.

凭证标本：兴安县普查队450325131001028LY（GCMG、CMMI）

功效：花，清热、止血。

功效来源：《中药大辞典》

半枫荷属 *Semiliquidambar* H. T. Chang

半枫荷 金缕半枫荷叶

Semiliquidambar cathayensis H. T. Chang

凭证标本：兴安县普查队450325140928061LY（GCMG、CMMI）

功效：叶，祛风、通络、止痛。

功效来源：《中华本草》

水丝梨属 *Sycopsis* Oliv.

水丝梨

Sycopsis sinensis Oliv.

凭证标本：钟济新 83496（IBK）

功效：树脂，祛风通窍。

功效来源：《药用植物辞典》

154. 黄杨科 Buxaceae

黄杨属 *Buxus* L.

匙叶黄杨 细叶黄杨

Buxus harlandii Hance

功效：鲜叶，清热解毒。

功效来源：《全国中草药汇编》

注：《广西植物名录》有记载。

大叶黄杨

Buxus megistophylla Lévl.

凭证标本：兴安县普查队450325140913023LY（GCMG、CMMI）

功效：根，祛风除湿、行气活血。茎，祛风除湿、理气止痛。

功效来源：《药用植物辞典》

板凳果属 *Pachysandra* Michx.

板凳果 金丝矮陀陀

Pachysandra axillaris Franch.

凭证标本：兴安县普查队450325141122001LY（GCMG、CMMI）

功效：全株，疏风除湿、舒筋活络。

功效来源：《全国中草药汇编》

野扇花属 *Sarcococca* Lindl.

野扇花

Sarcococca ruscifolia Stapf

凭证标本：兴安县普查队450325140824006LY（GCMG、CMMI）

功效：根、果实，祛风通络、活血止痛。

功效来源：《中药大辞典》

156. 杨柳科 Salicaceae

杨属 *Populus* L.

响叶杨

Populus adenopoda Maxim.

功效：根、叶、茎，散瘀活血、止痛。

功效来源：《全国中草药汇编》

注：常见栽培物种。

柳属 *Salix* L.

垂柳 柳枝

Salix babylonica L.

凭证标本：李光照 63308（IBK）

功效：枝，祛风、利湿、止痛、消肿。

功效来源：《广西中药材标准 第一册》（1990年版）

159. 杨梅科 Myricaceae

杨梅属 *Myrica* Lour.

杨梅

Myrica rubra (Lour.) Siebold et Zucc.

凭证标本：李光照等 63297（IBK）

功效：果实，生津解烦、和中消食、解酒毒、止血。

功效来源：《中华本草》

161. 桦木科 Betulaceae

桦木属 *Betula* L.

亮叶桦

Betula luminifera H. Winkl.

凭证标本：兴安县普查队450325130421156LY（GCMG、CMMI）

功效：叶，清热利尿。

功效来源：《全国中草药汇编》

163. 壳斗科 Fagaceae

栗属 *Castanea* Mill.

栗

Castanea mollissima Blume

凭证标本：兴安县普查队450325131005002LY（GCMG、CMMI）

功效：果实，滋阴补肾。花序，止泻。

功效来源：《全国中草药汇编》

茅栗

Castanea seguinii Dode

凭证标本：兴安县普查队450325131005008LY（GCMG、CMMI）

功效：叶，消食健胃。根，清热解毒、消食。种仁，安神。

功效来源：《中华本草》

锥属 *Castanopsis* (D. Don) Spach

锥 锥栗

Castanopsis chinensis (Spreng.) Hance

凭证标本：猫儿山林区树种资源调查队 0929（IBK）

功效：壳斗、叶、种子，健胃补肾、除湿热。

功效来源：《全国中草药汇编》

甜槠

Castanopsis eyrei (Champ. ex Benth.) Tutcher

凭证标本：李光照等 63282（IBK）

功效：根皮，止泻。种仁，健胃燥湿、催眠。

功效来源：《药用植物辞典》

罗浮锥

Castanopsis fabri Hance

功效：种仁，滋养强壮、健胃、消食。

功效来源：《药用植物辞典》

注：《广西植物名录》有记载。

栲

Castanopsis fargesii Franch.

凭证标本：李光照 11854（IBK）

功效：总苞，清热、消炎、消肿止痛、止泻。

功效来源：《药用植物辞典》

黧蒴锥

Castanopsis fissa (Champ. ex Benth.) Rehder et E. H. Wilson

凭证标本：兴安县普查队450325140525013LY（GCMG、CMMI）

功效：叶，外用治跌打损伤、疮疖。果实，用于咽喉肿痛。

功效来源：《药用植物辞典》

鹿角锥

Castanopsis lamontii Hance

凭证标本：李光照 12904（IBK）

功效：种仁，用于痢疾。

功效来源：《药用植物辞典》

钩锥 钩栗

Castanopsis tibetana Hance

凭证标本：李光照等 10671（IBK）

功效：果实，厚肠、止痢。

功效来源：《中华本草》

青冈属 *Cyclobalanopsis* Oerst.

青冈 槠子

Cyclobalanopsis glauca (Thunb.) Oerst.

凭证标本：兴安县普查队450325151017008LY（GCMG、CMMI）

功效：种仁，涩肠止泻、生津止渴。

功效来源：《中华本草》

细叶青冈

Cyclobalanopsis gracilis (Rehder et E. H. Wils.) W. C. Cheng et T. Hong

凭证标本：钟济新 83683（IBK）

功效：种仁，止渴、止痢、破恶血、健行。
功效来源：《药用植物辞典》

小叶青冈
Cyclobalanopsis myrsinifolia (Blume) Oerst.
凭证标本：兴安县普查队450325140924025LY（GCMG、CMMI）
功效：种仁，止泻痢、消食、健行。树皮、叶，止血、敛疮。
功效来源：《药用植物辞典》

水青冈属 *Fagus* L.
水青冈
Fagus longipetiolata Seem.
凭证标本：李光照 11440（IBK）
功效：壳斗，健胃、消食、理气。
功效来源：《药用植物辞典》

柯属 *Lithocarpus* Blume
柯 柯树皮
Lithocarpus glaber (Thunb.) Nakai
凭证标本：兴安县普查队450325140827005LY（GCMG、CMMI）
功效：树皮，行气、利尿。
功效来源：《中华本草》

木姜叶柯
Lithocarpus litseifolius (Hance) Chun
凭证标本：339（IBK）
功效：茎，祛风除湿、止痛。根，补肾助阳。叶，清热解毒、利湿。
功效来源：《药用植物辞典》

多穗石柯
Lithocarpus polystachyus (Wall. ex A. DC.) Rehder
凭证标本：李光照等 10664（IBK）
功效：叶，清热利湿、补肝养血。根，补肾益阴。果实，滋阴补肾、清热止泻。
功效来源：《药用植物辞典》

栎属 *Quercus* L.
白栎 白栎蔀
Quercus fabri Hance
凭证标本：陈照宙 51586（WUK）
功效：带有虫瘿的果实、总苞、根，理气消积、明目解毒。
功效来源：《中华本草》

乌冈栎
Quercus phillyreoides A. Gray
凭证标本：钟济新 83688（IBK）

功效：带有虫瘿的果实，健脾消积、理气、清火、明目。
功效来源：《药用植物辞典》

枹栎
Quercus serrata Thunb.
凭证标本：兴安县普查队450325140826015LY（GCMG、CMMI）
功效：果实，养胃健脾。果壳，清热润肺、收敛固涩。
功效来源：《药用植物辞典》

栓皮栎
Quercus variabilis Blume
凭证标本：猫儿山水源林树种调查队 桂0606（IBK）
功效：果实，健胃、收敛、止血痢。果壳，止咳、涩肠。
功效来源：《药用植物辞典》

165. 榆科 Ulmaceae
糙叶树属 *Aphananthe* Planch.
糙叶树
Aphananthe aspera (Thunb.) Planch.
凭证标本：兴安采集队 328（IBK）
功效：根皮、树皮，舒筋活络、止痛。
功效来源：《药用植物辞典》

朴属 *Celtis* L.
紫弹树
Celtis biondii Pamp.
凭证标本：兴安县普查队450325130822002LY（GCMG、CMMI）
功效：全株，清热解毒、祛痰、利尿。
功效来源：《全国中草药汇编》

朴树
Celtis sinensis Pers.
凭证标本：李光照 12250（IBK）
功效：树皮、根皮，调经。
功效来源：《药用植物辞典》

青檀属 *Pteroceltis* Maxim.
青檀
Pteroceltis tatarinowii Maxim.
凭证标本：兴安县普查队450325130511197LY（GCMG、CMMI）
功效：茎、叶，祛风、止血、止痛。
功效来源：《药用植物辞典》

山黄麻属 *Trema* Lour.
光叶山黄麻

Trema cannabina Lour.

凭证标本：兴安县普查队450325131001020LY（GCMG、CMMI）

功效：根皮、全株，利尿、解毒、活血祛瘀。

功效来源：《中华本草》

山黄麻

Trema tomentosa (Roxb.) H. Hara

凭证标本：兴安县普查队450325131002014LY（GCMG、CMMI）

功效：干燥全株，清热解毒、止咳化痰、祛风止痒。

功效来源：《广西壮族自治区壮药质量标准 第三卷》（2017年版）

榆属 *Ulmus* L.

多脉榆

Ulmus castaneifolia Hemsl.

凭证标本：李光照等 10699（IBK）

功效：叶，用于刀伤、喘咳、痈疽。

功效来源：《药用植物辞典》

167. 桑科 Moraceae

构属 *Broussonetia* L'Her. ex Vent.

藤构 谷皮藤

Broussonetia kaempferi Sieb. var. *australis* T. Suzuki

凭证标本：兴安县普查队450325140924023LY（GCMG、CMMI）

功效：全株，清热养阴、平肝、益肾。

功效来源：《中华本草》

小构树 谷皮树

Broussonetia kazinoki Sieb. et Zucc.

功效：根、根皮，散瘀止痛。叶、树皮汁，解毒、杀虫。

功效来源：《全国中草药汇编》

注：《广西植物名录》有记载。

构树 楮实子

Broussonetia papyrifera (L.) L'Her. ex Vent.

凭证标本：兴安县普查队450325140706003LY（GCMG、CMMI）

功效：干燥成熟果实，明目、补肾、强筋骨、利尿。

功效来源：《中国药典》（2020年版）

水蛇麻属 *Fatoua* Gaudich.

水蛇麻

Fatoua villosa (Thunb.) Nakai

凭证标本：兴安县普查队450325140922008LY（GCMG、CMMI）

功效：根皮，清热解毒、凉血止血。全株，清热解毒。

功效来源：《药用植物辞典》

榕属 *Ficus* L.

石榕树

Ficus abelii Miq.

凭证标本：兴安县普查队450325130418105LY（GCMG、CMMI）

功效：全株，清热解毒、止血、消肿止痛、祛腐生新。

功效来源：《药用植物辞典》

无花果

Ficus carica L.

凭证标本：兴安县普查队450325140817001LY（GCMG、CMMI）

功效：果实，润肺止咳、清热润肠。

功效来源：《全国中草药汇编》

矮小天仙果 天仙果

Ficus erecta Thunb.

凭证标本：兴安县普查队450325140825005LY（GCMG、CMMI）

功效：果实，润肠通便、解毒消肿。全株，补中健脾、祛风除湿、活血通络。

功效来源：《中华本草》

台湾榕 奶汁树

Ficus formosana Maxim.

凭证标本：李光照 11006（IBK）

功效：根、叶，活血补血、催乳、祛风除湿、清热解毒。

功效来源：《中华本草》

异叶榕 奶浆果

Ficus heteromorpha Hemsl.

凭证标本：李光照 11571（IBK）

功效：果实，下乳、补血。

功效来源：《全国中草药汇编》

粗叶榕 五指毛桃

Ficus hirta Vahl

凭证标本：李光照 63403（IBK）

功效：干燥根，健脾补肺、行气利湿、舒筋活络。茎、叶，健脾化湿、祛瘀消肿、止咳。

功效来源：《广西壮族自治区壮药质量标准 第二卷》（2011年版）

榕树

Ficus microcarpa L. f.

功效：叶，清热祛湿、化痰止咳、活血散瘀。气根，发汗、清热、透疹。

功效来源：《广西壮族自治区壮药质量标准 第二

卷》（2011年版）

琴叶榕 五爪龙

Ficus pandurata Hance

凭证标本：兴安县普查队450325140702003LY（GCMG、CMMI）

功效：干燥全株，祛风除湿、解毒消肿、活血通经。

功效来源：《广西壮族自治区壮药质量标准 第三卷》（2017年版）

薜荔 王不留行

Ficus pumila L.

凭证标本：兴安县普查队450325121202036LY（GCMG、CMMI）

功效：干燥花序托，补肾固精、利湿通乳。

功效来源：《广西壮族自治区壮药质量标准 第一卷》（2008年版）

船梨榕 梨果榕

Ficus pyriformis Hook. et Arn.

凭证标本：兴安县普查队450325140824022LY（GCMG、CMMI）

功效：茎，清热、利尿、止痛。

功效来源：《中华本草》

尾尖爬藤榕

Ficus sarmentosa Buch.-Ham. ex J. E. Sm. var. *lacrymans* (Levl. et Vant.) Corner

凭证标本：兴安县普查队450325141010008LY（GCMG、CMMI）

功效：根、藤、种子，清热解毒、祛风通络、舒筋活血、止痛。

功效来源：《药用植物辞典》

竹叶榕

Ficus stenophylla Hemsl.

凭证标本：兴安县普查队450325140701013LY（GCMG、CMMI）

功效：全株，祛痰止咳、行气活血、祛风除湿。

功效来源：《全国中草药汇编》

岩木瓜

Ficus tsiangii Merr. ex Corner

凭证标本：兴安县普查队450325141017006LY（GCMG、CMMI）

功效：根，用于肝炎。

功效来源：《药用植物辞典》

变叶榕

Ficus variolosa Lindl. ex Benth.

凭证标本：兴安县普查队450325140827004LY（GCMG、CMMI）

功效：根，祛风除湿、活血止痛。

功效来源：《中华本草》

黄葛树 雀榕叶

Ficus virens Aiton

功效：叶，清热解毒、除湿止痒。根，清热解毒。

功效来源：《中华本草》

注：《广西植物名录》有记载。

葎草属 *Humulus* L.

葎草

Humulus scandens (Lour.) Merr.

凭证标本：兴安县普查队450325131004019LY（GCMG、CMMI）

功效：全草，清热解毒、利尿消肿。

功效来源：《全国中草药汇编》

橙桑属 *Maclura* Nutt.

构棘 穿破石

Maclura cochinchinensis (Lour.) Corner

凭证标本：兴安县普查队450325130421167LY（GCMG、CMMI）

功效：根，祛风通络、清热除湿、解毒消肿。

功效来源：《广西壮族自治区壮药质量标准 第三卷》（2017年版）

柘 穿破石

Maclura tricuspidata Carrière

凭证标本：兴安县普查队450325130719003LY（GCMG、CMMI）

功效：根，祛风通络、清热除湿、解毒消肿。

功效来源：《广西壮族自治区壮药质量标准 第三卷》（2017年版）

桑属 *Morus* L.

桑 桑葚

Morus alba L.

功效：干燥果穗，补血滋阴、生津润燥。

功效来源：《中国药典》（2020年版）

注：常见栽培物种。

鸡桑 鸡桑叶

Morus australis Poir.

凭证标本：兴安县普查队450325150425014LY（GCMG、CMMI）

功效：叶，清热解表、宣肺止咳。根、根皮，清肺凉血、利湿。

功效来源：《中华本草》

蒙桑

Morus mongolica (Bureau) C. K. Schneid.

功效：叶，清肺止咳、凉血明目。桑根白皮，利尿消肿、止咳平喘。果实，益肠胃、补肝肾、养血祛风。

功效来源：《药用植物辞典》

注：《广西植物名录》有记载。

165. 榆科 Ulmaceae

榆属 *Ulmus* L.

榔榆 榔榆叶

Ulmus parvifolia Jacq.

凭证标本：兴安县普查队450325131006001LY（GCMG、CMMI）

功效：叶，清热解毒、消肿止痛。

功效来源：《中华本草》

169. 荨麻科 Urticaceae

苎麻属 *Boehmeria* Jacq.

序叶苎麻 水火麻

Boehmeria clidemioides Miq. var. *diffusa* (Wedd.) Hand.-Mazz.

凭证标本：兴安县普查队450325130719011LY（GCMG、CMMI）

功效：全草，祛风除湿。

功效来源：《中华本草》

野线麻 水禾麻

Boehmeria japonica (Linnaeus f.) Miq.

凭证标本：兴安县普查队450325140826019LY（GCMG、CMMI）

功效：全草，祛风除湿、接骨、解表寒。

功效来源：《中药大辞典》

苎麻 苎麻根

Boehmeria nivea (L.) Gaudich.

凭证标本：兴安县普查队450325131002013LY（GCMG、CMMI）

功效：干燥根、根状茎，清热解毒、凉血止血。

功效来源：《广西壮族自治区壮药质量标准 第一卷》（2008年版）

八角麻 赤麻

Boehmeria tricuspis (Hance) Makino

凭证标本：兴安采集队 91（IBSC）

功效：根、嫩茎叶，收敛止血、清热解毒。

功效来源：《中华本草》

楼梯草属 *Elatostema* J. R. Forst. et G. Forst.

锐齿楼梯草 毛叶楼梯草

Elatostema cyrtandrifolium (Zoll. et Moritzi) Miq. var. *cyrtandrifolium*

凭证标本：兴安县普查队450325140925005LY（GCMG、CMMI）

功效：全草，祛风除湿、解毒杀虫。

功效来源：《中华本草》

托叶楼梯草

Elatostema nasutum Hook. f.

凭证标本：兴安县普查队450325140826033LY（GCMG、CMMI）

功效：全草，清热解毒、接骨。

功效来源：《药用植物辞典》

糯米团属 *Gonostegia* Turcz.

糯米团 糯米藤

Gonostegia hirta (Blume ex Hassk.) Miq.

凭证标本：兴安县普查队450325140701011LY（GCMG、CMMI）

功效：全草，清热解毒、止血、健脾。

功效来源：《中华本草》

艾麻属 *Laportea* Gaudich.

珠芽艾麻 野绿麻

Laportea bulbifera (Sieb. et Zucc.) Wedd.

凭证标本：兴安县普查队450325140926006LY（GCMG、CMMI）

功效：干燥全草，祛风除湿、活血调经。

功效来源：《广西壮族自治区瑶药材质量标准 第一卷》（2014年版）

紫麻属 *Oreocnide* Miq.

紫麻

Oreocnide frutescens (Thunb.) Miq.

凭证标本：猫儿山水源林树种调查队 桂0969（IBK）

功效：全株，行气、活血。

功效来源：《中华本草》

赤车属 *Pellionia* Gaudich.

短叶赤车 猴接骨草

Pellionia brevifolia Benth.

凭证标本：高成芝等 42319（GXMI）

功效：全草，活血化瘀、消肿止痛。

功效来源：《中华本草》

赤车

Pellionia radicans (Sieb. et Zucc.) Wedd.

功效：根、全草，祛瘀、消肿、解毒、止痛。

功效来源：《全国中草药汇编》

注：《广西植物名录》有记载。

冷水花属 *Pilea* Lindl.

湿生冷水花 四轮草

Pilea aquarum Dunn

凭证标本：高成芝等 42313（GXMI）

功效：全草，清热解毒。

功效来源：《中华本草》

波缘冷水花 石油菜

Pilea cavaleriei H. Lév.

　　凭证标本：兴安县普查队450325130511193LY（GCMG、CMMI）

　　功效：全草，清热解毒、润肺止咳、消肿止痛。

　　功效来源：《全国中草药汇编》

大叶冷水花

Pilea martinii (H. Lév.) Hand.-Mazz.

　　凭证标本：李光照 10234（IBK）

　　功效：全草，清热解毒、消肿止痛、利尿。

　　功效来源：《药用植物辞典》

冷水花

Pilea notata C. H. Wright

　　凭证标本：兴安县普查队450325140905014LY（GCMG、CMMI）

　　功效：全草，清热利湿。

　　功效来源：《全国中草药汇编》

苦水花 水石油菜

Pilea peploides (Gaudich.) Hook. et Arn.

　　凭证标本：兴安县普查队450325130418094LY（GCMG、CMMI）

　　功效：全草，清热解毒、祛瘀止痛。

　　功效来源：《全国中草药汇编》

粗齿冷水花 紫绿草

Pilea sinofasciata C. J. Chen

　　凭证标本：兴安县普查队450325140712017LY（GCMG、CMMI）

　　功效：全草，理气止痛。

　　功效来源：《全国中草药汇编》

玻璃草 三角形冷水花

Pilea swinglei Merr.

　　凭证标本：兴安县普查队450325130418103LY（GCMG、CMMI）

　　功效：全草，清热解毒、祛瘀止痛。

　　功效来源：《中华本草》

雾水葛属 *Pouzolzia* Gaudich.

多枝雾水葛 石珠

Pouzolzia zeylanica (L.) Benn. et R. Br. var. *microphylla* (Wedd.) W. T. Wang

　　凭证标本：兴安县普查队450325140816023LY（GCMG、CMMI）

　　功效：全草，解毒、消肿、接骨。

　　功效来源：《中华本草》

雾水葛

Pouzolzia zeylanica (L.) Benn. et R. Br. var. *zeylanica*

　　凭证标本：兴安采集队 128（IBK）

　　功效：全草，清热利湿、解毒排脓。

　　功效来源：《全国中草药汇编》

170. 大麻科 Cannabidaceae

大麻属 *Cannabis* L.

大麻 火麻仁

Cannabis sativa L.

　　功效：果实，润肠通便。

　　功效来源：《中国药典》（2020年版）

　　注：常见栽培物种。

171. 冬青科 Aquifoliaceae

冬青属 *Ilex* L.

满树星

Ilex aculeolata Nakai

　　凭证标本：兴安县普查队450325140816028LY（GCMG、CMMI）

　　功效：根皮、叶，清热解毒、化痰止咳。

　　功效来源：《中华本草》

梅叶冬青 岗梅

Ilex asprella (Hook. et Arn.) Champ. ex Benth.

　　凭证标本：李光照 11010（IBK）

　　功效：根、叶，清热解毒、生津止渴。

　　功效来源：《全国中草药汇编》

刺叶冬青

Ilex bioritsensis Hayata

　　凭证标本：兴安县普查队450325130822009LY（GCMG、CMMI）

　　功效：根、叶、枝，滋阴、补肾、清热、止血、活血。

　　功效来源：《药用植物辞典》

冬青 四季青

Ilex chinensis Sims

　　凭证标本：兴安县普查队450325140818003LY（GCMG、CMMI）

　　功效：根皮、叶，清热解毒、生肌敛疮、活血止血。

　　功效来源：《全国中草药汇编》

厚叶冬青

Ilex elmerrilliana S. Y. Hu

　　凭证标本：李光照 63439（IBK）

　　功效：根、叶，消炎、解毒。

　　功效来源：《药用植物辞典》

榕叶冬青 上山虎
Ilex ficoidea Hemsl.
凭证标本：猫儿山水源林树种调查队 桂1004（IBK）
功效：根，清热解毒、活血止痛。
功效来源：《中华本草》

海南冬青 山绿茶
Ilex hainanensis Merr.
功效：叶，清热平肝、消肿止痛、活血通脉。
功效来源：《广西壮族自治区壮药质量标准 第一卷》（2008年版）
注：《广西植物名录》有记载。

细刺枸骨
Ilex hylonoma Hu et T. Tang
凭证标本：李光照 63070（IBK）
功效：根，消肿止痛。
功效来源：《药用植物辞典》

矮冬青
Ilex lohfauensis Merr.
凭证标本：吕清华 2053（IBK）
功效：根，清热解毒、凉血、通脉止痛、消肿消炎。叶，清热解毒、止痛、消炎。
功效来源：《药用植物辞典》

大果冬青
Ilex macrocarpa Oliv.
凭证标本：兴安县普查队450325140816035LY（GCMG、CMMI）
功效：根、枝、叶，清热解毒、清肝明目、消肿止痒、润肺止咳、消炎祛瘀。
功效来源：《药用植物辞典》

具柄冬青
Ilex pedunculosa Miq.
凭证标本：李光照 12372（IBK）
功效：树皮，活血止血、清热解毒。种子，祛风。叶，清热解毒、止血止痛。
功效来源：《药用植物辞典》

毛冬青
Ilex pubescens Hook. et Arn.
凭证标本：兴安县普查队450325121202041LY（GCMG、CMMI）
功效：根，清热解毒、活血通脉、消肿止痛。
功效来源：《广西壮族自治区壮药质量标准 第二卷》（2011年版）

铁冬青 救必应
Ilex rotunda Thunb.
功效：干燥树皮，清热解毒、利湿止痛。

功效来源：《中国药典》（2020年版）

香冬青
Ilex suaveolens (H. Lév.) Loes.
凭证标本：猫儿山水源林树种调查队 桂1022（IBK）
功效：根、叶，清热解毒、消炎。
功效来源：《药用植物辞典》

四川冬青
Ilex szechwanensis Loes.
凭证标本：兴安县普查队450325131130003LY（GCMG、CMMI）
功效：果实，祛风、补虚。叶，清热解毒、活血止血。根皮，祛瘀、补益肌肤。
功效来源：《药用植物辞典》

三花冬青 小冬青
Ilex triflora Blume
凭证标本：兴安县普查队450325140928020LY（GCMG、CMMI）
功效：根，清热解毒。
功效来源：《桂本草 第二卷上》

紫果冬青
Ilex tsoii Merr. et Chun
凭证标本：李光照等 27（IBK）
功效：根、叶，消炎、解毒。
功效来源：《药用植物辞典》

云南冬青
Ilex yunnanensis Franch.
凭证标本：李光照 12374（IBK）
功效：根、叶，清热解毒。
功效来源：《药用植物辞典》

173. 卫矛科 Celastraceae
南蛇藤属 *Celastrus* L.
过山枫
Celastrus aculeatus Merr.
凭证标本：兴安县普查队450325140826008LY（GCMG、CMMI）
功效：干燥藤茎，清热解毒、祛风除湿。
功效来源：《广西壮族自治区瑶药材质量标准 第一卷》（2014年版）

滇边南蛇藤
Celastrus hookeri Prain
凭证标本：陈照宙 51689（IBK）
功效：根，活血行气、疏风祛湿。
功效来源：《药用植物辞典》

薄叶南蛇藤
Celastrus hypoleucoides P. L. Chiu
凭证标本：李光照 12245（IBK）
功效：根、叶，化瘀消肿、止血生肌。
功效来源：《药用植物辞典》

圆叶南蛇藤 称星蛇
Celastrus kusanoi Hayata
功效：根，宣肺除痰、止咳、解毒。
功效来源：《全国中草药汇编》
注：《广西植物名录》有记载。

显柱南蛇藤 无毛南蛇藤
Celastrus stylosus Wall.
凭证标本：兴安县普查队450325140525010LY（GCMG、CMMI）
功效：茎，祛风消肿、解毒消炎。
功效来源：《全国中草药汇编》

卫矛属 *Euonymus* L.
刺果卫矛
Euonymus acanthocarpus Franch.
凭证标本：广西队 420（IBSC）
功效：藤、茎皮，祛风除湿、通筋活络、止痛止血。根，祛风除湿、散寒。
功效来源：《药用植物辞典》

百齿卫矛
Euonymus centidens H. Lév.
凭证标本：陈照宙 51610（IBK）
功效：根、茎皮、果实，活血化瘀、强筋健骨。
功效来源：《药用植物辞典》

裂果卫矛
Euonymus dielsianus Loes. et Diels
凭证标本：广西队 415（IBSC）
功效：根、茎皮、果实，活血化瘀、强筋健骨。
功效来源：《药用植物辞典》

棘刺卫矛
Euonymus echinatus Wall.
功效：树皮，充杜仲用，用于腰酸背痛。
功效来源：《药用植物辞典》
注：《广西植物名录》有记载。

扶芳藤
Euonymus fortunei (Turcz.) Hand.-Mazz.
凭证标本：兴安县普查队450325140913016LY（GCMG、CMMI）
功效：地上部分，益气血、补肝肾、舒筋活络。
功效来源：《广西壮族自治区壮药质量标准 第一卷》（2008年版）

西南卫矛
Euonymus hamiltonianus Wall. et Roxb.
凭证标本：兴安采集队 32（IBK）
功效：根、根皮、茎皮、枝叶，祛风除湿、强筋骨、活血、解毒。
功效来源：《中华本草》

冬青卫矛 扶芳树
Euonymus japonicus Thunb.
凭证标本：兴安县普查队450325140712014LY（GCMG、CMMI）
功效：地上部分，益气血、补肝肾、舒筋活络。
功效来源：《广西中药材标准 第一册》（1990年版）

疏花卫矛 山杜仲
Euonymus laxiflorus Champ. ex Benth.
凭证标本：兴安县普查队450325131004015LY（GCMG、CMMI）
功效：根皮、树皮，祛风除湿、强筋骨。
功效来源：《全国中草药汇编》

大果卫矛
Euonymus myrianthus Hemsl.
凭证标本：兴安县普查队450325130719008LY（GCMG、CMMI）
功效：根、茎，益肾壮腰、化瘀利湿。
功效来源：《中华本草》

中华卫矛
Euonymus nitidus Benth.
凭证标本：广西调查队 4310（KUN）
功效：全株，舒筋活络、强筋健骨。
功效来源：《药用植物辞典》

假卫矛属 *Microtropis* Wall. ex Meisn.
密花假卫矛
Microtropis gracilipes Merr. et F. P. Metcalf
凭证标本：李光照 11406（IBK）
功效：根，利尿。
功效来源：《药用植物辞典》

雷公藤属 *Tripterygium* Hook. f.
粉背雷公藤 掉毛草
Tripterygium hypoglaucum (H. Lév.) Hutch.
凭证标本：兴安县普查队450325140723008LY（GCMG、CMMI）
功效：全草，祛风除湿、活血散瘀、续筋接骨。
功效来源：《全国中草药汇编》

178. 翅子藤科 Hippocrateaceae
五层龙属 *Salacia* L.

无柄五层龙
Salacia sessiliflora Hand. -Mazz.
凭证标本：钟济新 83674（IBK）
功效：果实，用于胃痛。
功效来源：《药用植物辞典》

179. 茶茱萸科 Icacinaceae
定心藤属 *Mappianthus* Hand.-Mazz.

定心藤 甜果藤
Mappianthus iodoides Hand.-Mazz.
凭证标本：兴安县普查队450325141009013LY（GCMG、CMMI）
功效：根、藤茎，活血调经、祛风除湿。
功效来源：《中华本草》

假柴龙树属 *Nothapodytes* Blume

马比木
Nothapodytes pittosporoides (Oliv.) Sleum.
凭证标本：兴安县普查队450325140524008LY（GCMG、CMMI）
功效：根皮，祛风除湿、理气散寒。
功效来源：《中华本草》

182. 铁青树科 Olacaceae
青皮木属 *Schoepfia* Schreb.

华南青皮木 碎骨仔树
Schoepfia chinensis Gardner et Champ.
凭证标本：李光照 63394（IBK）
功效：根、枝、叶，清热利湿、活血止痛。
功效来源：《中华本草》

185. 桑寄生科 Loranthaceae
离瓣寄生属 *Helixanthera* Lour.

离瓣寄生 五瓣寄生
Helixanthera parasitica Lour.
功效：带叶茎枝，祛风除湿、止咳、止痢。
功效来源：《广西药用植物名录》
注：《广西植物名录》有记载。

鞘花属 *Macrosolen* (Blume) Reichb.

双花鞘花
Macrosolen bibracteolatus (Hance) Danser
功效：带叶茎枝，祛风除湿。
功效来源：《中华本草》
注：《广西植物名录》有记载。

鞘花 杉寄生
Macrosolen cochinchinensis (Lour.) Tiegh.

功效：茎枝、叶，祛风除湿、补肝肾、活血止痛、止咳。
功效来源：《中华本草》
注：《广西植物名录》有记载。

梨果寄生属 *Scurrula* L.

红花寄生
Scurrula parasitica L.
功效：枝、叶，祛风除湿、强筋骨、活血、解毒。
功效来源：《中华本草》
注：《广西植物名录》有记载。

钝果寄生属 *Taxillus* Tiegh.

锈毛钝果寄生
Taxillus levinei (Merr.) H. S. Kiu
凭证标本：兴安县普查队450325140922016LY（GCMG、CMMI）
功效：带叶茎枝，清肺止咳、祛风除湿。
功效来源：《中华本草》

木兰寄生
Taxillus limprichtii (Grüning) H. S. Kiu
凭证标本：兴安采集队 275（IBSC）
功效：茎枝，补肝肾、祛风除湿、安胎。
功效来源：《中华本草》

桑寄生
Taxillus sutchuenensis (Lecomte) Danser
凭证标本：钟济新 83466（IBK）
功效：干燥带叶茎枝，补肝肾、强筋骨、祛风除湿、安胎。
功效来源：《广西壮族自治区壮药质量标准 第二卷》（2011年版）

大苞寄生属 *Tolypanthus* (Blume) Reichb.
大苞寄生
Tolypanthus maclurei (Merr.) Danser
凭证标本：兴安县普查队450325140929001LY（GCMG、CMMI）
功效：带叶茎枝，补肝肾、强筋骨、祛风除湿。
功效来源：《中华本草》

槲寄生属 *Viscum* L.
棱枝槲寄生 柿寄生
Viscum diospyrosicola Hayata
凭证标本：兴安县普查队450325150926002LY（GCMG、CMMI）
功效：带叶茎枝，祛风除湿、强筋骨、止咳、降血压。
功效来源：《中华本草》

枫香槲寄生 枫寄生
Viscum liquidambaricola Hayata
功效：带叶茎枝，祛风除湿、舒筋活血。
功效来源：《中华本草》
注：《广西植物名录》有记载。

189. 蛇菰科 Balanophoraceae
蛇菰属 *Balanophora* J. R. Forst. et G. Forst.
多蕊蛇菰 通天蜡烛
Balanophora polyandra Griff.
凭证标本：兴安县普查队450325141017005LY（GCMG、CMMI）
功效：全草，清热解毒、滋阴养血、止血。
功效来源：《中华本草》

190. 鼠李科 Rhamnaceae
勾儿茶属 *Berchemia* Neck. ex DC.
多花勾儿茶
Berchemia floribunda (Wall.) Brongn.
凭证标本：兴安县普查队450325131001038LY（GCMG、CMMI）
功效：根，健脾利湿、通经活络。茎、叶，清热解毒、利尿。
功效来源：《药用植物辞典》

光枝勾儿茶
Berchemia polyphylla Wall. ex Law. var. *leioclada* Hand.-Mazz.
凭证标本：兴安县普查队450325140825014LY（GCMG、CMMI）
功效：根，止咳、化痰、平喘、安神。
功效来源：《全国中草药汇编》

枳椇属 *Hovenia* Thunb.
枳椇 枳椇子
Hovenia acerba Lindl.
凭证标本：兴安县普查队450325140906038LY（GCMG、CMMI）
功效：带果序轴的果实，止渴除烦、解酒毒、利尿通便。
功效来源：《广西壮族自治区壮药质量标准 第二卷》（2011年版）

马甲子属 *Paliurus* Mill.
铜钱树 金钱木根
Paliurus hemsleyanus Rehder
凭证标本：钟济新 83679（IBK）
功效：根，补气。
功效来源：《中华本草》

马甲子 铁篱笆
Paliurus ramosissimus (Lour.) Poir.
凭证标本：兴安县普查队450325140816004LY（GCMG、CMMI）
功效：刺、花、叶，清热解毒。
功效来源：《中华本草》

鼠李属 *Rhamnus* L.
山绿柴
Rhamnus brachypoda C. Y. Wu ex Y. L. Chen
功效：根，用于牙痛、喉痛、胃痛、腹痛泄泻。
功效来源：《广西中药资源名录》
注：《广西植物名录》有记载。

长叶冻绿 黎辣根
Rhamnus crenata Sieb. et Zucc.
凭证标本：兴安县普查队450325140723004LY（GCMG、CMMI）
功效：根、根皮，清热解毒、杀虫利湿。
功效来源：《中华本草》

钩齿鼠李
Rhamnus lamprophylla C. K. Schneid.
凭证标本：陈照宙 51520（IBK）
功效：根，用于肺热咳嗽。果实，用于腹胀便秘。
功效来源：《药用植物辞典》

薄叶鼠李 绛梨木
Rhamnus leptophylla C. K. Schneid.
凭证标本：兴安县普查队450325130511182LY（GCMG、CMMI）
功效：根、果实，消食顺气、活血化瘀。
功效来源：《全国中草药汇编》

尼泊尔鼠李
Rhamnus napalensis (Wall.) M. A. Lawson
功效：叶、根、果实，祛风除湿、利尿消肿。
功效来源：《药用植物辞典》
注：《广西植物名录》有记载。

冻绿
Rhamnus utilis Decne.
凭证标本：陈照宙 51735（IBK）
功效：叶、果实，止痛、消食。
功效来源：《中华本草》

雀梅藤属 *Sageretia* Brongn.
钩刺雀梅藤
Sageretia hamosa (Wall.) Brongn.
凭证标本：兴安县普查队450325140722004LY（GCMG、CMMI）

功效：根，用于风湿痹痛、跌打损伤。

功效来源：《广西药用植物名录》

梗花雀梅藤

Sageretia henryi Drumm. et Sprague

功效：果实，清热、降火。

功效来源：《中华本草》

注：《广西植物名录》有记载。

毛叶雀梅藤

Sageretia thea (Osbeck) M. C. Johnst. var. *tomentosa* (C. K. Schneid.) Y. L. Chen et P. K. Chou

功效：根，用于咳嗽、气喘、风湿骨痛、肾炎水肿。叶、果实，用于暑热口渴、食积腹胀。

功效来源：《广西中药资源名录》

注：《广西植物名录》有记载。

枣属 *Ziziphus* Mill.

枣 大枣

Ziziphus jujuba Mill.

凭证标本：兴安县普查队450325140817017LY（GCMG、CMMI）

功效：果实，补中益气、养血安神。

功效来源：《中国药典》（2020年版）

191. 胡颓子科 Elaeagnaceae

胡颓子属 *Elaeagnus* L.

巴东胡颓子

Elaeagnus difficilis Servettaz

凭证标本：李光照 12061（IBK）

功效：根，温下焦、祛寒湿、收敛止泻。

功效来源：《药用植物辞典》

蔓胡颓子

Elaeagnus glabra Thunb.

凭证标本：李光照 63069（IBK）

功效：果实，收敛止泻、健脾消食、止咳平喘、止血。

功效来源：《中华本草》

角花胡颓子

Elaeagnus gonyanthes Benth.

凭证标本：兴安县普查队450325140924007LY（GCMG、CMMI）

功效：叶，平喘止咳。根，祛风通络、行气止痛、解毒消肿。果实，收敛止泻。

功效来源：《全国中草药汇编》

胡颓子

Elaeagnus pungens Thunb.

凭证标本：兴安县普查队450325131130001LY（GCMG、

CMMI）

功效：根，祛风除湿、行瘀止血。叶，止咳平喘。果实，消食止痢。

功效来源：《全国中草药汇编》

193. 葡萄科 Vitaceae

蛇葡萄属 *Ampelopsis* Michx.

广东蛇葡萄 甜茶藤

Ampelopsis cantoniensis (Hook. et Arn.) Planch.

凭证标本：兴安县普查队450325131002006LY（GCMG、CMMI）

功效：茎叶、根，清热解毒、利湿消肿。

功效来源：《中华本草》

三裂蛇葡萄 金刚散

Ampelopsis delavayana Planch. ex Franch.

凭证标本：兴安县普查队450325130822004LY（GCMG、CMMI）

功效：根、藤茎，清热利湿、活血通络、止血生肌、解毒消肿。

功效来源：《中华本草》

蛇葡萄 蝙蝠葛

Ampelopsis glandulosa (Wall.) Momiyama

凭证标本：兴安县普查队450325140817004LY（GCMG、CMMI）

功效：根、根状茎，利尿、消炎、止血。叶，清热解毒、消肿止痛。

功效来源：《广西壮族自治区壮药质量标准　第三卷》（2017年版）

异叶蛇葡萄

Ampelopsis glandulosa (Wall.) Momiyama. var. *heterophylla* (Thunb.) Momiyama.

凭证标本：李光照 63317（IBK）

功效：根、根皮，清热解毒、祛风活络。茎、叶，利尿、消炎、止血。

功效来源：《药用植物辞典》

牯岭蛇葡萄

Ampelopsis glandulosa (Wall.) Momiyama. var. *kulingensis* (Rehder) Momiyama.

凭证标本：兴安县普查队450325140907011LY（GCMG、CMMI）

功效：根、茎、叶，清热解毒、祛风活络、消炎、利尿、消肿、止血。

功效来源：《药用植物辞典》

显齿蛇葡萄 甜茶藤

Ampelopsis grossedentata (Hand.-Mazz.) W. T. Wang

凭证标本：兴安县普查队450325130721001LY（GCMG、

CMMI）

功效：茎、叶、根，清热解毒、利湿消肿。

功效来源：《中华本草》

白蔹

Ampelopsis japonica (Thunb.) Makino

凭证标本：兴安县普查队450325130525211LY（GCMG、CMMI）

功效：根，清热解毒、消痈散结、敛疮生肌。

功效来源：《中国药典》（2020年版）

毛枝蛇葡萄

Ampelopsis rubifolia (Wall.) Planch.

凭证标本：兴安县普查队450325141009016LY（GCMG、CMMI）

功效：根皮，活血散瘀、解毒、生肌长骨、祛风除湿。

功效来源：《药用植物辞典》

乌蔹莓属 *Cayratia* Juss.

乌蔹莓

Cayratia japonica (Thunb.) Gagnep.

凭证标本：李光照11931（IBK）

功效：全草，解毒消肿、清热利湿。

功效来源：《中华本草》

毛乌蔹莓 红母猪藤

Cayratia japonica (Thunb.) Gagnep. var. *mollis* (Wall. ex Lawson) Momiy.

凭证标本：兴安县普查队450325131002010LY（GCMG、CMMI）

功效：全草，清热毒、消痈肿。

功效来源：《全国中草药汇编》

白粉藤属 *Cissus* L.

苦郎藤 风叶藤

Cissus assamica (M. A. Lawson) Craib

凭证标本：兴安县普查队450325140630009LY（GCMG、CMMI）

功效：根，拔脓消肿、散瘀止痛。

功效来源：《全国中草药汇编》

地锦属 *Parthenocissus* Planch.

绿叶地锦

Parthenocissus laetevirens Rehder

凭证标本：兴安县普查队450325150926009LY（GCMG、CMMI）

功效：藤，舒筋活络、消肿散瘀、接骨。

功效来源：《药用植物辞典》

崖爬藤属 *Tetrastigma* (Miq.) Planch.

三叶崖爬藤 三叶青

Tetrastigma hemsleyanum Diels et Gilg

凭证标本：兴安县普查队450325151017001LY（GCMG、CMMI）

功效：块根、全草，清热解毒、祛风化痰、活血止痛。

功效来源：《广西壮族自治区壮药质量标准 第三卷》（2017年版）

海南崖爬藤

Tetrastigma papillatum (Hance) C. Y. Wu

功效：全株，外用治骨折、疔疮。

功效来源：《广西中药资源名录》

注：《广西植物名录》有记载。

扁担藤

Tetrastigma planicaule (Hook.) Gagnep.

功效：藤茎，祛风除湿、舒筋活络。

功效来源：《广西壮族自治区壮药质量标准 第二卷》（2011年版）

葡萄属 *Vitis* L.

蘡薁

Vitis bryoniifolia Bunge

凭证标本：兴安县普查队450325140712001LY（GCMG、CMMI）

功效：根，用于慢性肝炎、风湿关节痛。

功效来源：《广西中药资源名录》

鸡足葡萄 复叶葡萄叶

Vitis lanceolatifoliosa C. L. Li

凭证标本：兴安县普查队450325150425008LY（GCMG、CMMI）

功效：叶，止血、清热解暑。

功效来源：《中华本草》

葡萄

Vitis vinifera L.

功效：果实，解表透疹、利尿、安胎。根、藤，祛风除湿、利尿。

功效来源：《全国中草药汇编》

注：常见栽培物种。

194. 芸香科 Rutaceae

石椒草属 *Boenninghausenia* Reichb. ex Meisn.

臭节草 岩椒草

Boenninghausenia albiflora (Hook.) Reichb. ex Meisn.

凭证标本：兴安县普查队450325140826032LY（GCMG、CMMI）

功效：全草，解表截疟、活血散瘀。

功效来源：《中华本草》

柑橘属 *Citrus* L.

宜昌橙

Citrus cavaleriei H. lév. ex Cav.

凭证标本：李光照 11534（IBK）

功效：果实，化痰止咳、生津健胃、止血消炎、祛瘀止痛。根，行气、止痛、止咳平喘。

功效来源：《药用植物辞典》

香橙 橙子

Citrus × junos Sieb. ex Tanaka

凭证标本：兴安采集队 264（IBSC）

功效：果实，止呕恶、宽胸膈、消瘿、解酒、杀虫、解毒。

功效来源：《中药大辞典》

柚 橘红

Citrus maxima (Burm.) Merr.

功效：未成熟或近成熟的外层果皮，理气宽中、燥湿化痰。叶，行气止痛、解毒消肿。花蕾、开放的花，行气、化痰、镇痛。

功效来源：《广西壮族自治区壮药质量标准 第二卷》（2011年版）

注：《广西植物名录》有记载。

香橼

Citrus medica L.

功效：果实，疏肝理气、宽中、化痰。

功效来源：《中国药典》（2020年版）

注：常见栽培物种。

佛手

Citrus medica L. var. *sarcodactylis* (Noot.) Swingle

凭证标本：兴安县普查队450325140914015LY（GCMG、CMMI）

功效：果实，疏肝理气、和胃止痛、燥湿化痰。

功效来源：《中国药典》（2020年版）

柑橘 青皮

Citrus reticulata Blanco

凭证标本：兴安县普查队450325140825015LY（GCMG、CMMI）

功效：干燥幼果、未成熟果实的果皮，疏肝破气、消积化滞。

功效来源：《中国药典》（2020年版）

甜橙 枳实

Citrus sinensis (L.) Osbeck

功效：幼果，破气消积、化痰散痞。

功效来源：《中国药典》（2020年版）

注：常见栽培物种。

黄皮属 *Clausena* Burm. f.

齿叶黄皮 野黄皮

Clausena dunniana H. Lév.

凭证标本：兴安县普查队450325130822001LY（GCMG、CMMI）

功效：叶、根，疏风解表、除湿消肿、行气散瘀。

功效来源：《中华本草》

黄皮

Clausena lansium (Lour.) Skeels

功效：叶，疏风解表、除痰行气。成熟种子，理气、消滞、散结、止痛。

功效来源：《广西壮族自治区壮药质量标准 第一卷》（2008年版）

注：常见栽培物种。

金橘属 *Fortunella* Swingle

山橘

Fortunella hindsii (Champ. ex Benth.) Swingle

功效：根，醒脾、行气。果实，宽中、化痰、下气。

功效来源：《全国中草药汇编》

注：《广西植物名录》有记载。

九里香属 *Murraya* J. Koenig ex L.

九里香

Murraya exotica L. Mant.

凭证标本：兴安县普查队450325150805011LY（GCMG、CMMI）

功效：干燥叶、带叶嫩枝，行气止痛、活血散瘀。

功效来源：《中国药典》（2020年版）

千里香 九里香

Murraya paniculata (L.) Jack.

功效：干燥叶、带叶嫩枝，行气止痛、活血散瘀。

功效来源：《中国药典》（2020年版）

注：《广西植物名录》有记载。

黄檗属 *Phellodendron* Rupr.

秃叶黄檗 黄柏

Phellodendron chinense C. K. Schneid. var. *glabriusculum* C. K. Schneid

凭证标本：兴安县普查队450325131029001LY（GCMG、CMMI）

功效：干燥树皮，清热燥湿、泻火解毒。

功效来源：《中国药典》（2020年版）

枳属 *Poncirus* Raf.

枳 枸橘

Poncirus trifoliata (L.) Raf.

凭证标本：钟济新 83419（IBK）

功效：果实，健胃消食、理气止痛。叶，行气消食、止呕。

功效来源：《全国中草药汇编》

裸芸香属 *Psilopeganum* Hemsl.

裸芸香 虱子草

Psilopeganum sinense Hemsl.

功效：全草，解表、止呕定喘。根，用于腰痛。

功效来源：《全国中草药汇编》

注：常见栽培物种。

芸香属 *Ruta* L.

芸香

Ruta graveolens L.

凭证标本：兴安县普查队450325160409006LY（GCMG、CMMI）

功效：全草，清热解毒、散瘀止痛、活血消肿、祛风、利尿、杀虫、驱虫。

功效来源：《药用植物辞典》

茵芋属 *Skimmia* Thunb.

乔木茵芋 茵芋

Skimmia arborescens T. Anderson ex Gamble

凭证标本：李光照 10159（IBK）

功效：茎、叶，祛风除湿。

功效来源：《中华本草》

茵芋

Skimmia reevesiana Fort.

凭证标本：兴安县普查队450325121222068LY（GCMG、CMMI）

功效：茎、叶，祛风除湿。

功效来源：《中华本草》

吴茱萸属 *Tetradium* Sweet.

华南吴萸

Tetradium austrosinense (Hand.-Mazz.) T. G. Hartley

凭证标本：兴安调查队 283（IBSC）

功效：果实，温中散寒、行气止痛。

功效来源：《药用植物辞典》

楝叶吴萸

Tetradium glabrifolium (Champ. ex Benth.) T. G. Hartley

凭证标本：李光照等 M65（IBK）

功效：全株，温中散寒、理气止痛、暖胃。根、叶，清热、化痰止咳。

功效来源：《药用植物辞典》

吴茱萸

Tetradium ruticarpum (A. Juss.) Hartley

凭证标本：兴安县普查队450325140630011LY（GCMG、CMMI）

功效：成熟果实，散寒止痛、降逆止呕、助阳止泻。

功效来源：《广西壮族自治区壮药质量标准 第三卷》（2017年版）

飞龙掌血属 *Toddalia* Juss.

飞龙掌血

Toddalia asiatica (L.) Lam.

凭证标本：兴安县普查队450325121203050LY（GCMG、CMMI）

功效：干燥根，祛风止痛、散瘀止血。

功效来源：《广西壮族自治区壮药质量标准 第二卷》（2011年版）

花椒属 *Zanthoxylum* L.

椿叶花椒 浙桐皮

Zanthoxylum ailanthoides Sieb. et Zucc.

凭证标本：兴安县普查队450325140913008LY（GCMG、CMMI）

功效：树皮，祛风除湿、通经络。

功效来源：《中药大辞典》

竹叶花椒

Zanthoxylum armatum DC.

凭证标本：兴安县普查队450325130719016LY（GCMG、CMMI）

功效：干燥成熟果实，散寒、止痛、驱蛔虫。

功效来源：《广西中药材标准 第一册》（1990年版）

毛竹叶花椒

Zanthoxylum armatum DC. var. *ferrugineum* (Rehder et E. H. Wilson) C. C. Huang

功效：全株，用于感冒、食积腹胀、风湿痹痛，外用治跌打损伤、骨折、目赤肿痛。

功效来源：《广西中药资源名录》

注：《广西植物名录》有记载。

岭南花椒 搜山虎

Zanthoxylum austrosinense C. C. Huang

功效：根，祛风解表、行气活血、消肿止痛。

功效来源：《中华本草》

注：《广西植物名录》有记载。

花椒

Zanthoxylum bungeanum Maxim.

功效：果皮，温中散寒、除湿止痛、杀虫、解鱼腥毒。

功效来源：《药用植物辞典》

注：常见栽培物种。

蚬壳花椒 大叶花椒

Zanthoxylum dissitum Hemsl.

凭证标本：兴安县普查队450325140926015LY（GCMG、CMMI）

功效：茎、叶、果实、种子，消食助运、行气止痛。

功效来源：《中华本草》

大叶臭花椒

Zanthoxylum myriacanthum Wall. ex Hooker f.

凭证标本：李光照等63266（IBK）

功效：根、叶，祛风除湿、消肿止痛、止血。

功效来源：《药用植物辞典》

花椒簕

Zanthoxylum scandens Blume

凭证标本：兴安县普查队450325150721006LY（GCMG、CMMI）

功效：根、果实，活血化瘀、镇痛、清热解毒、祛风行气。

功效来源：《药用植物辞典》

青花椒 花椒、椒目、花椒根

Zanthoxylum schinifolium Sieb. et Zucc.

凭证标本：兴安县普查队450325130718005LY（GCMG、CMMI）

功效：果皮，温中散寒、除湿止痛、杀虫、解鱼腥毒。

功效来源：《药用植物辞典》

195. 苦木科 Simaroubaceae

臭椿属 *Ailanthus* Desf.

臭椿 椿皮

Ailanthus altissima (Mill.) Swingle

凭证标本：李光照等10848（IBK）

功效：干燥根皮、树皮，清热燥湿、收涩止带、止泻、止血。

功效来源：《中国药典》（2020年版）

197. 楝科 Meliaceae

麻楝属 *Chukrasia* A. Juss.

麻楝

Chukrasia tabularis A. Juss.

功效：树皮，退热、祛风止痒。根，清热润肺、止咳。

功效来源：《药用植物辞典》

注：《广西植物名录》有记载。

鹧鸪花属 *Heynea* Roxb. ex Sims

鹧鸪花

Heynea trijuga Roxb.

功效：根，清热解毒、祛风除湿、利咽喉。

功效来源：《药用植物辞典》

注：《广西植物名录》有记载。

楝属 *Melia* L.

楝 苦楝

Melia azedarach L.

凭证标本：兴安县普查队450325130419121LY（GCMG、CMMI）

功效：果实、叶、树皮、根皮，行气止痛、杀虫。

功效来源：《中华本草》

香椿属 *Toona* (Endl.) M. Roem.

香椿

Toona sinensis (Juss.) Roem.

凭证标本：兴安县普查队450325140817018LY（GCMG、CMMI）

功效：果实、树皮、根皮韧皮部、花、树干流出的汁液，祛风、散寒、止痛。

功效来源：《中华本草》

198. 无患子科 Sapindaceae

黄梨木属 *Boniodendron* Gagnep.

黄梨木

Boniodendron minus (Hemsl.) T. Chen

功效：花、果实，外用治目赤、眼皮溃烂。

功效来源：《广西中药资源名录》

注：《广西植物名录》有记载。

倒地铃属 *Cardiospermum* L.

倒地铃 三角泡

Cardiospermum halicacabum L.

功效：全草，清热利湿、凉血解毒。

功效来源：《广西壮族自治区壮药质量标准 第二卷》（2011年版）

注：《广西植物名录》有记载。

车桑子属 *Dodonaea* Mill.

车桑子

Dodonaea viscosa (L.) Jacq.

功效：根，解毒消肿。叶，清热解毒、祛瘀消肿、消炎镇咳、祛风除湿。

功效来源：《药用植物辞典》

注：《广西植物名录》有记载。

栾树属 *Koelreuteria* Laxm.

复羽叶栾树

Koelreuteria bipinnata Franch.

凭证标本：兴安县普查队450325140817022LY（GCMG、CMMI）

功效：根，消肿止痛、活血、驱虫。花，清肝明目、清热止咳。

功效来源：《药用植物辞典》

无患子属 *Sapindus* L.

无患子

Sapindus saponaria L.

功效：种子，清热、祛痰、消积、杀虫。

功效来源：《广西壮族自治区壮药质量标准 第一卷》（2008年版）

注：《广西植物名录》有记载。

198b. 伯乐树科 Bretschneideraceae

伯乐树属 *Bretschneidera* Hemsl.

伯乐树

Bretschneidera sinensis Hemsl.

凭证标本：李光照 62846（IBK）

功效：树皮，祛风活血。

功效来源：《药用植物辞典》

200. 槭树科 Aceraceae

槭属 *Acer* L.

紫果槭

Acer cordatum Pax

凭证标本：邓先福 10755（IBK）

功效：叶芽，清热明目。

功效来源：《药用植物辞典》

青榨槭

Acer davidii Franch.

凭证标本：兴安县普查队450325130719013LY（GCMG、CMMI）

功效：根、根皮、树皮，消炎、止痛、止血、祛风除湿、活血化瘀。枝、叶，清热解毒、行气止痛。

功效来源：《药用植物辞典》

罗浮槭 蝴蝶果

Acer fabri Hance

凭证标本：兴安县普查队450325130721012LY（GCMG、CMMI）

功效：果实，清热、利咽喉。

功效来源：《广西中药材标准 第一册》（1990年版）

疏花槭

Acer laxiflorum Pax

凭证标本：钟济新 83463（IBK）

功效：果实，清热解毒、行气止痛。

功效来源：《药用植物辞典》

五裂槭

Acer oliverianum Pax

凭证标本：广西队 1159（IBSC）

功效：枝、叶，清热解毒、理气止痛。

功效来源：《药用植物辞典》

中华槭

Acer sinense Pax

凭证标本：李光照等 10673（IBK）

功效：根、根皮，接骨、利关节、止痛。

功效来源：《药用植物辞典》

201. 清风藤科 Sabiaceae

泡花树属 *Meliosma* Blume

多花泡花树

Meliosma myriantha Siebold et Zuccarini

凭证标本：李光照等 63249（IBK）

功效：根皮，利尿、解毒。

功效来源：《药用植物辞典》

清风藤属 *Sabia* Colebr.

灰背清风藤 广藤根

Sabia discolor Dunn

凭证标本：兴安县普查队450325140905024LY（GCMG、CMMI）

功效：干燥藤茎，祛风除湿、活血止痛。

功效来源：《广西壮族自治区瑶药材质量标准 第一卷》（2014年版）

凹萼清风藤

Sabia emarginata Lecomte

凭证标本：李光照 11494（IBK）

功效：全株，祛风除湿、止痛。

功效来源：《药用植物辞典》

清风藤

Sabia japonica Maxim.

凭证标本：李光照 11262（IBK）

功效：茎、叶、根，祛风除湿、活血解毒。

功效来源：《中华本草》

柠檬清风藤

Sabia limoniacea Wall. ex Hook. f. et Thomson

功效：根、茎，广西民间常用作产后药，用于产后瘀血不尽、风湿痹痛。

功效来源：《药用植物辞典》

注：《广西植物名录》有记载。

尖叶清风藤

Sabia swinhoei Hemsl.

凭证标本：兴安县普查队450325140824005LY（GCMG、CMMI）

功效：根、茎、叶，祛风止痛。

功效来源：《药用植物辞典》

204. 省沽油科 Staphyleaceae

野鸦椿属 *Euscaphis* Sieb. et Zucc.

野鸦椿
Euscaphis japonica (Thunb.) Dippel
凭证标本：兴安县普查队450325130720002LY（GCMG、CMMI）
功效：根、果实、花，清热解表、利湿。
功效来源：《中华本草》

山香圆属 *Turpinia* Vent.
锐尖山香圆 山香圆叶
Turpinia arguta (Lindl.)Seem.
凭证标本：李光照 10970（IBK）
功效：干燥叶，清热解毒、消肿止痛。
功效来源：《中国药典》（2020年版）

山香圆
Turpinia montana (Blume) Kurz
凭证标本：兴安县普查队450325121201029LY（GCMG、CMMI）
功效：根，用于慢性咽喉炎。枝、叶，用于肺炎、支气管炎。
功效来源：《广西中药资源名录》

205. 漆树科 Anacardiaceae
南酸枣属 *Choerospondias* Burtt et A. W. Hill
南酸枣 广枣
Choerospondias axillaris (Roxb.) B. L. Burtt et A. W. Hill
凭证标本：兴安县普查队450325140711005LY（GCMG、CMMI）
功效：干燥果实，行气活血、养心安神。
功效来源：《中国药典》（2020年版）

黄连木属 *Pistacia* L.
黄连木 黄楝树
Pistacia chinensis Bunge
凭证标本：兴安县普查队450325140525015LY（GCMG、CMMI）
功效：叶芽、叶、根、树皮，清热解毒、生津。
功效来源：《中华本草》

盐肤木属 *Rhus* Tourn. ex L.
盐肤木 五倍子
Rhus chinensis Mill.
凭证标本：兴安县普查队450325131002005LY（GCMG、CMMI）
功效：虫瘿，敛肺降火、涩肠止泻、敛汗止血、收湿敛疮。
功效来源：《中国药典》（2020年版）

滨盐肤木 盐酸树
Rhus chinensis Mill. var. *roxburghii* (DC.) Rehder
凭证标本：李光照等 63100（IBK）
功效：根、叶，解毒消肿、散瘀止痛。
功效来源：《中华本草》

漆树属 *Toxicodendron* (Tourn.) Mill.
山漆树 木蜡树根
Toxicodendron sylvestre (Sieb. et Zucc.) O. Kuntze
凭证标本：兴安县普查队450325130717002LY（GCMG、CMMI）
功效：根，祛瘀、止痛、止血。
功效来源：《中华本草》

漆
Toxicodendron vernicifluum (Stokes) F. A. Barkley
功效：干燥树皮、根皮，接骨。木心，行气、镇痛。
功效来源：《药用植物辞典》
注：《广西植物名录》有记载。

207. 胡桃科 Juglandaceae
黄杞属 *Engelhardia* Lesch. ex Bl.
黄杞 罗汉茶
Engelhardia roxburghiana Wall.
凭证标本：兴安县普查队450325140913010LY（GCMG、CMMI）
功效：叶，清热解毒、生津解渴、解暑利湿。
功效来源：《广西壮族自治区壮药质量标准 第二卷》（2011年版）

化香树属 *Platycarya* Sieb. et Zucc.
化香树
Platycarya strobilacea Sieb. et Zucc.
凭证标本：李光照 63284（IBK）
功效：果实，顺气祛风、消肿止痛、燥湿、杀虫。叶，理气、解毒、消肿止痛、杀虫止痒。
功效来源：《药用植物辞典》

枫杨属 *Pterocarya* Kunth
枫杨
Pterocarya stenoptera C. DC.
凭证标本：兴安县普查队450325140816029LY（GCMG、CMMI）
功效：树皮，解毒、杀虫止痒、祛风止痛。
功效来源：《药用植物辞典》

207a. 马尾树科 Rhoipteleaceae
马尾树属 *Rhoiptelea* Diels et Hand.-Mazz.
马尾树
Rhoiptelea chiliantha Diels et Hand. -Mazz.
凭证标本：陈照宙 51514（KUN）
功效：树皮，收敛止血。
功效来源：《药用植物辞典》

209. 山茱萸科 Cornaceae

桃叶珊瑚属 *Aucuba* Thunb.

桃叶珊瑚 天脚板
Aucuba chinensis Benth.
凭证标本：猫儿山水源林树种调查队 桂0486（IBK）
功效：叶，清热解毒、消肿止痛。
功效来源：《中华本草》

山茱萸属 *Cornus* L.

灯台树
Cornus controversa Hemsl.
凭证标本：兴安县普查队450325140722005LY（GCMG、CMMI）
功效：树皮、根皮、叶，清热、消肿止痛。
功效来源：《中华本草》

尖叶四照花
Cornus elliptica (Pojarkova) Q. Y. Xiang et Boufford
凭证标本：兴安县普查队450325140826034LY（GCMG、CMMI）
功效：叶、花，收敛止血。果实，清热利湿、止血、驱蛔虫。全株，外用治水肿。
功效来源：《药用植物辞典》

香港四照花
Cornus hongkongensis Hemsl.
凭证标本：兴安县普查队450325140930028LY（GCMG、CMMI）
功效：叶、花，收敛止血。
功效来源：《中华本草》

头状四照花
Cornus capitata Wall.
凭证标本：广西队 403（IBSC）
功效：叶、花、果实、树皮、根皮，清热解毒、利胆行水、消积杀虫。
功效来源：《药用植物辞典》

青荚叶属 *Helwingia* Willd.

中华青荚叶
Helwingia chinensis Batalin
凭证标本：李光照 11525（IBK）
功效：根、叶、果实，舒筋活络、化瘀调经。
功效来源：《药用植物辞典》

青荚叶 小通草
Helwingia japonica (Thunb. ex Murray) F. Dietr.
凭证标本：李光照 63017（IBK）
功效：干燥茎髓，清热、利尿、下乳。
功效来源：《中国药典》（2020年版）

210. 八角枫科 Alangiaceae

八角枫属 *Alangium* Lam.

八角枫
Alangium chinense (Lour.) Harms
凭证标本：兴安县普查队450325130719012LY（GCMG、CMMI）
功效：根、叶、花，祛风除湿、舒筋活络、散瘀止痛。
功效来源：《广西壮族自治区壮药质量标准 第一卷》（2008年版）

小花八角枫 五代同堂
Alangium faberi Oliv.
凭证标本：兴安县普查队450325130721010LY（GCMG、CMMI）
功效：根，理气活血、祛风除湿。
功效来源：《中华本草》

毛八角枫
Alangium kurzii Craib
凭证标本：猫儿山水源林树种调查队 桂0491（IBK）
功效：根、叶，舒筋活血、行瘀止痛。花，清热解毒。种子，拔毒消炎。
功效来源：《药用植物辞典》

211. 珙桐科 Nyssaceae

喜树属 *Camptotheca* Decne.

喜树
Camptotheca acuminata Decne.
凭证标本：兴安县普查队450325130822016LY（GCMG、CMMI）
功效：果实、根，清热解毒、散结消癥。
功效来源：《中华本草》

212. 五加科 Araliaceae

楤木属 *Aralia* L.

头序楤木
Aralia dasyphylla Miq.
凭证标本：兴安县普查队450325140915009LY（GCMG、CMMI）
功效：根皮、茎皮，祛风除湿、利尿消肿、活血止痛、杀虫。
功效来源：《药用植物辞典》

长刺楤木 刺叶楤木
Aralia spinifolia Merr.
凭证标本：兴安县普查队450325131003007LY（GCMG、CMMI）
功效：根，祛风除湿、活血止血。
功效来源：《中华本草》

罗伞属 Brassaiopsis Decne. et Planch.

锈毛罗伞 阴阳枫

Brassaiopsis ferruginea (H. L. Li) G. Hoo

凭证标本：兴安县普查队450325121206062LY（GCMG、CMMI）

功效：根、枝、叶，祛风除湿、活血舒筋、止痛。

功效来源：《中华本草》

树参属 Dendropanax Decne. et Planch.

树参 枫荷桂

Dendropanax dentiger (Harms) Merr.

凭证标本：兴安县普查队450325140702008LY（GCMG、CMMI）

功效：茎枝，祛风除湿、活血消肿。

功效来源：《广西壮族自治区瑶药材质量标准　第一卷》（2014年版）

变叶树参 枫荷梨

Dendropanax proteus (Champ.) Benth.

凭证标本：兴安县普查队450325140924005LY（GCMG、CMMI）

功效：根、茎、树皮，祛风除湿、活血消肿。

功效来源：《中华本草》

马蹄参属 Diplopanax Hand.-Mazz.

马蹄参

Diplopanax stachyanthus Hand.-Mazz.

凭证标本：兴安县普查队450325140906036LY（GCMG、CMMI）

功效：树皮，强壮。

功效来源：《药用植物辞典》

五加属 Eleutherococcus Maxim.

细柱五加 五加皮

Eleutherococcus nodiflorus (Dunn) S. Y. Hu

凭证标本：钟济新81710（IBSC）

功效：干燥根皮，祛风除湿、补肝肾、强筋骨。

功效来源：《中国药典》（2020年版）

白簕 三加

Eleutherococcus trifoliatus (L.) S. Y. Hu

凭证标本：兴安县普查队450325131004006LY（GCMG、CMMI）

功效：干燥根、茎，清热解毒、祛风除湿、舒筋活血。

功效来源：《广西壮族自治区壮药质量标准　第一卷》（2008年版）

萸叶五加属 Gamblea C. B. Clarke

吴茱萸五加

Gamblea ciliata C. B. Clarke var. *evodiaefolia* (Franchet) C. B. Shang et al.

凭证标本：兴安县普查队450325140928049LY（GCMG、CMMI）

功效：根皮，祛风除湿、补肝肾、强筋骨。

功效来源：《药用植物辞典》

常春藤属 Hedera L.

常春藤 常春藤子

Hedera nepalensis K. Koch var. *sinensis* (Tobl.) Rehd.

凭证标本：兴安县普查队450325131029012LY（GCMG、CMMI）

功效：果实，补肝肾、强腰膝、行气止痛。

功效来源：《中华本草》

刺楸属 Kalopanax Miq.

刺楸 川桐皮

Kalopanax septemlobus (Thunb.) Koidz.

功效：树皮，祛风除湿、活血止痛。

功效来源：《中药大辞典》

注：《广西植物名录》有记载。

大参属 Macropanax Miq.

短梗大参 七角风 七角枫

Macropanax rosthornii (Harms) C. Y. Wu ex G. Hoo

凭证标本：陈照宙51503（IBK）

功效：根、叶，祛风除湿、活血。

功效来源：《全国中草药汇编》

鹅掌柴属 Schefflera J. R. Forst. et G. Forst.

穗序鹅掌柴 大泡通皮

Schefflera delavayi (Franch.) Harms

凭证标本：兴安县普查队450325140905023LY（GCMG、CMMI）

功效：树皮，用于风湿麻木、关节肿痛、跌打瘀痛、腰膝酸痛、胃痛。叶，用于皮炎、湿疹、风疹。

功效来源：《全国中草药汇编》

星毛鸭脚木 小泡通树

Schefflera minutistellata Merr. ex H. L. Li

凭证标本：李光照63041（IBK）

功效：茎、根、根皮，发散风寒、活血止痛。

功效来源：《中华本草》

球序鹅掌柴

Schefflera pauciflora R. Vig.

功效：根、树皮，祛风活络、散瘀止痛、消癥利尿。

功效来源：《中华本草》

注：《广西植物名录》有记载。

通脱木属 Tetrapanax (K. Koch) K. Koch

通脱木

Tetrapanax papyrifer (Hook.) K. Koch

凭证标本：兴安县普查队450325140702007LY（GCMG、CMMI）

功效：干燥根、茎、枝，清热利尿、活血下乳。

功效来源：《广西壮族自治区瑶药材质量标准 第一卷》（2014年版）

213. 伞形科 Apiaceae

莳萝属 *Anethum* L.

莳萝 莳萝苗

Anethum graveolens L.

功效：嫩茎叶、全草，行气利膈、降逆止呕、化痰止咳。

功效来源：《中华本草》

注：常见栽培物种。

当归属 *Angelica* L.

白芷

Angelica dahurica (Fisch. ex Hoffmann) Benth. et Hook. f. ex Franch. et Sav.

功效：根，解表散寒、祛风止痛、宣通鼻窍、燥湿止带、消肿排脓。

功效来源：《中国药典》（2020年版）

注：常见栽培物种。

紫花前胡 前胡

Angelica decursiva (Miq.) Franch. et Sav.

凭证标本：兴安县普查队450325140907012LY（GCMG、CMMI）

功效：干燥根，降气化痰、散风清热。

功效来源：《中国药典》（2020年版）

芹属 *Apium* L.

旱芹

Apium graveolens L.

功效：全草，平肝、清热、祛风、利尿、止血、解毒。

功效来源：《桂本草 第一卷上》

注：《广西植物名录》有记载。

柴胡属 *Bupleurum* L.

竹叶柴胡

Bupleurum marginatum Wall. ex DC.

凭证标本：兴安县普查队450325131006006LY（GCMG、CMMI）

功效：全草、根，疏风退热、疏肝、升阳。

功效来源：《药用植物辞典》

积雪草属 *Centella* L.

积雪草

Centella asiatica (L.) Urb.

凭证标本：李光照等 10718（IBK）

功效：干燥全草，清热利湿、解毒消肿。

功效来源：《中国药典》（2020年版）

蛇床属 *Cnidium* Cuss.

蛇床 蛇床子

Cnidium monnieri (L.) Cusson

凭证标本：兴安县普查队450325140906022LY（GCMG、CMMI）

功效：果实，燥湿祛风、杀虫止痒、温肾壮阳。

功效来源：《中国药典》（2020年版）

芫荽属 *Coriandrum* L.

芫荽 胡荽

Coriandrum sativum L.

凭证标本：兴安县普查队450325160409004LY（GCMG、CMMI）

功效：根、全草，发表透疹、消食开胃、止痛、解毒。

功效来源：《中华本草》

鸭儿芹属 *Cryptotaenia* DC.

鸭儿芹

Cryptotaenia japonica Hassk. f. *japonica*

凭证标本：兴安县普查队450325130718009LY（GCMG、CMMI）

功效：茎、叶，祛风止咳、活血祛瘀。

功效来源：《中华本草》

刺芹属 *Eryngium* L.

刺芹 野芫荽

Eryngium foetidum L.

凭证标本：兴安县普查队450325140912003LY（GCMG、CMMI）

功效：全草，透疹解毒、理气止痛、利尿消肿。

功效来源：《中华本草》

茴香属 *Foeniculum* Mill.

茴香 小茴香

Foeniculum vulgare Mill.

功效：果实，散寒止痛、理气和胃。

功效来源：《中国药典》（2020年版）

注：常见栽培物种。

天胡荽属 *Hydrocotyle* L.

红马蹄草

Hydrocotyle nepalensis Hook.

凭证标本：兴安县普查队450325130717011LY（GCMG、CMMI）

功效：全草，清肺止咳、止血活血。

功效来源：《中华本草》

破铜钱 天胡荽

Hydrocotyle sibthorpioides Lam. var. *batrachium* (Hance) Hand.-Mazz. ex Shan

凭证标本：李光照 63458（IBK）

功效：全草，清热利湿、解毒消肿。

功效来源：《广西中药材标准 第一册》（1990年版）

满天星 天胡荽

Hydrocotyle sibthorpioides Lam.

凭证标本：兴安县普查队450325130419134LY（GCMG、CMMI）

功效：全草，清热利尿、解毒消肿、化痰止咳。

功效来源：《广西壮族自治区壮药质量标准 第一卷》（2008年版）

肾叶天胡荽 毛叶天胡荽

Hydrocotyle wilfordii Maxim.

功效：全草，清热解毒、利湿。

功效来源：《中华本草》

注：《广西植物名录》有记载。

藁本属 *Ligusticum* L.

藁本

Ligusticum sinense Oliv.

凭证标本：钟济新 809015（IBK）

功效：根茎、根，祛风除湿、散寒止痛。

功效来源：《中华本草》

水芹属 *Oenanthe* L.

短辐水芹

Oenanthe benghalensis Benth. et Hook. f.

功效：全草，平肝、解表、透疹。

功效来源：《药用植物辞典》

注：《广西植物名录》有记载。

水芹

Oenanthe javanica (Bl.) DC.

凭证标本：兴安县普查队450325130418092LY（GCMG、CMMI）

功效：根、全草，清热利湿、止血、降血压。

功效来源：《全国中草药汇编》

卵叶水芹

Oenanthe javanica (Blume) DC. subsp. *rosthornii* (Diels) F. T. Pu

凭证标本：兴安县普查队450325140924020LY（GCMG、CMMI）

功效：全草，清热、利尿、止血。

功效来源：《药用植物辞典》

前胡属 *Peucedanum* L.

南岭前胡

Peucedanum longshengense Shan et Sheh

凭证标本：兴安县普查队450325140928027LY（GCMG、CMMI）

功效：根，用于风热咳嗽痰多、咳热喘满、咯痰黄稠。

功效来源：《广西中药资源名录》

华中前胡 光头前胡

Peucedanum medicum Dunn

凭证标本：饶伟源 42331（GXMI）

功效：根、根状茎，宣肺祛痰、降气止咳、定惊。

功效来源：《中华本草》

茴芹属 *Pimpinella* L.

异叶茴芹 鹅脚板

Pimpinella diversifolia DC.

凭证标本：兴安县普查队450325140825018LY（GCMG、CMMI）

功效：全草、根，祛风活血、解毒消肿。

功效来源：《中华本草》

囊瓣芹属 *Pternopetalum* Franch.

裸茎囊瓣芹 药芹菜根

Pternopetalum nudicaule (de Boiss.) Hand.-Mazz.

凭证标本：兴安县普查队450325140707013LY（GCMG、CMMI）

功效：根，活血通络、解毒。

功效来源：《中华本草》

膜蕨囊瓣芹

Pternopetalum trichomanifolium (Franch.) Hand.-Mazz.

凭证标本：广西队 501（KUN）

功效：全草，清热解毒、祛风除湿、活血止血。

功效来源：《中华本草》

变豆菜属 *Sanicula* L.

变豆菜

Sanicula chinensis Bunge

凭证标本：兴安县普查队450325140905021LY（GCMG、CMMI）

功效：全草，解毒、止血。

功效来源：《中华本草》

薄片变豆菜 大肺筋草

Sanicula lamelligera Hance

凭证标本：兴安县普查队450325141009012LY（GCMG、CMMI）

功效：全草，祛风发表、化痰止咳、活血调经。

功效来源：《中华本草》

野鹅脚板
Sanicula orthacantha S. Moore
凭证标本：兴安县普查队450325140707011LY（GCMG、CMMI）
功效：全草，清热、解毒。
功效来源：《全国中草药汇编》

窃衣属 *Torilis* Adans.
窃衣
Torilis scabra (Thunb.) DC.
凭证标本：兴安县普查队450325130418100LY（GCMG、CMMI）
功效：果实、全草，杀虫止泻、收湿止痒。
功效来源：《中华本草》

214. 桤叶树科 Clethraceae
桤叶树属 *Clethra* Gronov. ex L.
贵州桤叶树
Clethra kaipoensis Lév.
凭证标本：兴安县普查队450325140722008LY（GCMG、CMMI）
功效：根、叶，祛风镇痛。
功效来源：《药用植物辞典》

215. 杜鹃花科 Ericaceae
吊钟花属 *Enkianthus* Lour.
灯笼吊钟花
Enkianthus chinensis Franch.
凭证标本：兴安县普查队450325140928006LY（GCMG、CMMI）
功效：花，清热、止血、调经。
功效来源：《药用植物辞典》

齿缘吊钟花
Enkianthus serrulatus (E. H. Wilson) C. K. Schneid.
凭证标本：猫儿山水源林树种调查队 桂0561（IBK）
功效：根，祛风除湿、活血。
功效来源：《药用植物辞典》

白珠属 *Gaultheria* Kalm ex L.
毛滇白珠
Gaultheria leucocarpa Bl. var. *crenulata* (Kurz) T. Z. Hsu
凭证标本：陈照宙 51584（IBK）
功效：叶、全株，祛风除湿、舒筋活络、活血止痛。
功效来源：《药用植物辞典》

滇白珠 白珠树
Gaultheria leucocarpa Bl. var. *yunnanensis* (Franch.) T. Z. Hsu et R. C. Fang
功效：全株，祛风除湿、舒筋活络、活血止痛。

功效来源：《中华本草》
注：《广西植物名录》有记载。

珍珠花属 *Lyonia* Nutt.
毛果珍珠花
Lyonia ovalifolia (Wall.) Drude var. *hebecarpa* (Franch. ex F. B. Forb. et Hemsl.) Chun
凭证标本：兴安县普查队450325140826011LY（GCMG、CMMI）
功效：根、叶，活血、健脾、止泻。
功效来源：《药用植物辞典》

马醉木属 *Pieris* D. Don
美丽马醉木
Pieris formosa (Wall.) D. Don
凭证标本：兴安县普查队450325140928053LY（GCMG、CMMI）
功效：鲜叶汁，疗疮、杀虫。全草，消炎止痛、舒筋活络。
功效来源：《药用植物辞典》

杜鹃花属 *Rhododendron* L.
腺萼马银花
Rhododendron bachii H. Lév.
凭证标本：陈照宙 51542（KUN）
功效：叶，清热利湿、止咳化痰。
功效来源：《药用植物辞典》

丁香杜鹃
Rhododendron farrerae Sweet
凭证标本：李光照等 63073（IBK）
功效：全株、根、叶，疏风、止咳。
功效来源：《药用植物辞典》

岭南杜鹃
Rhododendron mariae Hance
功效：叶，镇咳、祛痰、平喘。
功效来源：《全国中草药汇编》
注：《广西植物名录》有记载。

毛棉杜鹃 丝线吊芙蓉
Rhododendron moulmainense Hook. f.
功效：根皮、茎皮，利尿、活血。
功效来源：《中华本草》
注：《广西植物名录》有记载。

团叶杜鹃
Rhododendron orbiculare Decne.
凭证标本：余少林 900431（IBSC）
功效：根、叶，祛风除湿、止痛。
功效来源：《药用植物辞典》

杜鹃 杜鹃花根

Rhododendron simsii Planch.

凭证标本：兴安县普查队450325130421158LY（GCMG、CMMI）

功效：根、根状茎，祛风除湿、活血去瘀、止血。

功效来源：《广西中药材标准》（第一册）

长蕊杜鹃

Rhododendron stamineum Franch.

凭证标本：兴安县普查队450325130421159LY（GCMG、CMMI）

功效：根、枝、叶、花，用于狂犬病。

功效来源：《药用植物辞典》

216. 乌饭树科 Vacciniaceae

越橘属 *Vaccinium* L.

南烛 南烛根

Vaccinium bracteatum Thunb.

凭证标本：钟济新 83519（IBK）

功效：根，散瘀、止痛。

功效来源：《中华本草》

221. 柿科 Ebenaceae

柿属 *Diospyros* L.

柿 柿叶

Diospyros kaki Thunb.

凭证标本：邱家驹 70029（IBK）

功效：叶，止咳定喘、生津止渴、活血止血。

功效来源：《广西壮族自治区壮药质量标准 第二卷》（2011年版）

野柿

Diospyros kaki Thunb. var. *silvestris* Makino

凭证标本：兴安县普查队450325130418091LY（GCMG、CMMI）

功效：果实，润肺止咳、生津、润肠。

功效来源：《药用植物辞典》

君迁子

Diospyros lotus L.

凭证标本：李光照 12267（IBK）

功效：果实，止渴、祛痰。

功效来源：《全国中草药汇编》

罗浮柿

Diospyros morrisiana Hance

凭证标本：兴安县普查队450325140906002LY（GCMG、CMMI）

功效：叶、茎皮，解毒消炎、收敛止泻。

功效来源：《中华本草》

223. 紫金牛科 Myrsinaceae

紫金牛属 *Ardisia* Sw.

少年红

Ardisia alyxiifolia Tsiang ex C. Chen

凭证标本：余少林 900470（IBK）

功效：全株，止咳平喘、活血化瘀。

功效来源：《中华本草》

九管血 血党

Ardisia brevicaulis Diels

凭证标本：兴安县普查队450325140913020LY（GCMG、CMMI）

功效：全株，祛风除湿、活血调经、消肿止痛。

功效来源：《广西壮族自治区壮药质量标准 第二卷》（2011年版）

小紫金牛

Ardisia chinensis Benth.

凭证标本：龙胜调查队 350（IBSC）

功效：全株，活血止血、散瘀止痛、清热利湿。

功效来源：《中华本草》

朱砂根

Ardisia crenata Sims

凭证标本：兴安县普查队450325121129016LY（GCMG、CMMI）

功效：干燥根，行血祛风、解毒消肿。

功效来源：《中国药典》（2020年版）

百两金

Ardisia crispa (Thunb.) A. DC.

凭证标本：兴安县普查队450325121202040LY（GCMG、CMMI）

功效：根、根状茎，清热利咽、祛痰利湿、活血解毒。

功效来源：《中华本草》

月月红

Ardisia faberi Hemsl.

凭证标本：李光照等 10123（IBK）

功效：全株，清热解毒、祛痰利湿、活血止血。

功效来源：《药用植物辞典》

走马胎

Ardisia gigantifolia Stapf

凭证标本：兴安县普查队450325140914010LY（GCMG、CMMI）

功效：干燥根、根状茎，祛风除湿、壮筋骨、活血祛瘀。

功效来源：《广西壮族自治区壮药质量标准 第一卷》（2008年版）

紫金牛 矮地茶
Ardisia japonica (Thunb.) Blume
凭证标本：兴安县普查队450325131004020LY（GCMG、CMMI）
功效：全株，止咳化痰、活血。
功效来源：《中药大辞典》

虎舌红 红毛走马胎
Ardisia mamillata Hance
凭证标本：兴安县普查队450325121129024LY（GCMG、CMMI）
功效：全株，散瘀止血、清热利湿、去腐生肌。
功效来源：《中华本草》

莲座紫金牛 铺地罗伞
Ardisia primulifolia Gardner et Champ.
凭证标本：兴安县普查队450325131026002LY（GCMG、CMMI）
功效：全株，祛风通络、散瘀止血、解毒消痈。
功效来源：《中华本草》

九节龙 小青
Ardisia pusilla A. DC.
凭证标本：兴安县普查队450325121205061LY（GCMG、CMMI）
功效：全株、叶，清热利湿、活血消肿。
功效来源：《中华本草》

酸藤子属 *Embelia* Burm. f.
当归藤
Embelia parviflora Wall. ex A. DC.
凭证标本：兴安县普查队450325141017012LY（GCMG、CMMI）
功效：干燥地上部分，补血调经、强腰膝。
功效来源：《广西壮族自治区壮药质量标准 第一卷》（2008年版）

白花酸藤子 咸酸蓊
Embelia ribes Burm. f.
凭证标本：兴安县普查队450325131001027LY（GCMG、CMMI）
功效：根、叶，活血调经、清热利湿、解毒消肿。
功效来源：《中华本草》

网脉酸藤子 了哥利
Embelia rudis Hand.-Mazz.
凭证标本：兴安县普查队450325141010006LY（GCMG、CMMI）
功效：根、茎，活血通经。
功效来源：《中华本草》

杜茎山属 *Maesa* Forssk.
杜茎山
Maesa japonica (Thunb.) Moritzi et Zoll.
凭证标本：兴安县普查队450325121129018LY（GCMG、CMMI）
功效：根、茎、叶，祛风邪、解疫毒、消肿胀。
功效来源：《中华本草》

鲫鱼胆
Maesa perlarius (Lour.) Merr.
凭证标本：谢福惠等 3-122（IBK）
功效：全株，接骨、消肿、去腐生肌。
功效来源：《全国中草药汇编》

铁仔属 *Myrsine* L.
密花树
Myrsine seguinii H. Lév.
凭证标本：猫儿山水源林树种调查队 桂0638（IBK）
功效：根皮、叶，清热解毒、凉血、祛湿。
功效来源：《药用植物辞典》

224. 安息香科 Styracaceae
赤杨叶属 *Alniphyllum* Matsum.
赤杨叶 豆渣树
Alniphyllum fortunei (Hemsl.) Makino
凭证标本：钟济新 809004（IBK）
功效：根、叶，祛风除湿、利尿消肿。
功效来源：《中华本草》

陀螺果属 *Melliodendron* Hand.-Mazz.
陀螺果
Melliodendron xylocarpum Hand.-Mazz.
凭证标本：兴安县普查队450325141010005LY（GCMG、CMMI）
功效：根、叶，清热、杀虫。枝、叶，滑肠。
功效来源：《药用植物辞典》

安息香属 *Styrax* L.
赛山梅
Styrax confusus Hemsl.
凭证标本：兴安县普查队450325140722002LY（GCMG、CMMI）
功效：果实，清热解毒、消痈散结。全株，止泻、止痒。
功效来源：《药用植物辞典》

白花龙
Styrax faberi Perkins
凭证标本：兴安县普查队450325140816010LY（GCMG、CMMI）
功效：全株，止泻、止痒。叶，止血、生肌、消肿。

功效来源：《药用植物辞典》

野茉莉

Styrax japonicus Sieb. et Zucc.

凭证标本：兴安县普查队450325130719002LY（GCMG、CMMI）

功效：花，清火。虫瘿、叶、果实，祛风除湿。

功效来源：《全国中草药汇编》

芬芳安息香

Styrax odoratissimus Champ. ex Benth.

凭证标本：兴安县普查队450325130422172LY（GCMG、CMMI）

功效：叶，清热解毒、祛风除湿、理气止痛、润肺止咳。

功效来源：《药用植物辞典》

栓叶安息香 红皮

Styrax suberifolius Hook. et Arn.

凭证标本：兴安县普查队450325140930009LY（GCMG、CMMI）

功效：叶、根，祛风除湿、理气止痛。

功效来源：《中华本草》

越南安息香 安息香

Styrax tonkinensis (Pierre) Craib ex Hartwich

凭证标本：陈照宙51517（IBK）

功效：树脂，开窍醒神、行气活血、止痛。

功效来源：《中国药典》（2020年版）

225. 山矾科 Symplocaceae

山矾属 *Symplocos* Jacq.

薄叶山矾

Symplocos anomala Brand

凭证标本：钟济新81748（IBK）

功效：果实，清热解毒、平肝泻火。

功效来源：《药用植物辞典》

越南山矾

Symplocos cochinchinensis (Lour.) S. Moore

凭证标本：谢福惠等3069（IBK）

功效：根，用于咳嗽、腹痛、泄泻。

功效来源：《广西中药资源名录》

黄牛奶树

Symplocos cochinchinensis (Lour.) S. Moore var. *laurina* (Retz.) Noot.

凭证标本：兴安县普查队450325140826025LY（GCMG、CMMI）

功效：根、树皮，散热、清热。

功效来源：《药用植物辞典》

密花山矾

Symplocos congesta Benth.

凭证标本：兴安采集队333（IBK）

功效：根，用于跌打损伤。

功效来源：《广西中药资源名录》

光叶山矾 刀灰树

Symplocos lancifolia Sieb. et Zucc.

凭证标本：余少林900440（IBK）

功效：全株，和肝健脾、止血生肌。

功效来源：《全国中草药汇编》

光亮山矾 四川山矾

Symplocos lucida (Thunb.) Sieb. et Zucc.

凭证标本：钟济新83516（IBK）

功效：根、茎、叶，行水、定喘、清热解毒。

功效来源：《中华本草》

白檀

Symplocos paniculata (Thunb.) Miq.

凭证标本：兴安县普查队450325140826018LY（GCMG、CMMI）

功效：根、叶、花、种子，清热解毒、调气散结、祛风止痒。

功效来源：《中华本草》

多花山矾

Symplocos ramosissima Wall. ex G. Don

凭证标本：兴安县普查队450325140906035LY（GCMG、CMMI）

功效：根，生肌、收敛。

功效来源：《药用植物辞典》

老鼠矢 小药木

Symplocos stellaris Brand

凭证标本：陈照宙51541（IBK）

功效：叶、根，活血、止血。

功效来源：《中华本草》

山矾

Symplocos sumuntia Buch.-Ham. ex D. Don

凭证标本：钟济新83508（IBK）

功效：花，化痰解郁、生津止渴。根，清热利湿、凉血止血、祛风止痛。叶，清热解毒、收敛止血。

功效来源：《中华本草》

微毛山矾

Symplocos wikstroemiifolia Hayata

凭证标本：广西调查队1254（KUN）

功效：根、叶，解表、祛湿、解毒、除烦、止血。

功效来源：《药用植物辞典》

228. 马钱科 Loganiaceae

醉鱼草属 *Buddleja* L.

白背枫 白鱼尾

Buddleja asiatica Lour.

凭证标本：兴安县普查队450325121201033LY（GCMG、CMMI）

功效：全株，祛风除湿、行气活血。

功效来源：《中华本草》

大叶醉鱼草 酒药花

Buddleja davidii Franch.

凭证标本：兴安县普查队450325130718003LY（GCMG、CMMI）

功效：枝、叶、根皮，祛风散寒、活血止痛、解毒杀虫。

功效来源：《中华本草》

醉鱼草

Buddleja lindleyana Fortune

凭证标本：兴安县普查队450325121129015LY（GCMG、CMMI）

功效：茎、叶，祛风除湿、壮筋骨、活血祛瘀。

功效来源：《中华本草》

密蒙花

Buddleja officinalis Maxim.

凭证标本：兴安县普查队450325151026005LY（GCMG、CMMI）

功效：花蕾、花序，清热养肝、明目退翳。

功效来源：《中国药典》（2020年版）

钩吻属 *Gelsemium* Juss.

钩吻 断肠草

Gelsemium elegans (Gardn. et Champ.) Benth.

凭证标本：兴安县普查队450325141017021LY（GCMG、CMMI）

功效：干燥根、茎，祛风、攻毒、止痛。

功效来源：《广西壮族自治区壮药质量标准　第一卷》（2008年版）

229. 木犀科 Oleaceae

梣属 *Fraxinus* L.

白蜡树 秦皮

Fraxinus chinensis Roxb.

凭证标本：兴安县普查队450325130719021LY（GCMG、CMMI）

功效：树皮，清热燥湿、清肝明目、止咳平喘。

功效来源：《中华本草》

苦枥木

Fraxinus insularis Hemsl.

凭证标本：猫儿山水源林树种调查队 桂0773（IBK）

功效：枝叶，外用治风湿痹痛。

功效来源：《广西中药资源名录》

素馨属 *Jasminum* L.

扭肚藤

Jasminum elongatum (Bergius) Willd.

功效：枝叶，清热利湿、解毒、消滞。

功效来源：《中华本草》

注：《广西植物名录》有记载。

清香藤 破骨风

Jasminum lanceolaria Roxb.

凭证标本：兴安县普查队450325131029013LY（GCMG、CMMI）

功效：全株，活血破瘀、理气止痛。

功效来源：《广西壮族自治区瑶药材质量标准　第一卷》（2014年版）

茉莉花

Jasminum sambac (L.) Aiton

功效：花蕾、初开的花，理气止痛、辟秽开郁。

功效来源：《广西壮族自治区壮药质量标准　第二卷》（2014年版）

注：《广西植物名录》有记载。

华素馨 华清香藤

Jasminum sinense Hemsl.

凭证标本：兴安县普查队450325130719020LY（GCMG、CMMI）

功效：全株，清热解毒。

功效来源：《中华本草》

女贞属 *Ligustrum* L.

日本女贞 苦茶叶

Ligustrum japonicum Thunb.

功效：叶，清肝火、解热毒。

功效来源：《中华本草》

注：《广西植物名录》有记载。

女贞 女贞子

Ligustrum lucidum W. T. Aiton

凭证标本：兴安县普查队450325131002001LY（GCMG、CMMI）

功效：干燥果实，滋补肝肾、明目乌发。

功效来源：《中国药典》（2020年版）

粗壮女贞

Ligustrum robustum (Roxb.) Blume var. *chinense* P. S.

Green

凭证标本：兴安县普查队450325151107002LY（GCMG、CMMI）

功效：叶代茶，清热解毒。果实，滋补肝肾、乌发明目。

功效来源：《药用植物辞典》

小蜡 小蜡树叶

Ligustrum sinense Lour.

凭证标本：兴安县普查队450325121203051LY（GCMG、CMMI）

功效：叶，清热利湿、解毒消肿。

功效来源：《广西壮族自治区壮药质量标准 第二卷》（2011年版）

木犀属 *Osmanthus* Lour.

桂花

Osmanthus fragrans (Thunb.) Lour.

凭证标本：兴安县普查队450325140927002LY（GCMG、CMMI）

功效：花，散寒破结、化痰止咳。果实，暖胃、平肝、散寒。根，祛风除湿、散寒。

功效来源：《全国中草药汇编》

230. 夹竹桃科 Apocynaceae

黄蝉属 *Allamanda* L.

黄蝉

Allamanda schottii Pohl

功效：全株，用于杀虫、灭孑孓。

功效来源：《药用植物辞典》

注：常见栽培物种。

链珠藤属 *Alyxia* Banks ex R. Br.

筋藤

Alyxia levinei Merr.

凭证标本：兴安县普查队450325140905004LY（GCMG、CMMI）

功效：全株，祛风除湿、活血止痛。

功效来源：《中华本草》

海南链珠藤

Alyxia odorata Wall. ex G. Don

功效：茎、叶，清热解毒。

功效来源：《药用植物辞典》

注：《广西植物名录》有记载。

长春花属 *Catharanthus* G. Don

长春花

Catharanthus roseus (L.) G. Don

功效：全草，抗癌、降血压。

功效来源：《全国中草药汇编》

注：常见栽培物种。

夹竹桃属 *Nerium* L.

夹竹桃

Nerium oleander L.

凭证标本：兴安县普查队450325140525018LY（GCMG、CMMI）

功效：叶，强心、利尿、祛痰、杀虫。

功效来源：《全国中草药汇编》

帘子藤属 *Pottsia* Hook. et Arn.

帘子藤 花拐藤根

Pottsia laxiflora (Blume) Kuntze

凭证标本：兴安县普查队450325130720004LY（GCMG、CMMI）

功效：根，祛风除湿、活血通络。

功效来源：《中华本草》

萝芙木属 *Rauvolfia* L.

萝芙木

Rauvolfia verticillata (Lour.) Baill.

功效：根、茎，清热、降血压、宁神。

功效来源：《广西壮族自治区壮药质量标准 第一卷》（2008年版）

注：《广西植物名录》有记载。

络石属 *Trachelospermum* Lem.

亚洲络石

Trachelospermum asiaticum (Sie. et Zucc.) Nakai

凭证标本：高成芝 42281（GXMI）

功效：茎，祛风活络、活血止痛。

功效来源：《药用植物辞典》

紫花络石

Trachelospermum axillare Hook. f.

功效：全株，解表发汗、通经活络、止痛。

功效来源：《全国中草药汇编》

注：《广西植物名录》有记载。

络石 络石藤

Trachelospermum jasminoides (Lindl.) Lem.

凭证标本：兴安县普查队450325121201032LY（GCMG、CMMI）

功效：干燥带叶藤茎，凉血消肿、祛风通络。

功效来源：《中国药典》（2020年版）

水壶藤属 *Urceola* Roxb.

毛杜仲藤 杜仲藤

Urceola huaitingii (Chun et Tsiang) D. J. Middleton

功效：老茎、根，祛风活络、壮腰膝、强筋骨、消肿。

功效来源：《中华本草》

注：《广西植物名录》有记载。

231. 萝藦科 Asclepiadaceae

鹅绒藤属 *Cynanchum* L.

白薇

Cynanchum atratum Bunge

凭证标本：高成芝等 42300（GXMI）

功效：干燥根、根状茎，清热凉血、利尿通淋、解毒疗疮。

功效来源：《中国药典》（2020年版）

牛皮消 飞来鹤

Cynanchum auriculatum Royle ex Wight

凭证标本：兴安县普查队450325131004018LY（GCMG、CMMI）

功效：根、全草，健胃消积、解毒消肿。

功效来源：《全国中草药汇编》

刺瓜

Cynanchum corymbosum Wight

凭证标本：兴安县普查队450325121203054LY（GCMG、CMMI）

功效：全草，益气、催乳、解毒。

功效来源：《全国中草药汇编》

朱砂藤

Cynanchum officinale (Hemsl.) Tsiang et H. D. Zhang

凭证标本：陈照宙 51286（IBK）

功效：根，理气、止痛、强筋骨、除风湿、明目。

功效来源：《全国中草药汇编》

柳叶白前 白前

Cynanchum stauntonii (Decne.) Schltr. ex H. Lév.

凭证标本：兴安县普查队450325140712020LY（GCMG、CMMI）

功效：干燥根状茎、根，降气、消痰、止咳。

功效来源：《中国药典》（2020年版）

球兰属 *Hoya* R. Br.

荷秋藤

Hoya griffithii Hook. f.

凭证标本：兴安县普查队450325140707003LY（GCMG、CMMI）

功效：茎、叶，活血散瘀、祛风除湿。

功效来源：《中华本草》

石萝藦属 *Pentasachme* Wall. ex Wight

石萝藦

Pentasachme caudatum Wallich ex Wight

功效：全草，散风清热、解毒消肿。

功效来源：《中华本草》

注：《广西植物名录》有记载。

232. 茜草科 Rubiaceae

水团花属 *Adina* Salisb.

水团花

Adina pilulifera (Lam.) Franch. ex Drake

凭证标本：兴安县普查队450325131001026LY（GCMG、CMMI）

功效：根、枝、叶、花、果实，清热利湿、解毒消肿。

功效来源：《中华本草》

细叶水团花 水杨梅

Adina rubella Hance

凭证标本：兴安县普查队450325140817023LY（GCMG、CMMI）

功效：根、茎皮、叶、花、果实，清热解毒、散瘀止痛。

功效来源：《全国中草药汇编》

茜树属 *Aidia* Lour.

香楠

Aidia canthioides (Champ. ex Benth.) Masam.

凭证标本：兴安县普查队450325131004012LY（GCMG、CMMI）

功效：根，用于胃痛、风湿骨痛、跌打损伤。

功效来源：《广西中药资源名录》

茜树

Aidia cochinchinensis Lour.

功效：根，清热利湿、润肺止咳。全株，清热解毒、利湿消肿、润肺止咳。

功效来源：《药用植物辞典》

注：《广西植物名录》有记载。

流苏子属 *Coptosapelta* Korth.

流苏子 流苏子根

Coptosapelta diffusa (Champ. ex Benth.) Van Steenis

凭证标本：兴安县普查队450325130721002LY（GCMG、CMMI）

功效：根，祛风除湿、止痒。

功效来源：《中华本草》

虎刺属 *Damnacanthus* Gaertn. f.

云桂虎刺

Damnacanthus henryi (H. Lév.) H. S. Lo

功效：叶，续伤止痛。

功效来源：《药用植物辞典》

注：《广西植物名录》有记载。

虎刺 鸡筋参

Damnacanthus indicus (L.) Gaertn. f.

凭证标本：广西队 922（IBSC）

功效：全株，益气补血、收敛止血。

功效来源：《中华本草》

狗骨柴属 *Diplospora* DC.

狗骨柴

Diplospora dubia (Lindl.) Masam.

凭证标本：李光照 11992（IBK）

功效：根，消肿散结、解毒排脓。

功效来源：《药用植物辞典》

毛狗骨柴

Diplospora fruticosa Hemsl.

凭证标本：广西队 408（IBSC）

功效：根，益气养血、收敛止血。

功效来源：《药用植物辞典》

香果树属 *Emmenopterys* Oliv.

香果树

Emmenopterys henryi Oliv.

功效：根、树皮，温中和胃、降逆止呕。

功效来源：《中华本草》

注：《广西植物名录》有记载。

拉拉藤属 *Galium* L.

拉拉藤

Galium aparine L. var. *echinospermum* (Wallr.) Cuf.

凭证标本：梁乃宽等 42184（GXMI）

功效：全草，清热解毒、消肿止痛、散瘀止血、利尿通淋。

功效来源：《药用植物辞典》

四叶葎

Galium bungei Steud.

凭证标本：李光照 12264（IBK）

功效：全草，清热解毒、利尿、止血、消食。

功效来源：《全国中草药汇编》

猪殃殃 八仙草

Galium spurium L.

凭证标本：兴安县普查队450325130419132LY（GCMG、CMMI）

功效：全草，清热解毒、利尿消肿。

功效来源：《全国中草药汇编》

栀子属 *Gardenia* J. Ellis

栀子

Gardenia jasminoides J. Ellis

凭证标本：兴安县普查队450325131130005LY（GCMG、CMMI）

功效：干燥成熟果实，泻火除烦、清热利湿、凉血解毒、消肿止痛。

功效来源：《中国药典》（2020年版）

耳草属 *Hedyotis* L.

纤花耳草

Hedyotis angustifolia Chamisso et Schlechtendal

凭证标本：兴安采集队 299（IBK）

功效：全草，清热解毒、消肿止痛。

功效来源：《全国中草药汇编》

耳草

Hedyotis auricularia L.

凭证标本：兴安县普查队450325140924014LY（GCMG、CMMI）

功效：全草，清热解毒、凉血消肿。

功效来源：《全国中草药汇编》

剑叶耳草

Hedyotis caudatifolia Merr. et F. P. Metcalf

功效：全草，润肺止咳、消积、止血。

功效来源：《全国中草药汇编》

注：《广西植物名录》有记载。

金毛耳草

Hedyotis chrysotricha (Palib.) Merr.

凭证标本：兴安县普查队450325131001009LY（GCMG、CMMI）

功效：全草，清热利湿、解毒消肿、舒筋活血。

功效来源：《药用植物辞典》

伞房花耳草 水线草

Hedyotis corymbosa (L.) Lam.

凭证标本：李光照 11907（IBK）

功效：全草，清热解毒、利尿消肿、活血止痛。

功效来源：《中药大辞典》

白花蛇舌草

Hedyotis diffusa Willd.

凭证标本：兴安县普查队450325140824024LY（GCMG、CMMI）

功效：全草，清热解毒、利湿消肿。

功效来源：《广西壮族自治区壮药质量标准 第一卷》（2008年版）

牛白藤

Hedyotis hedyotidea (DC.) Merr.

功效：根、藤、叶，消肿止血、祛风活络。

功效来源：《广西壮族自治区壮药质量标准 第一卷》（2008年版）

注：《广西植物名录》有记载。

丹草

Hedyotis herbacea L.

凭证标本：兴安采集队 214（IBSC）

功效：全草，消肿。

功效来源：《药用植物辞典》

粗毛耳草 卷毛耳草

Hedyotis mellii Tutcher

凭证标本：兴安县普查队450325151017003LY（GCMG、CMMI）

功效：全草、根，祛风、清热、消食、止血、解毒。

功效来源：《全国中草药汇编》

粗叶木属 *Lasianthus* Jack

云广粗叶木

Lasianthus japonicus Miq. subsp. *longicaudus* (Hook. f.) C. Y. Wu et H. Zhu

凭证标本：兴安县普查队450325131027007LY（GCMG、CMMI）

功效：全株，清热解毒、消炎止痒。

功效来源：《药用植物辞典》

巴戟天属 *Morinda* L.

巴戟天

Morinda officinalis F. C. How

凭证标本：钟济新 81804（IBK）

功效：干燥根，补肾阳、强筋骨、祛风除湿。

功效来源：《中国药典》（2020年版）

羊角藤

Morinda umbellata L. subsp. *obovata* Y. Z. Ruan

凭证标本：兴安县普查队450325131027009LY（GCMG、CMMI）

功效：根、全株，止痛止血、祛风除湿。

功效来源：《全国中草药汇编》

玉叶金花属 *Mussaenda* L.

贵州玉叶金花 大叶白纸扇

Mussaenda esquirolii Lév.

凭证标本：兴安县普查队450325130719015LY（GCMG、CMMI）

功效：茎、叶、根，清热解毒、解暑利湿。

功效来源：《中华本草》

大叶玉叶金花

Mussaenda macrophylla Wall.

功效：叶，用于黄水疮、皮肤溃疡。

功效来源：《药用植物辞典》

注：《广西植物名录》有记载。

玉叶金花

Mussaenda pubescens W. T. Aiton

凭证标本：兴安县普查队450325140701010LY（GCMG、CMMI）

功效：干燥茎、根，清热利湿、解毒消肿。

功效来源：《广西壮族自治区壮药质量标准 第一卷》（2008年版）

新耳草属 *Neanotis* W. H. Lewis

臭味新耳草 一柱香

Neanotis ingrata (Hook. f.) W. H. Lewis

凭证标本：兴安采集队 111（IBK）

功效：全草，清肝泻火。

功效来源：《中华本草》

蛇根草属 *Ophiorrhiza* L.

中华蛇根草

Ophiorrhiza chinensis H. S. Lo

凭证标本：广西队 495（IBSC）

功效：全草，用于咳嗽、关节炎、骨折。

功效来源：《广西中药资源名录》

日本蛇根草 蛇根草

Ophiorrhiza japonica Blume

凭证标本：钟济新 81738（IBK）

功效：全草，止渴、祛痰、活血调经。

功效来源：《全国中草药汇编》

鸡矢藤属 *Paederia* L.

耳叶鸡矢藤

Paederia cavaleriei Lév.

凭证标本：兴安县普查队450325141010009LY（GCMG、CMMI）

功效：根、全草，祛风除湿、消食化积、止咳、止痛。

功效来源：《药用植物辞典》

鸡矢藤

Paederia scandens (Lour.) Merr.

凭证标本：兴安县普查队450325131004025LY（GCMG、CMMI）

功效：根、全草，祛风除湿、消食化积、止咳、止痛。

功效来源：《广西壮族自治区壮药质量标准 第一卷》（2008年版）

大沙叶属 *Pavetta* L.

香港大沙叶 大沙叶

Pavetta hongkongensis Bremek.

凭证标本：兴安县普查队450325131026007LY（GCMG、CMMI）

功效：全株、根、叶，清热解暑、活血祛瘀。

功效来源：《全国中草药汇编》

九节属 *Psychotria* L.

九节 九节木

Psychotria rubra (Lour.) Poir.

功效：干燥地上部分，清热解毒、祛风除湿、活血止痛。

功效来源：《广西壮族自治区壮药质量标准　第三卷》（2017年版）

茜草属 *Rubia* L.

金剑草

Rubia alata Roxb.

凭证标本：兴安县普查队450325150926006LY（GCMG、CMMI）

功效：根、根状茎，用于月经不调、风湿痹痛。

功效来源：《广西中药资源名录》

东南茜草

Rubia argyi (H. Lév. et Vant) Hara ex Lauener

凭证标本：兴安县普查队450325140905029LY（GCMG、CMMI）

功效：根、根状茎，用于吐血、衄血、崩漏下血、外伤出血、经闭瘀阻、关节痹痛、跌打肿痛。

功效来源：《广西中药资源名录》

多花茜草

Rubia wallichiana Decne.

凭证标本：兴安县普查队450325140915017LY（GCMG、CMMI）

功效：根状茎、根，用于血病、扩散伤热、肺肾热邪、大小肠热。

功效来源：《药用植物辞典》

白马骨属 *Serissa* Comm. ex Juss.

白马骨

Serissa serissoides (DC.) Druce

凭证标本：兴安县普查队450325140816016LY（GCMG、CMMI）

功效：全草，祛风除湿、清热解毒。

功效来源：《中华本草》

乌口树属 *Tarenna* Gaertn.

白皮乌口树

Tarenna depauperata Hutch.

凭证标本：钟济新81778（IBK）

功效：叶，用于治痈疮、溃疡。

功效来源：《广西药用植物名录》

钩藤属 *Uncaria* Schreb.

钩藤

Uncaria rhynchophylla (Miq.) Miq. ex Havil.

凭证标本：兴安县普查队450325121129021LY（GCMG、CMMI）

功效：干燥带钩茎枝，清热平肝、息风定惊。

功效来源：《中国药典》（2020年版）

水锦树属 *Wendlandia* Bartl. ex DC.

水锦树

Wendlandia uvariifolia Hance

功效：根、叶，祛风除湿、散瘀消肿、止血生肌。

功效来源：《全国中草药汇编》

注：《广西植物名录》有记载。

233. 忍冬科 Caprifoliaceae

六道木属 *Abelia* R. Br.

糯米条

Abelia chinensis R. Br.

凭证标本：兴安县普查队450325150926012LY（GCMG、CMMI）

功效：茎、叶，清热解毒、凉血止血。

功效来源：《中华本草》

忍冬属 *Lonicera* L.

淡红忍冬

Lonicera acuminata Wall.

凭证标本：兴安县普查队450325140907020LY（GCMG、CMMI）

功效：茎枝（忍冬藤），清热解毒、疏风通络。花蕾（金银花），清热解毒、凉散风热。

功效来源：《广西中药资源名录》

华南忍冬 山银花

Lonicera confusa (Sweet) DC.

凭证标本：李光照 11252（IBK）

功效：花蕾、嫩枝，清热解毒、凉散风热。

功效来源：《广西壮族自治区壮药质量标准　第一卷》（2008年版）

菰腺忍冬 山银花

Lonicera hypoglauca Miq.

功效：干燥花蕾、初开的花，清热解毒、疏散风热。

功效来源：《中国药典》（2020年版）

注：《广西植物名录》有记载。

净花菰腺忍冬

Lonicera hypoglauca Miq. subsp. *nudiflora* P. S. Hsu et H. J. Wang

功效：花蕾，清热解毒、疏散风热。嫩枝，清热解毒、通络。

功效来源：《药用植物辞典》

注：《广西植物名录》有记载。

忍冬

Lonicera japonica Thunb.

凭证标本：兴安县普查队450325140425020LY（GCMG、CMMI）

功效：干燥花蕾、初开的花、茎、枝，清热解毒、凉散风热。

功效来源：《中国药典》（2020年版）

大花忍冬

Lonicera macrantha (D. Don) Spreng.

凭证标本：陈照宙 51717（IBK）

功效：全株，镇惊、祛风、解毒、清热。花蕾、叶，清热解毒、消炎。

功效来源：《药用植物辞典》

灰毡毛忍冬 山银花

Lonicera macranthoides Hand.-Mazz.

功效：干燥花蕾、初开的花，清热解毒、疏散风热。

功效来源：《中国药典》（2020年版）

注：《广西植物名录》有记载。

短柄忍冬

Lonicera pampaninii Lévl.

凭证标本：兴安县普查队450325140525009LY（GCMG、CMMI）

功效：花蕾，清热解毒、舒筋通络、凉血止血、止痢、截疟。

功效来源：《药用植物辞典》

皱叶忍冬

Lonicera rhytidophylla Hand.-Mazz.

凭证标本：兴安县普查队450325130419141LY（GCMG、CMMI）

功效：花蕾，清热解毒、凉血、止痢。

功效来源：《药用植物辞典》

接骨木属 *Sambucus* L.

接骨草 走马风

Sambucus chinensis Lindl.

凭证标本：兴安县普查队450325121025011LY（GCMG、CMMI）

功效：全株，活血消肿、祛风除湿。

功效来源：《广西壮族自治区壮药质量标准 第一卷》（2008年版）

接骨木

Sambucus williamsii Hance

凭证标本：陈照宙 51621（KUN）

功效：茎枝、全株，祛风、利湿、活血、止痛、接骨续筋。

功效来源：《药用植物辞典》

荚蒾属 *Viburnum* L.

短序荚蒾

Viburnum brachybotryum Hemsl.

凭证标本：广西调查队 413（KUN）

功效：根，清热解毒、祛风除湿。

功效来源：《药用植物辞典》

金腺荚蒾

Viburnum chunii Hsu

凭证标本：兴安县普查队450325141009004LY（GCMG、CMMI）

功效：根，用于风湿痹痛、跌打肿痛。

功效来源：《广西中药资源名录》

伞房荚蒾

Viburnum corymbiflorum P. S. Hsu et S. C. Hsu

凭证标本：李光照等 10665（IBK）

功效：根、叶、种子，用于痈毒。

功效来源：《药用植物辞典》

水红木 揉白叶

Viburnum cylindricum Buch.-Ham. ex D. Don

凭证标本：陈照宙 51480（IBK）

功效：根、叶、花，清热解毒。

功效来源：《全国中草药汇编》

荚蒾

Viburnum dilatatum Thunb.

凭证标本：兴安县普查队450325140826027LY（GCMG、CMMI）

功效：枝、叶，清热解毒、疏风解表。根，祛瘀消肿。

功效来源：《全国中草药汇编》

宜昌荚蒾 宜昌荚蒾叶

Viburnum erosum Thunb.

凭证标本：兴安县普查队450325131005014LY（GCMG、CMMI）

功效：茎、叶，解毒、止痒。

功效来源：《中华本草》

直角荚蒾

Viburnum foetidum Wall. var. *rectangulatum* (Graebn.) Rehder

凭证标本：兴安县普查队450325140928031LY（GCMG、CMMI）

功效：根，消炎解毒、止痛止泻。

功效来源：《药用植物辞典》

南方荚蒾 满山红
Viburnum fordiae Hance
凭证标本：兴安县普查队450325131001006LY（GCMG、CMMI）
功效：根，祛风清热、散瘀活血。
功效来源：《广西壮族自治区壮药质量标准 第二卷》（2011年版）

淡黄荚蒾 罗盖叶
Viburnum lutescens Blume
凭证标本：兴安县普查队450325140630001LY（GCMG、CMMI）
功效：叶，活血、除湿。
功效来源：《中华本草》

珊瑚树 早禾树
Viburnum odoratissimum Ker. -Gawl.
凭证标本：兴安采集队181（IBK）
功效：叶、树皮、根，祛风除湿、通经活络。
功效来源：《中华本草》

常绿荚蒾 白花坚荚树
Viburnum sempervirens K. Koch
凭证标本：钟济新83659（IBK）
功效：叶，活血散瘀、续伤止痛。
功效来源：《中华本草》

茶荚蒾 鸡公柴
Viburnum setigerum Hance
凭证标本：兴安县普查队450325141018010LY（GCMG、CMMI）
功效：根，清热利湿、活血止血。
功效来源：《中华本草》

台东荚蒾 对叶油麻根
Viburnum taitoense Hayata
凭证标本：兴安县普查队450325130511187LY（GCMG、CMMI）
功效：茎、叶，散瘀止痛、通便。
功效来源：《中华本草》

锦带花属 *Weigela* Thunb.
日本锦带花 水马桑
Weigela japonica Thunb. var. *sinica* (Rehd.) Bailey
凭证标本：兴安县普查队450325130421157LY（GCMG、CMMI）
功效：根，补虚弱。
功效来源：《全国中草药汇编》

235. 败酱科 Valerianaceae
败酱属 *Patrinia* Juss.

异叶败酱 墓头回
Patrinia heterophylla Bunge
凭证标本：李光照12232（IBK）
功效：根、全草，清热燥湿、止血、止带、截疟。
功效来源：《全国中草药汇编》

少蕊败酱
Patrinia monandra C. B. Clarke
凭证标本：兴安县普查队450325140817014LY（GCMG、CMMI）
功效：全草，清热解毒、消肿消炎、宁心安神、利湿祛瘀、排脓、止血、止痛。
功效来源：《药用植物辞典》

斑花败酱
Patrinia punctiflora P. S. Hsu et H. J. Wang
凭证标本：兴安县普查队450325131001003LY（GCMG、CMMI）
功效：全草，清热解毒、利湿排脓、活血化瘀、镇静安神。
功效来源：《药用植物辞典》

败酱
Patrinia scabiosifolia Fisch. ex Trev.
功效：全草，清热解毒、活血排脓。
功效来源：《中华本草》
注：《广西植物名录》有记载。

白花败酱 败酱草
Patrinia villosa (Thunb.) Juss.
凭证标本：兴安县普查队450325140904003LY（GCMG、CMMI）
功效：根状茎、根、全草，清热解毒、消痈排脓、活血化瘀。
功效来源：《全国中草药汇编》

缬草属 *Valeriana* L.
缬草
Valeriana officinalis L.
凭证标本：兴安县普查队450325140928007LY（GCMG、CMMI）
功效：根、根状茎，安神镇静、祛风解痉、生肌止血、止痛。
功效来源：《药用植物辞典》

236. 川续断科 Dipsacaceae
川续断属 *Dipsacus* L.
川续断 续断
Dipsacus asper Wall.
凭证标本：兴安县普查队450325141018003LY（GCMG、CMMI）

功效：根，补肝肾、强筋骨、续折伤、止崩漏。

功效来源：《全国中草药汇编》

238. 菊科 Asteraceae

下田菊属 *Adenostemma* J. R. Forst. et G. Forst.

下田菊

Adenostemma lavenia (L.) Kuntze

凭证标本：兴安县普查队450325131001033LY（GCMG、CMMI）

功效：全草，清热解毒、利湿、消肿。

功效来源：《全国中草药汇编》

藿香蓟属 *Ageratum* L.

藿香蓟 胜红蓟

Ageratum conyzoides L.

凭证标本：兴安县普查队450325131002018LY（GCMG、CMMI）

功效：全草，清热解毒、利咽消肿。

功效来源：《广西壮族自治区壮药质量标准 第三卷》（2017年版）

兔儿风属 *Ainsliaea* DC.

杏香兔儿风 金边兔耳

Ainsliaea fragrans Champ. ex Benth.

凭证标本：李光照 11983（IBK）

功效：全草，清热补虚、凉血止血、利湿解毒。

功效来源：《中华本草》

纤枝兔儿风

Ainsliaea gracilis Franch.

凭证标本：兴安县普查队450325140709003LY（GCMG、CMMI）

功效：全草，用于咳血、无名肿毒、跌打损伤。

功效来源：《广西药用植物名录》

长穗兔儿风 二郎剑

Ainsliaea henryi Diels

凭证标本：兴安县普查队450325140928042LY（GCMG、CMMI）

功效：全草，散瘀、清热、止咳平喘。

功效来源：《中华本草》

灯台兔儿风 铁灯兔耳风

Ainsliaea macroclinidioides Hayata

凭证标本：李光照等 63254（IBK）

功效：全草，清热解毒。

功效来源：《全国中草药汇编》

莲沱兔儿风

Ainsliaea ramosa Hemsl.

凭证标本：兴安县普查队450325140913026LY（GCMG、CMMI）

功效：全草，清热解毒、润肺止咳、镇静、消肿、止血。

功效来源：《药用植物辞典》

香青属 *Anaphalis* DC.

黄褐珠光香青

Anaphalis margaritacea (L.) Benth. et Hook. f. var. *cinnamomea* (DC.) Herder ex Maxim.

凭证标本：兴安县普查队450325140928004LY（GCMG、CMMI）

功效：全草，清热解毒、泻火、燥湿消肿。

功效来源：《药用植物辞典》

山黄菊属 *Anisopappus* Hook. et Arn.

山黄菊

Anisopappus chinensis (L.) Hook. et Arn.

功效：花，清热化痰。

功效来源：《广西中药材标准》（第一册）

注：《广西植物名录》有记载。

牛蒡属 *Arctium* L.

牛蒡 牛蒡子

Arctium lappa L.

功效：成熟果实，疏散风热、宣肺透疹、解毒利咽。

功效来源：《中国药典》（2020年版）

注：《广西植物名录》有记载。

蒿属 *Artemisia* L.

黄花蒿 青蒿

Artemisia annua L.

凭证标本：兴安县普查队450325131210001LY（GCMG、CMMI）

功效：干燥地上部分，清虚热、除骨蒸、解暑热、截疟、退黄。

功效来源：《中国药典》（2020年版）

奇蒿 刘寄奴

Artemisia anomala S. Moore

凭证标本：兴安县普查队450325131004033LY（GCMG、CMMI）

功效：全草，清暑利湿、活血化瘀、通经止痛。

功效来源：《全国中草药汇编》

密毛奇蒿

Artemisia anomala S. Moore var. *tomentella* Hand.-Mazz.

凭证标本：李树刚等 43534（IBK）

功效：全草、花穗，清暑利湿、活血行瘀、通经止痛。

功效来源：《药用植物辞典》

艾 艾叶

Artemisia argyi H. Lév. et Vaniot

凭证标本：兴安县普查队450325131002027LY（GCMG、CMMI）

功效：叶，温经止血、散寒止痛。

功效来源：《中国药典》（2020年版）

茵陈蒿 茵陈

Artemisia capillaris Thunb.

凭证标本：兴安县普查队450325140825016LY（GCMG、CMMI）

功效：地上部分，清热利湿、利胆退黄。

功效来源：《中国药典》（2020年版）

五月艾

Artemisia indica Willd.

功效：叶，理气血、逐寒湿、止血通经、安胎。全草，利膈开胃、温经。

功效来源：《药用植物辞典》

注：《广西植物名录》有记载。

牡蒿 牡蒿根

Artemisia japonica Thunb.

凭证标本：兴安县普查队450325140817011LY（GCMG、CMMI）

功效：根，祛风、补虚、杀虫、截疟。

功效来源：《中华本草》

白苞蒿 刘寄奴

Artemisia lactiflora Wall. ex DC.

凭证标本：兴安县普查队450325140915008LY（GCMG、CMMI）

功效：全草，活血散瘀、通经止痛、利湿消肿、消积除胀。

功效来源：《广西中药材标准 第一册》（1990年版）

魁蒿

Artemisia princeps Pamp.

凭证标本：兴安县普查队450325140922003LY（GCMG、CMMI）

功效：叶，解毒消肿、散寒除湿、温经止血。全草，祛风消肿、止痛止痒、调经止血。

功效来源：《药用植物辞典》

白莲蒿 万年蒿

Artemisia sacrorum Ledeb.

功效：全草，清热解毒、凉血止血。

功效来源：《全国中草药汇编》

注：《广西植物名录》有记载。

紫菀属 *Aster* L.

三脉紫菀 山白菊

Aster ageratoides Turcz.

凭证标本：兴安县普查队450325121024004LY（GCMG、CMMI）

功效：全草、根，清热解毒、祛痰镇咳、凉血止血。

功效来源：《中华本草》

琴叶紫菀 岗边菊

Aster panduratus Nees ex Walp.

凭证标本：兴安县普查队450325140826032LY（GCMG、CMMI）

功效：全草，温中散寒、止咳、止痛。

功效来源：《全国中草药汇编》

圆耳紫菀

Aster sphaerotus Ling

凭证标本：兴安县普查队450325140928029LY（GCMG、CMMI）

功效：全草，用于胃脘痛、肺寒喘咳。

功效来源：《广西药用植物名录》

钻形紫菀 瑞连草

Aster subulatus Michx.

功效：全草，清热解毒。

功效来源：《全国中草药汇编》

注：《广西植物名录》有记载。

三基脉紫菀

Aster trinervius Roxb. ex D. Don

凭证标本：钟济新 83533（IBK）

功效：全草，清热化痰、祛风止血、接骨。

功效来源：《药用植物辞典》

鬼针草属 *Bidens* L.

白花鬼针草 鬼针草

Bidens alba (L.) DC.

凭证标本：兴安县普查队450325151119001LY（GCMG、CMMI）

功效：全草，疏表清热、解毒、散瘀。

功效来源：《广西壮族自治区壮药质量标准 第二卷》（2011年版）

婆婆针 刺针草

Bidens bipinnata L.

功效：全草，清热解毒、祛风活血。

功效来源：《全国中草药汇编》

注：《广西植物名录》有记载。

鬼针草

Bidens pilosa L.

凭证标本：兴安县普查队450325121025010LY（GCMG、CMMI）

功效：全草，疏表清热、解毒、散瘀。

功效来源：《广西壮族自治区壮药质量标准　第二卷》（2011年版）

狼杷草

Bidens tripartita L.

凭证标本：兴安县普查队450325121024002LY（GCMG、CMMI）

功效：全草，清热解毒、利湿通经。

功效来源：《中华本草》

百能葳属 *Blainvillea* Cass.

百能葳 鱼鳞菜

Blainvillea acmella (L.) Phillipson

功效：全草，疏风清热、止咳。

功效来源：《中华本草》

艾纳香属 *Blumea* DC.

馥芳艾纳香 香艾

Blumea aromatica DC.

功效：全草，祛风、除湿、止痒、止血。

功效来源：《中华本草》

注：《广西植物名录》有记载。

台北艾纳香

Blumea formosana Kitam.

凭证标本：兴安县普查队450325140906006LY（GCMG、CMMI）

功效：全草，清热解毒、利尿消肿。

功效来源：《全国中草药汇编》

裂苞艾纳香

Blumea martiniana Vaniot

凭证标本：兴安县普查队450325121203044LY（GCMG、CMMI）

功效：全草，用于风湿骨痛。

功效来源：《广西药用植物名录》

东风草

Blumea megacephala (Randeria) C. C. Chang et Y. Q. Tseng

凭证标本：兴安县普查队450325121024001LY（GCMG、CMMI）

功效：全草，清热明目、祛风止痒、解毒消肿。

功效来源：《中华本草》

金盏花属 *Calendula* L.

金盏花 金盏菊根

Calendula officinalis L.

功效：根，活血散瘀、行气利尿。花，凉血、止血。

功效来源：《全国中草药汇编》

注：常见栽培物种。

天名精属 *Carpesium* L.

天名精 鹤虱

Carpesium abrotanoides L.

凭证标本：兴安县普查队450325140914001LY（GCMG、CMMI）

功效：干燥成熟果实，杀虫消积。

功效来源：《中国药典》（2020年版）

金挖耳

Carpesium divaricatum Sieb. et Zucc.

凭证标本：兴安县普查队450325140816031LY（GCMG、CMMI）

功效：全草，清热解毒、消肿止痛。根，止痛、解毒。

功效来源：《中华本草》

棉毛尼泊尔天名精 地朝阳

Carpesium nepalense Less. var. *lanatum* (Hook. f. et Thomson ex C. B. Clarke) Kitam.

凭证标本：兴安县普查队450325140928034LY（GCMG、CMMI）

功效：全草，清热解毒。

功效来源：《中华本草》

石胡荽属 *Centipeda* Lour.

石胡荽 鹅不食草

Centipeda minima (L.) A. Braun et Asch.

凭证标本：兴安县普查队450325140912007LY（GCMG、CMMI）

功效：干燥全草，发散风寒、通鼻窍、止咳。

功效来源：《中国药典》（2020年版）

菊属 *Chrysanthemum* L.

茼蒿

Chrysanthemum coronarium L.

凭证标本：兴安县普查队450325160409003LY（GCMG、CMMI）

功效：全草，和脾胃、通便、消痰、清热养心、润肺祛痰。

功效来源：《药用植物辞典》

野菊

Chrysanthemum indicum L.

凭证标本：兴安县普查队450325131207002LY（GCMG、CMMI）

功效：干燥头状花序，清热解毒、泻火平肝。

功效来源：《中国药典》（2020年版）

菊花

Chrysanthemum morifolium Ramat.

功效：花，散风清热、平肝明目、清热解毒。

功效来源：《中国药典》（2020年版）

注：《广西植物名录》有记载。

蓟属 *Cirsium* Mill.

大蓟

Cirsium japonicum (Thunb.) Fisch. ex DC.

凭证标本：兴安县普查队450325141009017LY（GCMG、CMMI）

功效：地上部分、根，凉血止血、祛瘀消肿。

功效来源：《中华本草》

线叶蓟

Cirsium lineare (Thunb.) Sch.-Bip.

凭证标本：兴安县普查队450325140920001LY（GCMG、CMMI）

功效：根、花序，活血散瘀、解毒消肿。全草，清热解毒、凉血、活血。

功效来源：《药用植物辞典》

白酒草属 *Conyza* Less.

小蓬草 小飞蓬

Conyza canadensis (L.) Cronq.

凭证标本：兴安县普查队450325131002024LY（GCMG、CMMI）

功效：全草，清热利湿、散瘀消肿。

功效来源：《中华本草》

野茼蒿属 *Crassocephalum* Moench

野茼蒿 假茼蒿

Crassocephalum crepidioides (Benth.) S. Moore

凭证标本：兴安县普查队450325140905008LY（GCMG、CMMI）

功效：全草，清热解毒、健脾利湿。

功效来源：《广西壮族自治区壮药质量标准 第三卷》（2017年版）

大丽花属 *Dahlia* Cav.

大丽花

Dahlia pinnata Cav.

凭证标本：兴安县普查队450325140914003LY（GCMG、CMMI）

功效：块根，清热解毒、消炎去肿、止痛。

功效来源：《药用植物辞典》

鱼眼草属 *Dichrocephala* L'Her. ex DC.

鱼眼草 蚯疤草

Dichrocephala auriculata (Thunb.) Druce

凭证标本：兴安县普查队450325130418075LY（GCMG、CMMI）

功效：全草，活血调经、解毒消肿。

功效来源：《中华本草》

东风菜属 *Doellingeria* Nees

短冠东风菜 东风菜

Doellingeria marchandii (Levl.) Ling

凭证标本：兴安县普查队450325141017002LY（GCMG、CMMI）

功效：全草、根，清热解毒、祛风止痛。

功效来源：《全国中草药汇编》

东风菜

Doellingeria scaber (Thunb.) Nees

功效：根、茎、全草，清热解毒、明目、利咽。

功效来源：《中华本草》

鳢肠属 *Eclipta* L.

鳢肠 墨旱莲

Eclipta prostrata (L.) L.

凭证标本：兴安县普查队450325140914004LY（GCMG、CMMI）

功效：干燥地上部分，滋补肝肾、凉血止血。

功效来源：《中国药典》（2020年版）

地胆草属 *Elephantopus* L.

地胆草 苦地胆根

Elephantopus scaber L.

功效：根，清热解毒、除湿。

功效来源：《广西壮族自治区壮药质量标准 第一卷》（2008年版）

一点红属 *Emilia* (Cass.) Cass.

小一点红

Emilia prenanthoidea DC.

凭证标本：兴安县普查队450325121024012LY（GCMG、CMMI）

功效：全草，清热解毒、消肿止痛、利尿、凉血。

功效来源：《药用植物辞典》

一点红

Emilia sonchifolia DC.

凭证标本：兴安县普查队450325151026011LY（GCMG、CMMI）

功效：全草，清热解毒、散瘀消肿。

功效来源：《广西壮族自治区壮药质量标准 第一卷》（2008年版）

泽兰属 *Eupatorium* L.

多须公 华泽兰

Eupatorium chinense L.

凭证标本：兴安县普查队450325121025002LY（GCMG、CMMI）

功效：根，清热解毒、凉血利咽。

功效来源：《广西中药材标准》（第一册）

佩兰

Eupatorium fortunei Turcz.

功效：干燥地上部分，芳香化湿、醒脾开胃、发表解暑。

功效来源：《中国药典》（2020年版）

注：《广西植物名录》有记载。

异叶泽兰

Eupatorium heterophyllum DC.

凭证标本：李光照等58（IBK）

功效：全草，活血祛瘀、除湿止痛、利尿消肿、通经、行血破瘀、排脓。

功效来源：《药用植物辞典》

白头婆 山佩兰

Eupatorium japonicum Thunb.

凭证标本：兴安县普查队450325130721008LY（GCMG、CMMI）

功效：全草，消暑发表、化湿和中、理气活血、解毒。

功效来源：《中华本草》

林泽兰 野马追

Eupatorium lindleyanum DC.

凭证标本：兴安县普查队450325140825008LY（GCMG、CMMI）

功效：全草，润肺止咳、化痰平喘、降血压。

功效来源：《中华本草》

牛膝菊属 *Galinsoga* Ruiz et Pav.

牛膝菊 辣子草

Galinsoga parviflora Cav.

凭证标本：兴安县普查队450325130419147LY（GCMG、CMMI）

功效：全草，止血、消炎。

功效来源：《全国中草药汇编》

大丁草属 *Gerbera* L.

毛大丁草

Gerbera piloselloides (L.) Cass.

凭证标本：界香采集组42241（GXMI）

功效：干燥全草，清热解毒、润肺止咳、活血化瘀。

功效来源：《广西中药材标准 第一册》（1990年版）

鼠麴草属 *Gnaphalium* L.

鼠麴草 鼠曲草

Gnaphalium affine D. Don

凭证标本：兴安县普查队450325130418085LY（GCMG、CMMI）

功效：全草，化痰止咳、祛风除湿、解毒。

功效来源：《中华本草》

菊三七属 *Gynura* Cass.

红凤菜

Gynura bicolor (Roxb. ex Willd.) DC.

凭证标本：兴安县普查队450325141008003LY（GCMG、CMMI）

功效：根，行气、活血、截疟。全草，清热解毒、凉血止血、活血消肿。

功效来源：《药用植物辞典》

向日葵属 *Helianthus* L.

向日葵 向日葵茎髓

Helianthus annuus L.

功效：茎髓，清热、利尿、止咳。

功效来源：《中华本草》

注：常见栽培物种。

菊芋

Helianthus tuberosus L.

凭证标本：兴安县普查队450325140817019LY（GCMG、CMMI）

功效：块茎、茎叶，清热凉血、活血消肿、利尿、接骨。

功效来源：《药用植物辞典》

泥胡菜属 *Hemistepta* Bunge

泥胡菜

Hemistepta lyrata (Bunge) Fisch et C. A. Meyer

凭证标本：兴安县普查队450325130418099LY（GCMG、CMMI）

功效：全草、根，清热解毒、利尿、消肿祛瘀、止咳、止血、活血。

功效来源：《药用植物辞典》

山柳菊属 *Hieracium* L.

山柳菊

Hieracium umbellatum L.

功效：根、全草，清热解毒、利湿消积。

功效来源：《全国中草药汇编》

注：《广西植物名录》有记载。

旋覆花属 *Inula* L.

羊耳菊

Inula cappa (Buch.-Ham. ex D. Don) DC.

凭证标本：兴安县普查队450325131211001LY（GCMG、CMMI）

功效：干燥地上部分，祛风、利湿、行气化滞。

功效来源：《广西壮族自治区壮药质量标准　第一卷》（2008年版）

旋覆花 旋覆花根

Inula japonica Thunb.

凭证标本：兴安县普查队450325130822014LY（GCMG、CMMI）

功效：干燥头状花序，祛风除湿、平喘咳、解毒生肌。

功效来源：《中华本草》

小苦荬属 *Ixeridium* (A. Gray) Tzvelev

中华小苦荬 山苦荬

Ixeridium chinense (Thunb.) Tzvelev

功效：全草、根，清热解毒、消肿排脓、凉血止血。

功效来源：《中华本草》

注：《广西植物名录》有记载。

细叶小苦荬

Ixeridium gracile (DC.) Shih

凭证标本：兴安县普查队450325140708003LY（GCMG、CMMI）

功效：全草，清热解毒、消炎、消肿止痛。

功效来源：《药用植物辞典》

苦荬菜属 *Ixeris* (Cass.) Cass.

剪刀股

Ixeris japonica (Burm. f.) Nakai

功效：全草，清热解毒、消痈肿、凉血、利尿。

功效来源：《药用植物辞典》

注：《广西植物名录》有记载。

马兰属 *Kalimeris* Cass.

马兰 路边菊

Kalimeris indica (L.) Sch. -Bip.

凭证标本：兴安县普查队450325130822018LY（GCMG、CMMI）

功效：全草，健脾利湿、解毒止血。

功效来源：《广西壮族自治区壮药质量标准　第二卷》（2011年版）

莴苣属 *Lactuca* L.

莴苣 莴苣子

Lactuca sativa L.

功效：种子，通乳、利尿、活血行瘀。

功效来源：《中华本草》

注：常见栽培物种。

栓果菊属 *Launaea* Cass.

光茎栓果菊 滑背草鞋

Launaea acaulis (Roxb.) Babc. ex Kerr.

功效：全草，清热解毒、利尿。

功效来源：《中华本草》

注：《广西植物名录》有记载。

橐吾属 *Ligularia* Cass.

齿叶橐吾

Ligularia dentata (A. Gray) Hara

凭证标本：兴安县普查队450325140905027LY（GCMG、CMMI）

功效：根，舒筋活血、散瘀止痛。

功效来源：《全国中草药汇编》

大头橐吾

Ligularia japonica (Thunb.) Less.

凭证标本：兴安县普查队450325141018001LY（GCMG、CMMI）

功效：根、全草，舒筋活血、解毒消肿。

功效来源：《全国中草药汇编》

离舌橐吾

Ligularia veitchiana (Hemsl.) Greenm.

凭证标本：钟济新 83429（IBK）

功效：根，温肺化痰、平喘止咳、活血祛瘀、舒筋活络。

功效来源：《药用植物辞典》

黄瓜菜属 *Paraixeris* Nakai

黄瓜菜 野苦荬菜

Paraixeris denticulata (Houtt.) Nakai

凭证标本：兴安县普查队450325150926005LY（GCMG、CMMI）

功效：全草、根，清热解毒、散瘀止痛、止血、止带。

功效来源：《中华本草》

假福王草属 *Paraprenanthes* C. C. Chang ex C. Shih

假福王草 堆莴苣

Paraprenanthes sororia (Miq.) C. Shih

凭证标本：兴安县普查队450325140927014LY（GCMG、CMMI）

功效：根、全草，清热解毒、止血。

功效来源：《中华本草》

银胶菊属 *Parthenium* L.

银胶菊

Parthenium hysterophorus L.

凭证标本：兴安县普查队450325151119013LY（GCMG、

CMMI）

　　功效：全草，强壮、解热、通经、镇痛。

　　功效来源：《药用植物辞典》

翅果菊属 *Pterocypsela* C. Shih

翅果菊

Pterocypsela indica (L.) C. Shih

凭证标本：兴安县普查队450325131001035LY（GCMG、CMMI）

　　功效：全草，清热解毒、活血祛瘀、利湿排脓。

　　功效来源：《药用植物辞典》

匹菊属 *Pyrethrum* Zinn.

除虫菊

Pyrethrum cinerariifolium Trevis.

　　功效：花、全草，杀虫。

　　功效来源：《全国中草药汇编》

　　注：常见栽培物种。

秋分草属 *Rhynchospermum* Reinw. ex Blume.

秋分草

Rhynchospermum verticillatum Reinw.

凭证标本：兴安县普查队450325140928003LY（GCMG、CMMI）

　　功效：全草，清热解毒、消炎、利尿除湿、止血。

　　功效来源：《药用植物辞典》

金光菊属 *Rudbeckia* L.

金光菊

Rudbeckia laciniata L.

凭证标本：兴安县普查队450325140928064LY（GCMG、CMMI）

　　功效：根、叶，清热解毒。

　　功效来源：《药用植物辞典》

风毛菊属 *Saussurea* DC.

三角叶风毛菊

Saussurea deltoidea (DC.) Sch.-Bip.

凭证标本：兴安县普查队450325140928026LY（GCMG、CMMI）

　　功效：根，祛风除湿、通经络、健脾消痞。

　　功效来源：《中华本草》

风毛菊

Saussurea japonica (Thunb.) DC.

凭证标本：李光照 11902（IBK）

　　功效：全草，祛风活血、散瘀止痛。

　　功效来源：《药用植物辞典》

千里光属 *Senecio* L.

千里光

Senecio scandens Buch.-Ham. ex D. Don

凭证标本：兴安县普查队450325121024005LY（GCMG、CMMI）

　　功效：全草，清热解毒、明目退翳、杀虫止痒。

　　功效来源：《中华本草》

豨莶属 *Siegesbeckia* L.

豨莶 豨莶草

Siegesbeckia orientalis L.

凭证标本：兴安县普查队450325121025004LY（GCMG、CMMI）

　　功效：地上部分，祛风除湿、通经络、清热解毒。

　　功效来源：《广西壮族自治区壮药质量标准　第二卷》（2011年版）

蒲儿根属 *Sinosenecio* B. Nord.

广西蒲儿根

Sinosenecio guangxiensis C. Jeffrey et Y. L. Chen

凭证标本：兴安县普查队450325140928021LY（GCMG、CMMI）

　　功效：全草，用于风湿关节痛。

　　功效来源：《药用植物辞典》

蒲儿根 肥猪苗

Sinosenecio oldhamianus (Maxim.) B. Nord.

凭证标本：兴安县普查队450325130418096LY（GCMG、CMMI）

　　功效：全草，清热解毒、利湿、活血。

　　功效来源：《中华本草》

一枝黄花属 *Solidago* L.

加拿大一枝黄花

Solidago canadensis L.

凭证标本：兴安县普查队450325151016005LY（GCMG、CMMI）

　　功效：全草，清热解毒、散火疏风、消肿止痛、抗菌消炎、利尿。

　　功效来源：《药用植物辞典》

一枝黄花

Solidago decurrens Lour.

凭证标本：兴安县普查队450325121024011LY（GCMG、CMMI）

　　功效：全草、根，疏风泄热、解毒消肿。

　　功效来源：《广西壮族自治区壮药质量标准　第一卷》（2008年版）

裸柱菊属 *Soliva* Ruiz et Pavón

裸柱菊

Soliva anthemifolia (Juss.) R. Br.

凭证标本：兴安县普查队450325130419130LY（GCMG、

CMMI）

功效：全草，化气散结、消肿、清热解毒；有小毒。

功效来源：《药用植物辞典》

苦苣菜属 Sonchus L.

苣荬菜

Sonchus arvensis L.

凭证标本：李光照等 63229（IBK）

功效：全草，清热解毒、凉血利湿。

功效来源：《全国中草药汇编》

花叶滇苦菜

Sonchus asper (L.) Hill

功效：全草，清热解毒、消炎止血、消肿止痛、祛瘀。

功效来源：《药用植物辞典》

注：《广西植物名录》有记载。

苦苣菜 滇苦荬菜

Sonchus oleraceus L.

凭证标本：兴安县普查队450325151107003LY（GCMG、CMMI）

功效：全草，清热解毒、凉血止血。

功效来源：《全国中草药汇编》

金腰箭属 Synedrella Gaertn.

金腰箭

Synedrella nodiflora (L.) Gaertn.

功效：全草，清热解毒、散瘀消肿。

功效来源：《全国中草药汇编》

注：《广西植物名录》有记载。

合耳菊属 Synotis (C. B. Clarke) C. Jeffrey et Y. L. Chen

锯叶合耳菊 白叶火草

Synotis nagensium (C. B. Clarke) C. Jeffrey et Y. L. Chen

功效：全草，散风热、定喘咳、利尿除湿。

功效来源：《中华本草》

万寿菊属 Tagetes L.

万寿菊

Tagetes erecta L.

凭证标本：兴安县普查队450325140905026LY（GCMG、CMMI）

功效：花，清热解毒、化痰止咳。根，解毒消肿。

功效来源：《全国中草药汇编》

蒲公英属 Taraxacum F. H. Wigg.

蒲公英

Taraxacum mongolicum Hand.-Mazz.

功效：干燥全草，清热解毒、消肿散结、利尿通淋。

功效来源：《中国药典》（2020年版）

注：《广西植物名录》有记载。

斑鸠菊属 Vernonia Schreb.

夜香牛 伤寒草

Vernonia cinerea (L.) Less.

凭证标本：兴安县普查队450325131001036LY（GCMG、CMMI）

功效：干燥全草，疏风清热、凉血解毒、安神。

功效来源：《广西壮族自治区壮药质量标准 第三卷》（2017年版）

斑鸠菊

Vernonia esculenta Hemsl.

功效：根，消炎、解毒。叶，用于烧烫伤。

功效来源：《药用植物辞典》

注：《广西植物名录》有记载。

蟛蜞菊属 Wedelia Jacq.

山蟛蜞菊 血参

Wedelia wallichii Less.

凭证标本：兴安县普查队450325140816015LY（GCMG、CMMI）

功效：全草，补血、活血。

功效来源：《全国中草药汇编》

苍耳属 Xanthium L.

北美苍耳 苍耳子

Xanthium chinense Mill.

凭证标本：兴安县普查队450325121025003LY（GCMG、CMMI）

功效：干燥成熟带总苞的果实，散风寒、通鼻窍、祛风除湿。

功效来源：《中国药典》（2020年版）

黄鹌菜属 Youngia Cass.

异叶黄鹌菜

Youngia heterophylla (Hemsl.) Babc. et Stebbins

凭证标本：兴安县普查队450325160409007LY（GCMG、CMMI）

功效：全株，消炎镇痛。

功效来源：《药用植物辞典》

黄鹌菜

Youngia japonica (L.) DC.

凭证标本：兴安县普查队450325140907028LY（GCMG、CMMI）

功效：全草、根，清热解毒、利尿消肿、止痛。

功效来源：《全国中草药汇编》

239. 龙胆科 Gentianaceae

蔓龙胆属 *Crawfurdia* Wall.

福建蔓龙胆

Crawfurdia pricei (Marq.) H. Smith

凭证标本：余少林 900052（IBK）

功效：全草，清热解毒。

功效来源：《药用植物辞典》

龙胆属 *Gentiana* (Tourn.) L.

五岭龙胆 落地荷花

Gentiana davidii Franch.

凭证标本：兴安县普查队450325160827003LY（GCMG、CMMI）

功效：带花全草，清热解毒、利湿。

功效来源：《中华本草》

华南龙胆 龙胆地丁

Gentiana loureirii (G. Don) Griseb.

凭证标本：彭秀田 42237（GXMI）

功效：全草，清热利湿、解毒消痈。

功效来源：《中华本草》

匙叶草属 *Latouchea* Franch.

匙叶草

Latouchea fokienensis Franch.

凭证标本：高成芝等 42275（GXMI）

功效：全草，活血化瘀、清热止咳。

功效来源：《中华本草》

獐牙菜属 *Swertia* L.

狭叶獐牙菜

Swertia angustifolia Buch.-Ham. ex D. Don

功效：全草，清肝利胆、除湿清热。

功效来源：《药用植物辞典》

美丽獐牙菜 青叶胆

Swertia angustifolia Buch.-Ham. ex D. Don var. *pulchella* (D. Don) Burkill

功效：干燥全草，清热解毒、利湿退黄。

功效来源：《中华本草》

注：《广西植物名录》有记载。

獐牙菜

Swertia bimaculata (Sieb. et Zucc.) Hook. f. et Thomson ex C. B. Clarke

凭证标本：兴安县普查队450325131029011LY（GCMG、CMMI）

功效：全草，清热解毒、利湿、疏肝利胆。

功效来源：《中华本草》

大籽獐牙菜

Swertia macrosperma (C. B. Clarke) C. B. Clarke

凭证标本：李光照等 58（IBK）

功效：全草，清热消炎、清肝利胆、除湿、健胃。

功效来源：《药用植物辞典》

双蝴蝶属 *Tripterospermum* Blume

双蝴蝶 肺形草

Tripterospermum chinense (Migo) H. Smith

凭证标本：兴安县普查队450325131029007LY（GCMG、CMMI）

功效：全草，清热解毒、止咳止血。

功效来源：《全国中草药汇编》

240. 报春花科 Primulaceae

珍珠菜属 *Lysimachia* L.

广西过路黄

Lysimachia alfredii Hance

凭证标本：兴安县普查队450325130511178LY（GCMG、CMMI）

功效：全草，清热利湿、排石通淋。

功效来源：《中华本草》

矮桃 珍珠菜

Lysimachia clethroides Duby

凭证标本：李树刚等 3015（IBK）

功效：根、全草，活血调经、解毒消肿。

功效来源：《全国中草药汇编》

临时救 风寒草

Lysimachia congestiflora Hemsl.

凭证标本：兴安县普查队450325160827014LY（GCMG、CMMI）

功效：全草，祛风散寒、止咳化痰、消积解毒。

功效来源：《中华本草》

延叶珍珠菜 疬子草

Lysimachia decurrens Forst. f.

凭证标本：兴安县普查队450325140706001LY（GCMG、CMMI）

功效：全草，清热解毒、活血散结。

功效来源：《中华本草》

灵香草

Lysimachia foenum-graecum Hance

凭证标本：兴安县普查队450325140906023LY（GCMG、CMMI）

功效：干燥地上部分，祛风寒、辟秽浊。

功效来源：《广西壮族自治区瑶药材质量标准 第一卷》（2014年版）

星宿菜 大田基黄
Lysimachia fortunei Maxim.
凭证标本：李光照 10189（IBK）
功效：全草、根，清热利湿、凉血活血、解毒消肿。
功效来源：《中华本草》

山萝过路黄
Lysimachia melampyroides R. Knuth
凭证标本：兴安县普查队450325130525205LY（GCMG、CMMI）
功效：全草，用于梅毒。
功效来源：《广西药用植物名录》

狭叶落地梅 追风伞
Lysimachia paridiformis Franch. var. *stenophylla* Franch.
凭证标本：兴安县普查队450325131002011LY（GCMG、CMMI）
功效：全草、根，祛风通络、活血止痛。
功效来源：《中华本草》

巴东过路黄 大四块瓦
Lysimachia patungensis Hand.-Mazz.
凭证标本：钟济新 83557（IBK）
功效：全草，祛风除湿、活血止痛。
功效来源：《中华本草》

阔叶假排草
Lysimachia petelotii Merr.
凭证标本：钟济新 83541（IBK）
功效：全草，用于乳痈。
功效来源：《药用植物辞典》

显苞过路黄
Lysimachia rubiginosa Hemsl.
凭证标本：李光照 11944（IBK）
功效：全草，清热解毒、利湿消肿、祛风化痰。
功效来源：《药用植物辞典》

241. 白花丹科 Plumbaginaceae
白花丹属 *Plumbago* L.
白花丹
Plumbago zeylanica L.
凭证标本：兴安县普查队450325141018005LY（GCMG、CMMI）
功效：干燥全草，祛风、散瘀、解毒、杀虫。
功效来源：《广西壮族自治区壮药质量标准 第一卷》（2008年版）

242. 车前科 Plantaginaceae
车前属 *Plantago* L.
车前 车前草
Plantago asiatica L.
凭证标本：兴安县普查队450325130419123LY（GCMG、CMMI）
功效：全草，清热、利尿通淋、祛痰、凉血、解毒。种子，清热渗湿、利尿通淋、明目、祛痰。
功效来源：《中国药典》（2020年版）

大车前 车前子
Plantago major L.
凭证标本：兴安县普查队450325140712003LY（GCMG、CMMI）
功效：干燥成熟种子，清热渗湿、利尿、止泻、明目、祛痰。
功效来源：《中华本草》

243. 桔梗科 Campanulaceae
沙参属 *Adenophora* Fisch.
杏叶沙参 沙参
Adenophora petiolata Pax et Hoffm. subsp. *hunanensis* (Nannf.) D. Y. Hong et S. Ge
凭证标本：兴安县普查队450325131002037LY（GCMG、CMMI）
功效：根，养阴清热、润肺化痰、益胃生津。
功效来源：《中华本草》

轮叶沙参 南沙参
Adenophora tetraphylla (Thunb.) Fisch.
凭证标本：兴安县普查队450325140826035LY（GCMG、CMMI）
功效：干燥根，养阴清肺、益胃生津、化痰、益气。
功效来源：《中国药典》（2020年版）

金钱豹属 *Campanumoea* Blume
金钱豹 土党参
Campanumoea javanica Blume (Maxim. ex Makino) D. Y. Hong
凭证标本：兴安县普查队450325131029016LY（GCMG、CMMI）
功效：根，补中益气、润肺生津。
功效来源：《全国中草药汇编》

党参属 *Codonopsis* Wall.
羊乳 山海螺
Codonopsis lanceolata (Sieb. et Zucc.) Tvautv.
凭证标本：兴安县普查队450325121129019LY（GCMG、CMMI）
功效：根，益气养阴、解毒消肿、排脓、通乳。
功效来源：《中华本草》

轮钟草属 *Cyclocodon* Griff. ex Hook. f. et Thompson

长叶轮钟草 红果参

Cyclocodon lancifolius (Roxb.) Kurz

凭证标本：兴安采集队 343（IBK）

功效：根，益气、祛瘀、止痛。

功效来源：《中华本草》

桔梗属 *Platycodon* A. DC.

桔梗

Platycodon grandiflorus (Jacq.) A. DC.

凭证标本：李树刚等 3169（IBK）

功效：干燥根，宣肺、利咽、祛痰、排脓。

功效来源：《中国药典》（2020年版）

蓝花参属 *Wahlenbergia* Schrad. ex Roth

蓝花参

Wahlenbergia marginata (Thunb.) A. DC.

凭证标本：兴安县普查队450325130418090LY（GCMG、CMMI）

功效：根、全草，益气补虚、祛痰、截疟。

功效来源：《全国中草药汇编》

244. 半边莲科 Lobeliaceae

半边莲属 *Lobelia* L.

铜锤玉带草

Lobelia nummularia Lam.

凭证标本：兴安县普查队450325140702004LY（GCMG、CMMI）

功效：全草，祛风除湿、活血散瘀。

功效来源：《广西壮族自治区壮药质量标准　第三卷》（2017年版）

半边莲

Lobelia chinensis Lour.

凭证标本：兴安县普查队450325130719024LY（GCMG、CMMI）

功效：干燥全草，利尿消肿、清热解毒。

功效来源：《中国药典》（2020年版）

江南山梗菜

Lobelia davidii Franch.

凭证标本：兴安县普查队450325140723011LY（GCMG、CMMI）

功效：叶、根、带花全草，宣肺化痰、清热解毒、利尿消肿。

功效来源：《药用植物辞典》

卵叶半边莲 肉半边莲

Lobelia zeylanica L.

功效：根状茎、全草，清热解毒、消肿止痛。

功效来源：《全国中草药汇编》

注：《广西植物名录》有记载。

铜锤玉带属 *Pratia* Gaudich.

广西铜锤草

Pratia wollastonii S. Moore

功效：全草，用于蛇咬伤、疮疡肿毒。

功效来源：《广西药用植物名录》

注：《广西植物名录》有记载。

249. 紫草科 Boraginaceae

基及树属 *Carmona* Cav.

福建茶

Carmona microphylla (Lam.) G. Don

功效：全株，用于咯血、便血。叶，用于疔疮。

功效来源：《药用植物辞典》

注：常见栽培物种。

厚壳树属 *Ehretia* L.

厚壳树

Ehretia acuminata R. Brown

凭证标本：McClure F. A. 20558（IBSC）

功效：叶，清热解暑、去腐生肌。

功效来源：《全国中草药汇编》

长花厚壳树

Ehretia longiflora Champ. ex Benth.

凭证标本：谢福惠等 378（IBK）

功效：根，用于产后腹痛。

功效来源：《广西药用植物名录》

盾果草属 *Thyrocarpus* Hance

盾果草

Thyrocarpus sampsonii Hance

凭证标本：唐国太 42216（GXMI）

功效：全草，清热解毒、消肿。

功效来源：《全国中草药汇编》

附地菜属 *Trigonotis* Steven

附地菜

Trigonotis peduncularis (Trevis.) Benth. ex Baker et S. Moore

凭证标本：兴安县普查队450325130418097LY（GCMG、CMMI）

功效：全草，温中健胃、消肿止痛、止血。

功效来源：《全国中草药汇编》

250. 茄科 Solanaceae

辣椒属 *Capsicum* L.

辣椒 辣椒叶

Capsicum annuum L.

凭证标本：兴安县普查队450325140817020LY（GCMG、CMMI）

功效：叶，消肿涤络、杀虫止痒。

功效来源：《中华本草》

夜香树属 Cestrum L.

夜香树

Cestrum nocturnum L.

功效：叶，清热消肿。花，行气止痛、散寒。

功效来源：《药用植物辞典》

注：常见栽培物种。

曼陀罗属 Datura L.

曼陀罗

Datura stramonium L.

功效：叶，麻醉、镇痛、止咳平喘。

功效来源：《广西壮族自治区壮药质量标准 第二卷》（2011年版）

注：《广西植物名录》有记载。

红丝线属 Lycianthes (Dunal) Hassl.

红丝线 毛药

Lycianthes biflora (Lour.) Bitter

凭证标本：兴安县普查队450325131026006LY（GCMG、CMMI）

功效：全株，清热解毒、祛痰止咳。

功效来源：《中华本草》

单花红丝线 佛葵

Lycianthes lysimachioides (Wall.) Bitter var. *lysimachioides*

凭证标本：兴安县普查队450325140711002LY（GCMG、CMMI）

功效：全草，杀虫、解毒。

功效来源：《全国中草药汇编》

枸杞属 Lycium L.

枸杞 地骨皮

Lycium chinense Miller

凭证标本：兴安县普查队450325151026003LY（GCMG、CMMI）

功效：干燥根皮，凉血除蒸、清肺降火。

功效来源：《中国药典》（2020年版）

番茄属 Lycopersicon Mill.

番茄 西红柿

Lycopersicon esculentum Mill.

凭证标本：兴安县普查队450325140816026LY（GCMG、CMMI）

功效：果实，生津止渴、健胃消食。

功效来源：《中华本草》

假酸浆属 Nicandra Adan.

假酸浆

Nicandra physalodes (L.) Gaertn.

凭证标本：兴安县普查队450325140825001LY（GCMG、CMMI）

功效：全草、果实、花，清热解毒、利尿镇静。

功效来源：《中华本草》

烟草属 Nicotiana L.

烟草

Nicotiana tabacum L.

凭证标本：兴安县普查队450325160409001LY（GCMG、CMMI）

功效：全草，解毒消肿、杀虫。

功效来源：《全国中草药汇编》

碧冬茄属 Petunia Juss.

碧冬茄

Petunia hybrida (Hook.) Vilm.

功效：种子，舒气、杀虫。

功效来源：《药用植物辞典》

注：常见栽培物种。

酸浆属 Physalis L.

挂金灯 锦灯笼

Physalis alkekengi L. var. *francheti* (Mast.) Makino

凭证标本：兴安县普查队450325131026003LY（GCMG、CMMI）

功效：干燥宿萼、带果实的宿萼，清热解毒、利咽、化痰、利尿。

功效来源：《中国药典》（2020年版）

苦蘵

Physalis angulata L.

凭证标本：兴安县普查队450325130719014LY（GCMG、CMMI）

功效：全草，清热利尿、解毒消肿。

功效来源：《中华本草》

小酸浆 灯笼泡

Physalis minima L.

凭证标本：陈照宙 51702（IBK）

功效：全草，清热利湿、祛痰止咳、软坚散结。

功效来源：《全国中草药汇编》

茄属 Solanum L.

少花龙葵 古钮菜

Solanum americanum Mill.

凭证标本：兴安县普查队450325140701015LY（GCMG、CMMI）

功效：全草，清热解毒、利湿消肿。

功效来源：《中华本草》

假烟叶树 野烟叶
Solanum erianthum D. Don
功效：全株，清热解毒、祛风止痛。
功效来源：《广西壮族自治区壮药质量标准　第三卷》（2017年版）
注：《广西植物名录》有记载。

白英
Solanum lyratum Thunb.
凭证标本：兴安县普查队450325130511189LY（GCMG、CMMI）
功效：全草，清热利湿、解毒消肿。
功效来源：《广西壮族自治区壮药质量标准　第二卷》（2011年版）

乳茄 五指茄
Solanum mammosum L.
功效：果实，散瘀消肿。
功效来源：《全国中草药汇编》
注：常见栽培物种。

茄 茄叶
Solanum melongena L.
凭证标本：兴安县普查队450325140816018LY（GCMG、CMMI）
功效：叶，散血消肿。
功效来源：《中华本草》

龙葵
Solanum nigrum L.
凭证标本：兴安县普查队450325130418084LY（GCMG、CMMI）
功效：干燥地上部分，清热解毒、活血消肿、消炎利尿。
功效来源：《广西壮族自治区壮药质量标准　第三卷》（2017年版）

海桐叶白英
Solanum pittosporifolium Hemsl.
凭证标本：兴安县普查队450325140907009LY（GCMG、CMMI）
功效：全草，清热解毒、散瘀消肿、祛风除湿、抗癌。
功效来源：《药用植物辞典》

珊瑚樱 玉珊瑚根
Solanum pseudocapsicum L.
凭证标本：兴安县普查队450325160421007LY（GCMG、CMMI）

功效：根，活血止痛。
功效来源：《中华本草》

刺天茄 丁茄根
Solanum violaceum Ortega
凭证标本：兴安县普查队450325141009015LY（GCMG、CMMI）
功效：根、老茎，活血散瘀、消肿止痛。
功效来源：《广西壮族自治区壮药质量标准　第二卷》（2011年版）

251. 旋花科 Convolvulaceae
打碗花属 *Calystegia* R. Br.
旋花 旋花根
Calystegia sepium (L.) R. Br.
凭证标本：钟济新 83604（IBK）
功效：根，益气补虚、续筋接骨、解毒、杀虫。
功效来源：《中华本草》

菟丝子属 *Cuscuta* L.
菟丝子
Cuscuta chinensis Lam.
凭证标本：兴安县普查队450325140701001LY（GCMG、CMMI）
功效：种子，补肾益精、养肝明目、固胎止泄。
功效来源：《广西壮族自治区壮药质量标准　第二卷》（2011年版）

金灯藤 菟丝
Cuscuta japonica Choisy
凭证标本：兴安县普查队450325121202035LY（GCMG、CMMI）
功效：全草，清热解毒、凉血止血、健脾利湿。
功效来源：《中华本草》

马蹄金属 *Dichondra* J. R. Forst. et G. Forst.
马蹄金 小金钱草
Dichondra micrantha Urb.
凭证标本：兴安县普查队450325150925001LY（GCMG、CMMI）
功效：全草，清热利湿、解毒。
功效来源：《广西壮族自治区壮药质量标准　第一卷》（2008年版）

飞蛾藤属 *Dinetus* Buch.-Ham. ex D. Don
飞蛾藤
Dinetus racemosus (Roxb.) Buch.-Ham. ex Sweet
凭证标本：兴安县普查队450325140923015LY（GCMG、CMMI）
功效：全草，发表、消食积。
功效来源：《全国中草药汇编》

番薯属 *Ipomoea* L.

月光花

Ipomoea alba L.

功效：种子，用于跌打肿痛、骨折。

功效来源：《全国中草药汇编》

注：常见栽培物种。

蕹菜

Ipomoea aquatica Forssk.

凭证标本：兴安县普查队450325141010010LY（GCMG、CMMI）

功效：全草、根，清热解毒、利尿、止血。

功效来源：《全国中草药汇编》

番薯 甘薯

Ipomoea batatas (L.) Lam.

凭证标本：兴安县普查队450325140920004LY（GCMG、CMMI）

功效：根，补中、生津、止血、排脓。

功效来源：《全国中草药汇编》

牵牛 牵牛子

Ipomoea nil (L.) Roth

凭证标本：兴安县普查队450325131001019LY（GCMG、CMMI）

功效：成熟种子，利尿通便、祛痰逐饮、消积杀虫。

功效来源：《中华本草》

圆叶牵牛 牵牛子

Ipomoea purpurea (L.) Roth

凭证标本：兴安县普查队450325140825002LY（GCMG、CMMI）

功效：成熟种子，利尿通便、祛痰逐饮、消积杀虫。

功效来源：《中华本草》

茑萝松

Ipomoea quamoclit L.

凭证标本：兴安县普查队450325140914002LY（GCMG、CMMI）

功效：根，用于头痛和作泻剂。

功效来源：《药用植物辞典》

鱼黄草属 *Merremia* Dennst. ex Endl.

篱栏网 篱栏子

Merremia hederacea (Burm. f.) Hallier f.

凭证标本：兴安县普查队450325140922010LY（GCMG、CMMI）

功效：种子、全株，清热、利咽、凉血。

功效来源：《广西壮族自治区壮药质量标准 第一卷》（2008年版）

252. 玄参科 Scrophulariaceae

毛麝香属 *Adenosma* R. Br.

毛麝香 黑头茶

Adenosma glutinosum (L.) Druce

功效：全草，祛风止痛、散瘀消肿、解毒止痒。

功效来源：《广西中药材标准 第二册》（1996年版）

注：《广西植物名录》有记载。

球花毛麝香 大头陈

Adenosma indianum (Lour.) Merr.

凭证标本：兴安采集队295（IBK）

功效：全草，疏风解表、化湿消滞。

功效来源：《广西壮族自治区壮药质量标准 第一卷》（2008年版）

黑草属 *Buchnera* L.

黑草 鬼羽箭

Buchnera cruciata Buch.-Ham. ex D. Don

功效：全草，清热解毒、凉血止血。

功效来源：《中华本草》

注：《广西植物名录》有记载。

鞭打绣球属 *Hemiphragma* Wall.

齿状鞭打绣球

Hemiphragma heterophyllum Wall. var. *dentatum* (Elmer) T. Yamaz.

凭证标本：兴安县普查队450325140928008LY（GCMG、CMMI）

功效：全草，活血调经、舒筋活络、祛风除湿、益气止痛。

功效来源：《药用植物辞典》

石龙尾属 *Limnophila* R. Br.

抱茎石龙尾

Limnophila connata (Buch.-Ham. ex D. Don) Hand.-Mazz.

凭证标本：兴安采集队215（IBK）

功效：全草，清热解毒、利湿消肿。

功效来源：《药用植物辞典》

母草属 *Lindernia* All.

长蒴母草 鸭嘴癀

Lindernia anagallis (Burm. f.) Pennell

凭证标本：兴安县普查队450325140816021LY（GCMG、CMMI）

功效：全草，清热利湿、解毒消肿。

功效来源：《全国中草药汇编》

泥花草 水虾子草

Lindernia antipoda (L.) Alston

功效：全草，清热、解毒、消肿。

功效来源：《全国中草药汇编》

注：《广西植物名录》有记载。

母草

Lindernia crustacea (L.) F. Muell.

凭证标本：兴安县普查队450325140712002LY（GCMG、CMMI）

功效：全草，清热利湿、活血止痛。

功效来源：《中华本草》

旱田草

Lindernia ruellioides (Colsm.) Pennell

凭证标本：兴安县普查队450325140905005LY（GCMG、CMMI）

功效：全草，理气活血、消肿止痛。

功效来源：《广西壮族自治区壮药质量标准 第三卷》（2017年版）

通泉草属 *Mazus* Lour.

匍茎通泉草

Mazus miquelii Makino

凭证标本：兴安县普查队450325131004036LY（GCMG、CMMI）

功效：全草，止痛、健胃、解毒。

功效来源：《药用植物辞典》

通泉草

Mazus pumilus (Burm. f.) Steenis

功效：全草，清热解毒、消炎消肿、利尿、止痛、健胃消积。

功效来源：《药用植物辞典》

注：《广西植物名录》有记载。

沟酸浆属 *Mimulus* L.

尼泊尔沟酸浆

Mimulus tenellus Bunge var. *nepalensis* (Benth.) P. C. Tsoong

凭证标本：兴安县普查队450325130419139LY（GCMG、CMMI）

功效：全草，清热解毒、利湿。

功效来源：《药用植物辞典》

泡桐属 *Paulownia* Sieb. et Zucc.

白花泡桐 泡桐叶

Paulownia fortunei (Seem.) Hemsl.

凭证标本：李光照 12057（IBK）

功效：叶，清热解毒、止血消肿。

功效来源：《中华本草》

台湾泡桐

Paulownia kawakamii Ito

凭证标本：兴安县普查队450325130421163LY（GCMG、CMMI）

功效：树皮，解毒消肿、止血。

功效来源：《中华本草》

马先蒿属 *Pedicularis* L.

亨氏马先蒿 凤尾参

Pedicularis henryi Maxim.

凭证标本：钟济新 83435（IBK）

功效：根，补气血、强筋骨、健脾胃。

功效来源：《中华本草》

粗茎返顾马先蒿

Pedicularis resupinata L. subsp. *crassicaulis* (Vaniot ex Bonati) P. C. Tsoong

凭证标本：兴安县普查队450325160827001LY（GCMG、CMMI）

功效：根，行气、止痛。

功效来源：《药用植物辞典》

阴行草属 *Siphonostegia* Benth.

阴行草 金钟茵陈

Siphonostegia chinensis Benth.

凭证标本：兴安县普查队450325140824007LY（GCMG、CMMI）

功效：全草，清热利湿、凉血止血、祛瘀止痛。

功效来源：《中华本草》

独脚金属 *Striga* Lour.

独脚金

Striga asiatica (L.) O. Kuntze

功效：全草，清肝、健脾、消积、杀虫。

功效来源：《广西中药材标准》（第一册）

注：《广西植物名录》有记载。

蝴蝶草属 *Torenia* L.

光叶蝴蝶草 水韩信草

Torenia asiatica L.

凭证标本：兴安县普查队450325131001015LY（GCMG、CMMI）

功效：全株，清热利湿、解毒、散瘀。

功效来源：《中华本草》

紫萼蝴蝶草

Torenia violacea (Azaola ex Blanco) Pennell

凭证标本：兴安采集队 222（IBK）

功效：全草，清热解毒、利湿、止咳化痰。

功效来源：《药用植物辞典》

婆婆纳属 *Veronica* L.

多枝婆婆纳

Veronica javanica Blume

凭证标本：兴安县普查队450325130419131LY（GCMG、CMMI）

功效：全草，祛风散热、解毒消肿。

功效来源：《全国中草药汇编》

蚊母草 仙桃草

Veronica peregrina L.

凭证标本：兴安县普查队450325130419128LY（GCMG、CMMI）

功效：带虫瘿的全草，活血、止血、消肿、止痛。

功效来源：《全国中草药汇编》

阿拉伯婆婆纳 灯笼婆婆纳

Veronica persica Poir.

凭证标本：兴安县普查队450325130419119LY（GCMG、CMMI）

功效：全草，解热毒。

功效来源：《全国中草药汇编》

水苦荬

Veronica undulata Wall.

凭证标本：兴安县普查队450325150525027LY（GCMG、CMMI）

功效：带虫瘿果的全草，活血止血、解毒消肿。

功效来源：《全国中草药汇编》

腹水草属 *Veronicastrum* Heist. ex Fabr.

四方麻

Veronicastrum caulopterum (Hance) T. Yamaz.

凭证标本：兴安县普查队450325140922014LY（GCMG、CMMI）

功效：全草，清热解毒、消肿止痛。

功效来源：《全国中草药汇编》

大叶腹水草

Veronicastrum robustum (Diels) D. Y. Hong subsp. *grandifolium* T. L. Chin et D. Y. Hong

凭证标本：李光照10974（IBK）

功效：叶，祛风除湿、散瘀止痛。

功效来源：《药用植物辞典》

腹水草

Veronicastrum stenostachyum T. Yamaz. subsp. *plukenetii* (T. Yamaz.) D. Y. Hong

凭证标本：兴安县普查队450325140913024LY（GCMG、CMMI）

功效：全草，利尿消肿、散瘀解毒。

功效来源：《药用植物辞典》

253. 列当科 Orobanchaceae

野菰属 *Aeginetia* L.

野菰

Aeginetia indica L.

凭证标本：兴安采集队246（IBK）

功效：全草，解毒消肿、清热凉血。

功效来源：《全国中草药汇编》

256. 苦苣苔科 Gesneriaceae

芒毛苣苔属 *Aeschynanthus* Jack

黄杨叶芒毛苣苔

Aeschynanthus buxifolius Hemsl.

凭证标本：钟济新83581（IBK）

功效：全草，用于蛇虫咬伤。

功效来源：《药用植物辞典》

报春苣苔属 *Primulina* Hance

羽裂报春苣苔

Henckelia anachoreta (Hance) D. J. Middleton et Mich. Möller

凭证标本：兴安县普查队450325140924027LY（GCMG、CMMI）

功效：全草，用于咳嗽。

功效来源：《广西中药资源名录》

牛耳朵 牛耳岩白菜

Primulina eburnea (Hance) Yin Z. Wang

凭证标本：兴安县普查队450325130511194LY（GCMG、CMMI）

功效：根状茎、全草，清肺止咳、凉血止血、解毒消痈。

功效来源：《中华本草》

蚂蟥七 石蜈蚣

Primulina fimbrisepala (Hand.-Mazz.) Yin Z. Wang

凭证标本：兴安县普查队450325140913027LY（GCMG、CMMI）

功效：根状茎、全草，清热利湿、行滞消积、止血活血、解毒消肿。

功效来源：《中华本草》

桂林报春苣苔

Primulina gueilinensis (W. T. Wang) Yin Z. Wang et Yan Liu

凭证标本：兴安县普查队450325140825023LY（GCMG、CMMI）

功效：根状茎、叶，用于咳嗽，外用治跌打损伤。

功效来源：《广西药用植物名录》

羽裂报春苣苔

Primulina pinnatifida (Hand.-Mazz.) Yin Z. Wang

凭证标本：兴安县普查队450325140906012LY（GCMG、CMMI）

功效：全草，用于痢疾、跌打损伤。

功效来源：《广西药用植物名录》

半蒴苣苔属 *Hemiboea* C. B. Clarke

贵州半蒴苣苔

Hemiboea cavaleriei H. Lévl.

凭证标本：兴安县普查队450325140926008LY（GCMG、CMMI）

功效：全草，清热解毒、利尿除湿。

功效来源：《药用植物辞典》

半蒴苣苔 降龙草

Hemiboea subcapitata C. B. Clarke

凭证标本：兴安县普查队450325131004035LY（GCMG、CMMI）

功效：全草，清暑、利湿、解毒。

功效来源：《中华本草》

吊石苣苔属 *Lysionotus* D. Don

吊石苣苔 石吊兰

Lysionotus pauciflorus Maxim.

凭证标本：兴安县普查队450325121201030LY（GCMG、CMMI）

功效：全株，清热利湿、祛痰止咳、活血调经。

功效来源：《中国药典》

马铃苣苔属 *Oreocharis* Benth.

长瓣马铃苣苔

Oreocharis auricula (S. Moore) C. B. Clarke

凭证标本：兴安县普查队450325150721028LY（GCMG、CMMI）

功效：全草，凉血止血、清热解毒。

功效来源：《中华本草》

大叶石上莲

Oreocharis benthamii C. B. Clarke

凭证标本：兴安县普查队450325140712005LY（GCMG、CMMI）

功效：全草，用于跌打损伤、咳嗽。

功效来源：《广西药用植物名录》

石上莲

Oreocharis benthamii C. B. Clarke var. *reticulata* Dunn

凭证标本：李树刚等3—163（IBK）

功效：叶，外用治湿疹。

功效来源：《广西药用植物名录》

绢毛马铃苣苔

Oreocharis sericea (H. Lév.) H. Lév.

凭证标本：谢福惠等3-163（IBK）

功效：全草，用于无名肿毒。

功效来源：《药用植物辞典》

湘桂马铃苣苔

Oreocharis xiangguiensis W. T. Wang et K. Y. Pan

功效：全草，用于跌打损伤。

功效来源：《药用植物辞典》

注：《广西植物名录》有记载。

蛛毛苣苔属 *Paraboea* (C. B. Clarke) Ridl.

锈色蛛毛苣苔

Paraboea rufescens (Franch.) B. L. Burtt

凭证标本：兴安县普查队450325160421005LY（GCMG、CMMI）

功效：全草，用于感冒，止咳、解毒、镇痛、生肌、固脱。

功效来源：《药用植物辞典》

石山苣苔属 *Petrocodon* Hance

石山苣苔

Petrocodon dealbatus Hance

凭证标本：兴安县普查队450325140925009LY（GCMG、CMMI）

功效：全草，用于肺热咳嗽、吐血、肿痛、出血。

功效来源：《药用植物辞典》

257. 紫葳科 Bignoniaceae

凌霄属 *Campsis* Lour.

凌霄 凌霄花

Campsis grandiflora (Thunb.) K. Schum.

凭证标本：兴安县普查队450325130822006LY（GCMG、CMMI）

功效：干燥花，活血通经、凉血祛风。

功效来源：《中国药典》（2020年版）

梓属 *Catalpa* Scop.

梓

Catalpa ovata G. Don

功效：根，用于湿热黄疸、咳嗽痰多、外用治小儿热痱；有小毒。

功效来源：《广西中药资源名录》

注：常见栽培物种。

硬骨凌霄属 *Tecomaria* Spach

硬骨凌霄

Tecomaria capensis (Thunb.) Spach

功效：茎、叶，散瘀消肿。花，通经利尿。

功效来源：《全国中草药汇编》

注：常见栽培物种。

258. 胡麻科 Pedaliaceae

胡麻属 *Sesamum* L.

芝麻 黑芝麻

Sesamum indicum L.

凭证标本：兴安县普查队450325140816001LY（GCMG、CMMI）

功效：种子，补益肝肾、养血益精、润肠通便。

功效来源：《中华本草》

259. 爵床科 Acanthaceae

穿心莲属 *Andrographis* Wall. ex Nees

穿心莲

Andrographis paniculata (Burm. f.) Nees

功效：地上部分，清热解毒、凉血、消肿。

功效来源：《中国药典》（2020年版）

注：《广西植物名录》有记载。

白接骨属 *Asystasiella* Lindau

白接骨

Asystasiella neesiana (Wall.) Lindau

凭证标本：兴安县普查队450325131003002LY（GCMG、CMMI）

功效：全草，化瘀止血、续筋接骨、利尿消肿、清热解毒。

功效来源：《中华本草》

狗肝菜属 *Dicliptera* Juss.

狗肝菜

Dicliptera chinensis (L.) Juss.

凭证标本：余少林 900467（IBK）

功效：全草，清热、凉血、利湿、解毒。

功效来源：《广西壮族自治区壮药质量标准 第一卷》（2008年版）

喜花草属 *Eranthemum* L.

喜花草

Eranthemum pulchellum Andrews

功效：叶，清热解毒、散瘀消肿。

功效来源：《药用植物辞典》

注：常见栽培物种。

水蓑衣属 *Hygrophila* R. Br.

水蓑衣

Hygrophila salicifolia (Vahl) Nees

凭证标本：兴安县普查队450325140914006LY（GCMG、CMMI）

功效：种子，清热解毒、消肿止痛。全草，清热解毒、散瘀消肿。

功效来源：《中华本草》

爵床属 *Justicia* L.

鸭嘴花

Justicia adhatoda L.

功效：全株，祛风活血、散瘀止痛、接骨。

功效来源：《全国中草药汇编》

注：常见栽培物种。

小驳骨

Justicia gendarussa N. L. Burman

功效：干燥地上部分，祛瘀止痛、续筋接骨。

功效来源：《广西壮族自治区壮药质量标准 第一卷》（2008年版）

注：《广西植物名录》有记载。

爵床

Justicia procumbens L.

凭证标本：兴安县普查队450325121202038LY（GCMG、CMMI）

功效：全草，清热解毒、利湿消积、活血止痛。

功效来源：《中华本草》

杜根藤

Justicia quadrifaria (Nees) T. Anderson

凭证标本：兴安县普查队450325140707001LY（GCMG、CMMI）

功效：全草，清热解毒。

功效来源：《药用植物辞典》

观音草属 *Peristrophe* Nees

观音草

Peristrophe bivalvis (L.) Merr.

凭证标本：陈照宙 3027（IBK）

功效：全草，清肺止咳、散瘀止血。

功效来源：《药用植物辞典》

九头狮子草

Peristrophe japonica (Thunb.) Bremek.

凭证标本：兴安县普查队450325140722001LY（GCMG、CMMI）

功效：全草，发汗解表、清热解毒、镇痉。

功效来源：《全国中草药汇编》

紫云菜属 *Strobilanthes* Blume

肖笼鸡

Strobilanthes affinis (Griff.) Y. C. Tang

凭证标本：兴安县普查队450325130715017LY（GCMG、CMMI）

功效：全草，解毒、凉血、消肿止痛。

功效来源：《药用植物辞典》

板蓝 青黛
Strobilanthes cusia (Nees) Kuntze
凭证标本：兴安县普查队450325160425002LY（GCMG、CMMI）
功效：叶、茎经加工制得的干燥粉末、团块或颗粒，清热解毒、凉血消斑、泻火定惊。
功效来源：《中国药典》（2020年版）

球花马蓝 温大青
Strobilanthes dimorphotricha Hance
凭证标本：兴安县普查队450325131209001LY（GCMG、CMMI）
功效：地上部分、根，清热解毒、凉血消斑。
功效来源：《中华本草》

四子马蓝
Strobilanthes tetrasperma (Champ. ex Benth.) Druce
凭证标本：兴安县普查队450325131004001LY（GCMG、CMMI）
功效：全草，清热解表、消肿、解毒疗疮。
功效来源：《药用植物辞典》

山牵牛属 *Thunbergia* Retz.
山牵牛 老鸦嘴
Thunbergia grandiflora Roxb.
功效：干燥全株，舒筋活络、散瘀消肿。
功效来源：《广西壮族自治区壮药质量标准 第一卷》（2008年版）
注：《广西植物名录》有记载。

263. 马鞭草科 Verbenaceae
紫珠属 *Callicarpa* L.
紫珠 珍珠风子
Callicarpa bodinieri Lévl.
凭证标本：兴安县普查队450325130525204LY（GCMG、CMMI）
功效：果实，发表散寒。
功效来源：《中华本草》

白棠子树 紫珠
Callicarpa dichotoma (Lour.) K. Koch
凭证标本：兴安县普查队450325130719023（1）LY（GCMG、CMMI）
功效：叶，收敛止血、清热解毒。
功效来源：《中华本草》

枇杷叶紫珠 牛舌癀
Callicarpa kochiana Makino
凭证标本：兴安县普查队450325140929023LY（GCMG、CMMI）
功效：根、茎、叶，祛风除湿、活血止血。

功效来源：《中华本草》

广东紫珠 金刀菜
Callicarpa kwangtungensis Chun
凭证标本：兴安县普查队450325130822005LY（GCMG、CMMI）
功效：茎、叶，止血、止痛。
功效来源：《中华本草》

尖萼紫珠
Callicarpa loboapiculata F. P. Metcalf
凭证标本：余少林 900491（IBK）
功效：叶，外用治体癣。
功效来源：《广西中药资源名录》

长柄紫珠
Callicarpa longipes Dunn
凭证标本：兴安县普查队450325130717006LY（GCMG、CMMI）
功效：叶，祛风除湿、止血。
功效来源：《药用植物辞典》

大叶紫珠
Callicarpa macrophylla Vahl
功效：干燥叶、带叶嫩枝，散瘀止血、消肿止痛。
功效来源：《广西壮族自治区壮药质量标准 第三卷》（2017年版）
注：《广西植物名录》有记载。

狭叶红紫珠
Callicarpa rubella Lindl. f. *angustata* C. P'ei
凭证标本：陈照宙 51659（WUK）
功效：全株，止血散瘀、消炎、截疟。
功效来源：《药用植物辞典》

钝齿红紫珠
Callicarpa rubella Lindl. f. *crenata* C. P'ei
功效：根、叶、全草，清热止血、消肿止痛。
功效来源：《药用植物辞典》
注：《广西植物名录》有记载。

红紫珠
Callicarpa rubella Lindl. f. *rubella*
功效：叶、嫩枝，解毒消肿、凉血止血。
功效来源：《中华本草》
注：《广西植物名录》有记载。

莸属 *Caryopteris* Bunge
兰香草
Caryopteris incana (Thunb. ex Houtt.) Miq.
凭证标本：兴安县普查队450325131001040LY（GCMG、CMMI）

功效：全草，疏风解表、祛痰止咳、散瘀止痛。

功效来源：《药用植物辞典》

大青属 Clerodendrum L.

臭牡丹

Clerodendrum bungei Steud.

凭证标本：兴安县普查队450325130719001LY（GCMG、CMMI）

功效：茎、叶，解毒消肿、祛风除湿、降血压。

功效来源：《中华本草》

灰毛大青 大叶白花灯笼

Clerodendrum canescens Wall. ex Walp.

凭证标本：兴安县普查队450325140824015LY（GCMG、CMMI）

功效：全株，清热解毒、凉血止血。

功效来源：《中华本草》

重瓣臭茉莉

Clerodendrum chinense (Osbeck) Mabb.

功效：根、叶，祛风除湿、化痰止咳、活血消肿。

功效来源：《药用植物辞典》

注：《广西植物名录》有记载。

大青 路边青

Clerodendrum cyrtophyllum Turcz.

凭证标本：兴安县普查队450325130721003LY（GCMG、CMMI）

功效：干燥全株，清热解毒、凉血、利湿。

功效来源：《广西壮族自治区壮药质量标准 第二卷》（2011年版）

白花灯笼

Clerodendrum fortunatum L.

功效：根、全株，清热解毒、止咳定痛。

功效来源：《全国中草药汇编》

注：《广西植物名录》有记载。

赪桐

Clerodendrum japonicum (Thunb.) Sweet

凭证标本：钟济新81799（IBK）

功效：地上部分，清肺热、散瘀肿、凉血、止血、利尿通便。

功效来源：《广西壮族自治区壮药质量标准 第二卷》（2011年版）

尖齿臭茉莉 过墙风

Clerodendrum lindleyi Decne. ex Planch.

凭证标本：陈照宙51427（IBK）

功效：全株，祛风除湿、活血消肿。

功效来源：《中华本草》

海通

Clerodendrum mandarinorum Diels

凭证标本：兴安县普查队450325130719009LY（GCMG、CMMI）

功效：根、枝、叶，清热解毒、通经活络、祛风除痹、利尿。

功效来源：《药用植物辞典》

假连翘属 Duranta L.

假连翘

Duranta erecta L.

功效：叶、果实，散热透邪、行血祛瘀、止痛、杀虫、解毒消肿。

功效来源：《全国中草药汇编》

注：常见栽培物种。

马缨丹属 Lantana L.

马缨丹 五色梅

Lantana camara L.

凭证标本：李光照63469（IBK）

功效：根、花、叶，清热泻火、解毒散结。

功效来源：《中华本草》

豆腐柴属 Premna L.

豆腐柴

Premna microphylla Turcz.

凭证标本：兴安县普查队450325140524021LY（GCMG、CMMI）

功效：根、茎、叶，清热解毒。

功效来源：《中华本草》

马鞭草属 Verbena L.

马鞭草

Verbena officinalis L.

凭证标本：兴安县普查队450325140525021LY（GCMG、CMMI）

功效：地上部分，活血散瘀、解毒、利尿、退黄、截疟。

功效来源：《中国药典》（2020年版）

牡荆属 Vitex L.

牡荆 五指柑

Vitex negundo L. var. *cannabifolia* (Sieb. et Zucc.) Hand.-Mazz.

凭证标本：兴安县普查队450325131005015LY（GCMG、CMMI）

功效：全株，祛风解表、止咳化痰、理气止痛。

功效来源：《广西壮族自治区壮药质量标准 第一卷》（2008年版）

黄荆 五指柑

Vitex negundo L.

凭证标本：兴安县普查队450325130821004LY（GCMG、CMMI）

功效：全株，祛风解表、止咳化痰、理气止痛。

功效来源：《广西壮族自治区壮药质量标准 第一卷》（2008年版）

263a. 透骨草科 Phrymaceae

透骨草属 *Phryma* L.

透骨草 毒蛆草

Phryma leptostachya L. subsp. *asiatica* (Hara) Kitamura

凭证标本：兴安县普查队450325140915002LY（GCMG、CMMI）

功效：全草、叶，清热利湿、活血消肿。

功效来源：《全国中草药汇编》

264. 唇形科 Labiatae

筋骨草属 *Ajuga* L.

金疮小草 白毛夏枯草

Ajuga decumbens Thunb.

凭证标本：兴安县普查队450325140925004LY（GCMG、CMMI）

功效：全草，清热解毒、化痰止咳、凉血散血。

功效来源：《中华本草》

广防风属 *Anisomeles* R. Br.

广防风

Anisomeles indica (L.) Kuntze

凭证标本：兴安县普查队450325140816034LY（GCMG、CMMI）

功效：全草，祛风解表、理气止痛。

功效来源：《药用植物辞典》

毛药花属 *Bostrychanthera* Benth.

毛药花

Bostrychanthera deflexa Benth.

凭证标本：兴安县普查队450325140915006LY（GCMG、CMMI）

功效：全草，清热解毒、活血止痛。

功效来源：《药用植物辞典》

肾茶属 *Clerodendranthus* Kudo

肾茶 猫须草

Clerodendranthus spicatus (Thunb.) C. Y. Wu ex H. W. Li

功效：茎、叶，清热祛湿、排石利尿。

功效来源：《全国中草药汇编》

注：《广西植物名录》有记载。

风轮菜属 *Clinopodium* L.

风轮菜 断血流

Clinopodium chinense (Benth.) O. Kuntze

凭证标本：兴安县普查队450325121024008LY（GCMG、CMMI）

功效：全草，收敛止血。

功效来源：《中国药典》（2020年版）

细风轮菜

Clinopodium gracile (Benth.) Matsum.

凭证标本：兴安县普查队450325130418076LY（GCMG、CMMI）

功效：全草，清热解毒、消肿止痛、凉血止痢、祛风止痒、止血。

功效来源：《药用植物辞典》

香薷属 *Elsholtzia* Willd.

紫花香薷

Elsholtzia argyi H. Lév.

凭证标本：兴安县普查队450325151108001LY（GCMG、CMMI）

功效：全草，祛风、散寒解表、发汗、解暑、利尿、止咳。

功效来源：《药用植物辞典》

香薷 土香薷

Elsholtzia ciliata (Thunb.) Hyland.

凭证标本：兴安县普查队450325141017015LY（GCMG、CMMI）

功效：全草，发汗、解暑、利尿。

功效来源：《全国中草药汇编》

水香薷

Elsholtzia kachinensis Prain

凭证标本：兴安县普查队450325151026007LY（GCMG、CMMI）

功效：全草，消食健胃。

功效来源：《药用植物辞典》

小野芝麻属 *Galeobdolon* Adans.

小野芝麻 地绵绵

Galeobdolon chinense (Benth.) C. Y. Wu

凭证标本：兴安县普查队450325150425012LY（GCMG、CMMI）

功效：块根，用于外伤止血。

功效来源：《全国中草药汇编》

活血丹属 *Glechoma* L.

活血丹 连钱草

Glechoma longituba (Nakai) Kuprian.

凭证标本：兴安县普查队450325140922002LY（GCMG、

CMMI）

功效：地上部分，利湿通淋、清热解毒、散瘀消肿。

功效来源：《广西壮族自治区壮药质量标准 第一卷》（2008年版）

四轮香属 *Hanceola* Kudo

四轮香

Hanceola sinensis (Hemsl.) Kudo

凭证标本：兴安县普查队450325131027011LY（GCMG、CMMI）

功效：全草，清热解毒、消肿止痛。

功效来源：《中华本草》

香茶菜属 *Isodon* (Benth.) Kudo

香茶菜

Isodon amethystoides (Benth.) H. Hara

凭证标本：兴安县普查队450325131004031LY（GCMG、CMMI）

功效：地上部分，清热利湿、活血散瘀、解毒消肿。

功效来源：《中华本草》

细锥香茶菜

Isodon coetsa (Buch.-Ham. ex D. Don) Kudo

凭证标本：兴安县普查队450325140915014LY（GCMG、CMMI）

功效：根，行血、止痛。

功效来源：《全国中草药汇编》

狭基线纹香茶菜

Isodon lophanthoides (Buch.-Ham. ex D. Don) H. Hara var. *gerardianus* (Benth.) H. Hara

凭证标本：兴安采集队 267（IBK）

功效：全草、根，清热利湿。

功效来源：《药用植物辞典》

显脉香茶菜

Isodon nervosus (Hemsl.) Kudo

凭证标本：兴安县普查队450325150925005LY（GCMG、CMMI）

功效：全草，清热利湿、解毒。

功效来源：《全国中草药汇编》

益母草属 *Leonurus* L.

益母草

Leonurus japonicus Houtt.

凭证标本：兴安县普查队450325140525006LY（GCMG、CMMI）

功效：地上部分，活血调经、利尿消肿、清热解毒。

功效来源：《中国药典》（2020年版）

地笋属 *Lycopus* L.

硬毛地笋 泽兰

Lycopus lucidus Turcz. ex Benth. var. *hirtus* Regel

凭证标本：兴安县普查队450325140906041LY（GCMG、CMMI）

功效：地上部分，活血调经、祛瘀消痈、利尿消肿。

功效来源：《中国药典》（2020年版）

龙头草属 *Meehania* Britton

梗花华西龙头草

Meehania fargesii (Levl.) C. Y. Wu var. *pedunculata* (Hemsl.) C. Y. Wu

凭证标本：钟济新 83499（IBK）

功效：根、叶，外用治牙痛、痈疮肿毒。

功效来源：《广西中药资源名录》

蜜蜂花属 *Melissa* L.

蜜蜂花

Melissa axillaris (Benth.) Bakh. f.

凭证标本：兴安县普查队450325140915013LY（GCMG、CMMI）

功效：全草，清热解毒、收敛止血、疏风止痒。

功效来源：《药用植物辞典》

薄荷属 *Mentha* L.

薄荷

Mentha canadensis L.

凭证标本：兴安县普查队450325140906040LY（GCMG、CMMI）

功效：地上部分，疏散风热、清利头目、利咽、透疹、疏肝行气。

功效来源：《中国药典》（2020年版）

石荠苎属 *Mosla* (Benth.) Buch.-Ham. ex Maxim.

石香薷 香薷

Mosla chinensis Maxim.

凭证标本：兴安县普查队450325140826013LY（GCMG、CMMI）

功效：地上部分，发汗解表、和中利湿。

功效来源：《中国药典》（2020年版）

小鱼仙草 热痱草

Mosla dianthera (Buch.-Ham. ex Roxb.) Maxim.

凭证标本：兴安县普查队450325140817015LY（GCMG、CMMI）

功效：全草，发表消暑、利湿和中、消肿止血、散风止痒。

功效来源：《中华本草》

石荠苎 小鱼仙草

Mosla scabra (Thunb.) C. Y. Wu et H. W. Li

凭证标本：兴安县普查队450325141009014LY（GCMG、CMMI）

功效：全草，疏风解表、清暑除湿、解毒止痒。

功效来源：《广西中药材标准 第一册》（1990年版）

罗勒属 *Ocimum* L.
罗勒 九层塔
Ocimum basilicum L.

功效：全草，疏风解表、化湿和中、行气活血、解毒消肿。

功效来源：《广西中药材标准 第一册》（1990年版）

注：常见栽培物种。

疏柔毛罗勒
Ocimum basilicum L. var. *pilosum* (Willd.) Benth.

凭证标本：兴安县普查队450325140922006LY（GCMG、CMMI）

功效：全草，发汗解表、祛风除湿、散瘀止痛。

功效来源：《药用植物辞典》

牛至属 *Origanum* L.
牛至
Origanum vulgare L.

凭证标本：兴安县普查队450325131002028LY（GCMG、CMMI）

功效：全草，发汗解表、消暑化湿。

功效来源：《全国中草药汇编》

假糙苏属 *Paraphlomis* Prain
小叶假糙苏
Paraphlomis javanica (Blume) Prain var. *coronata* (Vaniot) C. Y. Wu et H. W. Li

凭证标本：兴安县普查队450325121203042LY（GCMG、CMMI）

功效：全草、根，滋阴润燥、止咳、调经补血。

功效来源：《药用植物辞典》

紫苏属 *Perilla* L.
回回苏
Perilla frutescens (L.) Britton var. *crispa* (Thunb.) Hand. -Mazz.

凭证标本：兴安采集队 229（IBK）

功效：果实（苏子），下气消痰、平喘润肺、宽肠。叶，发表散寒、理气和胃。茎，理气、舒郁、止痛、安胎。

功效来源：《药用植物辞典》

紫苏
Perilla frutescens (L.) Britton

凭证标本：兴安县普查队450325121025012LY（GCMG、CMMI）

功效：果实，降气化痰、止咳平喘、润肠通便。茎，理气宽中、止痛、安胎。

功效来源：《中国药典》（2020年版）

野生紫苏
Perilla frutescens (L.) Britton var. *purpurascens* (Hayata) H. W. Li

凭证标本：兴安县普查队450325121129020LY（GCMG、CMMI）

功效：根、近根老茎，除风散寒、祛痰降气。茎，理气宽中。

功效来源：《药用植物辞典》

刺蕊草属 *Pogostemon* Desf.
广藿香
Pogostemon cablin (Blanco) Benth.

功效：地上部分，芳香化浊、开胃止呕、发表解暑。

功效来源：《中国药典》（2020年版）

注：《广西植物名录》有记载。

夏枯草属 *Prunella* L.
夏枯草
Prunella vulgaris L.

凭证标本：兴安县普查队450325130511177LY（GCMG、CMMI）

功效：果穗，清肝泻火、明目、散结消肿。

功效来源：《中国药典》（2020年版）

鼠尾草属 *Salvia* L.
华鼠尾草 石见穿
Salvia chinensis Benth.

凭证标本：兴安县普查队450325151017002LY（GCMG、CMMI）

功效：全草，活血化瘀、清热利湿、散结消肿。

功效来源：《中华本草》

荔枝草
Salvia plebeia R. Br.

凭证标本：兴安县普查队450325130419150LY（GCMG、CMMI）

功效：全草，清热解毒、利尿消肿。

功效来源：《中华本草》

长冠鼠尾草 红骨参
Salvia plectranthoides Griff.

功效：根，活血调经。

功效来源：《全国中草药汇编》

注：《广西植物名录》有记载。

红根草

Salvia prionitis Hance

凭证标本：兴安县普查队450325130717007LY（GCMG、CMMI）

功效：全草，散风热、利咽喉。

功效来源：《全国中草药汇编》

硬毛地埂鼠尾草

Salvia scapiformis Hance var. *hirsuta* Stib.

凭证标本：李光照等63225（IBK）

功效：全草，用于衄血、哮喘、月经不调、崩漏、产后流血过多。

功效来源：《广西中药资源名录》

黄芩属 *Scutellaria* L.

半枝莲

Scutellaria barbata D. Don

凭证标本：兴安县普查队450325130419151LY（GCMG、CMMI）

功效：全草，清热解毒、散瘀止血、利尿消肿。

功效来源：《广西壮族自治区壮药质量标准　第二卷》（2011年版）

韩信草

Scutellaria indica L.

凭证标本：兴安县普查队450325160409008LY（GCMG、CMMI）

功效：全草，祛风活血、解毒止痛。

功效来源：《中药大辞典》

小叶韩信草 韩信草小叶变种

Scutellaria indica L. var. *parvifolia* Makino

凭证标本：李光照12044（IBK）

功效：全草，外用治跌打肿痛、蛇咬伤。

功效来源：《广西中药资源名录》

缩茎韩信草

Scutellaria indica L. var. *subacaulis* (Sun ex C. H. Hu) C. Y. Wu et C. Chen

功效：全草，清热解毒、消肿止痛。

功效来源：《药用植物辞典》

注：《广西植物名录》有记载。

筒冠花属 *Siphocranion* Kudo

光柄筒冠花

Siphocranion nudipes (Hemsl.) Kudo

凭证标本：兴安县普查队450325140915011LY（GCMG、CMMI）

功效：茎、叶，外用治痈疮肿毒。

功效来源：《药用植物辞典》

水苏属 *Stachys* L.

地蚕

Stachys geobombycis C. Y. Wu

凭证标本：兴安县普查队450325150425010LY（GCMG、CMMI）

功效：根状茎、全草，益肾润肺、补血消疳。

功效来源：《中华本草》

细柄针筒菜

Stachys oblongifolia Benth. var. *leptopoda* (Hayata) C. Y. Wu

凭证标本：李光照11584（IBK）

功效：全草，用于小儿疳积、肺结核咳嗽。

功效来源：《广西中药资源名录》

针筒菜

Stachys oblongifolia Benth.

凭证标本：兴安县普查队450325140907017LY（GCMG、CMMI）

功效：全草、根，补中益气、止血生肌。

功效来源：《药用植物辞典》

香科科属 *Teucrium* L.

穗花香科科

Teucrium japonicum Willd.

凭证标本：兴安县普查队450325140905025LY（GCMG、CMMI）

功效：全草，发表散寒。

功效来源：《药用植物辞典》

庐山香科科

Teucrium pernyi Franch.

凭证标本：兴安县普查队450325151026006LY（GCMG、CMMI）

功效：全草，清热解毒、凉肝活血。

功效来源：《中华本草》

铁轴草

Teucrium quadrifarium Buch.-Ham. ex D. Don

凭证标本：李光照11108（IBK）

功效：全草、根、叶，利湿消肿、祛风解暑、凉血解毒。

功效来源：《中华本草》

血见愁 山藿香

Teucrium viscidum Blume

功效：全草，解毒消肿、凉血止血。

功效来源：《中华本草》

注：《广西植物名录》有记载。

266. 水鳖科 Hydrocharitaceae

黑藻属 *Hydrilla* Rich.

黑藻

Hydrilla verticillata (L. f.) Royle

凭证标本：兴安采集队 16（IBK）

功效：全草，清热解毒、利尿祛湿。

功效来源：《药用植物辞典》

267. 泽泻科 Alismataceae

慈姑属 *Sagittaria* L.

慈姑

Sagittaria trifolia L. var. *sinensis* (Sims) Makino

功效：球茎，活血凉血、止咳通淋、散结解毒。

功效来源：《中华本草》

注：《广西植物名录》有记载。

野慈姑

Sagittaria trifolia L.

凭证标本：兴安县普查队450325130821005LY（GCMG、CMMI）

功效：球茎，用于哮喘、狂犬咬伤。

功效来源：《广西中药资源名录》

280. 鸭跖草科 Commelinaceae

鸭跖草属 *Commelina* L.

饭包草

Commelina benghalensis L.

凭证标本：兴安县普查队450325130717001LY（GCMG、CMMI）

功效：全草，清热解毒、利湿消肿。

功效来源：《全国中草药汇编》

鸭跖草

Commelina communis L.

凭证标本：兴安县普查队450325130719007LY（GCMG、CMMI）

功效：干燥地上部分，清热泻火、解毒、利尿消肿。

功效来源：《中国药典》（2020年版）

聚花草属 *Floscopa* Lour.

聚花草

Floscopa scandens Lour.

凭证标本：兴安县普查队450325121129023LY（GCMG、CMMI）

功效：全草，清热解毒、利尿。

功效来源：《中华本草》

水竹叶属 *Murdannia* Royle

牛轭草

Murdannia loriformis (Hassk.) R. S. Rao et Kammathy

凭证标本：兴安县普查队450325140712018LY（GCMG、CMMI）

功效：全草，清热止咳、解毒、利尿。

功效来源：《中华本草》

裸花水竹叶 红毛草

Murdannia nudiflora (L.) Brenan

凭证标本：李光照 12020（IBK）

功效：全草，清肺止咳、凉血止血。

功效来源：《全国中草药汇编》

水竹叶

Murdannia triquetra (Wall. ex C. B. Clarke) Brückner

凭证标本：兴安县普查队450325131001008LY（GCMG、CMMI）

功效：全草，清热解毒、利尿。

功效来源：《中华本草》

杜若属 *Pollia* Thunb.

杜若 竹叶莲

Pollia japonica Thunb.

凭证标本：兴安县普查队450325130715011LY（GCMG、CMMI）

功效：根状茎、全草，清热利尿、解毒消肿。

功效来源：《中华本草》

竹叶吉祥草属 *Spatholirion* Ridl.

竹叶吉祥草

Spatholirion longifolium (Gagnep.) Dunn

凭证标本：兴安县普查队450325131029005LY（GCMG、CMMI）

功效：花序，调经、止痛。

功效来源：《全国中草药汇编》

竹叶子属 *Streptolirion* Edgew.

竹叶子

Streptolirion volubile Edgeworth

凭证标本：兴安县普查队450325140923014LY（GCMG、CMMI）

功效：全草，祛风除湿、养阴、清热解毒、利尿。

功效来源：《药用植物辞典》

285. 谷精草科 Eriocaulaceae

谷精草属 *Eriocaulon* L.

谷精草

Eriocaulon buergerianum Koern.

凭证标本：兴安采集队 239（IBK）

功效：花序，疏散风热、明目退翳。

功效来源：《中国药典》（2020年版）

287. 芭蕉科 Musaceae
芭蕉属 *Musa* L.
大蕉
Musa × *paradisiaca* L.
功效：果实，止渴、润肺、解酒、清脾滑肠。
功效来源：《药用植物辞典》
注：常见栽培物种。

野蕉 山芭蕉子
Musa balbisiana Colla
凭证标本：兴安采集队 171（IBK）
功效：种子，破瘀血、通大便。
功效来源：《中华本草》

290. 姜科 Zingiberaceae
山姜属 *Alpinia* Roxb.
山姜
Alpinia japonica (Thunb.) Miq.
凭证标本：兴安县普查队450325131026014LY（GCMG、CMMI）
功效：根状茎，温中散寒、祛风活血。
功效来源：《中华本草》

华山姜
Alpinia oblongifolia Hayata
功效：根状茎，温中暖胃、散寒止痛、消食、除风湿、解疮毒。种子，祛寒暖胃、燥湿、止呃。
功效来源：《药用植物辞典》
注：《广西植物名录》有记载。

豆蔻属 *Amomum* Roxb.
三叶豆蔻
Amomum austrosinense D. Fang
凭证标本：兴安县普查队450325130731001LY（GCMG、CMMI）
功效：果实，用于胸腹胀痛、食积不消。
功效来源：《广西中药资源名录》

闭鞘姜属 *Costus* L.
闭鞘姜 樟柳头
Costus speciosus (Koen.) Smith
凭证标本：钟济新 83620（IBK）
功效：根状茎，利尿消肿、解毒止痒。
功效来源：《中华本草》

舞花姜属 *Globba* L.
舞花姜 云南小草蔻
Globba racemosa Sm.
凭证标本：兴安县普查队450325130715007LY（GCMG、CMMI）
功效：果实，健胃消食。

功效来源：《中华本草》

姜属 *Zingiber* Mill.
蘘荷
Zingiber mioga (Thunb.) Roscoe
凭证标本：兴安县普查队450325140905011LY（GCMG、CMMI）
功效：根状茎，温中理气、祛风止痛、止咳平喘。
功效来源：《全国中草药汇编》

姜 生姜
Zingiber officinale Roscoe
功效：根状茎，解表散寒、温中止呕、化痰止咳、解鱼蟹毒。
功效来源：《中国药典》（2020年版）
注：常见栽培物种。

阳荷
Zingiber striolatum Diels
凭证标本：钟济新 83550（IBK）
功效：嫩茎、叶、花，用于温疟寒热、酸嘶邪气。
功效来源：《药用植物辞典》

291. 美人蕉科 Cannaceae
美人蕉属 *Canna* L.
美人蕉 蕉芋
Canna indica L.
功效：根状茎，清热利湿、解毒。
功效来源：《中华本草》
注：常见栽培物种。

292. 竹芋科 Marantaceae
竹芋属 *Maranta* L.
花叶竹芋
Maranta bicolor Ker Gawl.
功效：根状茎，清热消肿。
功效来源：《全国中草药汇编》
注：常见栽培物种。

293. 百合科 Liliaceae
粉条儿菜属 *Aletris* L.
灰鞘粉条儿菜
Aletris cinerascens F. T. Wang et T. Tang
凭证标本：李光照等 127（IBK）
功效：全草，清热、润肺、止咳。
功效来源：《药用植物辞典》

粉条儿菜
Aletris spicata (Thunb.) Franch.
凭证标本：高成芝等 42273（GXMI）

功效：根、全草，润肺止咳、养心安神、消积驱蛔。

功效来源：《全国中草药汇编》

葱属 *Allium* L.

洋葱

Allium cepa L.

功效：鳞茎，散寒、理气、解毒、杀虫。

功效来源：《药用植物辞典》

注：常见栽培物种。

薤头 薤白

Allium chinense G. Don

凭证标本：兴安县普查队450325150425001LY（GCMG、CMMI）

功效：鳞茎，通阳散结、行气导滞。

功效来源：《中国药典》（2020年版）

葱 葱白

Allium fistulosum L.

凭证标本：兴安县普查队450325130418102LY（GCMG、CMMI）

功效：鳞茎、全草，发汗解表、通阳、利尿。

功效来源：《全国中草药汇编》

韭 韭菜

Allium tuberosum Rottler ex Spreng.

凭证标本：兴安县普查队450325140825003LY（GCMG、CMMI）

功效：根，补肾、温中行气、散瘀、解毒。

功效来源：《广西壮族自治区壮药质量标准 第二卷》（2011年版）

多星韭

Allium wallichii Kunth

凭证标本：兴安县普查队450325140924019LY（GCMG、CMMI）

功效：鳞茎、全草，止血、散瘀、镇痛。

功效来源：《药用植物辞典》

芦荟属 *Aloe* L.

芦荟

Aloe vera (L.) Burm. f.

功效：叶、叶的干浸膏，用于肝经湿热、头晕、头痛、耳鸣、烦躁、便秘、小儿惊痫、疳积。花，用于咳血、吐血、尿血。

功效来源：《全国中草药汇编》

注：常见栽培物种。

天门冬属 *Asparagus* L.

天门冬 天冬

Asparagus cochinchinensis (Lour.) Merr.

凭证标本：兴安县普查队450325130511181LY（GCMG、CMMI）

功效：块根，清肺生津、养阴润燥。

功效来源：《中国药典》（2020年版）

开口箭属 *Campylandra* Baker

开口箭

Campylandra chinensis (Baker) M. N. Tamura, S. Y. Liang et Turland

凭证标本：兴安县普查队450325160421008LY（GCMG、CMMI）

功效：根状茎，清热解毒、祛风除湿、散瘀止痛。

功效来源：《中华本草》

大百合属 *Cardiocrinum* (Endl.) Lindl.

大百合 心叶百合

Cardiocrinum giganteum (Wall.) Makino

凭证标本：兴安县普查队450325150717002LY（GCMG、CMMI）

功效：鳞茎，清肺止咳、解毒。

功效来源：《全国中草药汇编》

朱蕉属 *Cordyline* Comm. ex Juss

朱蕉

Cordyline fruticosa (L.) A. Chev.

功效：花，清热化痰、凉血止血。叶、根，凉血止血、散瘀定痛。

功效来源：《中华本草》

注：常见栽培物种。

山菅属 *Dianella* Lam.

山菅 山猫儿

Dianella ensifolia (L.) DC.

凭证标本：兴安县普查队450325130721007LY（GCMG、CMMI）

功效：根状茎、全草，拔毒消肿、散瘀止痛。

功效来源：《中华本草》

竹根七属 *Disporopsis* Hance

散斑竹根七

Disporopsis aspersa (Hua) Engl. ex K. Krause

凭证标本：钟济新 83542（IBK）

功效：根状茎，补中益气、养阴润肺、生津止咳、化瘀止痛、凉血、解毒。

功效来源：《药用植物辞典》

深裂竹根七 黄脚鸡

Disporopsis pernyi (Hua) Diels

功效：根状茎，益气健脾、养阴润肺、活血舒筋。

功效来源：《中华本草》

注：《广西植物名录》有记载。

万寿竹属 *Disporum* Salisb.

万寿竹 竹叶参

Disporum cantoniense (Lour.) Merr.

凭证标本：兴安县普查队450325140630007LY（GCMG、CMMI）

功效：根状茎，祛风除湿、舒筋活血、清热、祛痰止咳。

功效来源：《中华本草》

宝铎草 竹林霄

Disporum sessile D. Don

凭证标本：兴安县普查队450325140915007LY（GCMG、CMMI）

功效：根、根状茎，清热解毒、润肺止咳、健脾消食、舒筋活络。

功效来源：《中华本草》

萱草属 *Hemerocallis* L.

萱草 萱草根

Hemerocallis fulva (L.) L.

凭证标本：兴安县普查队450325130719023LY（GCMG、CMMI）

功效：根，清热利尿、凉血止血。

功效来源：《中华本草》

玉簪属 *Hosta* Tratt.

玉簪

Hosta plantaginea (Lam.) Asch.

凭证标本：兴安县普查队450325140826031LY（GCMG、CMMI）

功效：叶、全草，清热解毒、散结消肿。

功效来源：《中华本草》

紫萼 紫玉簪

Hosta ventricosa (Salisb.) Stearn

凭证标本：兴安县普查队450325150721004LY（GCMG、CMMI）

功效：全草、根，散瘀止痛、解毒。

功效来源：《中华本草》

百合属 *Lilium* L.

野百合 百合

Lilium brownii F. E. Br. ex Miellez

凭证标本：兴安县普查队450325130719018LY（GCMG、CMMI）

功效：鳞茎，清心安神、养阴润肺。

功效来源：《中国药典》（2020年版）

卷丹 百合

Lilium tigrinum Ker-Gawl.

凭证标本：兴安县普查队450325150717001LY（GCMG、CMMI）

功效：鳞茎，养阴润肺、清心安神。

功效来源：《中国药典》（2020年版）

山麦冬属 *Liriope* Lour.

矮小山麦冬

Liriope minor (Maxim.) Makino

凭证标本：兴安县普查队450325130822007LY（GCMG、CMMI）

功效：块根，养阴生津、润肺、清心。

功效来源：《药用植物辞典》

阔叶山麦冬

Liriope muscari (Decne.) L. H. Bailey

凭证标本：兴安县普查队450325140906017LY（GCMG、CMMI）

功效：块根，养阴生津、止咳润肺、清心、养胃。

功效来源：《药用植物辞典》

山麦冬 土麦冬

Liriope spicata (Thunb.) Lour.

凭证标本：兴安县普查队450325130822008LY（GCMG、CMMI）

功效：块根，养阴生津。

功效来源：《中华本草》

沿阶草属 *Ophiopogon* Ker-Gawl.

沿阶草 麦门冬

Ophiopogon bodinieri Levl.

凭证标本：兴安县普查队450325140928050LY（GCMG、CMMI）

功效：块根，滋阴润肺、益胃生津、清心除烦。

功效来源：《中华本草》

间型沿阶草

Ophiopogon intermedius D. Don

功效：块根，清热润肺、养阴生津、止咳。

功效来源：《药用植物辞典》

注：《广西植物名录》有记载。

麦冬

Ophiopogon japonicus (L. f.) Ker-Gawl.

凭证标本：李树刚等30–36（IBK）

功效：块根，养阴生津、润肺清心。

功效来源：《中国药典》（2020年版）

狭叶沿阶草

Ophiopogon stenophyllus (Merr.) Rodrig.

凭证标本：猫儿山林区树种资源调查队0857（IBK）

功效：全草，滋阴补气、和中健胃、清热润肺、养阴生津、清心除烦。

功效来源：《药用植物辞典》

阴生沿阶草
Ophiopogon umbraticola Hance
凭证标本：钟济新 83543（IBK）
功效：块根，清热润肺、养阴生津、清心除烦。
功效来源：《药用植物辞典》

黄精属 *Polygonatum* Mill.
多花黄精 黄精
Polygonatum cyrtonema Hua
凭证标本：兴安县普查队450325140906042LY（GCMG、CMMI）
功效：根状茎，补气养阴、健脾润肺、益肾。
功效来源：《中国药典》（2020年版）

玉竹
Polygonatum odoratum (Mill.) Druce
凭证标本：兴安县普查队450325140913028LY（GCMG、CMMI）
功效：根状茎，养阴润燥、生津止渴。
功效来源：《中国药典》（2020年版）

吉祥草属 *Reineckea* Kunth
吉祥草
Reineckea carnea (Andrews) Kunth
凭证标本：兴安县普查队450325140722007LY（GCMG、CMMI）
功效：全草，清肺止咳、解毒利咽、凉血止血。
功效来源：《中华本草》

油点草属 *Tricyrtis* Wall.
油点草
Tricyrtis macropoda Miq.
凭证标本：兴安县普查队450325140915003LY（GCMG、CMMI）
功效：全草、根，补虚止咳。
功效来源：《药用植物辞典》

藜芦属 *Veratrum* L.
牯岭藜芦 藜芦
Veratrum schindleri Loes.
凭证标本：钟济新 83432（IBK）
功效：根、根状茎，涌吐风痰、杀虫。
功效来源：《中华本草》

丫蕊花属 *Ypsilandra* Franch.
丫蕊花 蛾眉石凤丹
Ypsilandra thibetica Franch.
凭证标本：兴安县普查队450325140929015LY（GCMG、CMMI）

功效：全草，清热解毒、散结、利尿。
功效来源：《中华本草》

295. 延龄草科 Trilliaceae
重楼属 *Paris* L.
华重楼 重楼
Paris polyphylla Smith. var. *chinensis* (Franch.) Hara
凭证标本：熊宗仁 42222（GXMI）
功效：根状茎，清热解毒、消肿止痛、凉肝定惊。
功效来源：《中国药典》（2020年版）

296. 雨久花科 Pontederiaceae
凤眼蓝属 *Eichhornia* Kunth
凤眼蓝 凤眼兰
Eichhornia crassipes (Mart.) Solms
凭证标本：兴安县普查队450325141010012LY（GCMG、CMMI）
功效：全草，清热解暑、利尿消肿。
功效来源：《全国中草药汇编》

雨久花属 *Monochoria* C. Presl
鸭舌草
Monochoria vaginalis (Burm. f.) C. Presl ex Kunth
凭证标本：兴安县普查队450325140924016LY（GCMG、CMMI）
功效：全草，清热解毒。
功效来源：《全国中草药汇编》

297. 菝葜科 Smilacaceae
肖菝葜属 *Heterosmilax* Kunth
肖菝葜 白土茯苓
Heterosmilax japonica Kunth
凭证标本：兴安县普查队450325130511184LY（GCMG、CMMI）
功效：块茎，清热利湿、解毒消肿。
功效来源：《中华本草》

菝葜属 *Smilax* L.
尖叶菝葜
Smilax arisanensis Hayata
凭证标本：兴安县普查队450325131006005LY（GCMG、CMMI）
功效：根状茎，清热利湿、活血。
功效来源：《药用植物辞典》

西南菝葜
Smilax biumbellata T. Koyama
功效：根状茎，祛风活血、解毒、止痛。
功效来源：《药用植物辞典》
注：《广西植物名录》有记载。

菝葜

Smilax china L.

凭证标本：兴安县普查队450325131130002LY（GCMG、CMMI）

功效：根状茎，利湿去浊、祛风除痹、解毒散瘀。

功效来源：《中国药典》（2020年版）

柔毛菝葜

Smilax chingii F. T. Wang et T. Tang

凭证标本：兴安县普查队450325131027005LY（GCMG、CMMI）

功效：根状茎，清热解毒、消肿散结。

功效来源：《药用植物辞典》

土茯苓

Smilax glabra Roxb.

凭证标本：陈照宙 51486（IBK）

功效：根状茎，除湿、解毒、通利关节。

功效来源：《中国药典》（2020年版）

折枝菝葜

Smilax lanceifolia Roxb. var. *elongata* (Warb.) F. T. Wang et Ts. Tang

凭证标本：陈照宙 51669（IBK）

功效：根状茎，解毒、除湿。

功效来源：《药用植物辞典》

凹脉菝葜

Smilax lanceifolia Roxb. var. *impressinervia* (F. T. Wang et Ts. Tang) T. Koyama

凭证标本：兴安县普查队450325131027006LY（GCMG、CMMI）

功效：根状茎，消肿止痛、祛风。

功效来源：《药用植物辞典》

马甲菝葜

Smilax lanceifolia Roxb.

凭证标本：兴安县普查队450325131004013LY（GCMG、CMMI）

功效：根状茎，用于腰膝疼痛、水肿、腹胀。

功效来源：《广西中药资源名录》

粗糙菝葜

Smilax lebrunii Levl.

凭证标本：兴安县普查队450325140906032LY（GCMG、CMMI）

功效：根状茎，消肿止痛、祛风除湿。

功效来源：《药用植物辞典》

红果菝葜

Smilax polycolea Warb.

凭证标本：广西队 442（CDBI）

功效：根状茎，解毒、消肿、利湿。

功效来源：《药用植物辞典》

牛尾菜

Smilax riparia A. DC.

凭证标本：兴安县普查队450325140712011LY（GCMG、CMMI）

功效：根、根状茎、全草，补气活血、舒筋通络、祛痰止咳。

功效来源：《广西壮族自治区壮药质量标准 第一卷》（2008年版）

短梗菝葜 铁丝灵仙

Smilax scobinicaulis C. H. Wright

凭证标本：兴安县普查队450325140826026LY（GCMG、CMMI）

功效：根状茎、根，祛风除湿、通经络。

功效来源：《全国中草药汇编》

302. 天南星科 Araceae

菖蒲属 *Acorus* L.

菖蒲 藏菖蒲

Acorus calamus L.

凭证标本：兴安县普查队450325150721030LY（GCMG、CMMI）

功效：根状茎，温胃、消炎止痛。

功效来源：《中国药典》（2020年版）

金钱蒲

Acorus gramineus Soland.

凭证标本：兴安县普查队450325130421164LY（GCMG、CMMI）

功效：根状茎，化湿开胃、开窍豁痰、醒神益智。

功效来源：《药用植物辞典》

茴香菖蒲

Acorus macrospadiceus F. N. Wei et Y. K. Li

凭证标本：兴安县普查队450325160424004LY（GCMG、CMMI）

功效：根状茎，化湿、和胃。

功效来源：《药用植物辞典》

石菖蒲

Acorus tatarinowii Schott

凭证标本：兴安县普查队450325130421155LY（GCMG、CMMI）

功效：根状茎，醒神益智、化湿开胃、开窍豁痰。

功效来源：《中国药典》（2020年版）

广东万年青属 *Aglaonema* Schott

广东万年青

Aglaonema modestum Schott ex Engl.
功效：根状茎、叶，清热凉血、消肿拔毒、止痛。
功效来源：《中华本草》
注：《广西植物名录》有记载。

海芋属 *Alocasia* (Schott) G. Don
尖尾芋 卜芥
Alocasia cucullata (Lour.) Schott
凭证标本：李光照 11783（IBK）
功效：根状茎，清热解毒、散结止痛。
功效来源：《中华本草》

磨芋属 *Amorphophallus* Blume
南蛇棒
Amorphophallus dunnii Tutcher
凭证标本：兴安县普查队450325160516003LY（GCMG、CMMI）
功效：块茎，外用治小儿麻痹后遗症。
功效来源：《广西中药资源名录》

野磨芋 魔芋
Amorphophallus variabilis Blume
凭证标本：兴安县普查队450325160421001LY（GCMG、CMMI）
功效：块茎，化痰消积、解毒散结、行瘀止痛。
功效来源：《中华本草》

雷公连属 *Amydrium* Schott
雷公连
Amydrium sinense (Engl.) H. Li
凭证标本：兴安采集队 113（IBK）
功效：全株，舒筋活络、祛瘀止痛。
功效来源：《中华本草》

天南星属 *Arisaema* Mart.
灯台莲
Arisaema bockii Engl.
凭证标本：李光照 12049（IBK）
功效：块茎，有毒；清热解毒。
功效来源：《药用植物辞典》

一把伞南星 天南星
Arisaema erubescens (Wall.) Schott
凭证标本：兴安县普查队450325150721001LY（GCMG、CMMI）
功效：块茎，散结消肿。
功效来源：《中国药典》（2020年版）

天南星
Arisaema heterophyllum Blume
凭证标本：兴安县普查队450325150425013LY（GCMG、

CMMI）
功效：块茎，散结消肿、燥湿化痰、祛风止痉。
功效来源：《中国药典》（2020年版）

湘南星
Arisaema hunanense Hand.-Mazz.
凭证标本：梁乃宽等 42190（GXMI）
功效：块茎，消肿、止痛；有毒。
功效来源：《药用植物辞典》

雪里见
Arisaema rhizomatum C. E. C. Fisch.
凭证标本：兴安县普查队450325140906028LY（GCMG、CMMI）
功效：块茎，解毒止痛、祛风、除湿。
功效来源：《全国中草药汇编》

芋属 *Colocasia* Schott
芋 芋头
Colocasia esculenta (L.) Schott
功效：花序，理气止痛、散瘀止血。根状茎，健脾补虚、散结解毒。
功效来源：《中华本草》
注：常见栽培物种。

野芋
Colocasia esculentum var. *antiquorum* (Schott) Hubbard et Rehder
凭证标本：兴安县普查队450325150805005LY（GCMG、CMMI）
功效：块茎、叶、全草，清热解毒、消肿止痛、杀虫。
功效来源：《药用植物辞典》

半夏属 *Pinellia* Ten.
半夏
Pinellia ternata (Thunb.) Breitenb.
凭证标本：兴安县普查队450325150425016LY（GCMG、CMMI）
功效：块茎，燥湿化痰、健脾和胃、消肿散结。
功效来源：《中华本草》

石柑属 *Pothos* L.
石柑子
Pothos chinensis (Raf.) Merr.
凭证标本：兴安县普查队450325140630016LY（GCMG、CMMI）
功效：全草，舒筋活络、散瘀消肿、导滞去积。
功效来源：《广西壮族自治区壮药质量标准　第三卷》（2017年版）

303. 浮萍科 Lemnaceae
浮萍属 *Lemna* L.
浮萍
Lemna minor L.
功效：全草，发汗解表、透疹止痒、利尿消肿、清热解毒。
功效来源：《中华本草》
注：《广西植物名录》有记载。

紫萍属 *Spirodela* Schleid.
紫萍 浮萍
Spirodela polyrhiza (L.) Schleiden
功效：全草，宣散风热、透疹、利尿。
功效来源：《中国药典》（2020年版）
注：《广西植物名录》有记载。

305. 香蒲科 Typhaceae
香蒲属 *Typha* L.
水烛
Typha angustifolia L.
凭证标本：兴安县普查队450325141010013LY（GCMG、CMMI）
功效：全草，润燥凉血、去脾胃伏火。
功效来源：《药用植物辞典》

306. 石蒜科 Amaryllidaceae
文殊兰属 *Crinum* L.
文殊兰
Crinum asiaticum L. var. *sinicum* (Roxb. ex Herb.) Baker
凭证标本：兴安县普查队450325141010011LY（GCMG、CMMI）
功效：叶、鳞茎，行血散瘀、消肿止痛。
功效来源：《全国中草药汇编》

石蒜属 *Lycoris* Herb.
忽地笑 铁色箭
Lycoris aurea (L'Hér.) Herb.
凭证标本：钟济新 83646（IBK）
功效：鳞茎，润肺止咳、解毒消肿。
功效来源：《中华本草》

石蒜
Lycoris radiata (L'Hér.) Herb.
凭证标本：兴安县普查队450325131004011LY（GCMG、CMMI）
功效：鳞茎，祛痰催吐、解毒散结。
功效来源：《中华本草》

葱莲属 *Zephyranthes* Herb.
葱莲 玉帘
Zephyranthes candida (Lindl.) Herb.
凭证标本：兴安县普查队450325140912004LY（GCMG、CMMI）
功效：全草，平肝息风。
功效来源：《全国中草药汇编》

307. 鸢尾科 Iridaceae
射干属 *Belamcanda* Adans.
射干
Belamcanda chinensis (L.) DC.
凭证标本：兴安县普查队450325130719017LY（GCMG、CMMI）
功效：根状茎，清热解毒、消痰利咽。
功效来源：《中国药典》（2020年版）

雄黄兰属 *Crocosmia* Planch.
雄黄兰
Crocosmia × *crocosmiiflora* (Lemoine) N. E. Br.
凭证标本：兴安县普查队450325140630018LY（GCMG、CMMI）
功效：球茎，消肿止痛。
功效来源：《中华本草》

鸢尾属 *Iris* L.
蝴蝶花
Iris japonica Thunb.
凭证标本：陈照宙 51712（IBK）
功效：全草，消肿止痛、清热解毒。
功效来源：《中华本草》

小花鸢尾 小花鸢尾根
Iris speculatrix Hance
凭证标本：兴安县普查队450325130420153LY（GCMG、CMMI）
功效：根，活血镇痛、祛风除湿。
功效来源：《中华本草》

鸢尾 鸢根
Iris tectorum Maxim.
凭证标本：李光照等 10152（IBK）
功效：根状茎，消积杀虫、破瘀行水、解毒。
功效来源：《中华本草》

310. 百部科 Stemonaceae
百部属 *Stemona* Lour.
大百部 百部
Stemona tuberosa Lour.
凭证标本：兴安县普查队450325140816009LY（GCMG、CMMI）
功效：块根，润肺、下气、止咳、杀虫灭虱。
功效来源：《中国药典》（2020年版）

311. 薯蓣科 Dioscoreaceae

薯蓣属 *Dioscorea* L.

参薯 毛薯

Dioscorea alata L.

功效：块茎，健脾止泻、益肺滋肾、解毒敛疮。

功效来源：《中华本草》

注：常见栽培物种。

黄独

Dioscorea bulbifera L.

凭证标本：兴安县普查队450325140712016LY（GCMG、CMMI）

功效：块茎，化痰、止咳、止血。

功效来源：《广西壮族自治区壮药质量标准 第三卷》（2017年版）

薯莨

Dioscorea cirrhosa Lour.

凭证标本：兴安县普查队450325141017020LY（GCMG、CMMI）

功效：块茎，活血补血、收敛固涩。

功效来源：《中华本草》

山薯

Dioscorea fordii Prain et Burkill

凭证标本：兴安县普查队450325140827001LY（GCMG、CMMI）

功效：块茎，补脾养胃、生津益肺、补肾涩精。

功效来源：《药用植物辞典》

日本薯蓣 山药

Dioscorea japonica Thunb.

凭证标本：兴安县普查队450325130715015LY（GCMG、CMMI）

功效：块茎，生津益肺、补肾涩精、补脾养胃。

功效来源：《中国药典》（2020年版）

细叶日本薯蓣

Dioscorea japonica Thunb. var. *oldhamii* Uline ex R. Knuth

凭证标本：李树刚等 43533（IBK）

功效：块茎，用于脾虚食少、久泻不止、肺虚喘咳、肾虚遗精、带下、尿频、虚热消渴。

功效来源：《广西中药资源名录》

褐苞薯蓣 山药、广山药

Dioscorea persimilis Prain et Burkill

凭证标本：兴安县普查队450325121202037LY（GCMG、CMMI）

功效：块茎，补脾养胃、生津益肺、补肾涩精。

功效来源：《广西壮族自治区壮药质量标准 第一卷》（2008年版）

薯蓣

Dioscorea polystachya Turcz.

凭证标本：陈照宙 51708（IBK）

功效：块茎，补脾养胃、生津益肺、止咳平喘、补肾涩精、止泻。珠芽，补虚损、强腰膝、益肾、食之不饥。

功效来源：《药用植物辞典》

绵萆薢

Dioscorea spongiosa J. Q. Xi, M. Mizuno et W. L. Zhao

功效：块茎，利湿去浊、祛风除痹。

功效来源：《中国药典》（2020年版）

注：《广西植物名录》有记载。

313. 龙舌兰科 Agavaceae

龙舌兰属 *Agave* L.

龙舌兰

Agave americana L.

功效：叶，解毒拔脓、杀虫、止血。

功效来源：《中华本草》

注：常见栽培物种。

314. 棕榈科 Arecaceae

蒲葵属 *Livistona* R. Br.

蒲葵 蒲葵子

Livistona chinensis (Jacq.) R. Br.

功效：成熟果实，抗癌。

功效来源：《广西中药材标准》（第二册）

注：常见栽培物种。

棕榈属 *Trachycarpus* H. Wendl.

棕榈

Trachycarpus fortunei (Hook.) H. Wendl.

凭证标本：猫儿山林区树种资源调查队 0878（IBK）

功效：叶柄，收敛止血。

功效来源：《中国药典》（2020年版）

318. 仙茅科 Hypoxidaceae

仙茅属 *Curculigo* Gaertn.

仙茅

Curculigo orchioides Gaertn.

凭证标本：兴安县普查队450325140905028LY（GCMG、CMMI）

功效：干燥根状茎，补肾壮阳、祛寒除湿。

功效来源：《广西壮族自治区壮药质量标准 第二卷》（2011年版）

小金梅草属 *Hypoxis* L.

小金梅草 野鸡草

Hypoxis aurea Lour.

凭证标本：李光照 11511（IBK）

功效：全株，温肾壮阳、理气止痛。

功效来源：《中华本草》

321. 蒟蒻薯科 Taccaceae

裂果薯属 *Schizocapsa* Hance

裂果薯 水田七

Schizocapsa plantaginea Hance

凭证标本：兴安县普查队450325140824002LY（GCMG、CMMI）

功效：块根，清热解毒、止咳祛痰、理气止痛、散瘀止血。

功效来源：《广西壮族自治区壮药质量标准 第二卷》（2011年版）

326. 兰科 Orchidaceae

无柱兰属 *Amitostigma* Schltr.

无柱兰

Amitostigma gracile (Blume) Schltr.

功效：块茎、全草，解毒、消肿、止血。

功效来源：《药用植物辞典》

注：《广西植物名录》有记载。

开唇兰属 *Anoectochilus* Blume

花叶开唇兰 金线莲

Anoectochilus roxburghii (Wall.) Lindl.

凭证标本：兴安县普查队450325140929003LY（GCMG、CMMI）

功效：干燥全草，清热解毒、祛风除湿、凉血平肝、固肾。

功效来源：《广西壮族自治区壮药质量标准 第三卷》（2017年版）

白及属 *Bletilla* Rchb. f.

黄花白及

Bletilla ochracea Schltr.

功效：块茎，收敛止血、消肿生肌。

功效来源：《药用植物辞典》

注：《广西植物名录》有记载。

虾脊兰属 *Calanthe* R. Br.

虾脊兰

Calanthe discolor Lindl.

凭证标本：兴安县普查队450325140906016LY（GCMG、CMMI）

功效：全草，活血化瘀、消痈散结。根，解毒。

功效来源：《药用植物辞典》

钩距虾脊兰 四里麻

Calanthe graciliflora Hayata

功效：根、全草，清热解毒、活血止痛。

功效来源：《中华本草》

注：《广西植物名录》有记载。

叉唇虾脊兰

Calanthe hancockii Rolfe

凭证标本：猫儿山水源林树种调查队 桂0879（IBK）

功效：全草，清热解毒、软坚散结。

功效来源：《药用植物辞典》

反瓣虾脊兰

Calanthe reflexa Maxim.

凭证标本：余少林 900415（IBK）

功效：全草，清热解毒、软坚散结、活血、止痛。

功效来源：《药用植物辞典》

长距虾脊兰

Calanthe sylvatica (Thou.) Lindl.

凭证标本：钟济新 83642（IBK）

功效：全草，解毒止痛、活血化瘀、拔毒生肌。

功效来源：《药用植物辞典》

头蕊兰属 *Cephalanthera* Rich.

金兰

Cephalanthera falcata (Thunb. ex A. Murray) Blume

凭证标本：李光照 11485（IBK）

功效：全草，清热、泻火。

功效来源：《全国中草药汇编》

隔距兰属 *Cleisostoma* Blume

大序隔距兰

Cleisostoma paniculatum (Ker-Gawl.) Garay

功效：全草，养阴、润肺、止咳、清热解毒、接骨。

功效来源：《药用植物辞典》

注：《广西植物名录》有记载。

尖喙隔距兰

Cleisostoma rostratum (Lodd.) Seidenf. ex Aver.

功效：全草，用于风湿骨痛、关节肿胀、跌打内外伤。

功效来源：《广西中药资源名录》

注：《广西植物名录》有记载。

贝母兰属 *Coelogyne* Lindl.

流苏贝母兰

Coelogyne fimbriata Lindl.

凭证标本：兴安县普查队450325140905003LY（GCMG、CMMI）

功效：全草、叶、假鳞茎，用于感冒、咳嗽、风湿骨痛。

功效来源：《药用植物辞典》

兰属 *Cymbidium* Sw.

建兰 牛角三七

Cymbidium ensifolium (L.) Sw.

凭证标本：广西队 105（CDBI）

功效：假鳞茎、全草，清热化痰、补肾健脑。

功效来源：《中华本草》

蕙兰

Cymbidium faberi Rolfe

凭证标本：钟济新 83692（IBK）

功效：根皮，润肺止咳、杀虫。

功效来源：《药用植物辞典》

多花兰 牛角三七

Cymbidium floribundum Lindl.

凭证标本：兴安县普查队450325151119014LY（GCMG、CMMI）

功效：全草，清热化痰、补肾健脑。

功效来源：《中华本草》

寒兰

Cymbidium kanran Makino

凭证标本：华江组 6–4605（GXMI）

功效：全草，清心润肺、止咳平喘。根，清热、驱蛔虫。

功效来源：《药用植物辞典》

兔耳兰

Cymbidium lancifolium Hook.

功效：全草，补肝肺、祛风除湿、强筋健骨、清热解毒、消肿、润肺、宁神、固气、利尿。

功效来源：《药用植物辞典》

石斛属 *Dendrobium* Sw.

重唇石斛 石斛

Dendrobium hercoglossum Rchb. f.

凭证标本：兴安县普查队450325130719027LY（GCMG、CMMI）

功效：茎，生津益胃、清热养阴。

功效来源：《中药大辞典》

石斛

Dendrobium nobile Lindl.

功效：茎，益胃、滋阴清热、生津止渴。茎、蒸馏液（石斛露），养胃阴、平胃逆、除虚热、安神志。

功效来源：《药用植物辞典》

注：《广西植物名录》有记载。

铁皮石斛

Dendrobium officinale Kimura et Migo

凭证标本：兴安县普查队450325150926003LY（GCMG、CMMI）

功效：茎，益胃生津、滋阴清热。

功效来源：《药用植物辞典》

广东石斛

Dendrobium wilsonii Rolfe

功效：茎，益胃、生津止渴、滋阴清热。

功效来源：《药用植物辞典》

注：《广西植物名录》有记载。

山珊瑚属 *Galeola* Lour.

毛萼山珊瑚

Galeola lindleyana (Hook. f. et Thomson) Rchb. f.

功效：全草，祛风除湿、润肺止咳、利尿通淋。

功效来源：《药用植物辞典》

注：《广西植物名录》有记载。

天麻属 *Gastrodia* R. Br.

天麻

Gastrodia elata Blume

功效：块茎，平肝、息风、止痉。

功效来源：《全国中草药汇编》

注：《广西植物名录》有记载。

斑叶兰属 *Goodyera* R. Br.

多叶斑叶兰

Goodyera foliosa (Lindl.) Benth. ex Clarke

凭证标本：兴安县普查队450325140929009LY（GCMG、CMMI）

功效：全草，用于肺痨、肝炎、痈疖疮肿、毒蛇咬伤。

功效来源：《药用植物辞典》

高斑叶兰 石风丹

Goodyera procera (Ker-Gawl.) Hook.

功效：全草，祛风除湿、行气活血、止咳平喘。

功效来源：《中华本草》

注：《广西植物名录》有记载。

斑叶兰

Goodyera schlechtendaliana Rchb. f.

凭证标本：兴安县普查队450325140915001LY（GCMG、CMMI）

功效：全草，润肺止咳、补肾益气、行气活血、解毒消肿。

功效来源：《中华本草》

玉凤花属 *Habenaria* Willd.

毛葶玉凤花 肾经草

Habenaria ciliolaris Kraenzl.

凭证标本：兴安县普查队450325140907016LY（GCMG、CMMI）

功效：块茎，壮腰补肾、清热利尿、解毒。

功效来源：《中华本草》

裂瓣玉凤花

Habenaria petelotii Gagnep.

凭证标本：兴安县普查队450325160826003LY（GCMG、CMMI）

功效：块茎，用于腰痛、水肿。

功效来源：《药用植物辞典》

橙黄玉凤花

Habenaria rhodocheila Hance

凭证标本：兴安县普查队450325130718008LY（GCMG、CMMI）

功效：块茎，清热解毒、活血止痛。

功效来源：《中华本草》

羊耳蒜属 *Liparis* Rich.

镰翅羊耳蒜 九莲灯

Liparis bootanensis Griff.

凭证标本：兴安县普查队450325140905015LY（GCMG、CMMI）

功效：全草，解毒、利湿、润肺止咳。

功效来源：《中华本草》

丛生羊耳蒜

Liparis cespitosa (Thouars) Lindl.

功效：全草，清热解毒、凉血止血。

功效来源：《药用植物辞典》

注：《广西植物名录》有记载。

福建羊耳蒜

Liparis dunnii Rolfe

凭证标本：兴安县普查队450325141018008LY（GCMG、CMMI）

功效：全草，清热解毒、补肺、凉血止血。

功效来源：《药用植物辞典》

见血青 见血清

Liparis nervosa (Thunb. ex A. Murray) Lindl.

凭证标本：兴安县普查队450325140824009LY（GCMG、CMMI）

功效：全草，凉血止血、清热解毒。

功效来源：《中华本草》

阔蕊兰属 *Peristylus* Blume

狭穗阔蕊兰

Peristylus densus (Lindl.) Santapau et Kapadia

凭证标本：兴安组 6-4509（GXMI）

功效：块茎，补虚、健胃、益脾。

功效来源：《药用植物辞典》

鹤顶兰属 *Phaius* Lour.

黄花鹤顶兰

Phaius flavus (Blume) Lindl.

凭证标本：严关普查组 6-4526（GXMI）

功效：假鳞茎，解毒、收敛、生肌、消瘰疬。

功效来源：《药用植物辞典》

鹤顶兰

Phaius tancarvilleae (L'Hér.) Blume

功效：假鳞茎，祛痰止咳、活血止血。

功效来源：《药用植物辞典》

注：《广西植物名录》有记载。

石仙桃属 *Pholidota* Lindl. ex Hook.

细叶石仙桃 小石仙桃

Pholidota cantonensis Rolfe

功效：全草、假鳞茎，清热凉血、滋阴润肺、解毒。

功效来源：《中华本草》

注：《广西植物名录》有记载。

石仙桃

Pholidota chinensis Lindl.

功效：全草，养阴润肺、清热解毒、利湿、消瘀。

功效来源：《中华本草》

注：《广西植物名录》有记载。

舌唇兰属 *Platanthera* Rich.

舌唇兰 观音竹

Platanthera japonica (Thunb. ex A. Murray) Lindl.

凭证标本：兴安县普查队450325140927018LY（GCMG、CMMI）

功效：全草，补气润肺、化痰止咳、解毒。

功效来源：《中华本草》

独蒜兰属 *Pleione* D. Don

独蒜兰 山慈菇

Pleione bulbocodioides (Franch.) Rolfe

功效：鳞茎，清热解毒、化痰散结。

功效来源：《中国药典》（2020年版）

注：《广西植物名录》有记载。

毛唇独蒜兰

Pleione hookeriana (Lindl.) B. S. Williams

凭证标本：李光照 12077（IBK）

功效：假鳞茎，清热解毒、消肿散结、润肺化痰、止咳、止血、生肌。全草，清热消肿，用于扁桃体炎。

功效来源：《药用植物辞典》

苞舌兰属 *Spathoglottis* Blume

苞舌兰 黄花独蒜

Spathoglottis pubescens Lindl.

凭证标本：李树刚 3-2（IBK）

功效：假鳞茎，补肺、止咳、清热解毒。

功效来源：《中华本草》

绶草属 *Spiranthes* Rich.

绶草 盘龙参

Spiranthes sinensis (Pers.) Ames

凭证标本：兴安县普查队450325140906027LY（GCMG、CMMI）

功效：根、全草，滋阴益气、清热解毒。

功效来源：《广西壮族自治区壮药质量标准 第一卷》（2008年版）

327. 灯心草科 Juncaceae

灯心草属 *Juncus* L.

灯心草

Juncus effusus L.

功效：茎髓，清心火、利尿。

功效来源：《中国药典》（2020年版）

野灯心草 石龙刍

Juncus setchuensis Buchenau ex Diels

凭证标本：兴安县普查队450325140702009LY（GCMG、CMMI）

功效：全草，利尿通淋、泄热、安神、凉血止血。

功效来源：《中华本草》

331. 莎草科 Cyperaceae

球柱草属 *Bulbostylis* Kunth

球柱草 牛毛草

Bulbostylis barbata (Rottb.) C. B. Clarke

凭证标本：兴安采集队 34（IBK）

功效：全草，凉血止血。

功效来源：《中华本草》

薹草属 *Carex* L.

浆果薹草 山稗子

Carex baccans Nees

凭证标本：余少林 900422（IBK）

功效：种子，透疹止咳、补中利尿。

功效来源：《中华本草》

青绿薹草

Carex breviculmis R. Br.

凭证标本：李光照等 129（IBK）

功效：全草，用于肺热咳嗽、咳血、哮喘、顿咳。

功效来源：《药用植物辞典》

褐果薹草

Carex brunnea Thunb.

凭证标本：兴安采集队 157（IBK）

功效：全草，收敛、止痒。

功效来源：《药用植物辞典》

日本薹草

Carex japonica Thunb.

凭证标本：李光照等 103（IBK）

功效：全草，用于痢疾、麻疹不出、消化不良。

功效来源：《药用植物辞典》

条穗薹草

Carex nemostachys Steud.

凭证标本：李光照 11529（IBK）

功效：全草，利尿。

功效来源：《药用植物辞典》

霹雳薹草

Carex perakensis C. B. Clarke

凭证标本：兴安采集队 63（IBK）

功效：全草，用于痛经、经闭。

功效来源：《药用植物辞典》

花葶薹草 翻天红

Carex scaposa C. B. Clarke

凭证标本：兴安县普查队450325141009005LY（GCMG、CMMI）

功效：全草，清热解毒、活血散瘀。

功效来源：《中华本草》

莎草属 *Cyperus* L.

异型莎草 王母钗

Cyperus difformis L.

凭证标本：兴安采集队 225（IBK）

功效：全草，利尿通淋、行气活血。

功效来源：《中华本草》

畦畔莎草

Cyperus haspan L.

凭证标本：兴安采集队 201（IBK）

功效：全草，解热、息风止痉、镇惊。

功效来源：《药用植物辞典》

碎米莎草 野席草

Cyperus iria L.

凭证标本：兴安采集队 192（IBK）

功效：全草，祛风除湿、调经利尿。

功效来源：《全国中草药汇编》

旋鳞莎草
Cyperus michelianus (L.) Link
功效：全草，养血、行气调经。
功效来源：《药用植物辞典》
注：《广西植物名录》有记载。

毛轴莎草
Cyperus pilosus Vahl
凭证标本：兴安采集队 64（IBK）
功效：全草，活血散瘀、利尿消肿。
功效来源：《中华本草》

香附子 香附
Cyperus rotundus L.
凭证标本：兴安县普查队450325130822015LY（GCMG、CMMI）
功效：根状茎，疏肝解郁、理气宽中、调经止痛。
功效来源：《中国药典》（2020年版）

荸荠属 *Eleocharis* R. Br.
荸荠
Eleocharis dulcis (Burm. f.) Trin. ex Hensch.
功效：球茎，清热生津、化痰消积。
功效来源：《中华本草》
注：常见栽培物种。

飘拂草属 *Fimbristylis* Vahl
两歧飘拂草 飘拂草
Fimbristylis dichotoma (L.) Vahl
凭证标本：兴安采集队 9（IBK）
功效：全草，清热利尿、解毒。
功效来源：《中华本草》

水虱草
Fimbristylis miliacea (L.) Vahl
凭证标本：兴安采集队 191（IBK）
功效：全草，清热利尿、活血解毒。
功效来源：《中华本草》

少穗飘拂草
Fimbristylis schoenoides (Retz.) Vahl
凭证标本：兴安采集队 236（IBK）
功效：全草，清肝明目、祛风平肝。
功效来源：《药用植物辞典》

芙兰草属 *Fuirena* Rottb.
芙兰草
Fuirena umbellata Rottb.
功效：全草，散风热、截疟。

功效来源：《药用植物辞典》
注：《广西植物名录》有记载。

水蜈蚣属 *Kyllinga* Rottb.
短叶水蜈蚣 水蜈蚣
Kyllinga brevifolia Rottb.
功效：全草，祛风除湿、止咳化痰。
功效来源：《广西壮族自治区壮药质量标准 第一卷》（2008年版）
注：《广西植物名录》有记载。

单穗水蜈蚣 一箭球
Kyllinga nemoralis (J. R. Forster et G. Forster) Dandy ex Hutchinson et Dalziel
功效：全草，宣肺止咳、清热解毒、散瘀消肿、杀虫截疟。
功效来源：《中华本草》

湖瓜草属 *Lipocarpha* R. Br.
湖瓜草
Lipocarpha microcephala (R. Br.) Kunth
凭证标本：兴安采集队 3（IBK）
功效：全草，清热利湿、息风止痛。
功效来源：《药用植物辞典》

砖子苗
Cyperus cyperoides (L.) Kuntze
凭证标本：兴安县普查队450325131002017LY（GCMG、CMMI）
功效：根状茎，调经止痛、行气解表。全草，祛风止痒、解郁调经。
功效来源：《药用植物辞典》

刺子莞属 *Rhynchospora* Vahl
刺子莞
Rhynchospora rubra (Lour.) Makino
功效：全草，清热利湿。
功效来源：《全国中草药汇编》
注：《广西植物名录》有记载。

水葱属 *Schoenoplectus* (Rchb.) Palla
萤蔺
Schoenoplectus juncoides (Roxb.) Palla
功效：全草，清热解毒、凉血利尿、清心火、止吐血。
功效来源：《药用植物辞典》
注：《广西植物名录》有记载。

猪毛草
Schoenoplectus wallichii (Nees) T. Koyama
功效：全草，清热利尿。

功效来源：《药用植物辞典》

注：《广西植物名录》有记载。

332. 禾本科 Poaceae

荩草属 Arthraxon P. Beauv.

荩草

Arthraxon hispidus (Thunb.) Makino

功效：全草，清热、降逆、止咳平喘、解毒、祛风除湿。

功效来源：《全国中草药汇编》

芦竹属 Arundo L.

芦竹

Arundo donax L.

凭证标本：余少林 900495（IBK）

功效：根状茎，清热泻火。

功效来源：《全国中草药汇编》

簕竹属 Bambusa Schreb.

粉单竹 竹心

Bambusa chungii McClure

功效：卷而未放的叶芽，清心除烦、解暑止渴。竹沥，清热、除痰。

功效来源：《广西中药材标准 第一册》（1990年版）

注：常见栽培物种。

绿竹

Bambusa oldhamii Munro

功效：苗（新笋），祛痰、平喘、止咳。

功效来源：《药用植物辞典》

注：常见栽培物种。

车筒竹 刺竹茹

Bambusa sinospinosa McClure

功效：竹茹（茎秆除去外皮后刮下的中间层），清热和胃、降逆。

功效来源：《中华本草》

注：常见栽培物种。

臂形草属 Brachiaria (Trin.) Griseb.

毛臂形草

Brachiaria villosa (Lam.) A. Camus

凭证标本：兴安采集队 238（IBK）

功效：全草，用于大便秘结、小便短赤。

功效来源：《药用植物辞典》

细柄草属 Capillipedium Stapf

硬秆子草

Capillipedium assimile (Steud.) A. Camus

凭证标本：兴安采集队 329（IBK）

功效：全草，用于痢疾。

功效来源：《广西中药资源名录》

薏苡属 Coix L.

薏苡

Coix lacryma-jobi L.

凭证标本：兴安县普查队450325121025009LY（GCMG、CMMI）

功效：根，健脾和中、清热祛湿、利尿、杀虫。种仁，健脾补肺、清热、渗湿、止泻、排脓、杀虫。

功效来源：《药用植物辞典》

香茅属 Cymbopogon Spreng.

扭鞘香茅

Cymbopogon tortilis (J. Presl) A. Camus

凭证标本：兴安采集队 14（IBK）

功效：全草，解表利湿、活血祛瘀、芳香健胃、平喘止咳、解毒，用于疮毒、疟疾。叶，防蚊蠓叮咬。

功效来源：《药用植物辞典》

狗牙根属 Cynodon Rich.

狗牙根

Cynodon dactylon (L.) Pers.

功效：全草，祛风活络、凉血止血、解毒。

功效来源：《中华本草》

注：《广西植物名录》有记载。

牡竹属 Dendrocalamus Nees

吊丝竹

Dendrocalamus minor (McClure) L. C. Chia et H. L. Fung

凭证标本：兴安采集队 84（IBK）

功效：竹茹（茎秆除去外皮后刮下的中间层），清热、止咳、祛风除湿。

功效来源：《药用植物辞典》

马唐属 Digitaria Haller

马唐

Digitaria sanguinalis (L.) Scopoli

凭证标本：兴安采集队 207（IBK）

功效：全草，明目润肺。

功效来源：《中华本草》

稗属 Echinochloa P. Beauv.

长芒稗

Echinochloa caudata Roshev.

凭证标本：兴安采集队 210（KUN）

功效：根、幼苗，止血。

功效来源：《药用植物辞典》

稗 稗根苗

Echinochloa crus-galli (L.) P. Beauv.

功效：根、苗叶，凉血止血。

功效来源：《中华本草》

注：《广西植物名录》有记载。

穇属 *Eleusine* Gaertn.

穇子

Eleusine coracana (L.) Gaertn.

凭证标本：兴安采集队 100（IBSC）

功效：种仁，补中益气。

功效来源：《中华本草》

牛筋草

Eleusine indica (L.) Gaertn.

凭证标本：兴安县普查队450325140817003LY（GCMG、CMMI）

功效：全草，清热解毒、祛风除湿、散瘀止血。

功效来源：《全国中草药汇编》

画眉草属 *Eragrostis* Wolf

知风草

Eragrostis ferruginea (Thunb.) P. Beauv.

凭证标本：陈照宙 51701（IBK）

功效：根，舒筋活血、散瘀。

功效来源：《药用植物辞典》

乱草 香榧草

Eragrostis japonica (Thunb.) Trin.

凭证标本：兴安采集队 13（IBSC）

功效：全草，凉血止血。

功效来源：《中华本草》

宿根画眉草

Eragrostis perennans Keng

凭证标本：兴安采集队 198（IBK）

功效：全草，用于痢疾。

功效来源：《药用植物辞典》

画眉草

Eragrostis pilosa (L.) P. Beauv.

功效：全草，利尿通淋、清热活血。

功效来源：《中华本草》

注：《广西植物名录》有记载。

鲫鱼草

Eragrostis tenella (L.) P. Beauv. ex Roemer et Schult.

凭证标本：兴安采集队 13（IBK）

功效：全草，清热凉血。

功效来源：《药用植物辞典》

野黍属 *Eriochloa* Kunth

野黍

Eriochloa villosa (Thunb.) Kunth

凭证标本：兴安采集队 21（IBK）

功效：全草，用于结膜炎、视力模糊。

功效来源：《药用植物辞典》

白茅属 *Imperata* Cyrillo

大白茅 白茅根

Imperata cylindrica (L.) Beauv. var. *major* (Nees) C. E. Hubb.

凭证标本：李光照 63342（IBK）

功效：根状茎、初生未放花序、花穗、叶，凉血止血、清热利尿。

功效来源：《中国药典》（2020年版）

柳叶箬属 *Isachne* R. Br.

柳叶箬

Isachne globosa (Thunb.) Kuntze

凭证标本：李光照 11393（IBK）

功效：全草，用于小便淋痛、跌打损伤。

功效来源：《药用植物辞典》

千金子属 *Leptochloa* P. Beauv.

千金子

Leptochloa chinensis (L.) Nees

功效：全草，行水破血、攻积聚、散痰饮、治症瘕、久热不退。

功效来源：《药用植物辞典》

注：《广西植物名录》有记载。

淡竹叶属 *Lophatherum* Brongn.

淡竹叶

Lophatherum gracile Brongn.

凭证标本：兴安县普查队450325131004030LY（GCMG、CMMI）

功效：茎、叶，清热泻火、除烦止渴、利尿通淋。

功效来源：《中国药典》（2020年版）

芒属 *Miscanthus* Andersson

五节芒 苦芦骨

Miscanthus floridulus (Labill.) Warburg ex K. Schumann

凭证标本：兴安县普查队450325151107001LY（GCMG、CMMI）

功效：虫瘿，发表、理气、调经。

功效来源：《全国中草药汇编》

芒

Miscanthus sinensis Andersson

凭证标本：兴安县普查队450325141008020LY（GCMG、CMMI）

功效：花序，活血通经。根状茎，利尿、止渴。气笋子，调气、补肾、生津。

功效来源：《全国中草药汇编》

求米草属 *Oplismenus* P. Beauv.

求米草

Oplismenus undulatifolius (Arduino) Beauv.

凭证标本：兴安采集队 330（IBK）

功效：全草，用于跌打损伤。

功效来源：《药用植物辞典》

稻属 *Oryza* L.

稻 稻芽

Oryza sativa L.

凭证标本：兴安县普查队450325140912006LY（GCMG、CMMI）

功效：果实经发芽干燥，消食和中、健脾开胃。

功效来源：《中国药典》（2020年版）

雀稗属 *Paspalum* L.

两耳草

Paspalum conjugatum Bergius

凭证标本：李光照 11927（IBK）

功效：叶，用于眼睛疾病。

功效来源：《药用植物辞典》

圆果雀稗

Paspalum scrobiculatum L. var. *orbiculare* (G. Forst.) Hack.

凭证标本：兴安采集队 202（IBK）

功效：全草，清热、利尿。

功效来源：《药用植物辞典》

狼尾草属 *Pennisetum* Rich.

狼尾草

Pennisetum alopecuroides (L.) Spreng.

凭证标本：兴安县普查队450325131003008LY（GCMG、CMMI）

功效：根、根状茎、全草，清肺止咳、凉血明目。

功效来源：《全国中草药汇编》

芦苇属 *Phragmites* Adans.

芦苇

Phragmites australis (Cav.) Trin. ex Steud.

凭证标本：兴安县普查队450325121024003LY（GCMG、CMMI）

功效：根状茎，清热、生津、止呕。

功效来源：《广西药用植物名录》

卡开芦 水芦荻根

Phragmites karka (Retz.) Trin. ex Steud.

凭证标本：兴安县普查队450325151017004LY（GCMG、CMMI）

功效：根状茎，清热解毒、利尿消肿。

功效来源：《中华本草》

刚竹属 *Phyllostachys* Sieb. et Zucc.

水竹

Phyllostachys heteroclada Oliv.

凭证标本：黄德爱 s. n.（IBK）

功效：叶、根，清热、凉血、化痰。竹沥，清热豁痰。

功效来源：《药用植物辞典》

篌竹

Phyllostachys nidularia Munro f. *nidularia*

功效：叶，清心热、利尿。花，清热、利尿。

功效来源：《药用植物辞典》

注：常见栽培物种。

桂竹 刚竹

Phyllostachys reticulata (Rupr.) K. Koch

功效：根、果实，祛风热、通经络、止血。

功效来源：《全国中草药汇编》

注：常见栽培物种。

苦竹属 *Pleioblastus* Nakai

苦竹 苦竹根

Pleioblastus amarus (Keng) Keng f.

凭证标本：李光照 10163（IBK）

功效：根状茎，清热、除烦、化痰。竹茹（茎秆除去外皮的中间层），清热、化痰、凉血。竹沥（茎秆经火烤后流出的液汁），清火、解毒利窍。嫩苗，清热、除烦、除湿、利尿。嫩叶，清心、利尿、明目、解毒。

功效来源：《中华本草》

金发草属 *Pogonatherum* P. Beauv.

金丝草

Pogonatherum crinitum (Thunb.) Kunth

凭证标本：兴安县普查队450325140905018LY（GCMG、CMMI）

功效：全草，清热凉血、利尿通淋。

功效来源：《广西药用植物名录》

矢竹属 *Pseudosasa* Makino ex Nakai

笔竹

Pseudosasa hindsii (Munro) C. D. Chu et C. S. Chao

功效：叶，用于热病烦渴、小便不利。

功效来源：《广西中药资源名录》

注：常见栽培物种。

筒轴茅属 *Rottboellia* L. f.

筒轴茅 筒轴草

Rottboellia cochinchinensis (Lour.) Clayton

功效：全草，用于小便不利。

功效来源：《广西中药资源名录》

甘蔗属 *Saccharum* L.

斑茅

Saccharum arundinaceum Retz.

凭证标本：兴安采集队 208（IBK）

功效：根，活血通经、通窍利尿。

功效来源：《中华本草》

囊颖草属 *Sacciolepis* Nash

囊颖草

Sacciolepis indica (L.) Chase

凭证标本：兴安县普查队450325141008021LY（GCMG、CMMI）

功效：全草，生肌埋口、止血。

功效来源：《药用植物辞典》

狗尾草属 *Setaria* P. Beauv.

粱 谷芽

Setaria italica (L.) Beauv.

凭证标本：兴安采集队 107（IBK）

功效：果实经发芽干燥，消食和中、健脾开胃。

功效来源：《中国药典》（2020年版）

棕叶狗尾草 竹头草

Setaria palmifolia (Koen.) Stapf

凭证标本：兴安县普查队450325140905020LY（GCMG、CMMI）

功效：全草，益气固脱。

功效来源：《中华本草》

金色狗尾草

Setaria pumila (Poir.) Roem. et Schult.

凭证标本：兴安采集队 23（IBK）

功效：全草，除热、祛湿、消肿。

功效来源：《药用植物辞典》

狗尾草

Setaria viridis (L.) P. Beauv.

凭证标本：兴安县普查队450325131002016LY（GCMG、CMMI）

功效：全草，祛风明目、清热利尿。

功效来源：《全国中草药汇编》

高粱属 *Sorghum* Moench

高粱

Sorghum bicolor (L.) Moench

凭证标本：兴安采集队 103（KUN）

功效：种仁，温中、涩肠胃、止泻、止霍乱、利气、利尿、碎石。根，平喘、利尿、止血。

功效来源：《药用植物辞典》

大油芒属 *Spodiopogon* Trin.

油芒

Spodiopogon cotulifer (Thunb.) Hack.

凭证标本：兴安采集队 242（IBK）

功效：全草，清热解毒、解表止痢、活血通经。

功效来源：《药用植物辞典》

鼠尾粟属 *Sporobolus* R. Br.

鼠尾粟

Sporobolus fertilis (Steud.) Clayton

凭证标本：兴安县普查队450325131005004LY（GCMG、CMMI）

功效：全草、根，清热、凉血、解毒、利尿。

功效来源：《中华本草》

菅属 *Themeda* Forssk.

菅 菅茅根

Themeda villosa (Poir.) A. Camus

凭证标本：兴安采集队 265（IBK）

功效：茎，祛风散寒、除湿通络、利尿消肿。

功效来源：《中华本草》

小麦属 *Triticum* L.

小麦

Triticum aestivum L.

凭证标本：梁乃宽等 42185（GXMI）

功效：种子，养心、益肾、清热、止渴。

功效来源：《广西药用植物名录》

玉蜀黍属 *Zea* L.

玉蜀黍

Zea mays L.

凭证标本：兴安县普查队450325140912011LY（GCMG、CMMI）

功效：花柱、花头，利尿消肿、平肝利胆。

功效来源：《全国中草药汇编》

兴安县药用动物名录

环节动物门 Annelida
寡毛纲 Oligochaeta
后孔寡毛目 Opisthopora
背暗异唇蚓

Allolobophora caliginosa trapezoides

功效来源：《中国药典》（2020年版）

蛭纲 Hirudinea
无吻蛭目 Arhynchobdellida
日本医蛭

Hirudo nipponica

功效来源：《中国动物药资源》

光润金线蛭

Whitmania laevis

功效来源：《中国动物药资源》

宽体金线蛭

Whitmania pigra

功效来源：《广西中药资源名录》

软体动物门 Mollusca
腹足纲 Gastropoda
中腹足目 Mesogastropoda
方形环棱螺

Bellamya quadrata

功效来源：《广西中药资源名录》

梨形环棱螺

Bellamya purificata

功效来源：《中国动物药资源》

中国圆田螺

Cipangopaludina chinensis

功效来源：《中国动物药资源》

长螺旋圆田螺

Cipangopaludina longispira

功效来源：《广西中药资源名录》

胀肚圆田螺

Cipangopaludina ventricosa

功效来源：《广西中药资源名录》

柄眼目 Stylommatophora
野蛞蝓

Agriolimax agrestis

功效来源：《广西中药资源名录》

黄蛞蝓

Limax flavus

功效来源：《中国动物药资源》

双线嗜粘液蛞蝓

Philomycus bilineatus

功效来源：《广西中药资源名录》

江西巴蜗牛

Bradybaena kiangsinensis

功效来源：《中国动物药资源》

灰巴蜗牛

Bradybaena ravida

功效来源：《中国动物药资源》

同型巴蜗牛

Bradybaena similaris

功效来源：《中国动物药资源》

褐云玛瑙螺

Achatina fulica

功效来源：《中国动物药资源》

皱疤坚螺

Camaena cicatricose

功效来源：《广西中药资源名录》

双壳纲 Bivalvia
真瓣鳃目 Eulamellibranchia
圆蚌

Anodonta pacifica

功效来源：《广西中药资源名录》

背角无齿蚌

Anodonta woodiana

功效来源：《广西中药资源名录》

褶纹冠蚌

Cristaria plicata

功效来源：《广西中药资源名录》

背瘤丽蚌

Lamprotula leai

功效来源：《广西中药资源名录》

佛耳丽蚌
Lamprotula mansuyi
功效来源：《广西中药资源名录》

失衡丽蚌
Lamprotula tortuosa
功效来源：《广西中药资源名录》

河蚬
Corbicula fluminea
功效来源：《中国动物药资源》

节肢动物门 Arthropoda
甲壳纲 Crustacea
十足目 Detapoda
平甲虫
Armadillidium vulgare
功效来源：《广西中药资源名录》

日本沼虾
Macrobrachium nipponense
功效来源：《广西中药资源名录》

罗氏沼虾
Macrobrachium rosenbergii
功效来源：《广西中药资源名录》

秀丽白虾
Palaemon modestus
功效来源：《广西中药资源名录》

中华绒螯蟹
Eriocheir sinensis
功效来源：《中国动物药资源》

蛛形纲 Arachnida
蜘蛛目 Araneae
大腹园蛛
Aranea ventricosus
功效来源：《中国动物药资源》

迷宫漏斗蛛
Agelena labyrinthica
功效来源：《中国动物药资源》

蛭蝱
Latouchia pavlovi
功效来源：《广西中药资源名录》

华南壁钱
Uroctea compactilis
功效来源：《中国动物药资源》

花背跳蛛
Menemerus confusus
功效来源：《广西中药资源名录》

倍足纲 Diplopoda
蟠形目 Oniscomorpha
宽跗陇马陆
Kronopolites svenhedini
功效来源：《广西中药资源名录》

燕山蛩
Spirobolus bungii
功效来源：《广西中药资源名录》

唇足纲 Chilognatha
蜈蚣目 Scolopendromorpha
少棘蜈蚣
Scolopendra subspinipes mutilans
功效来源：《中国动物药资源》

内颚纲 Entognatha
衣鱼目 Lepisma
毛衣鱼
Ctenolepisma villosa
功效来源：《广西中药资源名录》

衣鱼
Lepisma saccharina
功效来源：《中国动物药资源》

昆虫纲 Insecta
蜻蜓目 Odonata
大蜻蜓
Anax parthenope
功效来源：《广西中药资源名录》

赤蜻蜓
Crocothemis servillia
功效来源：《广西中药资源名录》

蜚蠊目 Blattaria
东方蜚蠊
Blatta orientalis
功效来源：《广西中药资源名录》

澳洲蜚蠊
Periplaneta australasiae
功效来源：《广西中药资源名录》

等翅目 Isoptera
家白蚁
Coptotermes formosanus
功效来源：《广西中药资源名录》

螳螂目 Mantodea
巨斧螳螂
Hierodula saussurei
功效来源：《广西中药资源名录》

薄翅螳螂
Mantis religiosa
功效来源：《广西中药资源名录》

中华大刀螂
Paratenodera sinensis
功效来源：《广西中药资源名录》

直翅目 Orthoptera
中华蚱蜢
Acrida chinensis
功效来源：《广西中药资源名录》

飞蝗
Locusta migratoria
功效来源：《广西中药资源名录》

二齿稻蝗
Oxya bidentata
功效来源：《广西中药资源名录》

中华稻蝗
Oxya chinensis
功效来源：《中国动物药资源》

小稻蝗
Oxya intricata
功效来源：《广西中药资源名录》

长翅稻蝗
Oxya velox
功效来源：《广西中药资源名录》

蝈蝈
Gampsaocleis gratiosa
功效来源：《广西中药资源名录》

纺织娘
Mecopoda elongata
功效来源：《广西中药资源名录》

花生大蟋蟀
Brachytrupes portentosus
功效来源：《广西中药资源名录》

油葫芦
Gryllus testaceus
功效来源：《广西中药资源名录》

多伊棺头蟋蟀
Loxoblemmus doenitzi
功效来源：《广西中药资源名录》

蟋蟀
Scapsipedus aspersus
功效来源：《广西中药资源名录》

非洲蝼蛄
Gryllotalpa africana
功效来源：《中国动物药资源》

台湾蝼蛄
Gryllotalpa formosana
功效来源：《中国动物药资源》

半翅目 Hemiptera
黑蚱蝉
Cryptotympana atrata
功效来源：《中国动物药资源》

华南蚱蝉
Cryptotympana mandrina
功效来源：《广西中药资源名录》

蚱蝉
Cryptotympana pustulata
功效来源：《中国动物药资源》

褐翅红娘子
Huechys philaemata
功效来源：《广西中药资源名录》

黑翅红娘子
Huechys sanguinea
功效来源：《广西中药资源名录》

九香虫
Aspongopus chinensis
功效来源：《中国动物药资源》

水黾
Rhagadotarsus kraepelini
功效来源：《广西中药资源名录》

臭虫
Cimex lectularius
功效来源：《广西中药资源名录》

脉翅目 Neuroptera
黄足蛉蚁
Hagenomyia micans
功效来源：《广西中药资源名录》

蚁狮
Myrmeleon formicarius
功效来源：《广西中药资源名录》

鳞翅目 Lepidoptera
黄刺蛾
Cnidocampa flavescens
功效来源：《广西中药资源名录》

高粱条螟
Proceras indicus
功效来源：《广西中药资源名录》

玉米螟
Ostrinia nubilalis
功效来源：《广西中药资源名录》

家蚕
Bombyx mori
功效来源：《广西中药资源名录》

柞蚕
Antheraea pernyi
功效来源：《广西中药资源名录》

蓖麻蚕
Philosamia cynthia ricini
功效来源：《广西中药资源名录》

灯蛾
Arctia caja
功效来源：《广西中药资源名录》

白粉蝶
Pieris rapae
功效来源：《广西中药资源名录》

金凤蝶
Papilio machaon
功效来源：《广西中药资源名录》

凤蝶
Papilio xuthus

功效来源：《广西中药资源名录》

双翅目 Diptera
江苏虻
Tabanus kingsuensis
功效来源：《广西中药资源名录》

中华虻
Tabanus mandarinus
功效来源：《广西中药资源名录》

褐虻
Tabanus sapporensis
功效来源：《广西中药资源名录》

黧虻
Tabanus trigeminus
功效来源：《广西中药资源名录》

花蝇
Eristalis tenax
功效来源：《广西中药资源名录》

大头金蝇
Chrysomya megacephala
功效来源：《广西中药资源名录》

鞘翅目 Coleoptera
豉虫
Gyrinus curtus
功效来源：《广西中药资源名录》

黄边大龙虱
Cybister japonicus
功效来源：《广西中药资源名录》

东方潜龙虱
Cybister tripunctatus
功效来源：《广西中药资源名录》

虎斑步甲
Pheropsophus jessoensis
功效来源：《中国动物药资源》

萤火
Luciola vitticollis
功效来源：《广西中药资源名录》

有沟叩头虫
Pleonomus canaliculatus
功效来源：《广西中药资源名录》

中华豆芫菁
Epicauta chinensis
功效来源：《广西中药资源名录》

锯角豆芫菁
Epicauta gorhami
功效来源：《广西中药资源名录》

毛角豆芫菁
Epicauta hirticornis
功效来源：《广西中药资源名录》

胫毛豆芫菁
Epicauta tibialis
功效来源：《广西中药资源名录》

绿芫菁
Lytta caraganae
功效来源：《广西中药资源名录》

眼斑芫菁
Mylabris cichorii
功效来源：《广西中药资源名录》

大斑芫菁
Mylabris phalerata
功效来源：《广西中药资源名录》

竹蠹虫
Lyctus brunneus
功效来源：《广西中药资源名录》

桑天牛
Apriona germari
功效来源：《广西中药资源名录》

云斑天牛
Batocera horsfieldi
功效来源：《中国动物药资源》

桔褐天牛
Nadezhdiella cantori
功效来源：《广西中药资源名录》

柑桔星天牛
Anoplophora chinensis
功效来源：《广西中药资源名录》

黑色金龟子
Alissonotum impressiolle
功效来源：《广西中药资源名录》

蜣螂虫
Catharsius molossus
功效来源：《广西中药资源名录》

独角蜣螂虫
Allomyrina dichotoma
功效来源：《广西中药资源名录》

竹象鼻虫
Cyrtotrachelus longimanus
功效来源：《广西中药资源名录》

日本吉丁虫
Chalcophora japonica
功效来源：《广西中药资源名录》

膜翅目 Hgmenoptera

中华马蜂
Polistes chinensis
功效来源：《广西中药资源名录》

胡蜂
Polistes fadwigae
功效来源：《广西中药资源名录》

长足蜂
Polistes hebraeus
功效来源：《广西中药资源名录》

大胡蜂
Vespa magnifica
功效来源：《广西中药资源名录》

斑胡蜂
Vespa mandarinia
功效来源：《广西中药资源名录》

蜾蠃
Eumenicl poher wasp
功效来源：《中国动物药资源》

中华蜜蜂
Apis cerana
功效来源：《中国动物药资源》

意大利蜂
Apis mellifera
功效来源：《中国动物药资源》

黄胸木蜂
Xylocopa appendiculata
功效来源：《广西中药资源名录》

竹蜂

Xylocopa dissimilis

功效来源：《广西中药资源名录》

灰胸木蜂

Xylocopa phalothorax

功效来源：《广西中药资源名录》

中华木蜂

Xylocopa sinensis

功效来源：《广西中药资源名录》

黑蚂蚁

Formica fusca

功效来源：《广西中药资源名录》

脊椎动物门 Vertebrata
硬骨鱼纲 Osteichthyes
鲤形目 Cypriniformes
鳙鱼

Aristichthys nobilis

功效来源：《广西中药资源名录》

鲫鱼

Carassius auratus

功效来源：《广西中药资源名录》

金鱼

Carassius auratus

功效来源：《广西中药资源名录》

鲮

Cirrhina molitorella

功效来源：《广西中药资源名录》

草鱼

Ctenopharyngodon idellus

功效来源：《广西中药资源名录》

鲤鱼

Cyprinus carpio

功效来源：《广西中药资源名录》

鲦鱼

Hemiculter leucisculus

功效来源：《广西中药资源名录》

鲢鱼

Hypophthalmichthys molitrix

功效来源：《广西中药资源名录》

青鱼

Mylopharyngodon piceus

功效来源：《广西中药资源名录》

泥鳅

Misgurnus anguillicaudatus

功效来源：《广西中药资源名录》

鲇形目 Siluriformes
海鲇

Arius thalassinus

功效来源：《广西中药资源名录》

短胡鲇

Clarias abbreviatus

功效来源：《广西中药资源名录》

胡子鲇

Clarias fuscus

功效来源：《广西中药资源名录》

鲇

Silurus asotus

功效来源：《广西中药资源名录》

合鳃鱼目 Sgnbranchidae
黄鳝

Monopterus albus

功效来源：《广西中药资源名录》

鲈形目 Perciformes
鳜鱼

Siniperca chuatsi

功效来源：《广西中药资源名录》

圆尾斗鱼

Macropodus chinensis

功效来源：《广西中药资源名录》

叉尾斗鱼

Macropodus opercularis

功效来源：《广西中药资源名录》

月鳢

Channa asiatica

功效来源：《广西中药资源名录》

斑鳢

Channa maculata

功效来源：《广西中药资源名录》

两栖纲 Amphibia
有尾目 Caudata
大鲵
Megalobatrachus davidianus
功效来源：《中国动物药资源》

角鞘山溪鲵
Batrachuperus pinchonii
功效来源：《广西中药资源名录》

无尾目 Anura
中华蟾蜍华西亚种 *Bufo gargarizens andrewsi*
功效来源：《广西中药资源名录》

黑眶蟾蜍
Bufo melanostictus
功效来源：《中国动物药资源》

沼蛙
Rana guentheri
功效来源：《广西中药资源名录》

泽蛙
Rana limnocharis
功效来源：《广西中药资源名录》

虎纹蛙
Rana rugulosus
功效来源：《中国动物药资源》

斑腿树蛙
Rhacophorus leucomystax
功效来源：《广西中药资源名录》

花姬蛙
Microhyla pulchra
功效来源：《广西中药资源名录》

爬行纲 Reptilia
龟鳖目 Tesudines
乌龟
Chinemys reevesii
功效来源：《广西中药资源名录》

眼斑水龟
Clemmys bealei
功效来源：《广西中药资源名录》

黄喉水龟
Clemmys mutica
功效来源：《广西中药资源名录》

三线闭壳龟
Cuora trifasciata
功效来源：《广西中药资源名录》

花龟
Ocadia sinensis
功效来源：《广西中药资源名录》

平胸龟
Platysternon megacephalum
功效来源：《广西中药资源名录》

中华鳖
Trionyx sinensis
功效来源：《爬行类动物药概述》《中国动物药资源》

山瑞鳖
Trionyx steindachneri
功效来源：《中国动物药资源》

有鳞目 Squamata
中国壁虎
Gekko chinensis
功效来源：《广西中药资源名录》

蹼趾壁虎
Gekko subpalmatus
功效来源：《广西中药资源名录》

中国石龙子
Eumeces chinensis
功效来源：《广西中药资源名录》

尖吻蝮
Deinagkistrodon acutus
功效来源：《中国动物药资源》

白唇竹叶青
Trimeresurus albolabris
功效来源：《广西中药资源名录》

竹叶青
Trimeresurus stejnegeri
功效来源：《广西中药资源名录》

王锦蛇
Elaphe carinata
功效来源：《中国动物药资源》

三索锦蛇
Elaphe radiata

功效来源：《中国动物药资源》

黑眉锦蛇
Elaphe taeniura
功效来源：《中国动物药资源》

中国水蛇
Enhydris chinensis
功效来源：《广西中药资源名录》

铅色水蛇
Enhydris plumbea
功效来源：《中国动物药资源》

锈链游蛇
Natrix craspedogaster
功效来源：《广西中药资源名录》

乌游蛇

Natrix percarinata
功效来源：《广西中药资源名录》

渔游蛇
Natrix piscator
功效来源：《中国动物药资源》

草游蛇
Natrix stolata
功效来源：《广西中药资源名录》

虎斑游蛇
Natrix tigrina
功效来源：《广西中药资源名录》

灰鼠蛇
Ptyas korros
功效来源：《广西中药资源名录》

滑鼠蛇
Ptyas mucosus
功效来源：《广西中药资源名录》

乌风蛇
Zaocys dhumnades
功效来源：《广西中药资源名录》

银环蛇
Bungarus multicinctus
功效来源：《爬行类动物药概述》

眼镜蛇
Naja naja
功效来源：《广西中药资源名录》

鸟纲 Aves
鹈形目 Pelecaniformes
鸬鹚
Phalacrocorax carbo
功效来源：《广西中药资源名录》

雁形目 Anseriformes
绿头鸭
Anas platyrhynchos
功效来源：《广西中药资源名录》

家鸭
Anas platyrhynchos domesticus
功效来源：《中国动物药资源》

家鹅
Anser cygnoides domesticus
功效来源：《中国动物药资源》

麝鸭
Cairina moschata
功效来源：《广西中药资源名录》

隼形目 Falconiformes
草原鹞
Circus macrourus
功效来源：《广西中药资源名录》

鸡形目 Galliformes
灰胸竹鸡指名亚种 *Bambusicola thoracica thoracica*
功效来源：《广西中药资源名录》

红腹锦鸡
Chrysolophus pictus
功效来源：《中国动物药资源》

鹌鹑
Coturnix coturnix
功效来源：《中国动物药资源》

鹧鸪
Francolinus pintadeanus
功效来源：《广西中药资源名录》

家鸡
Gallus gallus domesticus
功效来源：《中国动物药资源》

乌骨鸡
Gallus gallus brisson
功效来源：《中国动物药资源》

白鹇指名亚种 *Lophura nycthemera nycthemera*
功效来源：《广西中药资源名录》

白颈长尾雉
Syrmaticus ellioti
功效来源：《广西中药资源名录》

鹤形目 Gruiformes
棕三趾鹑华南亚种 *Turnix suscitator blakistoni*
功效来源：《广西中药资源名录》

鸽形目 Columbiformes
家鸽
Columba livia domesticus
功效来源：《中国动物药资源》

鹃形目 Cuculiformes
小鸦鹃
Centropus toulou
功效来源：《中国动物药资源》

佛法僧目 Coraciiformes
普通翠鸟
Alcedo atthis
功效来源：《中国动物药资源》

䴕形目 Piciformes
蚁䴕普通亚种 *Jynx torquilla chinensis*
功效来源：《广西中药资源名录》

雀形目 Passeriformes
家燕普通亚种 *Hirundo rustica gutturalis*
功效来源：《广西中药资源名录》

八哥指名亚种 *Acridotheres cristatellus cristatellus*
功效来源：《广西中药资源名录》

喜鹊普通亚种 *Pica pica sericea*
功效来源：《广西中药资源名录》

麻雀
Passer montanus
功效来源：《广西中药资源名录》

山麻雀
Passer rutilans
功效来源：《广西中药资源名录》

黄胸鹀指名亚种 *Emberiza aureola aureola*
功效来源：《广西中药资源名录》

灰头鹀东方亚种 *Emberiza spodocephala sordida*
功效来源：《广西中药资源名录》

黑尾蜡嘴雀指名亚种 *Eophona migratoria migratoria*
功效来源：《广西中药资源名录》

哺乳纲 Mammalia
食虫目 Insectivora
华南缺齿鼹
Mogera insularis
功效来源：《广西中药资源名录》

灵长目 Primates
猕猴
Macaca mulatta
功效来源：《广西中药资源名录》

短尾猴指名亚种 *Macaca arctoides arctoides*
功效来源：《广西中药资源名录》

啮齿目 Rodentia
赤腹松鼠
Callosciurus erythraeus
功效来源：《中国动物药资源》

中华竹鼠
Rhizomys sinensis
功效来源：《广西中药资源名录》

大家鼠
Rattus norvegicus
功效来源：《广西中药资源名录》

沼泽田鼠
Microtus fortis
功效来源：《广西中药资源名录》

兔形目 Lagomorpha
灰尾兔
Lepus oiostolus
功效来源：《广西中药资源名录》

华南兔
Lepus sinensis
功效来源：《广西中药资源名录》

家兔
Oryctolagus cuniculus domesticus

功效来源：《广西中药资源名录》

鳞甲目 Pholidota
中国穿山甲
Manis pentadactyla
功效来源：《广西中药资源名录》

食肉目 Carnivora
狗
Canis lupus familiaris
功效来源：《广西中药资源名录》

猪獾
Arctonyx collaris
功效来源：《广西中药资源名录》

鼬獾
Melogale moschata
功效来源：《广西中药资源名录》

黄鼬
Mustela sibirica
功效来源：《中国动物药资源》

豹猫
Felis bengalensis
功效来源：《中国动物药资源》

家猫
Felis catus domesticus
功效来源：《中国动物药资源》

金猫
Felis temmincki
功效来源：《广西中药资源名录》

小灵猫
Viverricula indica
功效来源：《广西中药资源名录》

偶蹄目 Artiodactyla
野猪
Sus scrofa chirodontus

功效来源：《广西中药资源名录》

家猪
Sus scrofa domesticus
功效来源：《中国动物药资源》

水鹿
Cervus unicolor
功效来源：《中国动物药资源》

小麂
Muntiacus reevesi
功效来源：《广西中药资源名录》

黄牛
Bos taurus
功效来源：《中国动物药资源》

水牛
Bubalus bubalis
功效来源：《中国动物药资源》

山羊
Capra hircus
功效来源：《中国动物药资源》

鬣羚
Capricornis sumatraensis
功效来源：《广西中药资源名录》

奇蹄目 Perissodactyla
驴
Equus asinus
功效来源：《中国动物药资源》

马
Equus caballus
功效来源：《中国动物药资源》

兴安县药用矿物名录

铁粉

含金属铁或四氧化三铁，由生铁粉碎而成或钢铁飞炼而成粉末。

功效：用于贫血。

功效来源：《广西中药资源名录》

伏龙肝

久经草或木柴熏烧的灶心土。在修拆柴火灶或柴火烧的窑时，将烧结成的土块取下，用刀削去焦黑部分及杂质即得。

功效：温中、止呕、止血。

功效来源：《广西中药资源名录》

黄土

含三氧化二铝和二氧化硅的黄土层地带的地下黄土。

功效：用于野蕈中毒。

功效来源：《广西中药资源名录》

钟乳石

碳酸盐类矿物方解石族方解石，主含碳酸钙。采挖后除去杂石，洗净，砸成小块，干燥。

功效：温肺、助阳、平喘、制酸、通乳。

功效来源：《中国药典》（2020年版）

钟乳鹅管石

含碳酸钙的碳酸盐类矿物，钟乳石顶端细长而中空如管状部分。

功效：功效与钟乳石相同，常作为钟乳石入药。

功效来源：《广西中药资源名录》

石灰

含碳酸钙的石灰岩，经加热煅烧而成的白色块状生石灰，水解而成的白色粉末状熟石灰。

功效：用于烧烫伤、外伤出血；有毒、忌内服。

功效来源：《广西中药资源名录》

绿青

含碳酸铜的碳酸盐类矿物孔雀石的矿石。

功效：用于腋下狐臭。

功效来源：《广西中药资源名录》

寒水石

含碳酸钙的碳酸盐类矿物方解石的矿石。

功效：用于发热、烧伤、烫伤。

功效来源：《广西中药资源名录》

无名异

含二氧化锰的氧化物类矿物结核状的软锰矿石。

功效：用于跌打损伤、外伤肿痛。

功效来源：《广西中药资源名录》

参考文献

［1］广西植物研究所.广西植物志（第1~6卷）［M］.南宁：广西科学技术出版社，1991-2017.

［2］广西中药资源普查办公室编著.广西中药资源名录［M］.南宁：广西民族出版社，1993.

［3］广西壮族自治区发展和改革委员会，广西壮族自治区卫生和计划生育委员会，广西壮族自治区中医药管理局.关于印发《广西中医药壮瑶医药发展"十三五"规划》的通知：桂发改规划〔2016〕1415号［A/OL］.（2017-04-25）.https://wsjkw.gxzf.gov.cn/ztq-49630/qqwsgjkdhzl/zcxx-49659/t5645478.shtml.

［4］广西壮族自治区人大常委会.广西壮族自治区发展中医药壮医药条例：十一届第7号［A/OL］.（2008-11-28）.http://www.gov.cn/flfg/2008-12-23/ content-1185536.htm.

［5］广西壮族自治区人民政府.广西壮族自治区药用野生植物资源保护办法：广西壮族自治区人民政府令第106号［A/OL］.（2014-11-27）.http://www.gxzf.gov.cn/zwgk/zfwj/zzqrmzfl/20141222-436386.shtml.

［6］广西壮族自治区食品药品监督管理局.广西壮族自治区瑶药材标准（第一卷）［M］.南宁：广西科学技术出版社，2013.

［7］广西壮族自治区食品药品监督管理局.广西壮族自治区壮药质量标准（第1~3卷）［M］.南宁：广西科学技术出版社，2008，2011，2017.

［8］广西壮族自治区卫生厅.广西中药材标准第一册［M］.南宁：广西科学技术出版社，1990.

［9］广西壮族自治区卫生厅.广西中药材标准第二册［M］.南宁：广西科学技术出版社，1996.

［10］国家中医药管理局.中华本草［M］.上海：上海科学技术出版社，1999.

［11］国务院办公厅.国务院办公厅关于转发工业和信息化部等部门中药材保护和发展规划（2015—2020年）的通知：国办发〔2015〕27号［A/OL］.（2015-04-27）.https://www.gov.cn/zhengce/content/2015-04-27/content_9662.htm.

［12］国务院办公厅.中医药发展战略规划纲要（2016—2030年）：国发〔2016〕15号［A/OL］.（2018-11-08）［引用日期］.https://gcs.satcm.gov.cn/zheng cewenjian/2018-11-08/8253.html.

［13］国务院办公厅.野生药材资源保护管理条例［A/OL］.（1987-10-13）［引用日期］.http://www.gov.cn/zhengce/2020-12-25/content-5573995.htm.

［14］黄璐琦，王永炎.全国中药资源普查技术规范［M］.上海：上海科学技术出版社，2015：3-41.

［15］IUCN. IUCN Red List Categories and Criteria: Version 3.1［R］. Second edition. Gland, Switzerland and Cambridge, UK，2012：iv+32pp.

［16］贾敏如，李星伟.中国民族药志要［M］.北京：中国医药科技出版社，2005.

［17］兴安县人民政府网站.兴安县年鉴2021.http://www.xazf.gov.cn/mlxa/xanj/202207/t20220725_2335090.html.

［18］兴安县人民政府网站.兴安县志.http://www.xazf.gov.cn/mlxa/xaxz/.

［19］缪剑华.广西药用植物资源的保护与开发利用［J］.广西科学院学报，2007，23（2）：

113–116.

［20］南京中医药大学编著.中药大辞典［M］.上海：上海科学技术出版社，2006.

［21］覃海宁，刘演.广西植物名录［M］.北京：科学出版社，2010.

［22］全国中草药汇编编写组.全国中草药汇编［M］.北京：人民卫生出版社，1996.

［23］汪松，解焱.中国物种红色名录（第一卷）［M］.北京：高等教育出版社，2004.

［24］中国药材公司编著.中国中药资源志要［M］.北京：科学出版社，1994.